GESTÃO EM SERVIÇOS DE ALIMENTAÇÃO

liderança e desenvolvimento de
recursos humanos para a gastronomia

GESTÃO EM SERVIÇOS DE ALIMENTAÇÃO

liderança e desenvolvimento de recursos humanos para a gastronomia

5ª edição

Jerald W. Chesser
Noel C. Cullen

Tradução autorizada da edição original em língua inglesa, intitulada *The World of Culinary Management – Leadership and Development of Human Resources – 5th edition*, de Jerald W. Chesser e Noel C. Cullen, publicada pela Pearson Education, Inc, pela divisão Prentice Hall. Copyright © 2013, 2009, 2005 Pearson Education, Inc., divisão Prentice Hall.

Todos os direitos reservados. Nenhuma parte deste livro poderá ser reproduzida ou veiculada por qualquer meio ou processo, seja eletrônico ou mecânico, incluindo fotocópia, gravações ou qualquer outro sistema de recuperação de dados, sem a permissão da Pearson Education, Inc.

Edição em língua portuguesa publicada pela Editora Manole Ltda, Copyright © 2016.

Este livro contempla as regras do Acordo Ortográfico da Língua Portuguesa.

Editor-gestor: Walter Luiz Coutinho
Editora de traduções: Denise Yumi Chinem
Produção editorial: Priscila Pereira Mota Hidaka, Cláudia Lahr Tetzlaff e Karen Daikuzono
Assistência editorial: Gabriela Rocha Ribeiro

Tradução: Luiz Euclydes Trindade Frazão Filho

Revisão científica: Marcia Akemi Takahashi Baltieri
     Professora nos cursos de Hotelaria e Gastronomia do Centro Universitário Senac
     Mestre em Ciências pelo programa de pós-graduação em Engenharia de Produção da Escola de Engenharia
      de São Carlos da Universidade de São Paulo (EESC-USP)
     Mestre em Turismo pelo Centro Universitário Ibero-Americano de São Paulo
     Graduada em Hotelaria pelo Centro de Estudos de Administração em Turismo e Hotelaria
      de Águas de São Pedro

Revisão de tradução e revisão de prova: Depto. editorial da Editora Manole
Projeto gráfico: Vinicius Asevedo Vieira
Diagramação: Fernanda Satie Ohosaku
Capa: Ricardo Yoshiaki Nitta Rodrigues
Editora de arte: Deborah Sayuri Takaishi

Dados Internacionais de Catalogação na Publicação (CIP)
(Câmara Brasileira do Livro, SP, Brasil)

Chesser, Jerald W.
 Gestão em serviços de alimentação : liderança
e desenvolvimento de recursos humanos para a
gastronomia / Jerald W. Chesser, Noel C. Cullen ;
[tradução Luiz Euclydes Trindade Frazão Filho]. --
5. ed. -- Barueri, SP : Manole, 2016.

 Título original: The world of culinary
management : leadership and development of human
resources.

 Bibliografia.
 ISBN 978-85-204-3560-1

 1. Serviço de alimentação - Administração
I. Cullen, Noel C.. II. Título.

15-10290   CDD-647.95068

Índices para catálogo sistemático:
1. Serviços de alimentação : Administração
647.95068

A Editora Manole é filiada à ABDR – Associação Brasileira de Direitos Reprográficos.

Edição brasileira – 2016

Direitos em língua portuguesa adquiridos pela:
Editora Manole Ltda.
Av. Ceci, 672 – Tamboré
06460-120 – Barueri – SP – Brasil
Fone: (11) 4196-6000 Fax: (11) 4196-6021
www.manole.com.br
info@manole.com.br

Impresso no Brasil
Printed in Brazil

Esta quinta edição de *Gestão em serviços de alimentação – liderança e desenvolvimento de recursos humanos para a gastronomia* é dedicada ao meu pai, William "Bill" Clifford Chesser, CEC (Certified Executive Chef), AAC (Member, American Academy of Chefs), e à minha mãe, Dorothy Jean Chesser, que, pelo exemplo, me ensinaram a trabalhar, gerenciar e liderar. Eles influenciaram muitas vidas e deixaram eternas saudades.

Sobre os autores

Jerald Chesser, Ed.D., CEC, CCE, FMP, AAC

Palestrante, autor e educador internacionalmente reconhecido, o dr. Chesser é professor na The Collins College of Hospitality Management, da California State Polytechnic University, Pomona, um dos programas de gestão da hospitalidade mais importantes dos Estados Unidos. Antes de ingressar nas áreas acadêmica e de consultoria, o autor atuou durante mais de uma década em operações de restaurantes, inclusive como proprietário de um bem-sucedido restaurante e uma empresa de *catering*. Ele lecionou em instituições de ensino médio e superior. Entre os seus clientes de consultoria estão empresas como Disney Development Company, Copeland of New Orleans, University of Alaska, National Restaurant Association e American Culinary Federation. O dr. Chesser leciona, pesquisa e presta serviços de consultoria nas áreas de liderança, desenvolvimento de recursos humanos e artes culinárias. Entre as suas publicações destaca-se *The Art and Science of Culinary Preparation*.

Com doutorado em liderança pela University of Central Florida, o dr. Chesser é certificado pela National Restaurant Association como Profissional em Gestão de Alimentos e pela American Culinary Federation como *Chef* Executivo e Educador em Gastronomia, tendo recebido várias honrarias, como membro titular da National Restaurant Association Educational Foundation's College of Diplomates e American Academy of Chefs, e diversos prêmios, entre os quais Chef Herman Briethaupt, concedido pela ICHRIE, e Western Region Chef Educator of the Year, da ACF.

Noel C. Cullen, Ed.D., CMC, AAC

Com mais de 30 anos de experiência no setor de serviços de alimentação/hospitalidade como operador e educador nas funções de *chef* executivo, gestor, professor universitário e administrador, o dr. Cullen foi um dos 58 *Master Chefs* certificados pela American Culinary Federation dos Estados Unidos. Primeiro *chef* nos Estados Unidos a alcançar o prestigioso nível de CMC e doutorado em educação, foi membro da American Academy of Chefs e presidente da American Culinary Federation.

Colaboradores

Colaborador	Quadro
Noble Masi, CMB, CEPC, CCE, AAC, HOF Culinary Institute of America Hyde Park, NY	O *chef* nos Estados Unidos ontem, hoje e amanhã, p. 4
Ferdinand Metz, MBA, CMC, AAC, HOF Presidente do National Advisory Board e diretor executivo da Le Cordon Bleu Schools of North America	Existe excesso de qualificação?, p. 10 Definição de hospitalidade, p. xxi
Kenneth G. Wade, CEC, AAC *Chef* /proprietário do PaddyMacs Palm Beach, FL	Orientação, p. 15
Michael Ty, CEC, AAC MT Cuisine Las Vegas, NV	Membro de equipe, p. 42
Keith Keogh, CEC, AAC Magic Seasoning Blends, Inc. New Orleans, LA	Indução pelo fogo, p. 65
Reimund Pitz, CEC, CCE, AAC *Chef* proprietário do Le Coq Au Vin Orlando, FL	Treinamento: "o que está reservado para você?", p. 76
Benjamin San Seto Chefe de cozinha da Pizzeria Mozza Marina Bay Sands Cingapura	Paciência e disciplina, p. 79
Victor Gielisse, Ph.D, CMC, AAC Industry Solutions Group The Culinary Institute of America Hyde Park, NY	Repensando o seu ativo mais valioso, p. 85
Jeffrey King Presidente da Kings Seafood Company Costa Mesa, CA	Trate-os como reis, p. 89
Aidan P. Murphy, CMC, AAC Gerente geral do Old Warson Country Club St. Louis, MO	Ou faz do meu jeito, ou cai fora, p. 112
Jacob League Gerente geral do Hillstone Restaurant Group	Desenvolvimento individual, p. 162

Dr. Robert Harrington, CEC, CCE Department of Food, Human Nutrition and Hospitality University of Arkansas Fayetteville, AK	O *chef* e o "como" e "por quê?", p. 167
Tom Peer, CMC, CCE, AAC The Culinary Institute of America Hyde Park, NY	Elevação do moral, p. 181
Charles Carroll, CEC, AAC *Chef* executivo do River Oaks Country Club Houston, TX	Formação de equipes, p. 198
Colleen Sabrina Wong *Chef* instrutor do Art Institute of California Hollywood, CA	Transformação de um grupo em uma equipe, p. 202
Klaus Friedenreich, CMC, AAC *Chef* instrutor do Le Cordon Blue College Orlando, FL	Confiança na sua equipe de cozinha, p. 205 A liderança do *chef*, p. 259
Dr. Carol Silkes, CEC, CCE Professora assistente da Kemmons Wilson School University of Memphis Memphis, TN	Permissão para o sucesso, p. 218
Jennifer Shen-Seto *Chef* confeiteiro do Wolfgang Puck CUT Cingapura	Sem desculpas, p. 219
Clayton Sherrod, CEC, AAC Presidente e *chef* do Clayton's Food Systems, Inc. Birmingham, AL	Naquela época, p. 221
Guy Fieri Food Network Star	O gerente que existe no *chef* e o *chef* que existe no gerente, p. 243
Jill K. Bosich, CEC, CCE *Chef* instrutor do Orange Coast College Costa Mesa, CA	A liderança é um privilégio, p. 244
Richard N. Frank Presidente da Lawry's Restaurants, Inc. Pasadena, CA	Colegas de trabalho, p. 247
Bob Spivak Fundador da Grill Concepts Woodland Hills, CA	Não é um bicho de sete cabeças, p. 269
Kimberly Brock Brown, CEPC, CCA, AAC Kimberly Brock Brown, LLC	O *chef* como empreendedor, p. 287

X Colaboradores

Bert Cutino, CEC, AAC, HBOT, HOF Sócio da The Sardine Factory Monterey, CA	Planeje o trabalho e siga o plano, p. 292
Joshua Goldman Cientista de alimentos Development and Quality Cheese and Dairy Research Kraft Foods Glenview, IL	*Chef*: pesquisador, solucionador de problemas e agente de decisão, p. 298
John D. Folse, CEC, AAC *Chef* executivo/proprietário do Chef John Folse & Co. Donaldsonville, LA	À procura de Gilman, p. 300

Revisores

Scott Bright, The Chef's Academy

Deborah Lindsay, Keiser University, Center for Culinary Arts

Matthew Mejia, The Chef's Academy

Donald Schoffstall, Le Cordon Bleu Institute of Culinary Arts

David Weir, Daytona Beach Community College

John Witherington, Ogeechee Technical College

*Os níveis de certificação da American Culinary Federation são:

CC: Certified Cook

CSC: Certified Sous Chef

CCC: Certified Chef de Cuisine

CEC: Certified Executive Chef

CMC: Certified Master Chef

PCC: Personal Certified Chef

PCEC: Personal Certified Executive Chef

CPC: Certified Pastry Culinarian

CWPC: Certified Working Pastry Chef

CEPC: Certified Executive Pastry Chef

CMPC: Certified Master Pastry Chef

CCA: Certified Culinary Administrator

CSCE: Certified Secondary School Educator

CCE: Certified Culinary Educator

AAC: Member American Academy of Chefs

HOF: Hall of Fame/AAC Lifetime Achievement Award

Sumário resumido

Prefácio xvii

Apresentação xix

PARTE I   O mundo da supervisão   1
1 Supervisão   2
2 Recrutamento e seleção dos membros da equipe   24
3 Remuneração, benefícios e escala de trabalho   44

PARTE II   O mundo do treinamento e do desenvolvimento   57
4 Orientação   58
5 Treinamento e qualidade   69
6 Objetivos e planejamento do treinamento   87
7 Métodos de treinamento   100
8 Apresentação de treinamento   119
9 Avaliação de desempenho   133
10 Ambiente de trabalho   143

PARTE III   O mundo da gestão   159
11 Gestão   160
12 Motivação   178
13 Formação de equipe   193
14 Respeito   214
15 Disciplina   227

PARTE IV   O mundo da liderança   239
16 Liderança   240
17 Comunicação   262
18 Gestão do tempo   284
19 Solução de problemas e processo de tomada de decisões   296

Apêndice A Análise transacional   307

Apêndice B Glossário   315

Apêndice C Bibliografia   321

Índice remissivo 327

Sumário detalhado

Parte I   O mundo da supervisão   1

1 Supervisão   2
Tópicos   2
Objetivos   2
Estudo de caso: West Village Country Club   2
Introdução   3
Definição de supervisão   5
Atributos do *chef* executivo bem-sucedido   6
Modelos de supervisão do *chef*   7
Atribuições e funções do *chef* executivo   11
Elementos de supervisão da cozinha   12
O conceito de autoridade   19
A evolução da supervisão   19
Considerações finais   21
Resumo   21
Questões para revisão   22
Notas   23

2 Recrutamento e seleção dos membros da equipe   24
Tópicos   24
Objetivos   24
Estudo de caso: Adair Catering   25
Introdução   26
Análise de cargo   26
Descrição e especificação de cargo   27
Recrutamento   28
Implicações legais   31
Triagem   32
Entrevista   34
Processo decisório   40
Resumo   41
Questões para revisão   43
Notas   43

3 Remuneração, benefícios e escala de trabalho   44
Tópicos   44
Objetivos   44
Estudo de caso: B & J's Restaurant   44
Introdução   45
Bases de remuneração   46
Estrutura de remuneração   47
Benefícios   48
Programas de incentivo   51
Programas de assistência ao funcionário   51

Escala de trabalho   52
Resumo   53
Questões para revisão   55
Notas   55

Parte II   O mundo do treinamento e do desenvolvimento   57

4   Orientação   58
Tópicos   58
Objetivos   58
Estudo de caso: Rock Hill Inn   58
Introdução   60
Orientação   60
Socialização   63
Duração do treinamento de orientação   64
Condução do treinamento de orientação   65
Acompanhamento e avaliação   66
Resumo   67
Questões para revisão   68
Notas   68

5   Treinamento e qualidade   69
Tópicos   69
Objetivos   69
Estudo de caso: Juniper Crest Country Club   69
Introdução   71
Treinamento é um investimento   71
Uma abordagem sistêmica de treinamento   72
Tipos de treinamento   75
Como as pessoas aprendem   78
Aprendizado adulto   81
Obstáculos ao aprendizado   82
Considerações finais   84
Resumo   85
Questões para revisão   86
Notas   86

6   Objetivos e planejamento do treinamento   87
Tópicos   87
Objetivos   87
Estudo de caso: Hamilton House Restaurant   87
Introdução   88
Definições   90
Hierarquia de objetivos   92
Planos de aula de treinamento   93
Características de uma sessão de treinamento   94
Etapas do planejamento das sessões de treinamento   94

Considerações finais   97
Resumo   98
Questões para revisão   99
Notas   99

7   Métodos de treinamento   100
Tópicos   100
Objetivos   100
Estudo de caso: China Delight   100
Introdução   102
Métodos de treinamento específicos   102
Reforço de treinamento   113
Métodos de treinamento negativos   113
Desenvolvimento dos membros de equipe com potencial   114
Avaliação do treinamento   114
Considerações finais   116
Resumo   116
Questões para revisão   118
Notas   118

8   Apresentação de treinamento   119
Tópicos   119
Objetivos   119
Estudo de caso: Cypress Cove Resort   119
Introdução   120
Ponto de partida   122
O seu nível de conforto   123
Uma comunicação interpessoal eficaz   124
Treinamento e diversidade   125
O envolvimento da equipe   126
Entenda os comportamentos do grupo   130
Resumo   131
Questões para revisão   132
Notas   132

9   Avaliação de desempenho   133
Tópicos   133
Objetivos   133
Estudo de caso: Canyon Bluff Resort   133
Introdução   134
Avaliação de desempenho   135
Métodos de avaliação   135
Entrevistas de avaliação   137
Remuneração   140
Resumo   141
Questões para revisão   142
Notas   142

10   Ambiente de trabalho   143
Tópicos   143
Objetivos   143

Estudo de caso: Texas Moon Restaurant   143
Introdução   145
Satisfação no emprego   146
Frustração   147
Reclamações   148
Ambiente de trabalho seguro   150
Saúde e bem-estar   151
Considerações finais   155
Resumo   155
Questões para revisão   156
Notas   157

Parte III   O mundo da gestão   159

11 Gestão   160

Tópicos   160
Objetivos   160
Estudo de caso: Amber Light
   Steakhouse   160
Introdução   161
Definição de cliente de serviços de
   alimentação   163
Filosofias, conceitos e teorias de gestão   163
Teorias de gestão contemporâneas   168
Qualidade   169
Mudanças   173
Considerações finais   175
Resumo   175
Questões para revisão   176
Notas   177

12 Motivação   178

Tópicos   178
Objetivos   178
Estudo de caso: Appleton Cafeteria   178
Introdução   179
Definição de motivação   179
Teorias e filosofias motivacionais   180
Moral   185
Estímulo e motivação   187
Feedback   190
Considerações finais   190
Resumo   191
Questões para revisão   192
Notas   192

13 Formação de equipe   193

Tópicos   193
Objetivos   193
Estudo de caso: Southerton Country Club   194
Introdução   194
Grupos e equipes   196

Desenvolvimento de uma equipe de
   cozinha   198
Padrões organizacionais e operacionais da
   equipe   199
Estabelecimento de metas e objetivos   201
Facilitação do trabalho em equipe na
   cozinha   202
Processo decisório e a equipe de cozinha   203
Trabalho conjunto   203
Entendimento e confiança   204
Interdependência das equipes de cozinha   205
Visão e desenvolvimento de equipes   206
Eliminação de obstáculos   209
Empowerment e equipes de cozinha   209
Um ótimo local de trabalho   212
Considerações finais   212
Questões para revisão   213
Notas   213

14 Respeito   214

Tópicos   214
Objetivos   214
Estudo de caso: Alta Linda Regional Medical
   Center   214
Introdução   215
Respeito e crítica   216
Diversidade   220
Discriminação   222
Considerações finais   225
Questões para revisão   226
Notas   226

15 Disciplina   227

Tópicos   227
Objetivos   227
Estudo de caso: Stone Lion Hotel and
   Conference Center   227
Introdução   228
O papel do *chef*   229
Abordagens disciplinares   229
Administração da disciplina   231
Sistemas de disciplina positiva   235
Entrevistas de desligamento   236
Resumo   237
Questões para revisão   238
Notas   238

Parte IV   O mundo da liderança   239

16 Liderança   240

Tópicos   240
Objetivos   240

Estudo de caso: Crown Hotel 240
Introdução 242
Desenvolvimento da liderança 245
Teorias dos traços característicos 249
Teorias comportamentais 249
Estilos de liderança 250
A natureza da liderança em gastronomia 252
Construção da autoconfiança do líder 254
Desenvolvimento da liderança em
gastronomia 255
Humor como ferramenta de liderança 257
Considerações finais 257
Resumo 260
Questões para revisão 260
Notas 261

17 Comunicação 262
Tópicos 262
Objetivos 262
Estudo de caso: La Maison Blanc 262
Introdução 263
Elementos da comunicação 265
Barreiras à comunicação 266
Comunicação não verbal 270
Escutar 271
Fornecimento de instruções 273
Condução de uma reunião 275
Comunicação escrita 276
Comunicação por meio de boatos 281
Considerações finais 282
Resumo 282
Questões para revisão 283
Notas 283

18 Gestão do tempo 284
Tópicos 284
Objetivos 284

Estudo de caso: Ms. Bee's Restaurant 284
Introdução 286
Falsos conceitos sobre a gestão do tempo 288
Estabelecimento de prioridades 289
Desperdiçadores de tempo 290
Habilidades de gestão do tempo 291
Gestão do tempo pessoal 293
Resumo 294
Questões para revisão 294
Notas 295

**19 Solução de problemas e processo de tomada de
decisões 296**
Tópicos 296
Objetivos 296
Estudo de caso: JL Beach Club 296
Introdução 297
Processo de tomada de decisões 299
Problemas 299
O princípio de Pareto 302
Regras dos processos de solução de problemas e
tomada de decisões 303
Resumo 305
Questões para revisão 306
Notas 306

Apêndice A Análise transacional 307

Apêndice B Glossário 315

Apêndice C Bibliografia 321

Índice remissivo 327

Prefácio

A primeira edição deste livro foi publicada há 16 anos. Muitas coisas mudaram em relação ao que significa ser *chef*, e à maneira como o *chef* é visto dentro e fora da cozinha. Quando aquela primeira edição foi publicada, as linhas hierárquicas, em geral, eram bem definidas: havia a equipe gerencial e a equipe de cozinha, que incluía o *chef*. O *chef* era um supervisor, mas apenas por ter a responsabilidade de supervisionar os cozinheiros. Ele era valorizado por sua criatividade, não por sua capacidade de gestão. Entretanto, o mundo do *chef* mudou consideravelmente nesses 16 anos.

Esta quinta edição foi minuciosamente revisada e ampliada de modo a refletir essas mudanças. Hoje, é possível que ainda haja uma área social e uma área de serviço, mas não há dúvida de que o *chef* é um gestor, não apenas um cozinheiro com função de criação e supervisão. O novo título deste livro representa o que o *chef* é hoje. Atualmente, ele é também um supervisor e um instrutor, como todo gestor. A Parte I trata da supervisão porque, se ela não for eficaz, não é possível alcançar o padrão de qualidade culinária e de serviço essenciais a toda cozinha e, em última análise, à operação como um todo. A direção, a supervisão, a avaliação e a orientação constituem a base do desempenho da equipe. Sem esses elementos, não há equipe; e sem equipe, não há sucesso. A Parte II aborda a questão do treinamento e do desenvolvimento, sem os quais a supervisão não tem sentido. O *chef* não pode fazer tudo; por isso, ele precisa confiar a produção à equipe de cozinha. Isso não pode ocorrer se a equipe não souber o que ou como fazer, de modo que precisa haver um ambiente de trabalho que incentive o desempenho. Uma equipe treinada que se sinta bem no ambiente de trabalho alcançará o sucesso.

Nem todo o material contido nas Partes III e IV é novo. Grande parte estava incluída nas edições anteriores, mas com uma visão diferente acerca do *chef*. A Parte III enfoca o aspecto gerencial, em que o *chef* é considerado um membro essencial da equipe de gestão dos estabelecimentos. Essa gestão como um todo faz parte do mundo do *chef*, de modo que todos os aspectos da operação devem ser levados em consideração. O *chef* não mais motiva pelo medo, mas ao formar uma equipe baseada no conhecimento e no respeito. A Parte IV aborda os aspectos da liderança, visto que, para gerenciar com eficácia, é preciso liderar. O *chef* deve ser um excelente comunicador, gerenciador de tempo, solucionador de problemas e tomador de decisão. Gestão e liderança não são a mesma coisa, mas quando utilizadas como uma força combinada, levam ao sucesso.

O mundo da gestão em serviços de alimentação é vasto e cresce a cada dia. Esse crescimento exige um conhecimento cada vez maior de todos os aspectos do que significa ser *chef*. O *chef* pode ser um cozinheiro ou um pesquisador, mas sempre será um mestre na arte e na ciência da preparação culinária e sempre será um gestor. Consequentemente, esta nova edição foi criada para ajudar *chefs* efetivos e potenciais a serem os gestores em gastronomia que a responsabilidade do cargo exige.

Jerald W. Chesser,
Ed.D., CEC, FMP, CEC, AAC

Apresentação

Definição de hospitalidade

O mundo da hospitalidade deposita enormes exigências e expectativas no *chef* à medida que ele se engaja na tarefa diária de supervisão e treinamento da força de trabalho gastronômica. Hoje, a expectativa é de que os *chefs* ofereçam refeições saudáveis, seguras, nutritivas e saborosas a seus clientes a cada dia. Além disso, eles precisam ser capazes de liderar uma equipe motivada, atender aos parâmetros financeiros da empresa, participar de determinadas atividades de relações públicas e ser grandes comunicadores.

Enfim, os *chefs* precisam dominar muitas habilidades. Entretanto, nenhuma é mais importante do que uma profunda apreciação e um compromisso sincero com a *hospitalidade*.

O nosso setor é definido pela hospitalidade, um conceito sobre o qual muito já se falou e escreveu, mas que raramente é praticado em seu sentido real. Talvez a tarefa mais difícil seja explicar o verdadeiro significado de hospitalidade. Trata-se de um conceito muito simples, mas baseado em princípios fundamentais.

Devemos nos esforçar para estender nossa hospitalidade a nossos familiares, amigos, colegas de trabalho e, é claro, clientes, tornando-a parte de quem somos e do que fazemos. A hospitalidade não pode ser ligada ou desligada de acordo com as conveniências de cada um. Ela simplesmente exige respeito mútuo e recíproco, bem como a extensão de considerações básicas e gentilezas comuns. Uma vez aplicada e praticada de maneira sincera e consistente, a hospitalidade pode ser um elemento poderoso, capaz de superar e compensar o serviço falho e, até mesmo, uma refeição menos que perfeita. Trazendo essa noção para um nível ainda mais básico, porém abrangente, eu definiria hospitalidade da seguinte maneira:

> Trate os seus clientes, colegas de trabalho e parceiros da mesma maneira como trata os amigos que você convida para ir à sua casa.

Esse conselho prático e simples lhe permitirá praticar e estender a oferta de uma grande hospitalidade, eliminando o esnobismo e a hipocrisia que geralmente atrapalham a verdadeira hospitalidade.

Ferdinand Metz
Presidente do National Advisory Board e diretor executivo da
Le Cordon Bleu Schools of North America

Parte I   O mundo da supervisão

Capítulo 1
Supervisão

Capítulo 2
Recrutamento e seleção dos membros da equipe

Capítulo 3
Remuneração, benefícios e escala de trabalho

1 Supervisão

Tópicos
- Introdução
- Definição de supervisão
- Atributos do chef executivo bem-sucedido
- Modelos de supervisão do chef
- Atribuições e funções do chef executivo
- Elementos de supervisão da cozinha
- O conceito de autoridade
- A evolução da supervisão
- Considerações finais
- Resumo
- Questões para revisão
- Notas

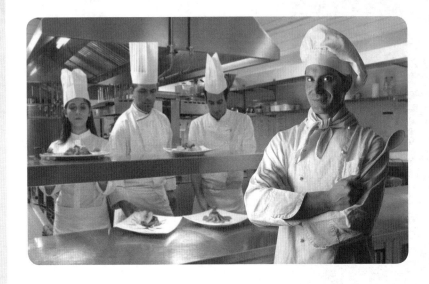

Objetivos

Ao concluir este capítulo, você deverá estar apto a:
1. Identificar o papel fundamental do chef executivo na tarefa de auxiliar a gerência a alcançar os objetivos e níveis de qualidade estabelecidos em todas as fases das operações.
2. Identificar e discutir as atribuições, as habilidades, os deveres e as funções do chef executivo.
3. Descrever os elementos e ingredientes básicos de um ambiente de trabalho desejável na cozinha.
4. Saber a diferença entre habilidades culinárias e habilidades interpessoais, bem como o papel que cada uma desempenha no processo de supervisão e gestão.
5. Indicar as tendências e novas dimensões associadas ao desenvolvimento do chef executivo.
6. Reconhecer o papel dos chefs executivos em relação à gerência, aos clientes e aos membros da equipe.

Estudo de caso: West Village Country Club

Jason Lightner é o chef do West Village Country Club (WVCC) há 2 anos. Ele elevou o padrão de qualidade das refeições servidas e o volume de vendas de refeições. Além disso, reduziu de 60 para 40% o custo de mercadoria vendida (CMV).

O WVCC contava com 250 sócios durante os 5 anos prévios a Jason tornar-se o chef. Nos últimos 12 meses, houve renovado interesse da comunidade em se associar ao clube. Durante esse período, o quadro de associados aumentou para 300 membros e a estimativa é de que chegue a 400 nos próximos 2 anos.

O aumento do número de associados e a melhoria na qualidade das refeições, com redução de custos, são o resultado da supervisão direta de Jason sobre o preparo de cada item servido. Ele desenvolve pessoalmente todos os cardápios e receitas. Ele verifica e ajusta o sabor de cada prato preparado na cozinha. O próprio Jason diz: "esta é a minha comida, e a qualidade de cada item depende de mim".

O gerente geral do clube está muito satisfeito com as melhorias que Jason levou para a cozinha do WVCC, mas ele comentou com o *chef* sobre sua constante preocupação com os altos encargos trabalhistas com a equipe da cozinha. O gerente atribui o elevado *turnover** anual de 50% ao número de estudantes universitários empregados nas diversas funções de serviço. Ele está preocupado também com o fato da equipe de cozinha ter apresentado um *turnover* de 150% nos últimos 12 meses.

Jason diz ao gerente que dispensou apenas um membro da equipe de cozinha nos 6 meses anteriores. Ele não conduz entrevistas de desligamento por ter certeza de que "os funcionários saem simplesmente por achar o trabalho muito difícil e o ritmo, puxado demais". Ele diz a todos os novos contratados que a regra é simples: "é a minha cozinha, é a minha comida e são as minhas regras".

Introdução

A tradução exata do termo francês ***chef*** é "chefe" ou "diretor". A edição de 1988 do *Webster's New World Dictionary* definiu *"chef"* como "1. cozinheiro responsável por uma cozinha, em um restaurante, por exemplo; cozinheiro principal, 2. qualquer cozinheiro". Mas tudo muda, e a função e as atribuições do *chef* não são nenhuma exceção. Em 2010, a definição no *Merriam-Webster Online Dictionary* (www.m-w. com/cgi-bin/dictionary) mudou para "1: cozinheiro especializado que gerencia a cozinha (como em um restaurante), 2: cozinheiro". A mudança da definição de "responsável por" para "gerencia" reflete a natureza mutável do papel do *chef* na operação de serviços de alimentação (*foodservice*) e na indústria alimentícia em geral. A função do cozinheiro principal na cozinha continua a constituir a base das responsabilidades do *chef*. O *chef* é a pessoa responsável pela comida. Essa condição em nada difere do fato de que a manutenção dos registros financeiros das operações ou da empresa constitui a base da função do gerente financeiro. O que é considerado a base dos cargos, no entanto, não reflete a sua verdadeira complexidade. Ambos os cargos citados são mais amplos e mais complexos. Hoje, o que se espera do *chef* é que ele seja não apenas um cozinheiro de primeira linha, capaz de criar obras-primas gastronômicas. Esse mesmo *chef* deve ser um supervisor capaz de motivar e liderar a equipe da cozinha, de modo a maximizar os lucros e o nível de satisfação do cliente. Tudo isso deve ser feito em um ambiente agitado e estressante. Para ser bem-sucedido, o *chef* hoje precisa possuir as melhores habilidades culinárias e de supervisão, gestão e liderança. Esses três últimos elementos – supervisão, gestão e liderança – são apresentados e discutidos neste livro, e, assim como as grandes receitas, são essenciais para o sucesso do *chef* moderno.

O primeiro passo para ser um ***chef*** **executivo** é a ética profissional. O indivíduo escolhido para ser *chef* deve ser primeiro um bom funcionário. Além desse primeiro passo, as qualificações exigidas de um *chef* executivo são impressionantes.

---

* N.R.C.: *Turnover*, ou rotatividade de funcionários, representa a porcentagem de substituição de funcionários antigos por novos, em relação ao número total de funcionários da empresa no período anterior. A fórmula para este cálculo é = [(nº de funcionários demitidos + nº de funcionários contratados no mesmo período)/2]/total de funcionários no período anterior. Sendo assim, caso uma empresa que possua em seu quadro fixo 100 funcionários demita em um ano um total de 5 funcionários, contratando outros 5 para substituí-los, o *turnover* anual será de 5%. Esse indicador representa a capacidade da empresa em reter seus funcionários. Percentuais elevados indicam problemas organizacionais, que resultam na incapacidade de manter suas equipes.

Eles precisam ser tecnicamente competentes, além de conhecer todos os aspectos das práticas culinárias profissionais, como os processos, equipamentos e padrões de qualidade. O *chef* precisa conhecer ainda as leis e regulamentos que regem as atividades de cozinha, como normas de segurança e vigilância sanitária, legislação trabalhista e as políticas da empresa.

Em geral, os *chefs* executivos fracassam porque não conseguem fazer com que os demais membros da equipe trabalhem com eficiência. O insucesso raramente decorre de suas habilidades culinárias, mas da falta de boas habilidades interpes-

---

VOCÊ SABIA?

O *chef* nos Estados Unidos ontem, hoje e amanhã

Nos primórdios do país, cozinhar era uma tarefa doméstica. Depois, à medida que o país se expandia, começaram a surgir hospedarias para acomodar os viajantes. Com a expansão dos vilarejos e povoados, foram criados os fornos comunitários, cuja operação era de responsabilidade do padeiro do vilarejo. A primeira panificadora comercial foi aberta em Plymouth, Massachusetts, em 1640, e era operada por padeiros ingleses e europeus. A Europa havia criado associações de profissionais de culinária e panificação, bem como sistemas de aprendizagem para treinar aprendizes de cozinheiro e padeiro. *Chefs* treinados na Europa imigraram para os Estados Unidos, formando associações étnicas de *chefs* que passaram a prover *chefs*, cozinheiros e padeiros a hotéis e restaurantes nas maiores cidades. Com o tempo, esses *chefs* deixaram os hotéis e restaurantes para abrir suas próprias empresas familiares.

Nas residências norte-americanas dos séculos XVIII, XIX e início do século XX, em geral, cozinhar ainda era uma tarefa doméstica. As famílias jantavam juntas todas as noites e preparavam jantares especiais aos domingos e feriados. Não havia equipamentos mecânicos nem alimentos de conveniência. Cozinha e panificação eram atividades muito braçais, que exigiam força e resistência, mas a alegria desses jantares inspirou muitos jovens a desenvolver uma paixão pelo setor de hospitalidade. Ao contrário da Europa, onde havia um sistema de aprendizagem, era difícil conseguir emprego, e a maioria tinha que começar como lavadores de pratos, ajudantes ou garçons. Na década de 1930, havia apenas três escolas profissionalizantes de nível médio que ensinavam culinária e panificação. Essas escolas ficavam em Nova York, Chicago e Detroit. Em 1929, foi fundada em Nova York a American Culinary Federation. Os membros da associação eram, em sua maioria, os *chefs* treinados na Europa, mas, ao contrário de outras associações, a American Culinary Federation acolhia norte-americanos que ainda não haviam concluído um curso de aprendizagem básica. Essa foi a primeira

oportunidade de os norte-americanos serem orientados por profissionais treinados na Europa.

Depois das duas guerras mundiais, os lares norte-americanos mudaram. Durante o esforço de guerra, muitas mulheres ingressaram no mercado de trabalho, deixando menos tempo para as tarefas domésticas. Elas passaram a comprar pão, tortas e alimentos semiprontos, e a comer com mais frequência em lanchonetes e restaurantes. Os 5 anos que se seguiram à Segunda Guerra Mundial geraram uma expansão econômica e oportunidade para os soldados que retornaram para casa. Os Estados Unidos estavam vivendo uma nova fase de prosperidade: duas fontes geradoras de renda em cada residência – tanto o homem como a mulher. O fato dessas famílias com dupla renda passarem as ter menos tempo para as tarefas domésticas levou ao crescimento do setor de alimentos; muitas tarefas domésticas foram substituídas por refeições compradas em restaurantes, hotéis, clubes, panificadoras e mercados de alimentos. Ainda assim, até 1972 cozinheiros e padeiros ainda eram classificados como domésticos no dicionário de ofícios. A American Culinary Federation teve grande influência para que, em 1972, o Ministério do Trabalho dos Estados Unidos passasse a classificá-los como "profissionais".

Reconhecendo que o sistema de aprendizagem e associações profissionais não estava dando certo nos Estados Unidos, Francis Roth, um advogado de New Haven, Connecticut, obteve uma concessão do governo para treinar os veteranos que retornavam da Segunda Guerra Mundial. No dia 22 de maio de 1946, inaugurou na cidade a New Haven Restaurant School. Três anos depois, Katherine Angel, esposa de James Roland Angel, reitor da Yale University, ocupou no *campus* da universidade uma área de 2 hectares, que passou a ser conhecida como o Restaurant Institute of Connecticut e, em 1951, deu lugar ao The Culinary Institute of America.

Nas décadas de 1950 e 1960, a população dos Estados Unidos continuava a crescer e se diversificar.

(continua)

(continuação)

As escolas secundárias profissionalizantes ofereciam um forte ensino básico de artes culinárias, enquanto as escolas pós-secundárias treinavam muitos cozinheiros e padeiros. O período entre a década de 1970 e o ano 2000 traria grandes oportunidades para os jovens cozinheiros. Em todo o país, centenas de escolas de ensino médio e universidades começaram a oferecer cursos de culinária. Essa educação formal substituiu o sistema de aprendizagem europeu. Essas escolas ensinavam os fundamentos da culinária e as habilidades de hospitalidade necessárias para acompanhar o ritmo de expansão dos produtos da cesta básica e da diversificação do cardápio. A criação de programas de treinamento organizados veio oferecer reconhecimento profissional aos cozinheiros e padeiros. Nas competições mundiais, as equipes norte-americanas ficavam regularmente entre as três primeiras colocadas. Foram criados programas de certificação para verificar os níveis de habilidade em cozinha e panificação. As faculdades e universidades ofereciam graus avançados em habilidades gerenciais, o que ajudava a melhorar o ambiente de trabalho. Todo norte-americano com paixão por cozinha e panificação podia adquirir os conhecimentos necessários para se tornar um *chef* profissional.

No futuro, os *chefs* enfrentarão muitos desafios. Eles precisarão desenvolver habilidades de gestão da força de trabalho, oferecendo um ambiente mais harmonioso e produtivo, escalas de trabalho menos pesadas e melhores salários para funcionários em início de carreira, bem como pacotes de benefícios adequados. À medida que o *chef* passar a enfrentar mais concorrência e um público mais exigente, a chave para o lucro estará na utilização adequada dos alimentos e recursos, nas comunicações e no *marketing*. Juntamente com esses desafios, virão mais oportunidades. Os futuros *chefs* deverão iniciar sua educação formal e experiência de trabalho no período do 9º ao 12º ano em uma escola técnica de nível médio, seguido de 2 a 3 anos de escola pós-secundária, 5 anos de experiência profissional e um bacharelado em hospitalidade. Durante esse período de treinamento, eles devem viajar o máximo possível, estudando produtos e cardápios locais, regionais e internacionais, e desenvolvendo habilidades de degustação e conhecimentos por meio da leitura, quando não for possível viajar. Oportunidades grandiosas podem surgir no início da carreira de uma pessoa, mas é aconselhável agir com cautela, construir a carreira com uma sólida base de fundamentos culinários e uma forte ética profissional. Estima-se que será necessário permanecer mais tempo no mercado de trabalho e mudar de emprego de três a quatro vezes ao longo da carreira, o que é muito diferente dos *chefs* de antigamente, que, em geral, passavam de 30 a 40 anos na mesma empresa. O século XXI oferecerá grandes oportunidades aos *chefs* bem treinados.

– Chef Noble Masi
CMB (Certified Master Baker), CEPC (Certified Executive Pastry Chef), CCE (Certified Culinary Educator), AAC (American Academy of Chefs), HOF (Hall of Fame), Culinary Institute of America, Hyde Park, NY

soais. O *chef* está sempre trabalhando com outras pessoas para satisfazer os clientes. Se o *chef* criar um ambiente de trabalho em que a confiança e o respeito mútuo sejam a norma, os membros da equipe se esforçarão ao máximo, realizando mais e apreciando seu trabalho.

Definição de supervisão

Em termos simples, um **supervisor** é alguém em posição de dirigir o trabalho dos outros e que detém a autoridade decorrente dessa responsabilidade.

O conhecimento e as habilidades necessários para ser um *chef* executivo bem-sucedido se enquadram em quatro categorias: habilidades pessoais, interpessoais, técnicas e administrativas.

Para ser um supervisor, o *chef* precisa ter a visão necessária para saber o que fazer e necessita de determinadas habilidades para saber como fazê-lo. O *chef* executivo deve ser capaz de conferir às pessoas a autonomia necessária para operar com padrões de desempenho de qualidade. Ele planeja, organiza, comunica, treina, orienta, corrige e lidera, devendo motivar a equipe de cozinha a alcançar as metas e os objetivos da empresa. Essas metas e esses objetivos são alcançados supervisionando-se as pessoas de forma eficaz e criteriosa. O supervisor aceita a responsabilidade de proporcionar um ambiente de trabalho positivo. O *chef* oferece os recursos necessários à oferta de refeições e um padrão de serviço, que correspondam – e superem –, sempre, as expectativas dos clientes.

Philip Crosby, reconhecido especialista em gestão, afirma que "em última análise, o supervisor é a pessoa que o funcionário vê como a própria empresa. O tipo de trabalho realizado e a participação mantida pelos funcionários são um grande indicador de seu relacionamento com o supervisor".[1] Crosby sugere que um bom supervisor pode superar, pelo menos até certo ponto, as más práticas de gestão de uma empresa ineficiente; enquanto um mau supervisor, por outro lado, pode neutralizar as boas práticas de uma empresa eficiente.

A supervisão é o ato, não de controlar, mas de dirigir, orientar e prestar suporte aos membros da equipe. O desempenho do *chef* como supervisor é medido por diversos fatores, como a satisfação e a retenção ou fidelização do cliente. Entre esses fatores está também a capacidade da equipe de cozinha para cumprir a carga de trabalho necessária para atender e superar os padrões de qualidade estabelecidos. A inabilidade de supervisão do *chef* afeta negativamente a qualidade dos alimentos produzidos e o clima de trabalho, o que gera a insatisfação dos membros da equipe de cozinha e dos clientes. O resultado é um elevado nível de *turnover*.

Atributos do *chef* executivo bem-sucedido

Além de ser um excelente cozinheiro, o *chef* de hoje deve possuir um sólido conjunto de qualidades pessoais e profissionais. A Figura 1.1 mostra um exemplo do *mise en place* de atributos pessoais do *chef* executivo. Ele ainda é um indivíduo em posição de autoridade, mas acessível. O estilo de gestão que melhor lhe cai é o de **orientador**. De acordo com Bill Marvin, um respeitado consultor de restau-

Figura 1.1
Mise en place para o *chef* executivo.

- Atitude mental positiva.
- Estilo inovador ao lidar com os problemas.
- Honestidade e sinceridade.
- Consciência dos problemas dos funcionários.
- Respeito e cortesia ao se comunicar com os funcionários.
- Higiene e aparência pessoal impecáveis.
- Competência técnica.
- Alta motivação e capacidade de motivar os outros.
- Coerência.
- Assertividade e proatividade.
- Capacidade de aceitar a diversidade.
- Capacidade de confiar nas pessoas.
- Constante busca por novas formas de aperfeiçoamento de habilidades.
- Capacidade de elogiar os outros quando merecido.
- Liderança pelo exemplo.
- Habilidades de formação de equipe.
- Fidelidade aos objetivos organizacionais e aos funcionários.
- Capacidade de manter o controle.
- Disposição para ouvir e compreender o outro.
- Desejo de agradar o cliente.
- Boas habilidades de persuasão e interesse em transmitir conhecimentos.
- Paixão por cozinhar.

rantes e autor, "os orientadores ajudam a revelar talentos naturais e medem seu próprio sucesso pelo sucesso alcançado por seus seguidores".[2] Em toda boa orientação, o orientador – o *chef* – procura obter o melhor desempenho possível da equipe – os funcionários –, motivando seus integrantes. A comunicação e o treinamento também são componentes essenciais da orientação. O orientador demonstra respeito por cada membro da equipe. Ele gerencia, mas também lidera a equipe. O bom orientador tem plena consciência dos pontos fortes e fracos de cada integrante da equipe. No passado, o *chef* era visto como um supervisor que governava a cozinha com mão de ferro. Hoje, ele deve liderar, não apenas mandar.

Os *chefs* executivos precisam saber trazer todas essas qualidades para o ambiente de trabalho. Eles devem ser capazes de orientar e supervisionar sob as condições de pressão dos períodos de pico dos serviços de alimentação. O *chef* deve ter a capacidade de compreender os sentimentos, as atitudes e os motivos dos outros. Ele deve se comunicar com eficácia. Um bom relacionamento com a equipe de cozinha e todos os demais departamentos da empresa é fundamental. Esses atributos se aplicam quer o *chef* seja empregado em um restaurante, hotel, instituição, clube, entidade militar, educacional ou qualquer outro estabelecimento de alimentação.

Modelos de supervisão do *chef*

Profissionalismo e ética são atributos essenciais do *chef* executivo. A **ética** se refere aos princípios morais dos indivíduos e da sociedade. O **profissionalismo** é a conduta ou as ações que caracterizam positivamente uma profissão. Juntamente com o profissionalismo, a ética determina o que é certo e errado no comportamento humano. As ações do *chef* afetam a equipe que está sendo supervisionada e a gestão do estabelecimento, bem como a saúde e a segurança do público servido. Embora o efeito das ações do *chef* possa ser positivo ou negativo, "o comportamento ético é reconhecido como fator gerador de bons negócios com maiores lucros e menor *turnover*".[3]

É preciso haver um **código de ética profissional** tanto para funcionários como para supervisores. De acordo com Jernigan, esse código "serve de parâmetro de referência para a avaliação de vários outros padrões".[4] As práticas profissionais incluem as políticas do estabelecimento. A **política** é uma declaração de como a pessoa deve conduzir determinados assuntos. As políticas são criadas pelas empresas para lidar com uma série de situações, como questões de contratação ou demissão e confidencialidade. As políticas são criadas também para resolver casos de furtos e mentiras. Uma grande preocupação em sua formulação é qualquer ação que possa provocar a perda da dignidade humana. Algumas das ações nessa área incluem maledicência, assédio, e difamações por motivo de raça, gênero ou etnia.

O *chef* executivo deve criar um código de prática profissional. Esse código deve ser aplicado de forma justa e imparcial a todos os funcionários, independentemente de cargo, gênero, etnia ou religião.

A história nos fornece exemplos de *chefs* de cozinha e supervisores excepcionais como padrão de referência. Esses *chefs* ficaram conhecidos por seus dons culinários e suas contribuições para os avanços da arte culinária. Eles desenvolveram essa arte por meio de novas criações gastronômicas, técnicas de cozinha, melhorias no projeto físico da cozinha e contribuições na área de nutrição. Além de servirem como fonte de inspiração culinária, foram excelentes gestores e líderes. Eles praticaram um alto nível de profissionalismo como supervisores, instrutores e orientadores. Consequentemente, o legado desses profissionais não se limita à comida que eles preparavam. Eles são um verdadeiro exemplo para o *chef* de hoje.

Antoine Carême, um de 25 filhos, nasceu de pais pobres na França em 1784. Acredita-se que ele tenha começado como ajudante de cozinha entre os 7 e 10 anos de idade. Carême, que aprendeu a ler e escrever sozinho, escreveu vários livros até sua morte, aos 50 anos de idade. Pelos seus escritos, temos uma noção de seu profissionalismo. Descrevendo um banquete, ele fornece uma rápida visão das terríveis condições de trabalho que os *chefs* tinham que suportar naquela época:

> Imagine-se em uma cozinha grande como a do ministro das Relações Exteriores por ocasião de um grande banquete [Talleyrand era o ministro das relações exteriores na época]. Lá, existem vinte *chefs* envolvidos que cuidam de seus afazeres urgentes, indo, vindo, movimentando-se com rapidez nesse caldeirão. Veja a enorme quantidade de carvão vivo, um metro cúbico para preparar as sopas, os molhos, os ragus, as frituras e os banhos-maria, além do monte de carvão em brasa diante do qual padece um lombo de 20-27 kg, e outros dois para as aves e a caça. Nesse forno, todos se movimentam com extrema rapidez; não se ouve um único ruído; somente o *chef* tem o direito de se fazer ouvir, e ao som de sua voz todos obedecem. Ele conclui dizendo... "Honrai os comandos, devemos obedecer, embora a força física fraqueje. Todavia, é o carvão em brasa que nos mata".[5]

O poder e a influência de Carême se devem não apenas aos seus escritos e criações culinárias, que sobrevivem até hoje, mas também ao seu caráter e à sua personalidade. O seu profissionalismo durante toda a vida veio assegurar um novo prestígio ao *chef*. Ele era um inovador e simplificador que demonstrava todos os elementos de um notável *chef* líder e supervisor.

Alexis Soyer, nascido na França em 1809, viveu quase o mesmo tempo que o grande Carême. Soyer foi o *chef* do Reform Club, de Londres, durante muitos anos. Enquanto estava lá, ele foi enviado pelo governo britânico à Irlanda, durante a grande fome da batata, para criar as cozinhas de sopas* cuja renda arrecadada era doada para obras de caridade. Soyer ganhou notoriedade também por viajar à Crimeia durante a guerra lá travada entre ingleses, franceses, russos e turcos otomanos. Naquele país, ele trabalhou com a famosa enfermeira Florence Nightingale para melhorar a qualidade das refeições preparadas para as tropas. Além disso, Soyer escreveu livros de receitas a preços módicos para as classes mais pobres. Ele inventou um fogão militar que continuava em uso durante a Segunda Guerra Mundial. Soyer foi um exemplo de *chef* líder. Ele conseguiu se estabelecer entre a classe profissional de sua época, tanto em função de suas qualidades pessoais quanto de suas habilidades culinárias. Ele ajudou a melhorar a imagem do *chef* com seus escritos, suas magníficas habilidades organizacionais e sua capacidade de liderança.

Auguste Escoffier, conhecido como o "rei dos *chefs*" e o "*chef* dos reis", dominou os primeiros 25 anos do século XX, e ainda hoje continua a influenciar os *chefs* e as artes culinárias. Escoffier talvez ainda seja o maior modelo de cozinheiro para os *chefs*. Além de ser um *chef* executivo e orientador que se preocupava com sua equipe, foi um homem cujos talentos se encaixavam perfeitamente nas tendências de sua época.

---

* N.R.C.: Na segunda metade da década de 1840, uma praga atacou e dizimou as plantações de batata da Irlanda em colheitas consecutivas. A fome causada pela falta de seu principal alimento provocou a emigração de parte da população e causou a morte de muitos irlandeses. Como medida necessária para conter a crise, o governo britânico determinou a instalação das "cozinhas de sopa", para alimentar a população faminta. Soyer, que além de cozinheiro também projetava cozinhas e equipamentos (ele projetou a cozinha do Reform Club, que se transformou em uma referência na época), criou uma cozinha-modelo e nela produziu uma série de receitas de sopa, com alto rendimento, baixo custo e, mais importante, palatáveis.

As forças econômicas e sociais estavam mudando na primeira metade do século XX, assim como os hábitos alimentares da sociedade. Escoffier estava em sintonia com as necessidades de seu tempo. Preparado para acompanhar as tendências da época, ele apreciava a importância de prevê-las. Ele aprimorou e simplificou a cozinha clássica e criou pratos que passaram a fazer parte dela.

Escoffier foi um pioneiro no movimento pelo que o *chef* Casey Sinkledam mais tarde chamaria de "simples, mas elegante". Ele acreditava no conceito simples de que a comida deve ter aparência e gosto de comida. Escoffier aplicou essas convicções à sua cozinha e promoveu mudanças que ajudaram a moldar a cozinha moderna. Foi ele quem criou o "sistema de partida". Esse sistema simplificou o fluxo de trabalho e os processos do setor de serviços de alimentação. A Figura 1.2 mostra algumas de suas convicções e inovações.

O livro de Escoffier *Le Guide Culinaire* ainda é um dos mais respeitados livros didáticos para *chefs* profissionais. Na introdução de seu texto, ele afirma:

> [...] quanto mais a pessoa aprende, mais ela vê a necessidade de aprender mais e que o estudo, assim como a expansão dos horizontes do artesão, oferece um caminho fácil para o autoaperfeiçoamento no exercício de nossa arte.[6]

Escoffier iniciou sua carreira aos 12 anos de idade (em 1859) e aposentou-se no Carlton, em Londres, em 1921, com 74 anos, depois de exercer seu ofício por mais de 62 anos.

Ferdinand Metz influenciou a maneira como os alimentos são preparados hoje em todo o mundo. Presidente do Culinary Institute of America (CIA) de 1980 a 2001, o *chef* Metz iniciou o desenvolvimento de extensos programas de instrução e treinamento para aspirantes a cozinheiro nos Estados Unidos e em todo o mundo. Ele foi um líder na criação dos programas de aprendizagem e certificação nos Estados Unidos. Em 2010, Metz foi empossado presidente do Conselho Consultivo Nacional e decano executivo da rede Le Cordon Bleu Schools of North America.

Por meio de seu trabalho no CIA e de suas atividades na American Culinary Federation, na National Restaurant Association Educational Foundation, na World Association of Chefs Societies e em outras instituições, o *chef* Metz foi elemento importante na elevação da importância da profissão de cozinheiro em todo o mundo. Ele foi gestor da Equipe Olímpica de Culinária dos Estados Unidos, levando-a a três campeonatos mundiais consecutivos. Em 1995, a *Nation's Restaurant News* classificou o *chef* Metz como uma das 50 pessoas mais influentes do setor. A partir de seu exemplo, determinou-se que o *chef* é um profissional, um educador e um executivo.

- Mudou o local tradicional da cozinha, até então localizada no porão.
- Criou o sistema de partida.
- Insistia nos mais altos padrões de higiene pessoal por parte de toda a equipe.
- Exigia que os cozinheiros usassem o novo modelo de jaleco e calças xadrez.
- Desestimulava o fumo e a bebida entre os membros de sua equipe.
- Defendia a educação.
- Apoiava incondicionalmente a instrução formal para os funcionários.
- Propunha o aprendizado contínuo.
- Iniciou a padronização das receitas.

Figura 1.2
Convicções e inovações de Escoffier.

O *chef* Metz já foi reconhecido em muitas ocasiões por suas contribuições para a profissão. Agraciado com os prêmios de honra ao mérito James Beard e da American Culinary Federation, ele é membro do College of Diplomates da National Restaurant Association Educational Foundation. Autor e palestrante, Metz continua a ser um líder na profissão culinária.

Paul Bocuse é considerado um dos maiores *chefs* do século XX. No século XXI, ele continua a influenciar a gastronomia e o preparo de alimentos. Ele foi um dos fundadores do movimento em favor da *nouvelle cuisine* na França na década de 1970. Trata-se de uma cozinha mais simples e menos calórica do que a *haute cuisine* tradicional. A *nouvelle cuisine* enfatiza a importância de ingredientes frescos da mais alta qualidade. O *chef* Bocuse influenciou o preparo de alimentos por meio de uma rede de *brasseries* (restaurantes) operada sob sua licença.

Bocuse foi um dos primeiros *chefs* a fazer aparições públicas fora de seu restaurante para promover o preparo de alimentos. Autor de diversos livros, em 1987, ele criou o Bocuse d'Or, hoje considerado um dos prêmios gastronômicos de

---

VOCÊ SABIA?
Existe excesso de qualificação?

A resposta óbvia para essa pergunta, naturalmente, é um sonoro "não". Uma pessoa pode eventualmente ser mais qualificada do que a responsabilidade que lhe compete em dado momento exige, mas é claro que ela nunca pode ser considerada qualificada demais para futuras oportunidades profissionais. Consequentemente, pareceria prudente aproveitar toda oportunidade que se apresenta, seja conveniente ou não na ocasião.

Falar é fácil, mas esse foi exatamente o caminho que o autor deste texto, o Dr. Jerald Chesser, e eu seguimos.

O Dr. Chesser percebeu desde cedo que os *chefs* de hoje precisavam de mais credenciais, tanto em termos de experiência como de instrução formal. Tenho certeza de que não foi fácil para ele, um *chef* credenciado em vários níveis, conquistar um Ed.D*, o que lhe conferiu uma qualificação única entre seus colegas.

No meu caso, quando ingressei no departamento de recursos humanos (RH) da H.J. Heinz Company, passei a desfrutar pela primeira vez na vida de um horário regular de "trabalho". Em vez de me deixar inebriar por esse novo luxo, eu me matriculei na University of Pittsburgh e obtive o bacharelado e o mestrado em administração de empresas em um período de 7 anos.

Contudo, não negligenciei as minhas responsabilidades na Heinz e com a Pittsburgh Chefs Association, e criamos os modelos nacionais para os programas de credenciamento, aprendizagem e certificação de *masterchef*. Além disso, como gestor da Equipe Olímpica de Culinária dos Estados Unidos e da minha própria Gourmet Cooking School, era compreensível que eu tivesse uma agenda cheia.

Em decorrência de todas essas atividades, no início da década de 1980, eu era a única pessoa nos Estados Unidos com certificação de *masterchef* e um MBA**. Essas credenciais e outras me deram a oportunidade de liderar o departamento de RH de uma empresa global e, mais tarde, assumir a presidência do Culinary Institute of America, cargo que ocupei por mais de 22 anos. Outras credenciais que conquistei nunca foram motivadas pelo objetivo de dirigir a escola de gastronomia de maior prestígio do país; foi a singularidade de minhas competências que me qualificou para essa posição.

Os alunos que têm a oportunidade de combinar um ofício especializado com credenciais acadêmicas são mais valorizados em seu ramo de atividade e adquirem uma perspectiva mais ampla e abrangente para si. Não é por acaso que muitas instituições acadêmicas hoje valorizam o conceito de um programa de Artes Liberais Especializadas que reconheça a necessidade de habilidades específicas combinadas a credenciais acadêmicas.

– Ferdinand Metz
MBA, CMC (Certified Master Chef), AAC (American Academy of Chefs), HOF (Hall of Fame)
Diretor executivo, Le Cordon Bleu Schools of North America

---

* N.R.C.: Doutorado em Educação.
** N.R.C.: MBA é sigla de *Master in Business Administration*, ou Mestre em Administração de Empresas. No Brasil, entretanto, o MBA não é considerado um mestrado, e sim uma especialização.

maior prestígio do mundo. Por seus amplos esforços, ele exerce grande influência sobre os cozinheiros de hoje.

Para ser líder em qualquer profissão, é necessário demonstrar um alto padrão de prática ética e profissional. Aqueles que atuam no setor de alimentos sem ética e profissionalismo são uma ameaça à imagem do setor de serviços de alimentação. E, o que é mais importante, uma ameaça à saúde e à segurança públicas. O verdadeiro profissionalismo na gastronomia sempre adotará altos padrões éticos.

Atribuições e funções do *chef* executivo

No passado, os *chefs* executivos se reportavam principalmente ao gerente de alimentos e bebidas. Em muitos estabelecimentos prestadores de serviços de alimentação, esse gerente supervisionava todas as operações de alimentos e bebidas. As operações da cozinha representavam grande parte das responsabilidades desse profissional. O gerente de alimentos e bebidas, ou algum nível mais elevado de gerência, normalmente avaliava o *chef* executivo. Os critérios de avaliação limitavam-se à realização de um determinado percentual de custo dos alimentos e à produção de refeições sem incidentes e com um mínimo de reclamações dos clientes. Desde que esses critérios fossem alcançados, cabia ao *chef* decidir como fazê-lo. O gerente tomava todas as demais decisões importantes, como posicionamento do cardápio e decisões que envolviam os funcionários, como recrutamento, orientação, treinamento e rescisão de contrato de trabalho. Hoje, as responsabilidades tanto do *chef* como do gerente mudaram. As atribuições do *chef* como supervisor se ampliaram, passando a incluir decisões relacionadas aos funcionários.

O *chef* moderno exerce maior poder de decisão, e o poder de tomar decisões gera mais responsabilidade. Consequentemente, o *chef* deve ser mais que um cozinheiro altamente qualificado. Ele precisa ser um supervisor. Isso significa, além de ser um orientador capaz de desenvolver pessoas, ser um formador de equipes. O *chef* de hoje faz parte da equipe de gestão operacional.

Tradicionalmente, o *chef* executivo era visto como uma pessoa responsável por supervisionar a operação dos serviços de alimentação da porta dos fundos até a porta da frente. Ele tinha por atribuição básica supervisionar o recebimento dos insumos na porta dos fundos e processá-los, de modo a transformá-los em uma refeição entregue ao cliente na porta da frente. Uma gestão de recursos humanos de qualidade que envolvesse o pessoal da cozinha como equipe não era uma grande preocupação. Consequentemente, esse sistema era **autoritário** por natureza. As diretivas e ordens eram dadas com pouca ou nenhuma participação dos funcionários e menos interesse ainda no que os clientes tinham a dizer. O *chef* executivo moderno, no entanto, é um líder de equipe com um estilo de gestão diferente, que ainda tem como foco principal a cozinha, mas que vai além da exclusiva preparação dos alimentos.

O *chef* executivo, como artista irracional e temperamental, conforme historicamente descrito, deixou de ter lugar no setor alimentício moderno. Aliás, esse tipo de conduta nunca teve lugar no setor, nem será tolerado por gestores e funcionários hoje. Os profissionais dos serviços de alimentação, assim como outros profissionais, precisam ser reconhecidos por suas contribuições como membros de equipe. Eles querem saber o que o seu *chef* executivo espera deles. Assim como em outras áreas do setor, os funcionários da cozinha necessitam de um local de trabalho onde a comunicação seja frequente e incentivada. O funcionário precisa de um local de trabalho em que ele possa desenvolver um sentido de acolhimento. É preciso haver um tratamento justo e imparcial da parte do *chef* executivo. Os funcionários querem dar o melhor de si, de modo que cabe ao *chef* executivo proporcionar um ambiente de trabalho que os ajude a fazer isso. Essa postura é fundamental, uma vez que o sucesso de um *chef* executivo depende de sua equipe.

A principal força motriz por trás do *chef* moderno é a satisfação do cliente. O *chef* de hoje gerencia a operação culinária da porta da frente para a porta dos fundos, não no sentido inverso. Uma das principais razões pelas quais os clientes deixam de frequentar um estabelecimento prestador de serviços de alimentação é a atitude de indiferença por parte dos funcionários. Não faz muito sentido preparar alimentos que os clientes não querem. O *chef* deve estar ciente das preferências dos clientes e ser treinado para dominar todos os elementos que contribuem para sua satisfação.

A supervisão das funções envolvidas na produção de alimentos compreende muitos elementos, alguns novos, outros não. Muitos desses elementos da administração contemporânea, como a racionalização, o *downsizing*, a gestão de riscos, a gestão de receita, a gestão por objetivos* e assim por diante, têm acompanhado o pêndulo dos diferentes modismos gerenciais ao longo dos anos. Vários deles, no entanto, continuam a fazer parte do arsenal de habilidades de um *chef* executivo.

Elementos de supervisão da cozinha

Supervisão

A **supervisão** diz respeito ao uso mais eficaz e oportuno dos recursos humanos e materiais para a realização dos objetivos estabelecidos. Os objetivos do *chef* executivo consistem na satisfação e na fidelização dos clientes. Esses objetivos são alcançados mantendo-se uma equipe de cozinha altamente motivada e bem treinada.

Um aspecto importante da função de um supervisor é a remoção de obstáculos e o fornecimento dos recursos de que a equipe necessita para alcançar as metas e objetivos estabelecidos. As metas e objetivos devem ser claros e bem definidos. Outro aspecto da função de supervisão é o recrutamento e a entrevista de possíveis membros da equipe de cozinha. A Figura 1.3 mostra outros elementos das atribuições gerais do *chef* executivo. Nos próximos capítulos, você estudará os diversos elementos da supervisão.

Planejamento

Após o sucesso da invasão da Europa pelas Forças Aliadas durante a Segunda Guerra Mundial, foi sugerido ao general Dwight D. Eisenhower, comandante supremo das bem-sucedidas forças de invasão, que ele provavelmente havia seguido um plano excepcional para realizar uma operação tão grandiosa. A operação envolveu o deslocamento de milhares de homens e equipamentos com todo o apoio auxiliar de materiais e homens. A resposta de Eisenhower a essa sugestão foi absolutamente esclarecedora: "o plano não é nada, mas o planejamento é tudo".[7]

O **plano** pode ser definido como um programa de ação cuidadosamente considerado e detalhado para que se alcance um fim. O desenvolvimento de um plano que possa ser transmitido e executado consiste em três fases: coleta de informações, análise das informações e desenvolvimento do programa de ação. O processo exige que o supervisor pare, olhe e ouça. Isso permite uma visão mais ampla e de prazo mais longo da situação na ocasião e da possível situação futura. Planejar é muito diferente de "apagar incêndios". **Apagar incêndios** significa solucionar os problemas à medida que eles se apresentam, sem levar em consideração a

---

* N.R.C.: Tópicos básicos da administração contemporânea.

Figura 1.3
Elementos das atribuições do *chef* executivo.

- Criação de programas de indução/orientação de novos funcionários.
- Avaliação das necessidades de treinamento.
- Definição dos objetivos de treinamento.
- Desenvolvimento de normas de desempenho.
- Implementação de normas para a qualidade total.
- Treinamento constante e contínuo e formação de equipes.
- Orientação e correção de funcionários.
- Estabelecimento de altos padrões de higiene e aparência pessoal.
- Estabelecimento de excelentes padrões de conduta e justiça.
- Desenvolvimento e incentivo do trabalho em equipe.
- Liderança inequívoca.
- Formação e cultivo do orgulho profissional.
- Fornecimento oportuno de *feedback* sobre o desempenho dos funcionários.
- Estímulo ao desejo de corresponder às expectativas do cliente e superá-las.
- Demonstração de absoluto respeito por todos os membros da equipe de cozinha.

sua causa básica. Além disso, a tática não alcança objetivos de longo prazo. Para planejar, no entanto, o supervisor precisa arranjar tempo.

O *chef* executivo obviamente precisa planejar os cardápios, mas isso é apenas uma parte de suas responsabilidades de planejamento. É preciso um extenso planejamento para dirigir uma operação tranquila e eficiente em serviços de alimentação. As principais áreas de planejamento para o *chef* executivo são:

- Estabelecimento e comunicação dos padrões de desempenho.
- Comunicação clara das expectativas em relação ao desempenho funcional.
- Definição das necessidades de treinamento.
- Planejamento e previsão da carga de trabalho.
- Elaboração das escalas de trabalho dos funcionários.
- Determinação dos níveis de satisfação do cliente.
- Planejamento dos reparos e substituições de equipamentos.
- Determinação dos estoques de alimentos e provisões.
- Desenvolvimento de programas de *empowerment* dos funcionários.
- Planejamento de níveis funcionais futuros.
- Comunicação eficaz com os membros da equipe e outros departamentos.
- Realização de avaliações de desempenho dos funcionários.

A execução de cada uma dessas áreas de planejamento pelo *chef* executivo terá impacto no sucesso da equipe e da operação.

Organização

Um plano de qualidade é a base para uma boa organização. É preciso uma boa organização para executar um plano. Uma das principais funções do *chef* executivo é a organização de pessoas e materiais para a execução bem-sucedida do plano. Para que isso ocorra, é necessária uma boa capacidade organizacional por parte do profissional. A execução do plano requer que se faça uso dos recursos disponíveis e que se esteja preparado para fazer as adaptações determinadas pelas circunstâncias e condições vigentes. Entre os objetivos organizacionais típicos de uma cozinha, estão os seguintes:

- Organização da equipe de cozinha para:
  - produzir e servir refeições da maneira mais eficiente, econômica e eficaz possível;
  - utilizar cada membro da equipe dentro de um período limitado de tempo e de acordo com determinados critérios de esforço e produtividade.
- Definição das tarefas de trabalho, análises e descrições de cargo.
- Elaboração das listas de tarefas para a realização dos objetivos planejados.
- Definição das relações com cada membro da equipe de cozinha, com a gerência, com outros departamentos e com os clientes.
- Organização das áreas de suporte de compras, recebimento, armazenagem e administração.
- Organização de sessões de treinamento.
- Organização e implementação de sistemas de *empowerment* e recompensas de funcionários.
- Organização e implementação de programas de reciclagem.

Orientação

Orientar significa dirigir, prestar suporte e ajustar os membros da equipe de cozinha para desempenharem suas tarefas de forma compatível com as metas e objetivos da empresa. Subentende a criação de um espaço de trabalho em que os membros da equipe se sintam suficientemente à vontade para dar o melhor de si. Uma boa orientação requer excelentes habilidades de comunicação e liderança. E o que é mais importante, a orientação exige que os *chefs* executivos tenham confiança nas pessoas. Para ser bem-sucedido como orientador, o *chef* executivo deve ser coerente e não estar sujeito a oscilações radicais de humor, procurando ser justo em todas as ocasiões. Ele precisa ser firme ao lidar com questões de desempenho, quando necessário, mas, ainda assim, ser acessível e amigável. Como o elo de ligação entre a gerência e os membros da equipe, o *chef* executivo precisa acreditar no conceito de "equipe". Um bom estilo de orientação envolve:

- Uma atitude positiva em relação às pessoas.
- Interesse em ajudar as pessoas a alcançarem objetivos pessoais.
- Respeito pela dignidade de cada membro da equipe.
- Sinceridade, honestidade, justiça e imparcialidade.
- Sensibilidade e respeito pelas diferentes culturas.
- Sólidos valores éticos e morais.
- Ênfase no futuro, não no passado.
- Elogios, quando for o caso.
- Correção dos erros sem condenações.

Uma supervisão eficaz requer adaptabilidade combinada a uma orientação de qualidade. Essa combinação permite que a equipe seja bem-sucedida e alcance regularmente os níveis desejados de satisfação do cliente.

Formação de equipe

Os funcionários da cozinha podem ser reunidos em equipes com a ajuda de um *chef* executivo comprometido. Em uma equipe de cozinha eficaz, cada membro desempenha uma função previamente designada. Quando os membros integram suas habilidades para aproveitar os pontos fortes e minimizar as deficiências, os objetivos de qualidade dos serviços de alimentação são garantidos. Por outro lado, quando são mal dirigidos e trabalham de modo individual, os membros da equipe de cozinha em geral fracassam. Infelizmente, muitos *chefs* executivos deixam de reconhecer seus papéis como formadores de equipes. No passado, muitos não sabiam como transformar seus funcionários em equipes produtivas.

O trabalho em equipe é eficaz em todos os níveis. É tão importante entre os altos executivos como entre os funcionários da cozinha. E se não for valorizado pelo *chef* executivo, não tem como ocorrer. O trabalho em equipe requer um esforço consciente para se desenvolver e um esforço contínuo para se manter. Parte dessa manutenção consiste no reconhecimento do desempenho da equipe por meio da comemoração do desempenho positivo. É preciso haver reconhecimento também do desempenho negativo e a assistência necessária para corrigi-lo. Uma equipe adequadamente treinada que opera em um ambiente positivo exige menos supervisão direta. A equipe não precisa ser microgerenciada. Investir no indivíduo e na equipe é fundamental para a formação da equipe. O *chef* executivo que garante o treinamento, os equipamentos e a orientação necessários ao sucesso da equipe, de fato, alcança o sucesso.

Comunicação

A comunicação é um elemento básico e essencial do processo de supervisão. A supervisão geralmente perde a eficácia ou fracassa em decorrência da má comu-

---

CONVERSA COM O CHEF
Orientação

Formar uma equipe de cozinha bem-sucedida requer uma boa dose de paciência, muito esforço e tempo. Há 10 anos, ao assumir as minhas funções no Harpoon Louie's (6 milhões de dólares anuais em vendas), eu encontrei uma equipe de cozinha em que não havia um único *chef* profissional. Minha primeira providência foi recrutar quatro *chefs* experientes que já haviam trabalhado comigo antes e sabiam o que precisava ser feito.

Com os quatro na equipe, foi formada uma base. O uniforme de *chef* profissional passou a ser obrigatório para todos os cozinheiros. Os cozinheiros das praças de frituras e grelhados e todos os demais cozinheiros foram dispensados, e aqueles interessados em se tornar *chefs* profissionais foram recontratados como aprendizes. Nenhum cargo especializado foi oferecido até que todos os cozinheiros se tornassem competentes em todas as áreas da cozinha.

Foram desenvolvidos e implementados procedimentos de contratação. A contratação de membros da equipe que tivessem real e genuíno interesse em cozinhar era crucial para esses novos procedimentos. Iniciamos o nosso programa formal de aprendizagem logo em seguida, sob os auspícios do American Culinary Federation Educational Institute.

A orientação constante, as aulas internas de técnicas culinárias e o incentivo para que nossos aprendizes participassem de competições profissionais de *chefs* foram fundamentais para a união entre os membros da equipe. A partir do momento em que a equipe estava implantada e trabalhando, a retenção de funcionários passou a ser uma prioridade. Como em outros estabelecimentos, a recompensa financeira por si só não é garantia de retenção. A solidariedade às necessidades da equipe é vital, o que pode ser uma grande exigência, mas, com uma criteriosa motivação, é possível manter um espírito de equipe.

O respeito é essencial e exerce enorme influência no tipo de orientador que você é. Funcionários desqualificados na cozinha são um aspecto crucial das operações em serviços de alimentação. A maneira como esses membros da equipe são tratados tem um impacto radical em seu nível de desempenho. O orientador deve manter uma comunicação regular com eles – orientando, corrigindo e oferecendo palavras de incentivo. Os *chefs* que têm que lavar suas próprias panelas sabem como os membros de suas equipes são importantes e têm muito respeito por eles. Eu me vejo claramente como um orientador, não como um gerente. A equipe de cozinha de hoje deve ser liderada, não gerenciada ou dirigida. Sem uma abordagem de equipe em nosso restaurante, não seríamos bem-sucedidos.

– Kenneth G. Wade
CEC (Certified Executive Chef), AAC (American Academy of Chefs), *Chef*/proprietário, PaddyMacs, Palm Beach, FL

nicação. Todos os elementos da supervisão e da gestão exigem uma comunicação eficaz. O desafio a ser enfrentado é a diferença geralmente existente entre o que é dito e o que é ouvido. O processo de comunicação envolve a troca e o entendimento de informações entre um emissor e um receptor para que as informações sejam recebidas e entendidas.

A **comunicação** é a base para o entendimento, a cooperação e a ação. Um bom sistema de comunicação mantém um fluxo bilateral de ideias, opiniões, informações e decisões. O primeiro passo em qualquer esforço de comunicação aberta é criar e manter um clima que incentive a livre troca de ideias. É o guarda-chuva que abriga toda supervisão eficaz.

Delegação

Delegar significa conceder autoridade a um membro da equipe de cozinha para supervisionar tarefas e responsabilidades específicas. Isso inclui o reconhecimento, por parte dos demais membros da equipe, das responsabilidades a serem delegadas a esse membro da equipe. Apenas dizer a um membro da equipe para executar uma tarefa não é delegação; é designação de função. Designar funções pode ser suficiente para atribuições simples de curto prazo, mas tarefas mais complexas que exigem um esforço sustentado devem ser delegadas.

Antes de delegar, o *chef* executivo deve responder às seguintes perguntas:

- O membro da equipe entende a finalidade da tarefa?
- O valor da tarefa é reconhecido pelo membro da equipe?
- A carga de trabalho é excessiva para uma única pessoa?
- O funcionário recebeu instruções detalhadas passo a passo?
- O funcionário recebeu os recursos necessários para realizar a tarefa?
- De que maneira a execução satisfatória das tarefas será avaliada e medida?

Os *chefs* executivos não devem "delegar" aquelas partes de seu trabalho que eles consideram desagradáveis, sem importância ou arriscadas. Os membros da equipe de cozinha raramente se deixam enganar pelos esforços do *chef* executivo no sentido de "enfeitar" a tarefa. Essa prática normalmente resulta em ressentimento, o que acaba diminuindo a motivação dos membros da equipe para realizar a tarefa e eles, em geral, começam a tentar evitar ou livrar-se da tarefa.

Além disso, antes de delegar, convém considerar o seguinte:

- A tarefa foi aceita e entendida?
- Foi apresentada alguma razão para a delegação da tarefa?
- A tarefa que está sendo delegada vale a pena e é uma tarefa saudável?
- Ao membro da equipe é confiada e incentivada a correta execução da tarefa?
- Foram criados pontos de verificação para conferir o nível de progresso?
- A detecção de possíveis problemas propiciou a troca de conhecimentos?
- Foram sonegadas informações que poderiam ter simplificado ou agilizado a realização da tarefa?
- Foram ministrados treinamento, incentivo, orientação e liderança suficientes para que o membro da equipe causasse uma boa impressão e fosse bem-sucedido?

A delegação por parte do *chef* executivo incentiva a cooperação entre os membros da equipe de cozinha na medida em que demonstra confiança na equipe e edifica o moral de seus integrantes. A vantagem de delegar é que a carga de trabalho é distribuída de forma planejada e ordenada, permitindo mais tempo para a criação e o planejamento. O *chef* executivo que tentar fazer tudo pessoalmente não logrará êxito. O suporte da equipe de cozinha é essencial. É impossível um *chef* executivo elaborar, preparar e servir cada refeição todos os dias. Se não delegar tarefas a outros membros da equipe, ele se sentirá frustrado, improdutivo e será visto como um líder ineficaz por toda a equipe de cozinha.

Empowerment e titularidade

Empowerment é o processo de permitir que as pessoas façam aquilo para que foram treinadas e estão qualificadas a fazer. O *empowerment* gera uma sensação de titularidade. Um membro de equipe que sente titular – com uma participação pessoal na operação – se esforça mais para garantir o sucesso da operação. Investir na autonomia dos membros da equipe de cozinha para que eles tenham mais iniciativa é uma parte importante do processo de formação de equipe. Trata-se de um aspecto básico de um sistema de supervisão e gestão de qualidade. Não existe melhor maneira de criar uma visão compartilhada e gerar compromisso e fidelidade do que por meio do *empowerment* e da sensação de titularidade. O objetivo é ter membros de equipe comprometidos, o que ocorre quando os integrantes da equipe sentem ter, de fato, participado da criação da visão da empresa. Eles acreditam haver respeito por suas ideias e sentem que o *chef* executivo reconhece suas contribuições para o sucesso da empresa. O comprometimento leva à melhoria contínua e à inovação.

Em 1992 e em 1999, a Ritz-Carlton Company foi agraciada com o Malcolm Baldrige National Quality Award. A Ritz-Carlton foi a única empresa hoteleira até 2011 a receber esse prêmio. Parte de sua estratégia vencedora em 1992 foi chamada "*empowerment* aplicado de funcionários". De acordo com Horst Shulze, diretor de operações da empresa, "todos os nossos funcionários são investidos de autonomia e poder para fazer o que for necessário para proporcionar pacificação instantânea em qualquer situação. Independentemente de suas atribuições normais, outros funcionários devem prestar assistência se um colega precisar de ajuda para atender a uma reclamação ou solicitação de um hóspede".[8] Quando a Ritz-Carlton ganhou o prêmio em 1999, seu programa de *empowerment* de funcionários dava autonomia a todo funcionário, para gastar até US$ 2.000 para corrigir imediatamente um problema ou atender a uma reclamação.[9]

O maior desafio ao conceito de *empowerment* e titularidade é a sua aceitação por parte dos *chefs* executivos. A função de *chef* há muito é associada a poder e controle. Esse conceito hoje está mudando e continuará a seguir essa tendência no futuro. A formação da equipe e o comprometimento funcional passaram a ser componentes essenciais da supervisão e da gestão em todo o setor de hospitalidade e em muitas cozinhas.

Higiene

A segurança alimentar, obviamente, é uma questão importante para o *chef* executivo. De acordo com um estudo dos Centers for Disease Control and Prevention (CDCP), em 2007, houve 1.097 surtos de doenças de origem alimentar que resultaram em 21.244 casos de intoxicação alimentar e 18 óbitos.[10] Esse estudo se ateve aos surtos, o que significa incidentes que envolvem duas ou mais pessoas. Em um relatório anterior, os CDCP indicaram que mais de 6 milhões de pessoas adoeciam anualmente nos Estados Unidos em decorrência da ingestão de alimentos contaminados e que quase 80% dessas doenças ocorrem em estabelecimentos prestadores de serviços de alimentação. A higiene deve ser uma prioridade para todos os envolvidos com o preparo e o serviço de alimentos. Os supervisores devem ter conhecimentos atualizados das normas e procedimentos locais e nacionais sobre o assunto.

Um sistema de segurança e autoinspeção de alimentos com que o *chef* executivo deve ter total familiaridade é a **análise de perigos e pontos críticos de controle** (*hazard analysis critical control point*), mais conhecida como **APPCC**. Existem muitas chances de contaminação alimentar no processo de preparo e serviço de alimentos. O sistema APPCC se concentra nessas áreas. Enfatizando a atenção aos alimentos de alto risco e procedimentos de manuseio, o *chef* executivo pode reduzir o risco de contaminação alimentar. Saiba mais sobre o sistema APPCC (HACCP) no site da Food and Drug Administration: http://www.cfsan.fda.gov/~lrd/haccp.html.[*]

É importante que o *chef* executivo adote uma posição proativa em relação à higiene. Todo funcionário de um negócio de alimentação é um disseminador de doenças em potencial. Esse fato exige que o *chef* executivo analise os procedimentos envolvidos em cada aspecto da operação, como recebimento, elaboração e preparo das refeições, bem como armazenamento das sobras de alimentos. O critério deve ser a supervisão efetiva dos padrões de higiene. O *chef* executivo precisa ver a operação de serviços alimentícios pela ótica do cliente, avaliando as mensagens transmitidas em relação aos padrões de higiene e verificando regularmente se a equipe de cozinha se apresenta limpa e arrumada. É preciso ministrar um treinamento inicial e cursos regulares de reciclagem sobre prevenção de contaminação alimentar. Esse importante aspecto das atribuições do *chef* executivo exige atenção constante.

Segurança

Um dos objetivos de uma operação de serviços de alimentação excelente é reduzir a possibilidade de acidentes na cozinha. A prevenção de acidentes funciona melhor quando envolve a participação e cooperação de todos os membros da equipe de cozinha. Um programa de segurança deve oferecer incentivos para que a equipe de cozinha trabalhe de modo seguro. Podem ser oferecidas recompensas aos membros da equipe que não se envolverem em acidentes. A questão da segurança deve ser incorporada aos programas de orientação e treinamento, e sua importância precisa ser constantemente ressaltada e enfatizada. Os supervisores devem ter conhecimentos atualizados das políticas de segurança e de saúde no trabalho[**] pertinentes à operação.

Tecnologia

O *chef* executivo deve estar à frente dos avanços tecnológicos em termos de equipamentos e maquinário, a fim de se manter competitivo e não perder o foco. A cada ano, aparecem inovações em sistemas automatizados e de treinamento. Os programas de informação gerenciados por computador à disposição da cozinha, que permitem ao *chef* executivo dar mais atenção a todos os aspectos da supervisão, são constantemente aperfeiçoados.

---

[*] N.R.C.: No Brasil, mais informações sobre a análise podem ser obtidas no site da Anvisa: http://www.anvisa.gov.br/alimentos/appcc.htm.

[**] N.R.C.: A PNSST – Política Nacional de Segurança e Saúde no Trabalho – está disponível no site do Ministério do Trabalho e Emprego: http://portal.mte.gov.br/geral/politica-nacional-de-seguranca-e-saude-no-trabalho-pnsst.htm.

Liderança

Os estilos e habilidades de liderança são vitais para permitir que todos os fatores e elementos de supervisão da cozinha funcionem. Essas duas áreas são de grande impacto para a qualidade da supervisão.

O conceito de autoridade

O *chef* executivo é o líder formal do grupo por causa da **autoridade** do cargo. O seu sucesso, no entanto, não depende apenas dessa fonte de autoridade, mas de muitas habilidades. Um alto nível de habilidade de formação de equipe é fundamental para a capacidade desse profissional. É essa habilidade que possibilita o aumento de produtividade e a satisfação profissional da equipe de cozinha. Quando são aplicadas as habilidades de formação de equipe, e não apenas a autoridade do cargo, os funcionários cooperam mais uns com os outros e com outros departamentos. Os membros da equipe desenvolvem melhores relações interpessoais e nasce o espírito de equipe. Como John Maxwell afirma em seu livro sobre liderança, "a única coisa que um título pode comprar é um pouco de tempo para elevar o seu nível de influência com as pessoas ou eliminá-lo".[11]

O uso adequado e efetivo da autoridade:

- Requer um nível de obediência em que a liberdade dos funcionários seja preservada.
- Permite um equilíbrio entre autoridade e liberdade individual.
- Conduz as pessoas ao crescimento.
- Envolve habilidades práticas de julgamento.
- Age como um elemento agregador dos objetivos comuns de um grupo.
- Aumenta os esforços de cooperação.
- Determina o direito e o poder de tomar decisões.

Para que a autoridade seja genuína, os *chefs* executivos que a exercem devem saber o que solicitam dos membros da equipe e por quê. O exercício da autoridade pelo simples prazer do poder é inútil. O *chef* executivo deve procurar inspirar os resultados que deseja obter de cada pessoa. As solicitações ou exigências feitas aos funcionários sem uma boa razão geram revolta e frustração, tanto da parte do funcionário quanto do *chef* executivo. Lembre-se de que os membros da equipe atenderão com mais espontaneidade a uma solicitação do que a uma ordem.

A evolução da supervisão

A supervisão evoluiu no decorrer do século passado. Essa evolução foi, em grande parte, baseada nos conhecimentos adquiridos inicialmente a partir de duas fontes: os estudos de Hawthorne e os de Likert.

Os estudos de Hawthorne

A partir da década de 1920, os estudos de Hawthorne passaram a representar um esforço no sentido de determinar os efeitos que a carga horária, os períodos de descanso e a luminosidade podem ter nos níveis de fadiga e produtividade do trabalhador. Essas experiências foram conduzidas pelos professores universitários Elton Mayo, Fritz Roethlisberger e J. W. Dickson na Hawthorne Works, uma usina da Western Electric Company próximo a Chicago, Illinois. Esses estudos representavam um dos primeiros esforços de avaliar a produtividade dos funcionários. Os estudos de Hawthorne revelaram que as atitudes dos funcionários em relação à gerência, ao seu grupo de trabalho e ao próprio trabalho afetavam significativamente sua produtividade. No início, os resultados da pesquisa realizada com o pequeno grupo de estudo surpreenderam os pesquisadores. Apesar de alterar o ambiente de trabalho e medir a produtividade em relação a este ambiente mutável (reduzindo os períodos de descanso e eliminando o tempo de repouso), a produtividade do grupo de estudo aumentou continuamente. O grupo apresentou menos dias de afastamento por doença do que outros funcionários que não participaram do grupo de pesquisa.

Os líderes do grupo de pesquisa concluíram que a produtividade aumentou não em consequência de quaisquer dos estímulos por eles inventados, mas da ausência de qualquer supervisão autoritária e do interesse demonstrado pelos pesquisadores em relação aos funcionários. O simples fato de os funcionários estarem sendo estudados foi suficiente para eles melhorarem sua produtividade. Esse fenômeno ainda é chamado pelos pesquisadores de **efeito Hawthorne**: a mudança ocorre simplesmente porque as pessoas sabem que estão sendo estudadas, e não em razão de qualquer forma de tratamento. A conclusão mais importante dos estudos de Hawthorne, no entanto, foi que as pessoas respondem melhor quando têm uma sensação de acolhimento.

As descobertas dos estudos de Hawthorne indicaram uma nova direção para a "gestão de pessoas". Como resultado desses estudos, maior ênfase passou a ser dada à gestão de funcionários, com uma preocupação por eles como indivíduos. Os estudos se concentraram também na necessidade de gestores e supervisores aprimorarem suas habilidades de comunicação, tornando-se mais sensíveis às necessidades e sentimentos dos funcionários. Esse novo movimento enfatizou também a necessidade de desenvolvimento de uma supervisão mais participativa, centrada no funcionário.

Os estudos de Likert

Na década de 1940, Renis Likert conduziu uma pesquisa sobre a criação de um clima de trabalho produtivo e desejável. Ele observou quatro tipos de abordagem à supervisão e liderança.[12] O primeiro tipo era uma abordagem autoritária, potencialmente explosiva, que exercia alta pressão sobre os subordinados mediante a imposição de normas de trabalho e obtinha o nível de conformidade desejado por meio do medo. Essa abordagem resultava em uma alta produtividade por curtos períodos, mas em baixa produtividade e altas taxas de absenteísmo durante períodos mais longos. A segunda abordagem era autoritária, mas benevolente por natureza. A terceira era uma abordagem consultiva entre supervisor e funcionário. E a quarta era uma participação de grupo em que o supervisor era solidário e utilizava métodos de supervisão em grupo, inclusive de tomada de decisões. As três últimas abordagens geravam alta produtividade e níveis reduzidos de desperdício e custos, além de baixas taxas de absenteísmo e *turnover*.

Likert desenvolveu também o conceito do "pino de conexão", que visava à coordenação de esforços por meio de níveis gerenciais intermediários. O conceito oferecia uma abordagem formal, estruturada, cuja filosofia consistia essencialmente na ideia de que cada nível gerencial é um membro de uma equipe multifuncional que inclui o nível superior seguinte.

A supervisão nas cozinhas, e nos restaurantes em geral, é autoritária por natureza. As pesquisas de Hawthorne e Likert deixaram claro que o estilo autoritário de liderança e supervisão não é o mais eficaz. A conduta autoritária por parte do supervisor não gera produtividade. Tampouco cria um ambiente de trabalho positivo que resulte na alta produtividade de produtos de qualidade e ótimos serviços de atendimento ao cliente. O *chef* executivo de hoje deve ser o que Merritt chama de *gestor adepto da teoria* Y.[13] Ou seja, o gestor que acredita que as pessoas não apenas querem fazer um bom trabalho como também ser bem-sucedidas quando encontram apoio e incentivo para crescer.

Considerações finais

O fim do século XX foi um período muito agitado para o setor de serviços de alimentação nos Estados Unidos. A economia estava forte, com o mercado de trabalho em franco crescimento. Esses bons tempos trouxeram mudanças para os hábitos alimentares dos norte-americanos e um maior nível de sofisticação gastronômica. As pessoas estavam viajando mais e, consequentemente, tendo mais contato com diferentes cozinhas. O *chef* como líder, supervisor e gestor passou a ser a norma, não a exceção.

Essa evolução profissional encontrou respaldo no crescimento dos programas de formação gastronômica nos Estados Unidos, que passaram de alguns poucos a centenas. A instrução gastronômica formal amadureceu, passando a abranger todos os níveis, do ensino fundamental e médio à universidade. Esse crescimento foi alimentado pelo *glamour* e prestígio que começaram a ser associados à profissão de cozinheiro e ao *chef*. Houve também um aumento proporcional das associações profissionais para *chefs*. Essas associações, como a American Culinary Federation, a Research Chefs Association, a International Association of Culinary Professionals, a American Personal and Private Chef Association, e outras, vieram incentivar a troca de ideias e informações, promovendo a aprendizagem contínua e o desenvolvimento profissional por meio de programas de formação e certificação.

O *chef* bem-sucedido então tinha que processar habilidades complementares e adotar uma nova atitude em relação à produção de alimentos, tendo como foco principal o cliente e a qualidade. Ele passara a ser um supervisor e um líder, alguém que, com uma cultura de equipe, criava um ambiente motivador na cozinha. Os *chefs* reconheciam a necessidade de membros de equipe treinados e com instrução formal, e apoiavam o desenvolvimento de programas de treinamento e formação gastronômica nos Estados Unidos.

Na primeira década do século XXI, o *chef* bem-sucedido é um supervisor e um líder, bem como um bom cozinheiro. O *chef* de hoje valoriza o treinamento, a educação, a diversidade, a iniciativa individual e a coesão da equipe. Ele se desenvolveu, passando de doméstico a profissional, e de chefe a gestor. Essa evolução, no entanto, não está concluída. À medida que o setor alimentício muda, o papel do *chef* continua a evoluir. Aqueles que buscam constantemente o conhecimento ajudarão a moldar as mudanças, em vez de apenas reagir a elas, que sempre fazem parte do progresso.

Os *chefs* executivos têm responsabilidades com a alta gerência, os clientes e outros membros da equipe. O conhecimento dos diferentes elementos da função do *chef* executivo facilitará o redirecionamento dos esforços para a criação de um ambiente motivador na cozinha. A experiência mostra que a criação de uma cultura de equipe na cozinha resulta em uma sensação de titularidade por parte dos membros da equipe, o que constitui a base para uma equipe consciente da qualidade.

Ao estudar o restante deste texto, lembre-se de que o objetivo é ser o melhor *chef* executivo possível, e isso exige muito mais do que apenas preparar uma boa comida.

Resumo

Os conjuntos de habilidades do *chef* executivo moderno incluem a capacidade de orientar e liderar toda a equipe de cozinha, criando um ambiente motivador.

Os *chefs* executivos bem-sucedidos se veem como facilitadores e habilitadores responsáveis pelo desenvolvimento da equipe de cozinha. Isso significa demonstrar atributos que incluem o conhecimento dos sentimentos e atributos que motivam toda a equipe. A Figura 1.4 mostra os atributos demonstrados por um *chef* executivo de sucesso.

O desenvolvimento profissional de um cozinheiro, em particular daquele que deseja ser um *chef*, evoluiu puramente das habilidades do ofício, passando a incluir princípios de supervisão, gestão e liderança. Essa evolução ocorreu em relação ao desenvolvimento do movimento pela gestão de recursos humanos, de Hawthorne a Likert.

Figura 1.4
Atributos do *chef* executivo bem-sucedido.

- Praticar um código de ética e administrar esse código de forma justa e imparcial a todos os membros da equipe de cozinha.
- Imitar os modelos excepcionais de *chef* que a história oferece.
- Ser um profissional que visa à satisfação do cliente.
- Conhecer, entender e aplicar os elementos da supervisão e saber de que maneira esses elementos estão inter-relacionados com os objetivos dos serviços de alimentação da empresa, com outros departamentos e com a equipe de cozinha.
- Conhecer e entender as diversas fases nas áreas de planejamento, organização, orientação, formação de equipe, comunicação, delegação, *empowerment*, segurança, higiene, liderança e tecnologia.
- Separar e conhecer os conceitos de autoridade, poder e liderança.

Questões para revisão

1. Defina os seguintes termos-chave contidos no capítulo:

a. *Chef*
b. *Chef* executivo
c. Supervisor
d. Orientador
e. Ética
f. Profissionalismo
g. Código de ética profissional
h. Política
i. Autoritário
j. Supervisão
k. Plano
l. Apagar incêndios
m. Comunicação
n. Delegar
o. *Empowerment*
p. APPCC
q. Autoridade
r. Efeito Hawthorne

2. Relacione e explique as funções do cargo de *chef* executivo.

3. Que habilidades e atributos você considera importantes para o sucesso do *chef* executivo?

4. Discuta os estudos de Hawthorne e Likert e sua importância para o aprendizado de como ser um *chef* executivo.

5. Por que o código de conduta ética é fundamental para a função de um *chef* executivo?

6. Qual o significado do conceito de gestão da porta de entrada à porta dos fundos em relação à função de chef executivo?

7. Quais os elementos da supervisão da cozinha? Descreva-os.

8. Quais os benefícios da formação de equipe e do *empowerment* no setor de serviços alimentícios?

9. Qual o conceito de autoridade?

10. O que significa a evolução do *chef* em relação aos cargos de supervisão?

11. De que maneira o papel do *chef* executivo afeta a gerência, os membros da equipe e a satisfação do cliente?

Notas

1. Philip Crosby, *Quality Is Free* (New York: McGraw--Hill, 1978), 111.

2. Bill Marvin, *Coaching Skills* http://www.restaurantdoctor.com/articles/coaching.html#ixzz1HMhqtqWr

3. Christine Lynn, *Teaching Ethics* (novembro 2007). www2.nau.edu/~clj5/Ethics/Teaching%20Ethics.doc

4. Anna Katherine Jernigan, *The Effective Foodservice Supervisor* (Rockville, MD: Aspen, 1989), 213.

5. *Larousse Gastronomique* (Londres: Hamlyn,1971), 303.

6. August Escoffier, *Le Guide Culinaire* (New York: Mayflower Books, 1921), x.

7. Peggy Anderson, ed., *Great Quotes from Great Leaders* (Lombard, IL: Carrier Press, 1989), 52.

8. Ritz Carlton publicity pamphlet, The Ritz Carlton Co., Boston, MA, 1993.

9. Ibid.

10. Centers for Disease Control and Prevention, *Morbidity and Mortality Weekly Report: Surveillance for Foodborne Disease Outbreaks—United States, 2007.* 59(31): 973–979, http://www.cdc.gov/mmwr/preview/mmwrhtml/mm5931a1.htm?s_cid=mm5931a1_w

11. John C. Maxwell, *The 21 Irrefutable Laws of Leadership: Follow Them and People Will Follow You* (Nashville, TN: Thomas Nelson Publishers, 1998), 14.

12. Arthur Sherman, George Bohlander, and Herbert Crudden, *Managing Human Resources*, 8th ed. (Cincinnati, OH: South-Western, 1988), 352.

13. Dr. Edward Merritt, Strategic *Leadership: Essential Concepts* (Chula Vista, CA: Aventine Press, 2008).

2 Recrutamento e seleção dos membros da equipe

Tópicos

- Introdução
- Análise de cargo
- Descrição e especificação de cargo
- Recrutamento
- Implicações legais
- Triagem
- Entrevista
- Processo decisório
- Resumo
- Questões para revisão
- Notas

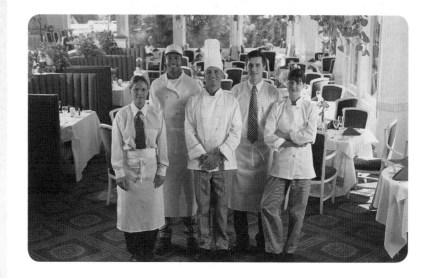

Objetivos

Ao concluir este capítulo, você deverá estar apto a:
1. Relacionar os métodos para a realização de uma análise de cargo.
2. Descrever os passos para a condução de uma análise de cargo.
3. Elaborar uma descrição de cargo.
4. Elaborar uma especificação de cargo.
5. Identificar as finalidades das descrições de cargo.
6. Identificar as finalidades de uma especificação de cargo.
7. Definir as diversas técnicas de recrutamento empregadas para atrair um grupo de candidatos qualificados a vagas de emprego.
8. Descrever as questões legais associadas ao recrutamento e seleção de candidatos a emprego.
9. Entender as etapas do processo de triagem dos possíveis novos membros de equipe.
10. Descrever os diferentes tipos de entrevista utilizados para a triagem de candidatos.
11. Relacionar os passos a serem seguidos durante o processo de entrevista dos possíveis futuros membros de equipe.
12. Definir as técnicas de questionamento adequadas e inadequadas.
13. Conhecer os elementos associados ao processo decisório de contratação.

Estudo de caso: Adair Catering

O sr. Adair opera a Adair Catering, uma empresa de alimentação que apenas fornece refeições prontas para entrega.* O nível de atividade varia muito, por isso ele emprega apenas alguns funcionários em regime de tempo integral. A maioria dos membros da equipe é constituída por funcionários extras, que só trabalham quando necessário. A maioria tem outros empregos, sendo que muitos trabalham em tempo integral em outros lugares.

Hoje, o dia está muito complicado. Dois lavadores de pratos e um motorista não compareceram ao trabalho. Um cozinheiro-chefe chegou ao trabalho bêbado e teve de ser mandado de volta para casa. O sr. Adair está com uma pilha de panelas e caçarolas sujas. Ele tem entregas a fazer e precisa monitorar pessoalmente três almoços de serviço completo, em três locais diferentes, porque vários dos *chefs* e garçons extras não puderam trabalhar hoje. Esses funcionários extras trabalham em período integral para outras empresas que também estão enfrentando um período de demanda extremamente alta, razão pela qual não estão disponíveis.

Mas algo de bom acontece pela manhã. Um dos atuais lavadores de pratos, Ray, tem um amigo, Joe, que pode tanto lavar pratos como dirigir os caminhões da empresa, visto que ele possui carteira de habilitação. Ray trabalha para o sr. Adair há um ano e tem se mostrado um funcionário muito confiável. A sua recomendação em relação ao Joe pesa muito.

Ray liga para Joe, que chega 30 minutos depois para falar com o sr. Adair. Joe se apresenta limpo e arrumado; aliás, de camisa e calça bem passadas. Joe garante ao sr. Adair que gostaria muito de ter uma chance de trabalhar para ele. O sr. Adair confere o documento de habilitação do rapaz, que é uma carteira de motorista particular.** Ao ser questionado sobre quando Joe queria começar, ele responde "imediatamente". O sr. Adair contrata Joe e lhe entrega as chaves do caminhão de entregas, juntamente com as instruções para as entregas a serem feitas. Ele diz a Joe que, ao retornar, deve ir ajudar o Ray com as panelas e outras tarefas de limpeza da cozinha, e que, amanhã, eles conversarão sobre a possível condição dele como membro da equipe em tempo integral.

No dia seguinte, o sr. Adair diz a Joe que está muito satisfeito com o trabalho dele e que gostaria de contratá-lo como funcionário em regime de tempo integral para exercer uma função combinada de motorista/lavador de pratos. Joe aceita e é acrescentado à folha de pagamento. Seu trabalho é exemplar, e ele consegue dar conta das entregas sem qualquer problema.

Duas semanas depois, Joe não aparece para trabalhar. O sr. Adair pergunta a Ray se ele sabe por que Joe faltou ao trabalho. Ray diz que Joe está na cadeia. O patrão pergunta por que o funcionário está preso e Ray diz que é por condução sem habilitação e falsificação de documentos. O sr. Adair diz:

– Por dirigir sem habilitação! Mas ele tinha carteira de motorista. Eu vi o documento.

Ray diz:

– Por isso ele foi acusado de falsificação. Pelo visto, a carteira era falsa.

Com base no que você aprendeu no capítulo anterior e no conteúdo deste capítulo, responda às seguintes perguntas:

---

* N.R.C.: Efetivamente, empresas de *catering* podem prestar serviço de duas formas: produzindo as refeições no local onde a atividade ou evento será realizado (o que limita o atendimento àquele único cliente) ou produzindo todas as refeições em sua própria cozinha apenas para entrega do cardápio contratado, o que permite à empresa de *catering* atender vários clientes ao mesmo tempo (ou seja, as refeições não são servidas no mesmo local do preparo).

** N.R.C.: No Brasil, as carteiras de motorista não se referem à atuação profissional (motorista particular ou chofer, motorista de ônibus coletivo), e sim ao tipo de veículo que cada motorista foi autorizado a conduzir após aprovação em exame específico.

- Qual a razão geral para os desafios ocorridos na Adair Catering?
- Quais as causas básicas para os desafios ocorridos na Adair Catering?
- Qual foi o papel da liderança e da supervisão/gerência nos desafios ocorridos na Adair Catering?
- Que providências específicas poderiam ter sido tomadas para evitar os desafios ocorridos na Adair Catering?
- O que, especificamente, pode ser feito para evitar a reincidência dos desafios para a Adair Catering?

Introdução

Uma função essencial da supervisão é encontrar e contratar os melhores profissionais para a função. As decisões de recrutamento e contratação devem refletir a visão e os valores da empresa. A contratação das pessoas certas edifica a cultura da empresa. Quando as pessoas certas são contratadas, o resultado é a qualidade do desempenho e das operações. As pessoas fazem a diferença entre sucesso e fracasso.

O processo de recrutamento e contratação de funcionários tem início com a análise de cargo. Para contratar as pessoas certas, as atividades, responsabilidades e condições de trabalho do cargo devem ser claras. A sincronia entre o indivíduo e o cargo determina a qualidade do desempenho no exercício da função. Uma boa sincronia só é possível com uma descrição de cargo que discrimine as especificidades do cargo, as quais são determinadas por meio de uma análise de cargo.

Várias são as leis e regulamentos que protegem tanto o candidato a uma vaga de emprego como a empresa. Esses dispositivos afetam diretamente o processo de recrutamento e contratação. A maneira como o recrutamento e a contratação são feitos varia de empresa para empresa. Em algumas, o supervisor é diretamente responsável por esse processo. Em outras, o recrutamento e a contratação são feitos pelo departamento pessoal/de recursos humanos. Em ambos os casos, o papel do *chef* executivo é fundamental, assim como o de todos os membros da equipe gerencial. O recrutamento e a seleção de funcionários são responsabilidades compartilhadas por todos os membros da gerência – responsáveis por conhecer e observar as leis e normas trabalhistas.

O processo de recrutamento e contratação pode ser gerenciado por um departamento de recursos humanos ou um departamento pessoal. Isso não significa que o *chef* não participe do processo. A decisão final de contratar deve caber ao *chef* executivo, que é quem melhor conhece as necessidades da cozinha. O *chef* executivo está formando uma equipe. Os novos contratados que souberem que foram selecionados pessoalmente pelo *chef* executivo demonstrarão maior comprometimento com a equipe.

Análise de cargo

Análise de cargo é a definição das atividades, responsabilidades e condições de trabalho de um cargo. É também o processo utilizado para determinar as habilidades e conhecimentos necessários ao desempenho da função. O primeiro passo em uma análise de cargo é a coleta de informações. Isso pode ser feito de várias maneiras, como por meio de auditoria de cargo, autoanálise, pesquisa de opinião e observação. Uma **auditoria da produção do cargo** é conduzida pelo departamento pessoal/de recursos humanos, e o produto gerado ou as tarefas executadas são compilados durante um determinado período. A **autoanálise** é realizada pelo detentor de um cargo em determinada ocasião. Essa pessoa deve manter um registro de todas as suas atividades e responsabilidades durante um determinado período. A realização de uma pesquisa de opinião entre os detentores de cargos similares em outras localidades ou empresas também pode ser de grande valia. Isso seria feito com o desenvolvimento de um questionário destinado a coletar informações sobre o que as pessoas fazem no cargo. Outro método de coleta de informações é a **observação direta**. O observador monitora as atividades de um ou mais indivíduos no cargo durante um período de tempo. Em todos os casos em que as informações são coletadas no decorrer de certo período, o tempo precisa ser suficiente para capturar a quantidade necessária de informações que reflita precisamente o cargo.

A coleta de informações mais efetiva combina os métodos descritos no parágrafo anterior. Cada método tem suas deficiências. Uma auditoria da produção do cargo reflete uma imagem restrita do cargo; não indica atividades como orientação e treinamento e fornece pouca informação sobre as condições de trabalho. As atividades, as habilidades e os conhecimentos podem se refletir diretamente na produção do indivíduo. A análise de cargo tem por finalidade capturar todos os aspectos do cargo. A melhor maneira de fazer isso é por meio de diversos métodos de coleta de informações.

Após coletar as informações, o passo seguinte consiste em analisá-las. As informações coletadas são analisadas para responder às seguintes perguntas:

- O que o titular do cargo em questão faz?
- Quais as responsabilidades do titular do cargo?
- Quais as habilidades específicas necessárias ao desempenho das atividades e responsabilidades do cargo?
- Que tipo de conhecimento é necessário para o desempenho das atividades e responsabilidades do cargo?
- Quais as condições de trabalho do cargo?
- Caso já exista uma descrição e uma especificação de cargo, as respostas às perguntas acima correspondem ao seu conteúdo?
- O cargo atualmente cumpre a finalidade que a empresa precisa que ele cumpra?

Após responder às perguntas, é possível então elaborar com precisão a descrição e a especificação de cargo.

Descrição e especificação de cargo

As **descrições de cargo** são usadas para determinar claramente as atividades, responsabilidades e condições de trabalho de um cargo. A descrição de cargo especifica também os conhecimentos e habilidades desejados e exigidos do titular do cargo. É como uma boa receita. A receita ajuda o *chef* a reunir os ingredientes, determina o tempo e a temperatura necessários para o preparo do prato, garantindo a qualidade. A descrição de cargo cumpre a mesma finalidade para o *chef* executivo no processo de contratação. Trata-se de uma ferramenta essencial para a escolha da pessoa certa. Uma descrição de cargo bem elaborada é a base do processo sequencial de recrutamento, seleção e avaliação de desempenho. Como mostra a Figura 2.1, a sequência começa com a análise de cargo.

A descrição de cargo é desenvolvida com base nas informações da análise de cargo e deve ser cuidadosamente elaborada. Essa descrição é considerada um documento legal nas disputas entre o empregado e o empregador no que tange ao de-

Figura 2.1
Sequência recrutamento/treinamento/desempenho.

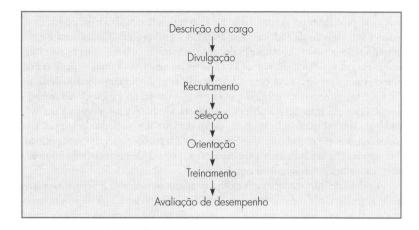

sempenho das atribuições funcionais. A descrição de um cargo deve ser revista e atualizada regularmente, a fim de refletir corretamente as exigências. Uma descrição de cargo clara é a base da qualidade do desempenho do funcionário, que precisa entender claramente o que deve fazer para exercer bem uma função. Uma descrição de cargo atualizada é fundamental também para a avaliação de desempenho. Para ser consistente, a avaliação de desempenho deve ser baseada no que foi dito ao membro da equipe que ele deveria fazer. A descrição de cargo é o meio básico de deixar clara a todos a verdadeira finalidade do cargo. As habilidades, os conhecimentos e as exigências físicas de um cargo são chamados **especificação de cargo**, que faz parte da descrição de cargo, mas pode ser utilizada também como um documento separado. A clareza e a precisão da especificação de cargo determinarão a qualidade da sincronia entre a pessoa e o cargo. Em uma especificação de cargo, podem ser determinados dois tipos de qualificações. O primeiro tipo é denominado qualificação exigida. A **qualificação exigida** é aquela que o indivíduo deve possuir para desempenhar as atividades e cumprir as responsabilidades do cargo. A **qualificação desejada**, por outro lado, é aquela que a pessoa não precisa possuir para exercer a função. Em geral, as qualificações desejadas são aquelas que propiciam um maior crescimento do indivíduo no exercício do cargo e na empresa. Um exemplo de qualificação normalmente exigida é a certificação ServSafe.* Um exemplo de outra qualificação geralmente desejada é uma graduação de nível técnico em culinária. A Figura 2.2 mostra os detalhes de uma descrição de cargo.

Recrutamento

O **recrutamento** envolve a busca e a atração de um grupo diversificado de candidatos qualificados para um determinado cargo. Quanto maior o número de candidatos ao cargo, mais chance o *chef* executivo tem de selecionar a pessoa certa. A chave para um recrutamento bem-sucedido é iniciar o processo bem antes de abrirem quaisquer vagas na equipe. Parte desse processo consiste na formação de reputação e cultura positivas para a empresa. Em geral, costuma-se dizer que a reputação de uma empresa de serviços de alimentação determina o resultado do processo de recrutamento. A reputação da empresa, o *chef* e o ambiente de trabalho são fatores que afetam a qualidade dos candidatos às vagas de emprego.

---

* N.R.C.: A ServSafe é uma certificação que envolve segurança alimentar – para manipuladores de alimentos –, mas também segurança e responsabilidade no serviço de bebidas alcoólicas. Essas certificações são concedidas nos Estados Unidos pela National Restaurant Association.

Figura 2.2
Descrição de cargo.

Descrição de cargo

Título: Cozinheiro de linha.
Departamento: Cozinha principal.
Analista do cargo: *Chef* Ortega.
Data da análise de cargo: 21/06/11.
Categoria salarial: Horista.
Reporta-se ao: *Sous chef* (subchefe) de cozinha do turno da noite.
Subordinados: Não se aplica.
Outros contatos internos: Funcionários da cozinha e equipe de garçons.
Contatos externos: Não se aplica.
Resumo do cargo: Preparo e apresentação de pratos conforme especificações e pedidos, montagem e manutenção da praça de trabalho, preparo dos alimentos conforme orientado.
Atribuições funcionais:

- Preparo dos alimentos.
  - Controlar os níveis de estoque e os equipamentos da praça em questão.
  - Reunir os suprimentos necessários para restituir à praça as condições adequadas para o período de serviço.
  - Processar os alimentos no nível necessário para atender às exigências da praça quanto à qualidade e ao preparo e apresentação dos pratos no seu devido tempo.
  - Preparar os molhos de acordo com as respectivas receitas, resfriá-los adequadamente e armazená-los.
- A praça.
  - Inspecionar as condições de higiene e segurança da praça.
  - Corrigir problemas de higiene e segurança.
  - Testar a condição operacional dos principais equipamentos.
  - Reunir os equipamentos necessários para restituir à praça as condições adequadas para o período de serviço.
  - Armazenar e posicionar os suprimentos previamente preparados.
  - Organizar a praça de modo a permitir um fluxo de trabalho eficiente.
- Preparo dos pratos de acordo com os pedidos.
  - Dominar os padrões estabelecidos para todos os itens do cardápio alocados à praça.
  - Preparar e apresentar todos os itens pedidos.
    - Conforme especificado.
    - Dentro do tempo estipulado para cada item.
  - Minimizar o desperdício (manter um relatório de controle de desperdício).
  - Manter a praça sempre limpa e organizada.
- Conversão e higienização da praça.
  - Restituir a ordem à praça.
  - Abastecer a praça de acordo com o padrão estabelecido.
  - Corrigir problemas de higiene e segurança.
  - Apresentar relatório de controle de desperdício ao supervisor.
  - Reportar problemas com equipamentos ao supervisor.
- Outras atribuições conforme designadas.

(continua)

(continuação)

Condições de trabalho:
Ambiente da cozinha, exposição a materiais de limpeza (com fornecimento de equipamento de proteção e ficha de dados de segurança de material*).

Especificações do cargo:

- Obrigatório.
  - Segundo grau completo.
  - Mínimo de dois anos de experiência no preparo de alimentos em restaurantes.
  - Conhecimento comprovado dos tipos básicos de corte com faca.
  - Conhecimento comprovado do preparo de molhos clássicos.
  - Certificação ServSafe.
  - Cidadania americana.
  - Capacidade para permanecer de pé por períodos prolongados com o mínimo de intervalos.
  - Capacidade para erguer 11 kg sem auxílio.
- Desejável.
  - Certificação ou graduação em gastronomia ou certificação pela ACF (American Culinary Federation).
  - Domínio da língua inglesa/francesa.

---

* N.R.C.: Nos Estados Unidos, esta ficha (MSD Sheet) é um documento que contém informações sobre os riscos potenciais à saúde e à segurança pessoal e ambiental e indica como lidar com segurança com produtos químicos.

Existem muitas maneiras de começar a procurar novos membros para a equipe. O recrutamento pode ser formal ou informal, interno ou externo. Alguns dos métodos mais confiáveis são:

- Divulgação por meio de mídia eletrônica.
- Referências de amigos, clientes ou fornecedores.
- Busca de candidatos junto a escolas de gastronomia e associações locais de *chefs*.
- Reconsideração de candidatos passados.
- Participação em feiras de negócios.
- Formação de redes de contatos com outras empresas de serviços de alimentação.

Em algumas regiões dos Estados Unidos, o sistema público de emprego também é uma boa fonte de recrutamento.* Outro caminho são as agências de emprego privadas. Ao utilizar os serviços de uma agência de emprego, o novo membro de equipe, às vezes, paga a agência, mas, na maioria dos casos, quem paga é o empregador. As taxas podem variar de 10 a 50% do primeiro mês ou do primeiro ano de salário do funcionário.

---

* N.R.C.: No Brasil, o Ministério do Trabalho coordena o SINE (Sistema Nacional de Empregos) que, entre outras atribuições, intermedia a mão de obra para empresas. No entanto, o SINE é descentralizado, e cada estado é responsável por gerir essas atribuições. Em São Paulo, por exemplo, a intermediação de mão de obra ocorre por meio do Postos de Atendimento ao Trabalhador (PAT), que disponibilizam vagas de trabalho em cada município ou região do estado.

A formação de redes de contatos geralmente é uma fonte de recrutamento positiva, podendo render bons resultados, mas também pode causar problemas. Se um membro de equipe é recomendando por um colega, mas apresenta desempenho insatisfatório e precisa ser "dispensado", o colega que o indicou pode ficar descontente ou aborrecido com o resultado. Qualquer que seja o método utilizado, ele deve sempre estar em conformidade com a lei.

Obviamente, a melhor filosofia de recrutamento é buscar profissionais de qualidade. O **recrutamento ativo** serve de base para os bons *chefs* executivos que desejam adquirir os melhores membros de equipe. Eles trabalham no sentido de atrair indivíduos talentosos, em vez de ficarem esperando que apareçam pessoas qualificadas. Para um possível novo membro de equipe, esse processo de recrutamento significa: "você é uma pessoa especial e eu o quero na minha equipe".

Em gastronomia, o recrutamento de pessoas que atendem aos objetivos operacionais de qualidade constitui a base do sucesso. ***Esprit de corps***, o espírito dos membros da equipe que inspira a dedicação e a devoção ao objetivo do grupo, é fundamental para a formação de uma equipe sólida. Uma equipe forte é essencial para que se possa alcançar a qualidade a cada passo. Quando ocorre a "sincronia" mais perfeita possível entre as pessoas e a empresa, significa que o *chef* executivo recrutou um ativo para a cozinha e a empresa, não apenas um "corpo quente".

A rotatividade de funcionários (*turnover*) custa à empresa o dinheiro gasto com o recrutamento e o treinamento do membro da equipe. O recrutamento de pessoas qualificadas que se enquadram bem na cultura da empresa reduz a rotatividade. O contratado que se encaixa permanece mais tempo na empresa. Qualquer que seja o método de recrutamento, o objetivo é alcançar a melhor sincronia entre o indivíduo e o cargo.

Implicações legais

É importante que os *chefs* executivos e toda a gerência levem em consideração os aspectos legais do processo de recrutamento e seleção, para garantir que nenhuma medida tomada no processo seja discriminatória. Nos Estados Unidos, o Título VII da Lei dos Direitos Civis (1964) é a principal lei federal que dispõe sobre a maioria dos tipos de discriminação no trabalho, e esse dispositivo proíbe a discriminação no trabalho com base em fatores como raça, religião, sexo, cor ou nacionalidade.* O anúncio a seguir, por exemplo, poderia levar a um processo por discriminação.

> Precisa-se de garçonete, 18-22 anos, solteira, com carro para trabalhar, de preferência não cristã. Inscrições a serem efetuadas pessoalmente no Not Bright Restaurant.

O teor correto de anúncio seria:

> Precisa-se de atendente de mesas, com capacidade para caminhar e permanecer em pé por períodos prolongados e erguer 9 kg sem auxílio. Inscrições a serem efetuadas pessoalmente no Smart Way Restaurant.

---

* N.R.C.: No Brasil, a Lei n. 9.029/1995 proíbe práticas discriminatórias para efeitos admissionais ou de permanência da relação jurídica de trabalho. Além disso, a Constituição Federal, em seu artigo 7º, apresenta incisos que proíbem discriminação, seja em salário, funções ou nos critérios de admissão, em função de sexo, idade, cor ou estado civil. Já a Lei n. 7.716/89 define como crime a discriminação ou preconceito de raça, cor, etnia, religião ou procedência nacional, inclusive no impedimento ou obstáculo à obtenção de emprego.

O primeiro anúncio continha várias exigências, mas nenhuma constituía uma **qualificação ocupacional de boa-fé** *(bona fide occupational qualifications –* BFOQ).* Idade, estado civil, informações pessoais e religião não determinam a capacidade de um indivíduo para desempenhar uma função. Às vezes, fatores como o sexo do indivíduo, por exemplo, podem ser considerados uma BFOQ. Um exemplo do sexo como BFOQ é exigir que o atendente do vestiário masculino em um clube de golfe seja do sexo masculino. No segundo anúncio, o empregador declarava caminhar, permanecer em pé e levantar peso como BFOQ. O empregador deve estar preparado para provar que tais requisitos, de fato, constituem BFOQ.

Triagem

O processo de recrutamento seleciona candidatos cujas qualificações devem ser avaliadas em relação aos requisitos da função e à cultura da empresa. A **triagem**, o passo inicial na seleção de um novo membro de equipe, é baseada em uma comparação entre o material apresentado pelo candidato e os requisitos da função definidos na descrição de cargo. A triagem, que precisa ser criteriosa, inclui também uma impressão inicial da possível sincronia do candidato com a cultura da empresa. A seleção de novos membros para a equipe produz um impacto de longo prazo no desempenho do grupo. Uma triagem cuidadosa resulta em melhores contratações, e tanto os funcionários como o cliente são beneficiados por um processo de seleção criterioso. Uma das responsabilidades mais importantes do *chef* executivo é a seleção de funcionários. Ele deve ter pleno conhecimento dos objetivos e políticas relacionados à avaliação e à seleção dos novos membros da equipe.

A triagem tem por objetivo gerar um grupo inicial de possíveis membros da equipe. Esses candidatos são os que melhor se enquadram nos requisitos da função e na faixa salarial oferecida.

Em alguns casos, a triagem e a seleção podem ser afetadas também pelos acordos coletivos de trabalho, que geralmente exigem que todos os candidatos internos a um cargo sejam entrevistados. Além disso, um acordo coletivo de trabalho pode exigir que o tempo de serviço do funcionário seja levado em consideração. Em um ambiente de trabalho sindicalizado, o *chef* executivo deve conhecer os termos do contrato. A inobservância das disposições do contrato pode levar à contestação da decisão de contratação pelo sindicato. Isso pode retardar o preenchimento do cargo, além de gerar má vontade entre o sindicato e o empregador.

Ao conciliar pessoas e cargos, uma descrição de cargo completa, clara e inequívoca reduz a influência de estereótipos de etnia e gênero. Essas ferramentas ajudam o *chef* executivo a fazer a diferença entre indivíduos qualificados e não qualificados com base em critérios adequados. Existem outras medidas para reduzir a influência dos estereótipos étnicos e de gênero.

A maioria das empresas exige o preenchimento de formulários de inscrição, os quais fornecem diversas informações sobre o possível membro de equipe. Nos

---

* N.R.C.: Nos Estados Unidos, as qualificações ou atributos definidos como BFOQ constituem exceções que, em qualquer outro contexto, seriam consideradas discriminatórias - mas são permitidas na decisão de contratação ou retenção de empregados para funções específicas, já que dessas qualificações dependem o pleno exercício dessas funções. Inglaterra e Canadá possuem dispositivos similares, com nomenclatura própria em cada país.

Estados Unidos, a Equal Employment Opportunity Commission (EEOC)* e os tribunais de justiça já constataram que muitas perguntas contidas nos formulários, assim como ocorre nas entrevistas, rejeitam desproporcionalmente as mulheres e as minorias e, em geral, não têm nenhuma relação com a função em questão. Para manter a conformidade com essa exigência legal, os formulários de inscrição devem ser elaborados com muito cuidado e revisados, se necessário.

As informações contidas nos formulários de inscrição quase sempre são usadas como base para explorar melhor o perfil do candidato. Os formulários devem ser elaborados de modo a gerar a maior quantidade possível de informações que ajudem a prever o sucesso no exercício da função. O Apêndice A apresenta um exemplo de inscrição para vaga de emprego. A inscrição deve sempre exigir a assinatura do candidato como forma de garantir a precisão das informações fornecidas. No processo de triagem, uma inscrição incompleta deve ser motivo de preocupação; na maioria dos casos, entretanto, significa que o indivíduo não está apto para a entrevista. Mesmo que o candidato tenha apresentado um currículo, é importante que um formulário de inscrição seja preenchido no início do processo de candidatura.

O currículo é um meio padrão que permite inicialmente ao candidato apresentar suas informações ao possível empregador. O currículo não substitui o formulário de inscrição. A vantagem e a desvantagem do currículo são que, quando bem elaborado, ele sempre apresenta o indivíduo da maneira mais positiva possível. As perguntas diretas e objetivas do formulário de inscrição fornecem as informações de forma mais básica. O valor do currículo está nas informações mais amplas sobre o candidato que possivelmente não são solicitadas. A empresa é responsável pelas ações do funcionário que a representa. Isso requer que ela verifique cuidadosamente o perfil dos possíveis membros da equipe. Para a contratação de funcionários para a cozinha, a **verificação de perfil** mais comum consiste em se fazer contato com as referências e empregadores anteriores. As cozinhas que atendem a estabelecimentos de segurança máxima, como instalações governamentais ou penitenciárias, podem exigir verificações de perfil mais aprofundadas.

A realização de uma verificação de perfil geralmente é reservada a candidatos selecionados para o grupo a ser entrevistado. O primeiro passo é verificar o histórico de emprego do candidato. A permissão para contatar um empregador anterior deve ser solicitada no formulário de inscrição. O fato de um candidato não conceder permissão de contato com um empregador anterior não deve ser automaticamente considerado como causa para retirá-lo do grupo de candidatos. Se o candidato se enquadrar bem em todos os outros aspectos, no entanto, talvez convenha perguntar-lhe por que a permissão não foi concedida. A maioria dos empregadores, quando contatados, fornecerá apenas referências empregatícias. Em geral, as empresas norte-americanas não fazem comentários sobre o desempenho funcional. Essa situação é resultado dos processos judiciais movidos por ex-funcionários em função de comentários feitos por seus empregadores anteriores.

As fontes básicas de informações sobre o desempenho funcional anterior do candidato são as referências. Deve ser solicitado ao candidato que forneça referências capazes de tecer comentários sobre seu desempenho como ex-funcionário.

---

* N.R.C.: A EEOC é uma comissão governamental norte-americana que defende a igualdade de oportunidades de trabalho e tem a função de fazer cumprir leis federais e investigar casos de discriminação contra um candidato a emprego ou um empregado em função de raça, cor, religião, sexo, nacionalidade, idade, deficiência ou informação genética. No Brasil, o Ministério do Trabalho e Emprego desenvolve ações para combate à discriminação no trabalho fundamentada em raça, cor, sexo, religião, opinião pública, ascendência nacional ou origem social, de acordo com as Convenções nº 100 e nº 111 da Organização Internacional do Trabalho (OIT). Atualmente, o Ministério mantém Núcleos de Promoção da Igualdade de Oportunidades e de Combate à Discriminação, presentes nas Delegacias e nas Subdelegacias Regionais do Trabalho distribuídas em várias cidades brasileiras.

O formulário de inscrição deve solicitar permissão ao candidato para que seja feito contato com as referências fornecidas.

Ao fazer uma verificação de perfil, lembre-se de que as informações devem ser relacionadas à função em questão. As informações solicitadas e recebidas sobre o candidato devem ser documentadas. As pessoas têm o direito legal de examinar as cartas de referência sobre elas (a menos que tenham renunciado ao direito de fazê-lo ou que os documentos sejam protegidos, nos Estados Unidos, pela Lei de Privacidade – *Privacy Act* –, de 1974, ou por leis estaduais norte-americanas). Deve haver uma documentação escrita que expresse em linhas gerais que a decisão de emprego foi baseada nas informações pertinentes.[1]

Entrevista

A etapa fundamental da seleção de possíveis membros de equipe é a entrevista pessoal. A **entrevista** é uma conversa ou uma interação verbal entre duas pessoas (neste caso, o *chef* executivo e o candidato). O objetivo é avaliar a compatibilidade por um motivo específico: trata-se de um processo para a escolha do candidato mais adequado para o cargo funcional a ser preenchido. A entrevista tem três finalidades principais:

1. Validar informações previamente apresentadas.
2. Descobrir habilidades e atitudes necessárias para obter a "compatibilidade ideal" para o cargo.
3. Prever a integração bem-sucedida do candidato à cultura da empresa.

Ao conhecer alguém, é natural que se reaja a essa pessoa de alguma forma. Às vezes, essa reação vai além e suscita alguns julgamentos definitivos baseados apenas na primeira impressão. Se isso acontece, o entrevistador normalmente tende, em geral sem perceber, a ouvir e observar de modo seletivo a pessoa. Isso significa que o entrevistador vê e ouve apenas aquilo que confirma a primeira impressão, filtrando qualquer coisa que contradiga essa impressão inicial.

As primeiras impressões são, em grande parte, baseadas em pistas não verbais: no que se vê, no que se diz e em como se diz. As pistas não verbais são baseadas quase inteiramente em velhas lembranças rememoradas. Em consequência, elas se baseiam não na pessoa, mas nas memórias dos outros. O entrevistador deve trabalhar no sentido de superar essas tendências. O objetivo é ver as pessoas como elas são, não à luz de uma percepção baseada na memória.

Não existe uma maneira melhor de entrevistar. As entrevistas podem ser estruturadas ou não estruturadas, podendo também ser conduzidas em grupos. No setor de serviços de alimentação, normalmente são utilizados três tipos de entrevistas.

- As *entrevistas estruturadas* consistem em uma série de perguntas cuidadosamente elaboradas e estruturadas feitas pelo entrevistador a cada um dos candidatos à vaga em questão. Esse tipo de entrevista é baseado em um claro conjunto de especificações do cargo. Nessa modalidade, o entrevistador mantém o controle da entrevista fazendo sistematicamente perguntas preparadas. Uma vantagem da entrevista estruturada é que são usados os mesmos critérios para todas as entrevistas.
- As *entrevistas não estruturadas*, como o nome sugere, exigem muito pouca preparação da parte do entrevistador. Esse tipo de entrevista é conduzido sem uma lista de verificação de perguntas predeterminadas. Ao contrário, são utilizadas perguntas abertas. As entrevistas não estruturadas podem

apresentar problemas de subjetividade e vieses da parte do entrevistador, mas, por outro lado, podem proporcionar um clima mais descontraído para os entrevistados.

- As *entrevistas em grupo* são aquelas em que vários candidatos são questionados juntos em uma discussão em grupo. Normalmente, elas envolvem um formato de perguntas estruturadas e não estruturadas.

A Figura 2.3 mostra outros tipos de entrevistas.

Embora as entrevistas sejam o método mais amplamente utilizado para selecionar membros de equipe, elas podem criar uma série de problemas. Um dos mais significativos é que as entrevistas estão sujeitas às mesmas exigências legais de validade e confiabilidade que outras etapas do processo de recrutamento e seleção. Nos Estados Unidos, a entrevista também deve seguir as diretrizes da EEOC.[*] As perguntas da entrevista devem estar vinculadas às descrições de cargo, que devem detalhar somente as características do cargo. A legislação sobre a igualdade no trabalho é essencialmente direta e objetiva: não discriminar as pessoas com base em sua raça, cor, sexo, religião ou nacionalidade. Entretanto, as interpretações subjetivas das leis tornam essa área objeto das disputas mais ativas nos tribunais. Se as perguntas da entrevista se ativerem às questões relacionadas ao cargo, forem objetivas e aplicadas regularmente a todos os candidatos – homens, mulheres, pessoas de todos os grupos raciais e nacionais –, o entrevistador certamente estará dentro da lei.

Diretrizes para o processo de entrevista

Ao deixar os possíveis membros de equipe à vontade, o entrevistador provavelmente obtém um quadro fiel das habilidades, capacidades e atitudes do candidato.

A entrevista deve ocorrer em um ambiente agradável e não ameaçador. Inicie a entrevista dando calorosas boas-vindas ao candidato. Um candidato descontraído tem mais probabilidade de responder às perguntas com espontaneidade. Apresente-se pelo nome e título. Pergunte ao candidato o nome pelo qual ele prefere ser chamado e utilize-o no decorrer de toda a entrevista. Prepare o clima iniciando uma breve conversa sobre temas não relacionados à entrevista. Crie e mantenha uma conexão com o candidato demonstrando sincero interesse nele e ouvindo-o com atenção. Demonstre a intenção de fazer anotações ou preencher um formulário de avaliação, e estenda esta oportunidade ao candidato. Esforce-se para entender o que for apenas sugerido ou ficar subentendido. A mente de um bom ouvinte está sempre alerta a uma condição refletida por sua expressão fisionômica e sua postura.

Alguns entrevistadores tendem a falar demais. De acordo com Bill Marvin, "a maioria dos entrevistadores fala durante a metade do tempo ou mais em uma entre-

---

- Entrevistas com a diretoria.
- Entrevistas sob condições de estresse.
- Entrevistas de aconselhamento.
- Entrevistas de avaliação ou verificação de desempenho no exercício do cargo.
- Entrevistas de desligamento.

Figura 2.3
Outros tipos de entrevistas.

---

[*] N.R.C.: No Brasil, qualquer questão que possa ser percebida como discriminatória pelo trabalhador também pode ser alvo de ação judicial contra a empresa.

vista, mas é o candidato que deve falar 80 ou 90% do tempo. Afinal, como você pode conhecer um candidato se somente você fala?".[2]

Concentre-se nas perguntas e nas respostas do candidato a essas perguntas. Ouça o que foi dito além das respostas às perguntas feitas. Observe a linguagem corporal do candidato. Todos esses fatores fornecem pistas sobre a atitude e os sentimentos dessa pessoa. Responda de modo integral e com toda a franqueza às perguntas do candidato. Utilize efetivamente as perguntas para suscitar respostas fidedignas. As perguntas devem ser formuladas da forma mais objetiva possível, sem fornecer qualquer indicação da resposta desejada. Durante a entrevista, separe os fatos das deduções. Faça perguntas abertas que proporcionem ao candidato a oportunidade de falar e compartilhar informações sobre experiências passadas de trabalho, treinamento ou estilo de vida. A Figura 2.4 mostra o que deve ser evitado em uma entrevista.

O entrevistador que não obtiver respostas sinceras para perguntas cuidadosamente elaboradas pode acabar contratando a pessoa errada. Para ser um entrevistador eficaz, é preciso dominar a dinâmica da comunicação verbal e não verbal para que os candidatos desonestos possam ser facilmente identificados. Cerca de 80% da comunicação é não verbal, e esses 80% estão expressos no rosto da pessoa, sobretudo nos olhos. O entrevistador deve ser capaz de reconhecer as sutis pistas não verbais que indicam uma tentativa de ludibriar. Poucos candidatos conseguem mentir sem sentir um aperto no estômago e demonstrar alguma mudança involuntária na expressão facial ou sem desviar os olhos do entrevistador.[3] As pistas verbais que às vezes podem indicar trapaça incluem observações como "para dizer a verdade", "para ser absolutamente sincero" ou "eu não contaria isso à maioria das pessoas". Às vezes, as pistas verbais e não verbais são combinadas, como uma observação "absolutamente verdadeira" acompanhada por uma grande lacuna no contato visual, uma mudança na orientação corporal ou um movimento de levar a mão ao rosto.

Trate de obter todas as informações necessárias antes de concluir a entrevista. Tenha em mente as qualidades necessárias ao exercício do cargo. Considere todas as habilidades importantes necessárias ao desempenho da função. Como etapa final do processo de entrevista, pergunte ao candidato se ele tem alguma pergunta ou mais alguma informação a ser discutida antes de encerrar a entrevista. A Figura 2.5 apresenta as diretrizes para um processo de entrevista eficaz.

Figura 2.4
O que evitar durante uma entrevista.

- Evitar parcialidades e armadilhas, entre as quais o favorecimento de pessoas que tenham interesses, perfis ou experiências similares às do entrevistador.
- Evitar permitir que uma atitude impactante ofusque a necessidade de fazer perguntas essenciais sobre habilidades e conhecimentos.
- Evitar a influência da "beleza". A discriminação contra pessoas pouco atraentes é uma forma persistente e dominante de discriminação no trabalho.
- Evitar o "efeito halo", ou seja, fazer um julgamento favorável ou desfavorável sobre uma pessoa tomando por base um único ponto forte (ou ponto fraco) ao qual seja atribuído alto (ou baixo) valor.
- Evitar permitir que as primeiras impressões (positivas ou negativas) invalidem as informações reunidas com base na entrevista.
- Evitar fazer julgamentos com base no material coletado antes da entrevista, passando o tempo todo tentando validar o material ou simplesmente invalidando a entrevista.
- Evitar tomar uma decisão precipitada.
- Evitar a tentação de falar demais.

Capítulo 2 | Recrutamento e seleção dos membros da equipe **37**

- Deixar o candidato à vontade.
- Concentrar a atenção nas respostas do candidato às perguntas feitas.
- Utilizar perguntas abertas.
- Evitar vieses que possam afetar o julgamento.
- Evitar o efeito halo.
- Não permitir que as primeiras impressões invalidem as informações coletadas com base na entrevista.
- Saber as perguntas que são inadequadas e aquelas que são permissíveis.

Figura 2.5
Diretrizes para uma entrevista eficaz.

Perguntas de entrevista

Para avaliar as qualificações dos possíveis membros de equipe, o *chef* executivo precisa fazer uma série de perguntas. Determinados tipos de perguntas, no entanto, violam os critérios de igualdade de oportunidades. Outros são inadequados, mas os entrevistadores inexperientes podem fazê-los involuntariamente. Veja a seguir alguns exemplos de perguntas adequadas e inadequadas.

Nome

Inadequado: Indagações sobre nomes que indiquem a linhagem, a ancestralidade, a origem nacional ou a descendência do candidato. Qualquer questionamento sobre o nome anterior de um candidato cujo nome tenha sido mudado por ordem judicial ou qualquer outra razão. Perguntas sobre a forma de tratamento preferida, senhor, senhora e senhorita.

Indagações permissíveis: "Você já trabalhou para essa empresa com outro nome?", "alguma informação complementar sobre mudança de nome, uso de alcunha ou apelido necessário que permita uma verificação do seu histórico profissional ou educacional? Em caso afirmativo, favor explicar.".

Estado civil

Inadequado: "Você é casado, divorciado ou separado?"

Perguntas permissíveis: Se o candidato tem como cumprir horários de trabalho específicos ou tem atividades, compromissos ou responsabilidades que possam impedir o cumprimento das exigências de frequência no trabalho.

Idade

Inadequado: "Qual a sua idade?"

Perguntas permissíveis: Exigir prova de idade em forma de autorização de trabalho* ou certidão de nascimento, se o candidato for menor de idade. Se for necessário saber se a pessoa está acima de uma determinada idade por razões legais, essa pergunta poderia ser expressa como "você tem 21 anos ou mais?".

Nacionalidade

Inadequado: "Você é nativo ou naturalizado?", "você possui prova de cidadania?", "onde você nasceu?", "onde os seus pais nasceram?".

Perguntas permissíveis: Se for necessário saber a cidadania da pessoa para fins de exercício de um determinado cargo, essa pergunta pode ser feita diretamente, sem qualquer indicação que possa revelar a origem nacional do entrevistado. Se for

---

* N.R.C.: Nos Estados Unidos, não há carteira de trabalho, e a autorização para trabalhar ou não é registrada no Social Security, ou cartão de seguridade social, documento que todo cidadão norte-americano (incluindo imigrantes legais) possui. Além da autorização de trabalho, o código de registro desse cartão é utilizado para consultas, pagamento de impostos e para efeito de aposentadoria.

necessário exigir prova de cidadania ou condição de imigrante, o emprego pode ser oferecido sob a condição de que a prova seja fornecida.

Deficiência física ou mental

Inadequado: "Você tem ou já teve alguma doença que implicasse risco de vida?". Perguntas sobre tratamento de dependência química ou alcoolismo ou sobre acidentes de trabalho. "Você já foi submetido a algum tipo de tratamento psiquiátrico?".

Perguntas permissíveis: No caso dos empregadores sujeitos às disposições de leis que exigem a contratação de funcionários com alguma deficiência,* os candidatos podem ser convidados a esclarecer em que sentido e até que ponto eles têm alguma deficiência. Deve ser perguntado a todos os candidatos se eles são capazes de desempenhar todas as tarefas funcionais com segurança. O empregador deve esclarecer que a aceitação do convite é voluntária ou que a informação está sendo solicitada apenas com a finalidade de remediar casos de discriminação ou oferecer oportunidades às pessoas com deficiência.

Religião

Inadequado: "Qual a sua afiliação religiosa?", "a que clubes/associações você é associado?", "você pode trabalhar aos sábados ou domingos?".

Perguntas permissíveis: Nenhuma. Entretanto, o candidato pode ser informado sobre os dias e horários normais de trabalho exigidos pelo cargo, a fim de evitar possíveis conflitos com convicções religiosas ou outras de natureza pessoal.

Antecedentes envolvendo processo judicial, detenção e condenação

Inadequado: Quaisquer indagações relacionadas a detenções. Qualquer questionamento ou pergunta sobre antecedentes de processo judicial, detenção ou condenação que não tenha relação com as funções e responsabilidades do cargo específico em questão.

Perguntas permissíveis: Indagação sobre convicções reais com relação à aptidão para exercer o cargo em questão.

Situação militar

Inadequado: O tipo de dispensa.

Perguntas permissíveis: Tipo de educação e experiência no serviço militar no que tange à sua relação com um determinado cargo.

Situação de crédito

Inadequado: Quaisquer perguntas relacionadas a avaliação de crédito, contas--correntes, propriedade de automóvel etc.

Perguntas permissíveis: Nenhuma.

As seguintes perguntas podem provocar respostas que ajudam a determinar a capacidade de motivação, iniciativa, discernimento e planejamento de uma pessoa.

Motivação

"De que maneira esse cargo irá ajudá-lo a conseguir o que deseja?"
"O que você fez no intuito de se preparar para um cargo melhor?"

---

* N.R.C.: Em países que objetivam a inclusão social, empresas com determinado número de funcionários ou que tenham contrato com o governo são obrigadas por lei a contratar funcionários com deficiência. Nos Estados Unidos, isso é disposto na Lei de Reabilitação de 1973 e na Lei dos Americanos com Deficiência de 1990. No Brasil, a Lei n. 8.213/91 prevê que empresas com 100 ou mais funcionários deve destinar 2% a 5% de seus postos de trabalhado, dependendo do total de funcionários, a pessoas com alguma deficiência.

A intenção existente por trás desses tipos de perguntas é determinar as prioridades e o grau de motivação do candidato.

Iniciativa
"Como você ingressou nesse ramo de atividade?"
"Quando você teve vontade de desistir de uma tarefa? Fale-me sobre essa experiência."

A intenção nesse caso é determinar se a pessoa tem iniciativa própria ou é capaz de executar uma tarefa desagradável.

Discernimento
"Qual a crítica mais útil que você já recebeu?"
"De quem? Fale sobre essa experiência."
"Qual a mais inútil?"

A partir das respostas para essas perguntas, é possível perceber a capacidade do candidato para reagir de forma positiva em relação a eventuais deficiências e determinar o seu grau de receptividade às críticas.

Planejamento
"Conte-me como você passa um dia comum."
"Se você fosse o chefe, como administraria a sua função atual?"

As reações a essas perguntas podem indicar a capacidade do candidato para se adaptar à cultura de sua empresa e à sua equipe, além de ajudar a determinar se ele tem uma visão ou pode ficar empacado nos detalhes.

Perguntas gerais
"Fale-me sobre você."
"Qual a sua experiência prática nessa área?"
"Qual a sua maior virtude? E o maior defeito?"
"Que tipo de pessoa o incomoda?"
"O que você já fez que demonstra iniciativa e ação?"
"Como você passa o seu tempo livre?"
"Que características pessoais você considera necessárias para ser bem-sucedido no setor de serviços de alimentação?"
"Onde você gostaria de estar daqui a um ano?"
"Por que você deseja trabalhar para nós?"
"Por que você quer deixar o seu emprego atual?"

Perguntas sobre a empresa de serviços de alimentação
"O que você sabe sobre a nossa empresa?"
"Por que você deseja trabalhar para nós?"
"Por que você gostaria de exercer essa função especificamente?"
"De que maneira você pode se beneficiar de nossa empresa?"
"Que experiência(s) você teve que o torna(m) apto a trabalhar em nossa empresa?"
"Que cargo você gostaria de ocupar em nossa empresa dentro de cinco anos? E dentro de dez anos?"
"O que desperta o seu interesse em nossa empresa?"
"Que tipo de *chef* executivo você prefere?"

"O que você acha que determina o progresso de uma pessoa em uma boa empresa?"

"Quais as suas ideias sobre o *modus operandi* do setor alimentício hoje?"

Além das respostas verbais e não verbais durante a entrevista, as ações e a aparência do candidato podem ser muito significativas. Essas ações incluem:

- Chegar cedo para a entrevista.
- Manter-se atento e receptivo.
- Estar vestido adequadamente.
- Apresentar-se com boa aparência, com o cabelo e as unhas limpos.
- Manter contato visual.
- Ouvir com atenção.
- Falar bem "sobre outras" pessoas.
- Não se desviar do assunto.

Obviamente, a pessoa que chega atrasada para uma entrevista, apresenta-se vestida de forma inadequada e com aparência desleixada, mostra-se dispersa, reclama das pessoas ou dá respostas impróprias transmite uma imagem negativa. A sessão de entrevista oferece ao *chef* executivo a oportunidade de formar uma impressão sobre a capacidade e a disposição geral do candidato, bem como para fazer um julgamento racional da adequação do candidato para fazer parte da equipe de cozinha.

Processo decisório

Ao analisar todas as informações a partir da triagem, da verificação de perfil e da entrevista, o *chef* executivo deve se questionar: essa é a pessoa que eu quero para a minha equipe? Ela possui as qualificações necessárias e é a pessoa adequada? Ao conferir as referências para verificar a precisão das informações apresentadas no formulário de inscrição e do conteúdo do currículo, lembre-se de que a verificação de referências pressupõe que o passado indicará o futuro e que o desempenho em um determinado emprego tem alguma continuidade no emprego seguinte. Mas nem sempre é assim. Em geral, o que os entrevistadores veem é a própria realidade, e as pessoas não mudam. Os candidatos nunca se apresentarão ou se comportarão melhor do que durante o processo de avaliação.

Determine o temperamento do candidato. Até que ponto essa pessoa se enquadra no perfil da equipe de cozinha? Essa pessoa pode ser treinada e se desenvolver? Qual o nível de energia dela? O setor de negócios alimentícios tem períodos de grande demanda e intensa atividade. O candidato possui perfil de membro de equipe? Se todos os *hobbies* ou interesses do candidato giram em torno de atividades individuais, como ler, ouvir música ou outras atividades solitárias, esse pode ser o tipo de candidato que prefere estar só. Os candidatos com perfil para atividades de equipe geralmente entendem os imperativos do trabalho em equipe. Em uma equipe de cozinha, os membros ideais são aqueles "orientados para pessoas".

Lembre-se também de que uma empresa de serviços de alimentação contrata apenas dentro do limite de suas posses. Se a vaga disponível na equipe paga menos do que o possível membro de equipe vale, e se não há nenhuma oportunidade imediata de promoção para que essa pessoa possa progredir, ela certamente logo irá procurar uma posição melhor em outro lugar.

Obviamente, a maioria das posições que os *chefs* executivos são chamados a preencher na equipe é como cozinheiros. Portanto, um teste simples de culinária pode ser suficiente. Pedir que o candidato prepare um prato simples e barato pode revelar muito sobre ele. Esse teste pode ser muito mais eficaz para quantificar o nível de habilidade do candidato do que um currículo impressionante contendo uma lista de prêmios conquistados em feiras de alimentos, além de demonstrar o nível de energia, a capacidade organizacional, a aplicação dos procedimentos de segurança e higiene, o uso correto dos equipamentos e a atitude em relação ao serviço de atendimento ao cliente por parte do candidato. Todas essas informações podem ser coletadas pedindo-se que o candidato prepare uma simples omelete.

Como normalmente acontece com muitos aspectos do processo decisório no que diz respeito à contratação de novos membros de equipe, nem todos os candidatos se enquadram em cada um dos componentes da especificação de cargo: o *chef* executivo pode gostar de tudo em relação aos candidatos, mas, em um ou dois aspectos, eles não se enquadram nas especificações. Às vezes, é necessário avaliar o risco da contratação em relação ao que geralmente é conhecido como os fatores "capacidade de fazer" e "ação efetiva". A "capacidade de fazer" diz respeito aos conhecimentos, habilidades e atitudes do indivíduo. A "ação efetiva", por outro lado, subentende a motivação, os interesses e as características de personalidade da pessoa. Existe sempre algum elemento de risco quando os elementos da "capacidade de fazer" não são totalmente satisfeitos. Os *chefs* executivos experientes conseguem calcular o risco determinando que o treinamento e o desenvolvimento corrigirão a parte da "capacidade de fazer", uma vez que os elementos da "ação efetiva" superam outros fatores. Consequentemente, a disponibilidade de treinamento e desenvolvimento pode permitir a contratação de possíveis membros de equipe que possam se tornar qualificados. A Figura 2.6 mostra outros fatores inerentes à decisão de contratação.

- Remuneração: o valor da remuneração disponível afeta o grau de seletividade.
- Relações trabalhistas: os sindicatos podem influenciar quem é selecionado.
- Treinamento e desenvolvimento: os custos de treinamento, em termos de tempo e despesa, podem ser reduzidos ou aumentados.

Figura 2.6
Outros fatores da decisão de contratação.

Resumo

Quando bem desenvolvidos e aplicados, os procedimentos de recrutamento e seleção auxiliam na contratação dos melhores candidatos possíveis para a equipe de cozinha. Os *chefs* executivos devem estar cientes das questões legais envolvidas na contratação de membros da equipe. Procedimentos de contratação bem elaborados o ajudam a observar todas as leis pertinentes à contratação de pessoal. Além disso, o *chef* executivo deve sempre ter em mente que ele só pode contratar o que a empresa pode pagar.

Em última análise, as decisões de recrutamento e contratação devem ser baseadas em duas questões:

- Essa pessoa se enquadrará em nossa equipe?
- Ela possui as habilidades e os conhecimentos necessários?

A "sincronia" entre a empresa de serviços de alimentação e o possível novo membro de equipe determina a taxa de rotatividade. A menor rotatividade obtida com uma boa sincronia reduz os custos de treinamento. Conhecer as fontes e os métodos de recrutamento é fundamental para o sucesso na obtenção da sincronia certa no processo de contratação.

As descrições de cargo devem ser utilizadas para formatar as habilidades essenciais e desejáveis dos novos membros de equipe. Os critérios de igualdade de oportunidade com relação aos candidatos a vagas de emprego devem ser seguidos rigorosamente para que todos os candidatos tenham as mesmas oportunidades de emprego. A discriminação no que tange à oportunidade de trabalho é ilegal, e a alegação de ignorância das diversas leis não constitui justificativa de defesa.

Uma triagem criteriosa e eficaz dos candidatos pode reduzir o risco de selecionar membros de equipe inadequados. A triagem exige que o *chef* executivo verifique ativamente as referências fornecidas.

A entrevista permite a avaliação pessoal dos possíveis novos membros de equipe. Portanto, as habilidades de entrevistador são necessárias, combinadas a um conhecimento dos diversos tipos de processos de entrevista.

A decisão de contratar um candidato é baseada em uma avaliação das informações coletadas por meio do formulário de inscrição, da fase de triagem e da entrevista pessoal. Além disso, a aplicação de um teste de culinária pode ser necessária para determinar os níveis de habilidade. Os elementos da decisão de contratação são baseados nessas informações, reconhecendo que o desempenho passado nem sempre prediz o desempenho futuro.

O *chef* executivo tem um papel importante a desempenhar, cabendo-lhe a decisão final no processo de seleção de novos membros para a equipe.

CONVERSA COM O CHEF
Membro de equipe

Uma de minhas tarefas mais difíceis como chef executivo é contratar os membros certos para a minha equipe de cozinha. Como temos uma sólida filosofia de equipe em nosso hotel, fazemos de tudo para conseguir os melhores profissionais possíveis. Por isso, procuro pessoas capazes de atender aos nossos elevados padrões.

Entre as qualidades que considero importantes nos possíveis novos funcionários da cozinha estão, naturalmente, a experiência e a maneira como os candidatos se apresentam para a entrevista. Mas, acima de tudo, eu procuro aquela tão especial "atitude de hospitalidade". Em minha opinião, essa é uma qualidade fundamental. As pessoas possuidoras de atitudes de hospitalidade normalmente são aquelas que também acabarão por se revelar bons membros de equipe. Não é difícil identificar essas atitudes. Eu simplesmente pergunto aos possíveis funcionários quem é a pessoa mais importante no hotel. Se a resposta deles indicar que é o hóspede, significa que eles provavelmente entendem o conceito de hospitalidade.

A experiência profissional anterior em estabelecimentos similares não é o único fator de decisão no processo de contratação. Se a disposição da pessoa for positiva, esta pode ser uma boa razão para investir no desenvolvimento e no treinamento dela.

Para reunir uma grande equipe, é fundamental "mantê-la unida". Portanto, investir na equipe existente é uma maneira de garantir a menor taxa de rotatividade possível.

Empregamos vários processos de triagem antes de chegar à fase de entrevista. Mesmo assim, nem todos que comparecem a uma entrevista se revelam aptos para o cargo. Na fase de entrevista, eu envolvo os membros existentes da minha equipe, procurando ouvir as opiniões deles e incentivando-os a participar do processo de entrevista dos novos membros. Afinal, eles terão que acolher os novos contratados que forem selecionados. Compartilhamos nossas opiniões sobre os candidatos e avaliamos coletivamente a adequabilidade deles para o cargo.

A experiência me ensinou que alguns candidatos a emprego "têm um belo discurso", mas, quando se trata de cozinhar realmente, eles deixam a desejar. A aplicação de um teste de culinária pode lhe revelar muito, não apenas sobre as habilidades gastronômicas dos candidatos, mas também sobre procedimentos vitais em relação à segurança e higiene.

– Michael Ty
CEC (Certified Executive Chef), AAC (American Academy of Chefs), MT Cuisine, LLC, Las Vegas, NV

Questões para revisão

1. Defina os seguintes termos-chave contidos no capítulo:

a. Análise de cargo
b. Auditoria da produção do cargo
c. Autoanálise
d. Observação direta
e. Descrições de cargo
f. Especificação de cargo
g. Qualificação exigida
h. Qualificação desejada
i. Recrutamento
j. Recrutamento ativo
k. *Esprit de corps*
l. Qualificação ocupacional de boa-fé (BFOQ)
m. Triagem
n. Verificação de perfil
o. Entrevista

2. Por que é conduzida uma "análise de cargo"?

3. Por que são usadas as descrições de cargo?

4. Quais os métodos mais comuns utilizados no setor de serviços de alimentação para recrutar novos membros de equipe?

5. O que é recrutamento ativo?

6. De que maneira a busca por pessoas "qualificadas" pode contribuir para a redução de custos?

7. Quais os critérios de igualdade de oportunidades aplicados ao recrutamento e à seleção de funcionários?

8. Por que a elaboração dos formulários de inscrição requer grande atenção?

9. Por que uma verificação de referências inadequada pode levar a altas taxas de rotatividade de funcionários?

10. Por que a entrevista face a face é a etapa fundamental do processo de seleção de possíveis membros de equipe?

11. Quais as diferenças básicas entre uma entrevista estruturada e uma entrevista não estruturada?

12. Por que são usadas as perguntas abertas durante uma entrevista de emprego?

13. Quais são as cinco áreas de questionamento em que um entrevistador não deve entrar durante uma entrevista de emprego?

14. De que maneira um *chef* executivo pode atestar o nível de habilidade de um candidato ao cargo de cozinheiro?

Notas

1. E. R. Worthington and Anita E. Worthington, *People Investment* (Grant's Pass, OR: Oasis Press, 1993), 108.
2. Bill Marvin, *The Foolproof Foodservice Selection System* (New York: John Wiley, 1993), 5.

3. Robert F. Wilson, *Conducting Better Job Interviews* (New York: Barron's, 1991), 25.

3 Remuneração, benefícios e escala de trabalho

Tópicos
- Introdução
- Bases de remuneração
- Estrutura de remuneração
- Benefícios
- Programas de incentivo
- Programas de assistência ao funcionário
- Escala de trabalho
- Resumo
- Questões para revisão
- Notas

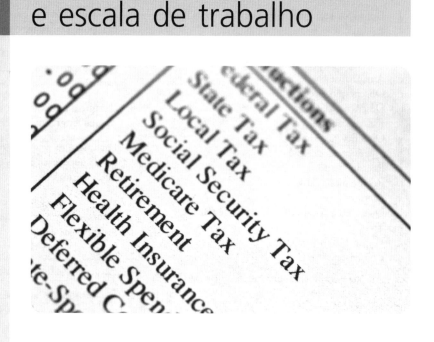

Objetivos

Ao concluir este capítulo, você deverá estar apto a:
1. Discutir a relação entre remuneração e motivação.
2. Relacionar os passos para a determinação do valor do cargo.
3. Resumir os princípios da estrutura de remuneração.
4. Relacionar os tipos de programas de incentivo.
5. Discutir o valor dos programas de incentivo.
6. Identificar os benefícios comuns para quem trabalha em restaurantes.
7. Discutir o valor dos benefícios oferecidos aos funcionários.
8. Definir o que é um Programa de Assistência ao Empregado.
9. Descrever as etapas do processo de escalação de funcionários.
10. Elaborar uma escala de trabalho.

Estudo de caso: B & J's Restaurant

O Dia das Mães é o dia de maior movimento do B & J's Restaurant no ano. O restaurante tem capacidade para acomodar 350 pessoas. Em um domingo normal, o estabelecimento serve a um total de 1.200 clientes. Há cinco anos, os proprietários originais do B & J's Restaurant, Ben e Jen, decidiram tentar algo diferente no Dia das Mães. Nesse dia, o restaurante converteu o seu sistema inteiramente em serviço de buffet. Os *buffets* do Dia das Mães foram um sucesso instantâneo e, assim, continuaram nos anos seguintes, com o número de clientes atendidos aumentando a cada ano. O B & J's tornou-se conhecido pelo seu sofisticado café da manhã, *brunch* e *buffet* do jantar do Dia das Mães.

Os *buffets* do Dia das Mães passaram também a ser motivo de grande expectativa para todos os funcionários do restaurante. A tradição se estabeleceu no primeiro ano, quando Ben e Jen convidaram membros imediatos da família de todos os funcionários para

Capítulo 3 | Remuneração, benefícios e escala de trabalho **45**

o *buffet* do café da manhã. Foi feita, inclusive, uma programação surpreendente que permitiu que os membros da equipe tivessem 45 minutos para comer com suas famílias.

No *buffet* do ano passado, das 8h às 20h, o restaurante serviu 2.800 clientes – contra 2.550 do ano anterior, entre os quais, 150 funcionários e seus familiares. Ben e Jen decidiram se aposentar pouco depois do *buffet* do Dia das Mães do ano passado e venderam o restaurante. Neste ano, o objetivo dos novos proprietários é aumentar em 15% o número de clientes pagantes, elevando-o para um total de 3.048 clientes. Eles analisaram as vendas e a lucratividade do Dia das Mães do ano anterior e chegaram à conclusão de que é preciso eliminar o impacto nos lucros gerado pelas refeições gratuitas servidas aos familiares dos funcionários e o custo adicional de mão de obra para o cumprimento da programação especial. O custo é simplesmente alto demais.

A chave para o sucesso do Dia das Mães no B & J's sempre foi o planejamento e a execução do plano, assentados sobre uma base de trabalho em equipe. O planejamento dos *buffets* do ano seguinte começava na semana posterior ao Dia das Mães. Antes de sair, Ben e Jen deram início ao processo de planejamento desse ano com a equipe do Dia das Mães (mais conhecida como MDT, na sigla em inglês para *Mother's Day team*) dos gerentes e do *chef*. Depois que eles deixaram o B & J's, os novos proprietários, Mike e Priscilla, assumiram pessoalmente o planejamento e logo deixaram claro para os membros anteriores da MDT que "os membros da equipe não mais teriam permissão para comer com suas famílias nem seria concedida gratuidade a seus familiares" no Dia das Mães.

Mike e Priscilla sabem que, para alcançar o seu objetivo no Dia das Mães, o nível de trabalho em equipe no restaurante tem que ser alto. Falta um mês para o grande dia e eles estão preocupados. Até agora, todas as tentativas de manter e elevar o nível de trabalho em equipe falharam. Os funcionários simplesmente não parecem demonstrar nenhum entusiasmo pelas atividades do dia a dia ou mesmo pelo "grande dia" que se aproxima. Vários membros da equipe já demonstraram não estar dispostos a fazer hora extra para cuidar dos preparativos para o Dia das Mães ou no próprio dia do evento. Mike e Priscilla já chegaram até a ouvir rumores de que membros da equipe gerencial, inclusive o *chef*, estão cogitando procurar emprego em outros restaurantes.

Com base no que você aprendeu nos capítulos anteriores e no conteúdo deste capítulo, responda às seguintes perguntas:

- Qual a razão geral para os desafios ocorridos no B & J's Restaurant?
- Quais as causas básicas para os desafios ocorridos no B & J's Restaurant?
- Qual o papel da supervisão/gerência no declínio do B & J's Restaurant?
- Que medidas específicas poderiam ter sido tomadas para evitar a atual situação no B & J's Restaurant?
- O que, especificamente, poderia ser feito para superar os desafios e impulsionar o B & J's Restaurant na direção positiva?

Introdução

Remuneração, benefícios e escala de trabalho são três áreas de importância em supervisão e gestão de recursos humanos. A remuneração não é considerada fator de motivação, mas é fundamental para o moral do funcionário. A gerência do restaurante, incluindo o *chef*, deve contrabalançar o nível de remuneração dos funcionários com a capacidade operacional de alcançar o lucro necessário. O fato de ser o empregador que paga os melhores salários facilita na hora de contratar novos funcionários, mas pode também levar a empresa a fechar as portas.

Os benefícios não são a norma para quem trabalha em restaurantes. De acordo com um estudo realizado pelos Restaurant Opportunities Centers*, 87,7% dos funcionários de restaurantes nas grandes áreas metropolitanas dos Estados Unidos informaram não ter direito a licença remunerada em caso de afastamento por motivo de doença e 90% disseram não ter plano de saúde.[1] Isso passou a ser um grande problema para o setor de restaurantes. O desafio também está em contrabalançar os custos com a capacidade de manter o estabelecimento em operação.

O setor de restaurantes normalmente não é visto como uma área de emprego baseada em incentivos. Trata-se de uma percepção errônea, no entanto. O pessoal do salão geralmente é incumbido de persuadir o cliente a consumir mais. Para incentivar as vendas, os membros da equipe costumam receber um incentivo. É possível usar os incentivos também para estimular o desempenho na cozinha.

Ter o número certo de funcionários disponível na hora certa é fundamental para o sucesso da empresa. Uma escala de trabalho mal elaborada afeta a qualidade da comida e do serviço prestado ao cliente, além de produzir impacto no moral dos funcionários. Tentar fazer muito com pouco pode custar tão caro quanto ter um número excessivo de funcionários.

O *chef* executivo é um gerente e um membro da equipe gerencial. Como tal, ele deve estar preparado para lidar com todos os aspectos da gestão de recursos humanos, o que inclui fatores como remuneração, benefícios e escala de trabalho.

Bases de remuneração

Remuneração é o pagamento que o indivíduo recebe pela execução de um serviço. A remuneração pode assumir diversas formas, o que inclui a permuta, quando a pessoa realiza um trabalho e recebe algum tipo de bem em troca. As pessoas podem trabalhar também em troca de alimentos e acomodação. A forma mais comum de pagamento no setor de restaurantes é em espécie. A pessoa realiza as tarefas designadas durante um determinado período e, em troca, recebe dinheiro, normalmente chamado pagamento, salário variável** ou salário fixo.

O valor da remuneração varia de acordo com o tipo de função. As funções que exigem pouca ou nenhuma experiência, conhecimento ou habilidade são as que recebem a menor remuneração, enquanto aquelas que exigem os níveis mais elevados de experiência, conhecimento e habilidade são as mais bem remuneradas. O nível de remuneração é influenciado também pelo nível de responsabilidades e pelo poder de decisão do cargo.

Categorias de remuneração

A remuneração é dividida ainda em salário variável e salário fixo. O funcionário que recebe um **salário variável** é pago apenas pelo número de horas trabalhadas. Josef e Bill são um exemplo. Ambos recebem US$ 11,00 por hora***. Na semana

---

* N.R.C.: Restaurant Opportunities Centers é uma organização sem fins lucrativos com afiliados em várias cidades norte-americanas, que realiza estudos e desenvolve ações para melhorar as condições de trabalho e remuneração dos trabalhadores em restaurantes.

** N.R.C.: De modo geral, o salário variável (*wage*) é calculado de acordo com um valor determinado por hora, multiplicado pelo número de horas trabalhadas. Já o salário fixo (*salary*) geralmente implica um valor fixo de base anual, pago de forma proporcional mensalmente, quinzenalmente ou até semanalmente. Convém destacar que a legislação trabalhista brasileira é menos flexível que a norte-americana.

*** N.R.C.: No Brasil, empregados registrados normalmente trabalham com salário fixo mensal, e as horas extras, reguladas pela legislação ou por acordos sindicais, são pagas ou acumuladas em bancos de horas para que sejam descontadas em períodos de baixo movimento (desde que previstas em Convenções Coletivas de Trabalho). Já o pagamento variável, no caso brasileiro, está associado a funcionários extras, que normalmente recebem por dia trabalhado, não por hora.

passada, Josef trabalhou 25 horas e recebeu US$ 275 de salário bruto (este assunto será abordado logo mais). Bill trabalhou 40 horas na semana passada e recebeu US$ 484 de salário bruto. Por outro lado, Yen Li e Yolanda são gerentes e recebem um **salário fixo** bruto de US$ 750 por semana. As gerentes se revezam trabalhando escalas "longas" e "curtas" a cada semana. Na semana passada, Yen Li trabalhou a escala "longa" de 52 horas, enquanto Yolanda trabalhou a escala "curta" de 44 horas. Cada gerente recebeu US$ 750 pela semana trabalhada.

É importante observar que, em geral, cada localidade possui suas próprias normas com relação ao pagamento de horas extras. O *chef* executivo deve estar atualizado em relação à legislação aplicável. O descumprimento do pagamento de horas extras que deva ser efetuado pode resultar em severas multas que acabam custando à empresa muito mais do que as horas extras a serem pagas.

Estrutura de remuneração

Valor da função

O primeiro passo para a definição de uma estrutura de remuneração é determinar o valor da função. **Valor da função** é o valor atribuído ao trabalho e às responsabilidades de um cargo, bem como à experiência, aos conhecimentos e às habilidades necessárias para a realização do trabalho e o desempenho dessas responsabilidades. A definição do valor do cargo começa com a análise do cargo, que, por sua vez, leva à descrição do cargo. Uma vez esclarecida a finalidade do cargo e o que é necessário para ser bem-sucedido nele, existem duas formas básicas de determinar o valor: equidade interna e externa. O resultado desejado é uma estrutura de remuneração que reflita o valor de mercado do cargo e gere equidade entre os cargos dentro da empresa.

A determinação do valor da função é uma tarefa complexa. A capacidade das empresas para conduzir a pesquisa e a análise necessárias ao desempenho adequado da função é limitada. Na maioria dos casos, recorre-se à assistência de um consultor. Entre os métodos usados para determinar o valor da função estão o método de categorização, método de classificação, método de pontuação e método de comparação de fatores. Cada método envolve uma análise profunda dos chamados fatores remuneráveis. Um **fator remunerável** é aquele que a empresa valoriza e pelo qual está disposta a pagar. Constituem exemplos de fator remunerável a educação, as habilidades, a experiência e as responsabilidades do cargo. A empresa provavelmente estará disposta a pagar por um diploma universitário para um cargo de gerência, mas não para uma função de lavador de pratos, por exemplo.

O **método de categorização** normalmente consiste na categorização dos cargos por um grupo de gerentes com base no grau de dificuldade da função, no nível de habilidade exigido ou na possível importância para a empresa. Por exemplo, os cargos seriam categorizados em ordem crescente de dificuldade, ou seja, do menos difícil para o mais difícil. O **método de classificação** é conhecido também como "graduação da função". Em geral, esse método é utilizado por órgãos governamentais norte-americanos. Os cargos são classificados em níveis preestabelecidos com faixas salariais definidas.

O **método de pontuação** atribui um valor numérico a cada cargo com base em critérios preestabelecidos. A elaboração dos critérios é um processo complexo, mas, uma vez concluída, fica fácil utilizar o método. O método de comparação de fatores é baseado na identificação das funções principais existentes na empresa. Uma vez identificadas as funções-chave, o salário fixado para esses cargos passa a servir de referência para todos os outros cargos.

Pacote de remuneração

A definição de valor de um cargo faz parte do processo de criação de uma **estrutura de remuneração** para a empresa. A estrutura de remuneração de uma empresa reflete a sua missão, os seus valores e os seus objetivos. Uma estrutura de remuneração bem estruturada incentiva o moral alto, a fidelidade e o desempenho de qualidade. A estrutura de remuneração não se limita ao salário. Na verdade, trata-se de um pacote que inclui salário, benefícios e incentivos.

Benefícios

Os benefícios fazem parte de uma abrangente estrutura de remuneração. Em geral, esses **benefícios** podem ser classificados em quatro categorias amplas: obrigatórios, opcionais/voluntários, aposentadoria e diversos. Os benefícios obrigatórios são aqueles determinados pelo governo estadual ou federal. Existem três benefícios obrigatórios básicos que a maioria das empresas privadas deve oferecer: previdência social, seguro contra acidentes de trabalho e seguro-desemprego.

O sistema de previdência social dos Estados Unidos foi criado em 1935 pela Lei Federal da Contribuição Atuarial (*Federal Insurance Contribution Act*)[*]. A **Previdência Social** tem por finalidade oferecer segurança financeira a todos os empregadores, empregados e seus dependentes por meio de aposentadoria e benefícios como seguro de renda por incapacidade temporária e pensão por morte.

A Previdência Social dos Estados Unidos ainda possui um programa vinculado denominado **Medicare** Hospital Insurance, que tem por finalidade oferecer o mesmo tipo de segurança para assistência médica.

Os benefícios da Previdência Social são oferecidos ao empregado por ocasião da aposentadoria, caso ele atenda ao requisito da idade que o qualifica como beneficiário. Esses benefícios estão disponíveis também para empregados que tenham se tornado temporariamente incapazes e para os dependentes de funcionários falecidos.

O seguro de renda por incapacidade temporária oferece assistência médica e remuneração por incapacidade a indivíduos vitimados por acidentes no local de trabalho. O valor que o empregador paga por esse benefício varia de acordo com a sua taxa de incidência de resgate de prêmios de seguro. Quanto menor o número de resgates do empregador, menor a taxa paga pelo seguro. O seguro por incapacidade temporária pode ser oferecido pelo estado, por empresas de seguros privadas ou por associações de restaurantes[**]. Muitos estados norte-americanos permitem que as empresas tenham seguros próprios. Isso significa que a empresa cria um fundo cujo pagamento é disponibilizado em caso de acidente. Os fundos das empresas que possuem seguro próprio geralmente têm de ser certificados por alguma entidade do governo estadual e submetidos à auditoria realizada pelo estado.[2]

---

[*] N.R.C.: No Brasil, o sistema previdenciário começou a ser traçado em 1888, com a regulamentação da aposentadoria para funcionários do Correio, mas somente em 1960, com a criação da Lei Orgânica da Previdência Social, é que o sistema passou a ser consolidado. Com a promulgação da Constituição de 1988, os benefícios da Previdência foram estendidos a todos os trabalhadores. Atualmente, o empregado contribui com até 11% de seu salário, que é recolhido pela empresa, enquanto a empresa – dependendo de seu enquadramento – paga até 20% sobre o total das remunerações pagas ou creditadas.

[**] N.R.C.: No Brasil, é oferecido por empresas privadas de seguros. Quanto à Previdência Social, destaca-se que a CLT prevê que o funcionário afastado por atestado médico seja remunerado pela empresa durante 15 dias de afastamento para tratamento de saúde, devendo passar por perícia médica para continuar recebendo auxílio-doença pela Previdência Social a partir do 16º dia de afastamento por motivo de saúde.

"A Lei da Previdência Social (*Social Security Act*) de 1935 (Lei Pública 74-271) criou o Programa Federal/Estadual de Seguro-Desemprego (*Unemployment Compensation* – UC, na sigla em inglês)*. O programa tem dois objetivos principais: (1) oferecer salário-substituição temporário ou parcial a trabalhadores involuntariamente desempregados que se encontravam recentemente empregados; e (2) ajudar a estabilizar a economia durante períodos de recessão. O Ministério do Trabalho dos Estados Unidos fiscaliza o sistema, mas cada estado administra o seu próprio programa."[3] Esse benefício geralmente é pago pelo estado a indivíduos qualificados. O seguro-desemprego federal/estadual tem por finalidade geral oferecer o apoio mínimo necessário a indivíduos desempregados até que eles consigam um novo emprego. Em geral, o fundo de seguro-desemprego em nível estadual é, pelo menos em parte, financiado por um tributo cobrado do empregador com base no seu número de empregados e na sua taxa de incidência de resgate de seguros. Nesse caso também, assim como com o seguro por incapacidade temporária, quanto menor o número de resgates, menor a taxa paga pelo empregador.

Os benefícios opcionais comuns incluem licença remunerada por motivo de doença, férias remuneradas, plano de saúde, seguro de vida, plano de assistência odontológica e feriados remunerados. O custo associado a cada um desses benefícios pode ser significativo. De acordo com o Ministério do Trabalho dos Estados Unidos, a partir de dezembro de 2010, a remuneração total do empregado foi desmembrada, sendo destinados, em média, 70,8% para salários e 29,2% para benefícios.[4] Isso significa que para cada dólar gasto com salários, são gastos mais 41 centavos com benefícios**. Ou seja, o empregado que recebe o salário mínimo federal de US$ 7,25 por hora está, na verdade, recebendo US$ 10,23 de remuneração. Os benefícios são onerosos, mas geram resultados positivos. "Os resultados indicam que entre os grupos do setor examinados, as empresas que oferecem mais benefícios têm menores taxas de rotatividade de funcionários."[5] O custo da rotatividade é alto. A rotatividade envolve custo de treinamento e afeta a qualidade do serviço. A oferta desses tipos de benefícios pode aumentar o grau de fidelidade do funcionário.

De acordo com a IX Pesquisa Anual sobre Benefícios Empregatícios,[6] esses benefícios produzem, entre outros resultados, maior fidelidade da parte do funcionário, podendo ser financiados 100% pelo empregador ou oferecidos em sistema de custos compartilhados. Um programa de custos compartilhados é aquele em que tanto o empregador como o empregado pagam uma parte dos custos do benefício.

Os benefícios de aposentadoria podem contribuir para a estabilidade da força de trabalho da empresa. "Os benefícios continuam a atrair e reter funcionários, e sua importância para funcionários de todas as gerações só aumentará no próximo ano", Ron Leopold (vice-presidente da MetLife) previu. "Empregados e empregadores reconhecem a importância dos salários e dos benefícios de assistência médica para a fidelidade do empregado. Mas outros benefícios também são importantes fatores determinantes do nível de fidelidade", afirmou Leopold, "especialmente os benefícios de aposentadoria e aqueles não relacionados a assistência médica, como seguro de vida, assistência odontológica e invalidez. Entretanto, somente cerca de 37% dos empregadores reconhecem isso".[7] Existem dois tipos

---

* N.R.C.: O seguro-desemprego, no Brasil, é atualmente regulamentado pela Lei n. 13.134, de 2015, que alterou a Lei n. 7.998, de 1990.

** N.R.C.: Proporcionalmente, o valor destinado a benefícios representa cerca de 41% do valor destinado ao salário.

básicos de planos de aposentadoria: contributivos e não contributivos. Um plano de aposentadoria **contributivo** é aquele em que o empregador e o empregado contribuem para o plano. Um exemplo seria o sistema em que o empregador cobre com US\$ 2,00 cada US\$ 1,00 de contribuição do empregado. Esse é o tipo mais popular de plano de aposentadoria hoje existente. Um plano **não contributivo**, por outro lado, é aquele em que somente o empregador contribui para o plano. Em ambos os tipos, os recursos investidos no plano se traduzem em receita com tributação diferida. Receita com tributação diferida é a receita tributada quando os recursos são retirados do plano. Em geral, isso é feito por ocasião da aposentadoria, e a alíquota para o indivíduo é menor do que à época do investimento. Existem diretrizes específicas para o manuseio e a retirada de recursos de um plano de aposentadoria. Cada país possui leis que apresentam diretrizes às quais o empregador deve aderir[*].

Os termos "protegido por lei" ou "proteção legal" são importantes quando se trata de planos de aposentadoria. Proteção legal é uma disposição geralmente aplicada a planos de aposentadoria com a finalidade de incentivar o empregado a permanecer na empresa por um longo período. O ato de se tornar **protegido por lei** em um plano de aposentadoria significa que o indivíduo contribui para o plano (e trabalha para a empresa) durante determinado tempo. Os funcionários que deixam a empresa e param de contribuir para o plano antes do tempo especificado recebem de volta o que investiram no plano, mas não recebem quaisquer contribuições recolhidas pela empresa. O tempo necessário para adquirir proteção legal varia de empresa para empresa e de plano para plano.

Os benefícios diversos geralmente incluem refeições gratuitas ou com desconto, bolsas de estudos e escalas de trabalho flexíveis. No ramo de negócios alimentícios, é comum oferecer algum tipo de benefício que envolva o custeio de refeições. Em locais como clubes privados ou restaurantes sofisticados, isso quase sempre se traduz em forma de um "jantar/almoço com a família", preparado para todos os funcionários e servido antes do início de um período de serviço, como o jantar, por exemplo. Em outros locais, como em restaurantes de serviço rápido ou de serviço completo, é comum o funcionário que trabalha um turno de 6 a 8 horas receber uma refeição gratuita ou ter a oportunidade de receber um desconto sobre o preço da refeição.

Está se tornando uma prática cada vez mais comum os empregadores oferecerem assistência aos empregados que estão estudando ou em treinamento. A assistência pode ser uma bolsa de estudos concedida com base no desempenho no trabalho. Essa assistência pode ser oferecida também em forma de um sistema de reembolso. Ao concluir com sucesso o curso, o funcionário recebe da empresa o reembolso do custo do curso ou treinamento. Esses tipos de programas geram fidelidade da parte do funcionário, podendo também ser a pedra fundamental de um programa destinado a desenvolver um grupo de funcionários internos apto a se desenvolver. "Os benefícios educacionais há muito são associados aos trabalhadores empregados em regime de tempo integral que desejam ascender na escala hierárquica de suas empresas por meio de uma formação de nível superior. Entretanto, ávidas por recrutar e reter funcionários, empresas locais como a Bill Miller Bar-B-Q estão fazendo investimentos mais consistentes em educação de

---

[*] N.R.C.: Nos Estados Unidos, estas diretrizes foram criadas pela Lei de Proteção dos Rendimentos de Aposentadoria dos Assalariados (*Employee Retirement Income Security Act*) de 1974. Já no Brasil, além da legislação específica da Previdência Social, a Lei complementar n. 09/2011 dispõe sobre o Regime de Previdência Complementar – que é oferecido pelas empresas de forma paralela à Previdência Social – e é secundada por várias resoluções emitidas pelo Conselho Nacional de Previdência Complementar.

nível superior e treinamento até mesmo para funcionários jovens que trabalham em regime de meio expediente."[8]

No setor de restaurantes, os horários de trabalho flexíveis não são oferecidos com a mesma facilidade que em outros tipos de empresas. Em geral, uma escala de trabalho flexível significa que a empresa permite que o empregado adapte o seu horário de trabalho às suas demais responsabilidades na vida. Isso pode incluir pessoas que trabalham em casa para poder cuidar dos filhos ou dos pais idosos. Essa, no entanto, não é uma situação realista para um restaurante. Realista é perguntar aos funcionários em que horários eles preferem trabalhar e levar isso em consideração ao elaborar uma escala de trabalho.

Programas de incentivo

Os programas de incentivo podem representar uma parte importante do pacote de remuneração ou simplesmente elevar o moral, dependendo do tipo de programa. Um **incentivo** é algo que estimula o funcionário a agir. O **programa de incentivos** é um programa que estimula os funcionários a alcançarem metas específicas estabelecidas pela empresa. O programa é baseado em recompensas oferecidas pela realização dessas metas. Esse tipo de programa normalmente faz parte de um pacote de remuneração gerencial (incluindo o *chef* e, possivelmente, o *sous chef* [subchefe] de cozinha). Em geral, o programa é estruturado em torno da realização do objetivo de preparar um prato específico e/ou alcançar uma meta de custo de mão de obra e/ou atingir um determinado nível de lucro para a empresa. A recompensa pela realização da meta estabelecida pode ser um bônus ou uma participação nos lucros. O nível de bonificação ou de participação nos lucros geralmente é escalado de acordo com o nível do funcionário. Por exemplo, o *chef* receberia mais do que o *sous chef*, mas menos do que o gerente geral. Essa prática pode ser extensiva também aos demais funcionários de atendimento e serviço. Quando um estabelecimento alcança uma meta específica, deve haver uma bonificação para todos os membros da equipe.

Outro tipo comum de programa de incentivos no setor de restaurantes é aquele baseado no volume de vendas. Um exemplo é a criação de uma recompensa para o garçom/garçonete que vender mais vinho ou sobremesas. Em geral, esses tipos de programas também visam à realização de metas. O incentivo tem por finalidade aumentar as vendas em geral, e objetiva também determinar as vendas de uma seção ou um item específico do cardápio. Essa pode ser uma excelente maneira de chamar a atenção do cliente para um novo item ou um item-padrão cujas vendas tenham caído.

Programas de assistência ao funcionário

Os programas de assistência ao funcionário são considerados um benefício, mas beneficiam tanto o empregado como o empregador*. Um **programa de assistência ao empregado** (*employee assistance program* – EAP, na sigla em inglês) consiste em ajudar os funcionários a lidarem com problemas pessoais que possam afetar adversamente o desempenho profissional, a saúde e o bem-estar do funcionário. Os EAP têm como foco principal questões como crises de natureza pessoal, que podem envolver situações como uma morte na família, abu-

---

* N.R.C.: Boa parte das grandes empresas norte-americanas oferece este benefício a seus funcionários e dependentes. No Brasil, este tipo de assistência costuma ser oferecido, principalmente, por grandes empresas multinacionais, nos moldes do modelo norte-americano.

so contra o empregado praticado por alguém de dentro ou de fora da empresa, ou dificuldades financeiras. A dependência química de drogas ou álcool também é um objetivo importante para os EAP. O EAP oferece aconselhamento de curto prazo e encaminha o funcionário para profissionais e órgãos especializados que lhes possam prestar assistência de longo prazo. O EAP faz parte da empresa, mas deve lidar confidencialmente com as questões. E por poder tratar dos problemas de forma sigilosa, o programa pode servir também como o chamado canal de denúncia a ser procurado em caso de necessidade. **Canal de denúncia** é quando um funcionário percebe a ocorrência de atividade imprópria ou perigosa que deve ser reportada, mas teme perder seu emprego por ser o informante.

O número de empresas que oferecem EAP está aumentando. Esses programas permitem que as empresas prestem assistência de longo prazo aos funcionários em tempos de dificuldades para que eles continuem a ser um ativo para a empresa.

Escala de trabalho

A elaboração da **escala de trabalho** consiste em definir o fluxo de funcionários para um estabelecimento durante um período específico, tomando por base a necessidade projetada de funcionários em determinado período. A escala de trabalho dos funcionários pode contribuir para os lucros ou perdas da empresa. A escalação de um número de funcionários além do necessário, no intuito de oferecer o nível desejado de serviço e produção durante um determinado período, aumenta desnecessariamente os custos de mão de obra.

A elaboração de uma escala de trabalho exige informações como as projeções de vendas e os padrões de produção. As **projeções de vendas** são baseadas nos históricos de vendas. O histórico de vendas é resultado do controle de vendas. Para elaborar uma escala de trabalho, as vendas anteriores no mesmo período ou em período similar do ano, mês, dia e até mesmo faixa de horário devem ser analisadas. Essas informações são consideradas juntamente com as previsões meteorológicas, o clima econômico na ocasião e quaisquer circunstâncias especiais.

Por exemplo, ao elaborar uma escala de trabalho para a semana de 23 a 29 de junho, o gestor analisou as vendas no mesmo período dos 3 anos anteriores. Pode ser analisado apenas um ano, mas a previsão das vendas para o ano seguinte naquele período específico será mais precisa se forem analisados vários anos. As vendas analisadas não se limitam a vendas em dólares. São levados em consideração também fatores como o número de clientes atendidos, o tipo de refeição servida e os horários do dia em que as vendas são realizadas. O gestor considera também que o volume total de vendas apresentou nos últimos 12 meses uma queda de aproximadamente 5% em relação ao ano anterior. Aparentemente, a tendência de queda das vendas será contrabalançada na semana que está sendo programada em virtude de um festival especial que está programado e deverá gerar um aumento temporário de 15% nas vendas. Todas essas informações permitem que o *chef* executivo ou a gerência façam uma estimativa embasada das vendas para o período em questão.

As vendas agora estão previstas, mas o número de funcionários necessário para cuidar desse nível de atividade ainda precisa ser definido. Essa questão é decidida com base nos padrões de produção e serviço do estabelecimento, conhecidos também simplesmente como **padrões de produção**. Esses padrões variam de acordo com o tipo de estabelecimento, mas a questão é sempre a mesma: quantos clientes um membro da equipe do salão consegue atender de acordo com o padrão de serviço determinado pelo restaurante? Quantos cozinheiros e outros membros da equipe de cozinha são necessários para produzir os produtos necessários com o nível de qualidade determinado pelo restaurante? Essas perguntas podem ser facilmente aplicadas a qualquer ramo de atividade. Por exemplo, quantos membros da equipe de limpeza são necessários para limpar o número projetado de quartos de um hotel com o nível de qualidade estabelecido?

As empresas utilizam vários métodos de programação em uma tentativa de controlar a qualidade e os custos. Um dos métodos mais comuns é denominado **vendas por homem/hora**. O método de vendas por homem/hora, quando aplicado a programação de trabalho, é o valor monetário das vendas que uma hora de trabalho deve gerar. Em geral, essa hora de trabalho é realizada por funcionários horistas, não por funcionários assalariados em cargos gerenciais. A empresa geralmente estabelece um padrão de vendas por homem/hora, por exemplo, programando no máximo 1 hora de trabalho para cada US$ 55 em vendas projetadas. De acordo com esse padrão, se as vendas projetadas para 1 dia forem de US$ 3.200, não poderão ser programadas mais de 58,18 horas de trabalho. O gestor, ou o gerente, deve determinar onde aplicar as horas disponíveis. A Figura 3.1 mostra um exemplo de programação baseada em vendas por homem/hora.

Resumo

Embora os detalhes abordados neste capítulo possam ser delegados a um departamento de recursos humanos em uma operação de maior porte, toda a equipe gerencial, incluindo o *chef* executivo, deve ser envolvida. A remuneração, os benefícios e a escala de trabalho são de fundamental importância para a continuidade das operações de qualquer empresa. No mundo de hoje, as margens de lucro geralmente são estreitas, o que aumenta ainda mais a importância do estudo, do planejamento e da execução nessa área. O objetivo consiste sempre em atrair e reter os melhores funcionários possíveis. A remuneração, os benefícios e a escala de trabalho desempenham um papel importante na consecução desse objetivo.

Escala de funcionários
Semana de 23 a 29 de junho

SPMH-53
Total de vendas projetadas US$ 26.129

	Seg-23	Ter-24	Qua-25	Qui-26	Sex-27	Sáb-28	Dom-29	Total por
X1Serv	10:30–13:30 17:30–21:30	X	09:30–13:30 17:30–21:30	X	10:30–13:30 17:30–21:30	X	10:30–13:30 17:30–21:30	29
X2Serv	X	09:30–13:30 17:30–21:30	X	10:30–13:30 17:30–21:30	X	10:30–13:30 17:30–21:30	X	22
X3Serv	17:30–21:30	X	17:30–21:30	X	17:30–21:30	X	17:30–21:30	16
X4Serv	10:30–13:30 17:30–21:30	X	10:30–14:00 17:30–21:30	X	10:30–13:30 17:30–21:30	X	10:30–13:30 17:30–21:30	28,5
X5Serv	X	17:30–21:30	X	17:30–21:30	X	17:30–21:30	X	12
X6Serv	17:30–21:30	17:30–21:30	17:30–21:30	17:30–21:30	17:30–21:30	X	17:30–21:30	24
X7Serv	09:30–14:30	X	X	21:30–02:30	21:30–02:30	21:30–02:30	21:30–02:30	25
X8Serv	X	10:30–14:00 17:30–21:30	X	10:30–13:30 17:30–21:30	X	10:30–13:30 17:30–21:30	X	21,5
X8Host	X	11:30–13:30 18:00–21:00	X	11:30–13:30 18:00–21:00	X	17:30–21:30	11:30–13:30 18:00–21:00	19
X9Host	11:30–13:30 18:00–21:00	X	11:30–13:30 18:00–21:00	X	11:30–13:30 18:00–21:00	11:30–13:30 18:00–21:00	X	20
X10LC	X	10:30–13:30 17:30–21:30	X	10:30–13:30 17:30–21:30	X	10:30–13:30 17:30–21:30	X	21
X11LC	18:00–02:00	X	X	18:00–02:00	18:00–02:00	18:00–02:00	18:00–02:00	40
X12LC	14:00–22:00	X	X	14:00–22:00	14:00–22:00	14:00–22:00	14:00–22:00	40
X13LC	10:00–15:00 18:30–21:30	06:00–14:00	06:00–14:00	X	X	10:00–15:00 18:30–21:30	10:00–15:00 18:30–21:30	40
X14LC	X	17:30–21:30	17:30–21:30	17:30–21:30	17:30–21:30	17:30–21:30	17:30–21:30	24
X15LC	X	14:00–22:00	14:00–22:00	10:00–15:00 18:30–21:30	10:00–15:00 18:30–21:30	X	X	30
X16DW	11:00–14:00 18:00–22:00	X	X	11:00–14:00 18:00–22:00	11:00–14:00 18:00–22:00	11:00–14:00 18:00–22:00	11:00–14:00 18:00–22:00	35
X17DW	18:00–22:00	11:00–14:00 18:00–22:00	11:00–14:00 18:00–22:00	X	X	18:00–22:00	18:00–22:00	26
X18DW	18:00–22:00	18:00–22:00	18:00–22:00	18:00–22:00	18:00–22:00	X	X	20
Total do dia	71	64,5	59,5	78	71	78	71	493
								493

Figura 3.1
Escala de funcionários.

Questões para revisão

1. Defina os seguintes termos-chave contidos neste capítulo:

a. Remuneração
b. Salário variável
c. Salário fixo
d. Valor da função
e. Fator remunerável
f. Método de categorização
g. Método de classificação
h. Método de pontuação
i. Estrutura de remuneração
j. Benefícios
k. Previdência Social
l. Medicare
m. Contributivo
n. Não contributivo
o. Protegido por lei
p. Incentivo
q. Programa de incentivos
r. Programa de Assistência ao Empregado
s. Canal de denúncia
t. Escala de trabalho
u. Projeções de vendas
v. Padrões de produção
w. Vendas por homem/hora

2. Discuta a relação entre remuneração e motivação.

3. Quais os passos para determinar o valor da função?

4. Cite três exemplos de programas de incentivos que podem ser utilizados em um restaurante.

5. Discuta o valor dos benefícios.

6. Quais as etapas envolvidas na elaboração de uma escala de trabalho?

7. O que é Previdência Social?

8. O que é Medicare?

9. Utilizando como modelo o exemplo fornecido na Figura 3.1, elabore uma escala de funcionários para 7 dias tomando por base um montante de vendas por homem/hora de US$ 38 e um montante total de vendas de US$ 30.134 para os 7 dias.

Notas

1. http://www.rocunited.org/research-resources/reports/roc-serving-while-sick/, (30 de setembro de 2010) Restaurant Opportunities Centers United.

2. http://www.dir.ca.gov/sip/sip.html, (2011) California Department of Industrial Relations.

3. http://www.policyalmanac.org/social_welfare/archive/unemployment_compensation.shtml, Almanac of Policy Issues.

4. http://www.bls.gov/news.release/ecec.nr0.htm, (09 de março de 2011) United States Department of Labor, Bureau of Labor Statistics.

5. http://wydoe.state.wy.us/lmi/0203/a2.htm, (2003) The Wyoming Department of Employment, Research & Planning.

6. John Scorza, "Benefits Can Boost Employee Loyalty," (01 de abril de 2011) http://www.shrm.org/hrdisciplines/benefits/Articles/Pages/Benefits_Loyalty.aspx, Society for Human Resource Management.

7. Ibid.

8. Lisa Y. Taylor, "Recipe for Retention," *San Antonio Business Journal*, 10 de outubro de 2004. http://www.enewsbuilder.net/peoplereport/e_article000326611.cfm?x=b11,0,w

Parte II

O mundo do treinamento e do desenvolvimento

Capítulo 4
Orientação

Capítulo 5
Treinamento e qualidade

Capítulo 6
Objetivos e planejamento do treinamento

Capítulo 7
Métodos de treinamento

Capítulo 8
Apresentação de treinamento

Capítulo 9
Avaliação de desempenho

Capítulo 10
Ambiente de trabalho

4 Orientação

Tópicos

- Introdução
- Orientação
- Socialização
- Duração do treinamento de orientação
- Condução do treinamento de orientação
- Acompanhamento e avaliação
- Resumo
- Questões para revisão
- Notas

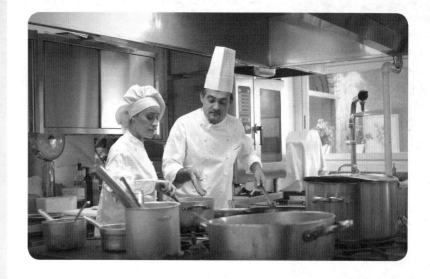

Objetivos

Ao concluir este capítulo, você deverá estar apto a:
1. Diferenciar programas de treinamento de indução e orientação.
2. Identificar os elementos e informações essenciais que fazem parte do treinamento de indução e orientação.
3. Descrever os métodos de condução de programas de indução e orientação e descrever como eles podem beneficiar a empresa de serviços de alimentação e o novo membro de equipe.
4. Descrever os tópicos para inclusão nos programas de treinamento de orientação para a equipe de cozinha.
5. Explicar o valor do acompanhamento e da avaliação do treinamento de indução e orientação.

Estudo de caso: Rock Hill Inn

Lisa estava extremamente satisfeita por ter sido contratada como aprendiz no prestigiado Rock Hill Inn. Ela achava que a conclusão bem-sucedida do treinamento de 3 anos iria lhe render oportunidades nos melhores restaurantes dos Estados Unidos. Lisa queria ser *chef* desde que começara a ajudar sua mãe na cozinha. Desde os 12 anos, um de seus maiores prazeres era preparar pratos para seus familiares e amigos. Agora, ela estava ansiosa por aprender a "maneira correta" de fazer comida.

No seu primeiro dia, Lisa se apresentou ao *chef* executivo Lang às 8h, o qual imediatamente a encaminhou para o departamento de recursos humanos para preencher a documentação. Depois de concluir o processo burocrático necessário, um dos funcionários do departamento de RH resumiu rapidamente o pacote de benefícios. Ela recebeu também um exemplar do manual do funcionário e foi instruída a ler cuidadosamente o material para se familiarizar com as diversas políticas da empresa. Após assinar um formulário atestando ter recebido uma cópia do manual, Lisa foi instruída a se apresentar ao *chef* Lang. Eram 9h30.

O *chef* Lang explicou a Lisa que, como aprendiz, ela iria se revezar entre diversas áreas da cozinha e receber treinamento de praticamente todos os cozinheiros e *chefs*. Ele lhe entregou um manual e um diário de treinamento, orientando-a no sentido de que ela se familiarizasse com o manual e perguntasse ao seu primeiro *chef* de setor como manter um controle de seu treinamento no diário. Ele disse que fazia uma verificação semanal do diário de cada aprendiz. Lang explicou que a primeira tarefa de Lisa seria a cozinha de banquetes, por ser um excelente lugar onde ela poderia aprender e aprimorar suas habilidades básicas. Ele disse que a previsão era de que ela ficasse de 6 a 8 semanas na cozinha de banquetes e que, às segundas-feiras, ele costumava reunir todos os aprendizes (12 ao todo) para discutir como o treinamento estava transcorrendo e quaisquer preocupações que eles pudessem ter.

Lang acompanhou Lisa até a cozinha de banquetes, onde a apresentou ao *chef* de banquetes, Hank. Eram 10h15. Quando o *chef* Lang saiu, Hank disse a Lisa que estava extremamente ocupado e conversaria com ela mais tarde. Ele a apresentou a dois outros aprendizes, Jim e Gale, que se preparavam para o banquete daquela noite. Hank pediu que os aprendizes dessem alguma incumbência a Lisa e disse a Lisa que falaria com ela quando as coisas se acalmassem. Lisa notou que, enquanto Hank se afastava, Jim e Gale se entreolharam como se dissessem "até parece!".

Gale disse a Lisa que ela poderia começar descascando e cortando em cubinhos 22 kg de cebola. Ela mostrou a Lisa onde ficavam as tábuas de corte e onde trabalhar. Afastando-se, Gale disse a Lisa: "bem-vinda ao pelotão dos soldados rasos". Mais tarde, quando Lisa já havia cortado a metade das cebolas, Jim lhe disse que as cebolas agora precisavam ser cortadas em fatias bem fininhas, não em cubinhos, e que ela tinha de começar tudo novamente.

Jim pediu a Lisa que colocasse a cebola em cubos nos recipientes, os quais deveriam ser etiquetados e acondicionados na câmara fria "porque alguém iria utilizá-los para alguma finalidade". Eram 11h30. Ele lhe disse também que, antes de ela começar a cortar as cebolas novamente, eles iriam fazer uma pausa para o almoço no refeitório dos funcionários. Durante o almoço, Gale e Jim falaram para Lisa tudo sobre o que significava ser um aprendiz ou, como eles chamavam, um "soldado raso" no Rock Hill Inn. Lisa perguntou há quanto tempo eles estavam lá, e ambos disseram "4 meses". Ela perguntou por que eles ainda estavam na cozinha de banquetes, quando o *chef* Lang lhe havia dito que ela ficaria lá de 4 a 8 semanas apenas. Jim e Gale disseram que o cronograma de treinamento raramente era seguido e que o *chef* Lang nunca havia verificado o diário de treinamento deles. Lisa perguntou se o cronograma e os diários eram discutidos nas reuniões de segunda-feira, e eles disseram que há 3 meses não havia reunião às segundas-feiras. Jim e Gale deixaram claro para a nova aprendiz que eles estavam cogitando deixar o Inn assim que conseguissem outro cargo, por acharem que não estavam aprendendo nada. Eles disseram que só faziam cortar e picar ingredientes e varrer e esfregar o chão.

Após o almoço, Lisa começou a descascar e fatiar as cebolas. Eram 12h15. Ao terminar, Lisa limpou a área em que estivera trabalhando. Jim então lhe pediu que limpasse as dispensas e as câmaras frias da cozinha de banquetes. Às 17h30, Hank chegou e disse a Lisa que ela estava dispensada e que ele falaria com ela às 7h30 no dia seguinte, iria lhe entregar uma programação de trabalho e discutiria com ela suas atribuições. Ele lhe perguntou o que ela achava de fazer parte da equipe do Rock Hill Inn, e ela disse: "Legal, eu acho". Hank disse a Lisa que era bom ela demonstrar uma atitude mais entusiasmada e positiva, sob pena de não durar muito no Inn.

Com base no que você aprendeu nos capítulos anteriores e no conteúdo deste capítulo, responda às seguintes perguntas:

- Qual a razão geral para a suposta falta de entusiasmo e atitude positiva de Lisa?
- Quais as causas básicas para a suposta falta de entusiasmo e atitude positiva de Lisa?
- Qual o papel da liderança e supervisão/gerência na suposta falta de entusiasmo e atitude positiva de Lisa?
- Que medidas específicas poderiam ter sido tomadas para evitar a suposta falta de entusiasmo e atitude positiva de Lisa?
- O que, especificamente, o Rock Hill Inn poderia fazer para evitar que a suposta falta de entusiasmo e atitude positiva de Lisa fosse reproduzida por futuros aprendizes?

Introdução

As primeiras impressões de um novo membro da equipe em relação à sua função podem fazer toda a diferença. A orientação é a base para atitudes que podem perdurar pelo tempo que esse funcionário permanecer na empresa. A orientação descreve os tipos de treinamento ministrados a um novo membro da equipe de cozinha, fornecendo informações sobre a função e as condições de trabalho, bem como abrangendo as principais atividades e atribuições em que o novo membro da equipe será envolvido. A orientação esclarece a área de treinamento em que o novo participante receberá instrução e os níveis de desempenho esperados. Além disso, a orientação envolve a socialização, que inclui a cultura, a missão e a filosofia da empresa. A socialização é apenas uma parte da orientação, mas uma parte muito distinta que também oferece um plano sistemático para a realização desses objetivos. Ao oferecer um programa de orientação, o *chef* executivo comunica aos novos funcionários as expectativas em relação a eles e o papel de suas funções na operação como um todo, o que ajuda os funcionários a se adaptarem mais rapidamente às suas funções, serem mais produtivos e se sentirem mais satisfeitos, além de perceberem que a chefia se preocupa com eles. Vale lembrar também que a maneira como os funcionários tratam os clientes quase sempre reflete a forma como eles são tratados pela gerência.[1]

Orientação

A **orientação** é um método sistemático destinado a promover a familiarização do novo membro da equipe com todos os aspectos da nova função. A orientação pode ser definida como uma sessão informativa e introdutória bilateral, conduzida pelo empregador com o intuito de instruir e estimular todos os participantes.[2] Sua finalidade é fazer com que o novo membro da equipe se torne um colaborador efetivo da equipe de cozinha no tempo mais curto possível.

Os novos membros da equipe recebem orientação de seus colegas de equipe e da empresa. A orientação recebida dos colegas de equipe normalmente não é planejada nem oficial, e em geral presta informações distorcidas e imprecisas ao novo membro da equipe. Daí uma das razões para a orientação oficial oferecida pela empresa de negócios alimentícios ser tão importante. Um programa de orientação eficaz produz um impacto imediato e duradouro no novo membro da equipe e pode fazer a diferença entre o sucesso ou o fracasso do indivíduo. Estudos realizados identificaram uma forte correlação entre a satisfação do cliente e a maneira como o funcionário vê a qualidade do serviço. Quando os funcionários têm uma visão favorável das políticas de recursos humanos de uma empresa, os clientes tendem a ver de forma igualmente favorável a qualidade do serviço que eles recebem.[3]

Cabe basicamente ao *chef* executivo conduzir o treinamento de indução e orientação. Cada novo membro de equipe traz para o ambiente de trabalho o seu conjunto de valores. Os valores e atitudes do novo funcionário podem ser bastante diferentes daqueles do supervisor e de outros funcionários. O perfil do novo funcionário terá algum efeito na maneira como essa pessoa se relaciona com o supervisor e com a nova função.[4] Em vista disso, o treinamento de orientação deve ser preparado com a mesma atenção aos detalhes que qualquer outro programa de treinamento. Esse pode ser um dos melhores e mais completos investimentos em treinamento que a empresa pode fazer.

A maior proporção de rotatividade (*turnover*) de funcionários ocorre nos primeiros 30 dias. Isso se deve, em grande parte, à precariedade ou inexistência do treinamento de orientação. O **retorno sobre o investimento** resultante de uma abordagem planejada à questão da orientação pode assumir muitas formas, como mostra a Figura 4.1. O tipo de estabelecimento em que a cozinha está localizada afeta quem ministra o treinamento e o formato do treinamento propriamente dito. Independentemente do tipo ou do porte da operação, o treinamento de orientação é fundamental para o sucesso do funcionário e a redução da taxa de rotatividade.

Em um restaurante ou hotel de grande porte, o treinamento pode ser realizado em um ambiente formal e é altamente estruturado. O número de membros de equipe a serem orientados em relação às operações da empresa, do estabelecimento e de seus departamentos específicos é grande. A consistência do programa é baseada no material elaborado especificamente para esse fim, sobretudo em nível de empresa e estabelecimento. A parte inicial do programa pode ser conduzida pelo departamento de recursos humanos e abranger informações sobre a empresa e o estabelecimento para todos os novos membros da equipe. A orientação dos novos integrantes da equipe dos diversos departamentos seria conduzida nesses próprios departamentos, incluindo a cozinha. A orientação dos novos membros da equipe de cozinha seria conduzida pelo *chef* executivo após a orientação geral. No caso de unidades pertencentes a redes de estabelecimentos, deve existir um material de orientação padronizado para cada departamento. Na falta de material disponível, o material do treinamento seria elaborado pelo *chef* executivo em conjunto com o departamento de recursos humanos. Em estabelecimentos maiores, a sessão de orientação completa geralmente tem a duração de meio dia a 1 dia inteiro.

Os primeiros 3 dias do novo membro da equipe no trabalho são fundamentais e terão um efeito definitivo em seu desempenho futuro. O primeiro dia é uma oportunidade para que se estabeleça um tom positivo, o que pode evitar eventuais problemas que possam ocorrer mais tarde.[5]

Figura 4.1
Retorno sobre o investimento da orientação planejada.

- Os novos membros da equipe recebem informações que lhes permitam seu rápido enquadramento na equipe de cozinha.
- O novo membro da equipe está trabalhando produtivamente desde o primeiro dia.
- O novo membro da equipe recebe atribuições e é informado dos padrões de qualidade exigidos.
- O novo membro da equipe tende a se sentir acolhido e, consequentemente, motivado.
- O novo membro da equipe tende a demonstrar autoconfiança e fidelidade.
- O terreno está preparado para treinamentos futuros.
- As expectativas em relação ao desempenho funcional são alcançadas.

Em estabelecimentos menores, nos quais não há uma pessoa na empresa responsável pelo setor de recursos humanos, o treinamento de orientação geralmente é conduzido pelo *chef* executivo com o suporte do gerente geral. O material do treinamento também é desenvolvido pelo *chef* executivo com dados e informações fornecidos pelo gerente geral. No estabelecimento de menor porte, a condução da sessão representa um desafio porque, em geral, a necessidade do novo membro da equipe na área de produção é imediata. Essa necessidade deve ser reconhecida como uma realidade da operação. O *chef* executivo que tem como objetivo a qualidade não permite que a orientação seja negligenciada em razão da necessidade. Em se tratando de treinamento de orientação, o retorno sobre o investimento é extremamente alto, e o seu impacto na qualidade futura é absolutamente líquido e certo para ser descartado em razão dos desafios impostos pela exiguidade de tempo. Em um estabelecimento pequeno, o que caracteriza um *chef* executivo excelente é a programação do tempo e a realização de treinamento de orientação para todos os novos membros de equipe. A Figura 4.2 oferece algumas sugestões para a condução de treinamentos de orientação em operações de menor porte desafiadas pela falta de tempo.

Os tópicos apresentados no plano de treinamento devem ser baseados nas necessidades da empresa e do novo membro da equipe. Em geral, a empresa de serviços de alimentação está preocupada em atender às necessidades de seus clientes, contabilizar lucros, satisfazer às necessidades dos membros da equipe e ser socialmente responsável. Os novos membros da equipe, por outro lado, geralmente estão mais interessados na remuneração, nos benefícios, nos termos e nas condições específicas de emprego. Um bom equilíbrio entre a empresa e as necessidades dos novos membros da equipe é essencial para o sucesso do programa de orientação.

Devem ser providenciadas visitas de familiarização às instalações dos serviços de alimentação. Além disso, devem ser preparados *kits* completos de orientação para todos os novos membros de equipe contendo o tipo de informação ilustrado na Figura 4.3.

O *chef* executivo pode querer concluir a explicação das políticas e procedimentos contidos no manual de orientação revendo os pontos mais importantes. Além disso, os formulários que o novo membro da equipe precisará preencher devem ser ressaltados no decorrer da sessão de orientação. *Tranquilize os novos funcionários. Diga-lhes que você tem certeza de que eles são capazes de desempenhar a função e que eles terão todo o apoio necessário por parte da equipe.*

Muitas empresas de serviços de alimentação exigem que os membros da equipe preencham um questionário sobre o manual de políticas da empresa. O questionário não recebe nota, mas é conferido. Outras exigem aprovação em um teste sobre políticas de segurança e higiene, emergências, manuseio de materiais perigosos

Figura 4.2
Orientação e o pequeno estabelecimento.

- Programe o tempo da orientação como parte do primeiro dia e da primeira semana do novo membro da equipe.
- Priorize as informações da orientação em três a quatro níveis e distribua-as por sessões de orientação mais curtas ao longo da primeira semana do novo membro da equipe.
- Crie material de orientação que possa ser utilizado repetidas vezes.
- Elabore um manual com as informações básicas que uma equipe de cozinha precisa ter e exija que o novo membro da equipe leia o manual antes de se apresentar para trabalhar no primeiro dia.

Figura 4.3
Conteúdo do *kit* de orientação

- Mapa das instalações da empresa de serviços de alimentação.
- Organograma.
- Manual de políticas e procedimentos da empresa, normalmente com informações e orientação sobre os seguintes tópicos:
  - Procedimentos de segurança e higiene.
  - Políticas sobre uniformes, código de vestuário e aparência pessoal.
  - Políticas sindicais (se for o caso).
  - Procedimentos de folha de pagamento.
  - Políticas sobre férias e feriados públicos e religiosos.
  - Seguro de saúde em grupo.
  - Políticas sobre refeições e intervalos.
  - Plano de pensão/poupança.
  - Frequência e horários de trabalho.
  - Programas de incentivos.
  - Avaliações de desempenho.
  - Procedimentos de emergência.
  - Política de promoção.
  - Política sobre assédio.
  - Programas de assistência ao empregado.
  - Autoridade do departamento de segurança.
  - Regras e ações disciplinares.
  - Principais telefones de contato.
  - Programas de treinamento.

e assédio. Esse procedimento indica se o manual contém partes que não estejam claras e necessitem de uma explicação mais detalhada. O manual de políticas contém as políticas aplicáveis a tópicos como férias, feriados, licença por motivo de doença, absenteísmo, atrasos, exames de saúde, acidentes, segurança, normas para uso do estacionamento, ações disciplinares, procedimentos de queixa, seguro de saúde e em grupo, e outras políticas e benefícios.

Socialização

A **socialização** subentende a absorção de um novo membro de equipe na cultura da empresa e tem foco deliberadamente distinto da orientação. A orientação tende a ser voltada para o processo, enquanto a socialização é mais focada na cultura e na atitude. Um treinamento que vise à socialização abrange questões como foco na satisfação das necessidades do cliente, filosofia da empresa, foco da equipe, declaração de missão, cultura corporativa, compromisso com as metas, conceitos de *empowerment* e atitudes das pessoas em relação a esses objetivos. A socialização não precisa tratar de detalhes específicos da função, uma vez que a sua finalidade é despertar sentimentos e gerar compromisso. O *chef* executivo encarregado de conduzir a socialização deve transmitir a filosofia da empresa juntamente com uma sensação de segurança, consideração e paz de espírito, falando em termos gerais sobre benefícios, programas de reconhecimento e políticas salariais. Os novos membros da equipe querem fazer parte de uma empresa bem-sucedida.

A socialização começa no primeiro dia em que o membro da equipe inicia na nova função. Ocorre formalmente por meio de treinamento e informalmente à medida que o novo membro de equipe mergulha no ambiente do local de trabalho.

CONVERSA COM O CHEF
O meu primeiro dia

Jamais me esquecerei do meu primeiro dia na cozinha. Como *chef* aprendiz jovem e inocente cheio de expectativas em relação ao meu futuro profissional na gastronomia, munido de meus novos uniformes de *chef* e de meu escasso jogo de facas profissionais, iniciei a minha "orientação" para a profissão de *chef*, que adoro até hoje. Entretanto, o meu primeiro dia na função de *chef* aprendiz no Jury's Hotel, em Dublin, na Irlanda, pode ter sido qualquer coisa, menos uma experiência agradável. Até então, eu nunca tinha ouvido falar em sessões de treinamento de indução e orientação. Aliás, a única informação que eu recebi foi uma lista de atribuições em que eu aparecia sob a designação de a "nova pessoa". Ninguém havia se dado ao trabalho de, sequer, saber qual era o meu nome. Lembro-me de que a lista era uma escala de 11 dias distribuídos ao longo de 2 semanas. Era dividido em dias de jornada mais longa e dias de jornada mais curta, com uma folga no segundo domingo e uma folga em dias úteis a cada semana. Nos dias mais longos começava às 9h, parava às 15h, retornava às 18h e ia até às 22h30. As jornadas mais curtas iam das 9h às 18h.

No meu primeiro dia, eu me dirigi ao escritório para apanhar um cartão de ponto e, em seguida, fui encaminhado ao vestiário masculino. Após considerável esforço, finalmente encontrei o recinto. Quando cheguei lá, não havia nenhum armário disponível em que eu pudesse guardar minhas roupas depois de vestir meu uniforme de *chef*. Eu me dirigi ao *chef* e me apresentei. Ele mal reconheceu a minha presença e, com um grunhido, fez um gesto de mão para que eu me dirigisse ao *sous chef* (subchefe), que, por sua vez, me designou para o setor de *garde manger*. O método de indução e orientação do *chef garde manger* consistia em atribuir apelidos e expor-se constantemente ao ridículo. Ao final de meu primeiro turno naquele dia, retornei ao vestiário e constatei que minhas roupas haviam desaparecido. Tive que pedalar de volta para casa trajando meu uniforme de *chef* naquela tarde. Meus pais ficaram furiosos. Eles queriam que eu ficasse em casa e procurasse arranjar outra profissão. De qualquer modo, eu voltei para o hotel naquela noite. A orientação era ministrada pelo método "salve-se quem puder" pelos outros *chefs* aprendizes. Esse provavelmente era o pior tipo de orientação que alguém poderia receber. Como resultado desse primeiro dia, passei a adotar atitudes em relação à empresa que levaram tempo para se dissipar. Se a sessão de indução e orientação tivesse sido ministrada de maneira planejada e sequencial, eu sei que teria sido um funcionário muito mais produtivo. Desde então, eu me pergunto quantos possíveis "*escoffiers*" perderam o interesse simplesmente por terem tido um mau, ou nenhum, treinamento inicial de orientação.

– Noel C. Cullen
Ed.D. (Doctorate of Education), CMC (Certified Master Chef), AAC
(American Academy of Chefs)

Embora as políticas escritas relativas a essas questões estejam contidas em um *kit* de orientação, a maior parte do treinamento de indução é conduzida pela equipe. Não se trata apenas de uma série de lemas, mas de uma lógica calculada vivida diariamente por cada membro da equipe. A socialização pode começar com o treinamento, mas amadurece com o tempo e a experiência. Quando um funcionário deixa a empresa, ocorrem despesas desnecessárias de seleção e recrutamento, e o serviço oferecido aos clientes provavelmente cai. Funcionários possivelmente competentes podem "perder o interesse" em decorrência de uma orientação inadequada e de um mau treinamento.[6]

Quando implementada de forma hábil e correta, a socialização resulta em um membro de equipe comprometido, munido das expectativas da missão da empresa.

Duração do treinamento de orientação

É impossível os membros da equipe absorverem em uma única e longa sessão todas as informações contidas no programa de orientação da empresa. Devem ser ministradas **sessões curtas,** com duração de até duas horas, distribuídas ao longo de vários dias, o que aumenta a probabilidade de o novo membro da equipe compreender e reter as informações apresentadas. Em geral, quando chegam à cozinha, os novos membros da equipe recebem um manual de procedimentos do departamento e recebem instruções para que leiam o material e façam quaisquer perguntas que possam ter. As orientações em relação às tarefas e à praça, propriamente dita, devem ser bem planejadas e conduzidas pelo *chef* executivo por meio da condução adequada dos cardápios e receitas.

É importante apresentar o novo membro da equipe aos demais integrantes da equipe de cozinha no primeiro dia. Durante essas apresentações, a função e o cargo de cada membro devem ser revelados, devendo também ser dada uma explicação de como cada um se encaixa no departamento. Deve ser dito aos funcionários tudo sobre os objetivos e visões da empresa e o papel deles.[7]

Esse treinamento, como qualquer outro, envolve tempo: tanto do novo membro da equipe como do *chef* executivo. O treinamento de orientação, no entanto, é um excelente investimento de tempo que pode contribuir para a integração efetiva do novo membro da equipe e estabelecer a base para uma longa associação com a empresa.

Condução do treinamento de orientação

Se o *chef* executivo não se comunicar e ministrar o programa de orientação, outros membros da equipe irão fazê-lo. Provavelmente esse não é o tipo de orientação que você deseja que o novo funcionário receba. Uma orientação sem planejamento pode ser prejudicial. Os membros da equipe existente podem pintar um quadro desfavorável e falso da operação da cozinha. A maioria das pessoas tem tendência a ouvir e a se relacionar com aqueles que parecem estar no mesmo nível que elas, não com a chefia. Portanto, é importante que as primeiras impressões em relação à empresa sejam formadas pelo *chef* executivo dentro do contexto de situações reais de trabalho.

Os novos membros da equipe chegam com certo grau de ansiedade. Eles se sentem inseguros em relação à sua capacidade de exercer a função e se enquadrar

---

CONVERSA COM O CHEF
Indução pelo fogo

Como um menino do campo com pouco contato com o ambiente gastronômico europeu, eu era um perfeito candidato às cerimônias de indução que, como mais tarde descobri, aconteciam em quase toda cozinha. Na primeira noite na praça de pratos quentes, enquanto arrumava as guarnições para o autointitulado "rei dos grelhados", fiquei sem travessas ovais, que eram as únicas apropriadas para acomodar as obras-primas do "mestre" que vinham pelando lá de dentro.

Depois de eu ser devidamente repreendido por deixar que o estoque de travessas se esgotasse, mandaram que eu fosse rapidamente buscar algumas travessas no guarda-louça. Ao entrar no recinto, verifiquei que não havia travessas ovais. Com os gritos do *chef* de grelhados se intensificando, voltei correndo para lhe informar a situação. Ele me lançou um olhar fulminante e me disse que fosse buscar um "esticador de pratos" no almoxarifado. Sem pensar, corri até o almoxarifado e me

dirigi para um armário, abrindo-o e vasculhando-o sem saber, sequer, o que estava procurando. De repente, a minha ficha caiu. Esticador de pratos! Dei meia-volta e saí do almoxarifado sob as gargalhadas e gritos daqueles que haviam testemunhado o que eu havia acabado de fazer. A partir daquele momento, eu fui adotado pela brigada de cozinha e deixei de me sentir um "estranho no ninho". Bem ou mal, esse método de cruzar o portão e ingressar no círculo interno da aceitação continua existindo ainda hoje. No mundo repressor e altamente técnico das artes culinárias, o humor e a aceitação caminham de mãos dadas. Rir juntos, trabalhar juntos e depender uns dos outros é uma necessidade. Trata-se de uma equipe. E, pela comida servida, fica sempre aparente se existe uma equipe na cozinha.

– Keith Keogh
CEC (Certified Executive Chef), AAC (American Academy of Chefs), Magic Seasonings Blends, Inc., New Orleans, LA

na equipe. O tipo de ambiente de trabalho positivo criado pelo *chef* executivo pode reduzir essas ansiedades e aumentar a sensação de valor e acolhimento nos novos membros da equipe. É muito melhor investir em treinamento nessa fase porque permite que os membros da equipe se tornem produtivos em menos tempo.

Na comunicação, deve ser adotado um estilo aberto. Fale com o membro da equipe de maneira a deixar claro que "selecionamos mutuamente um ao outro". Fale de forma clara e direta como de um ser humano para outro. Forneça quaisquer informações básicas de que ele possa necessitar. Explique quaisquer termos técnicos e evite usar o jargão da cozinha. Informação demais é tão prejudicial quanto informação de menos. Forneça informações em partes gerenciáveis. Sem deixar isso óbvio, faça qualquer coisa que possa facilitar a assimilação do membro da equipe. Na medida do possível, faça perguntas abertas. Ouvir o novo membro da equipe durante a sessão de orientação é importante, não apenas pelo que possa ser transmitido, mas por significar muito para ele. Nessa fase, a intenção é comunicar, não intimidar. Evite falar em tom de superioridade, a partir de uma posição de poder. Demonstre respeito pela pessoa. Um pouco de consciência e gentileza genuína ajudam muito. Desenvolva um programa de orientação que não apenas transmita as regras, mas que também enfatize um "espírito de hospitalidade".[8]

A **percepção** desempenha um papel importante na comunicação durante uma sessão de orientação, podendo ajudar imensamente, mas também arrasar o mais sincero esforço de obter uma comunicação eficaz. O fato é que as pessoas geralmente ouvem apenas o que querem ouvir. Sabendo disso, o *chef* executivo deve continuar tentando até receber o *feedback* correto. O aspecto negativo, nesse caso, é que isso pode levar o novo membro da equipe a adotar uma atitude defensiva e acabar prejudicando o processo de comunicação. Os problemas de percepção quase sempre são causados por diferenças de perfis étnicos e culturais, níveis de escolaridade diferentes e dificuldades com a linguagem específica utilizada. O perfil cultural das pessoas exerce forte influência no processo de comunicação, que inclui a comunicação verbal e não verbal. O investimento de tempo na tarefa de iniciar o novo membro da equipe no caminho correto facilitará a missão do *chef* executivo.

Acompanhamento e avaliação

A **avaliação formal e sistemática** do programa de treinamento de orientação é essencial. Os novos membros da equipe devem receber um conjunto de planos de contingência e contatos, caso necessitem de esclarecimentos mais detalhados ou assistência para garantir a sua criteriosa indução e orientação para ingresso na empresa de serviços de alimentação. O *chef* executivo deve verificar regularmente como os membros da equipe estão se saindo e responder a quaisquer perguntas que eles possam ter após a fase inicial de indução e orientação. Deve ser feito um acompanhamento formal programado um mês depois que os novos membros ingressarem na equipe de cozinha. O plano do treinamento de orientação deve ser revisto pelo menos uma vez por ano. Essa avaliação formal tem por finalidade determinar se o plano está atendendo às necessidades da empresa e dos novos membros de equipe. A avaliação é fundamental para melhorar o programa existente.

O *feedback* fornecido pelos novos membros da equipe é um dos métodos de avaliação do programa de indução e orientação e pode ser feito solicitando-se aos novos integrantes da equipe que preencham questionários sem identificação ou conduzindo-se entrevistas detalhadas. Esse tipo de *feedback* permite que o *chef* executivo e a empresa façam adaptações e alterações necessárias no programa. O desenvolvimento e a implementação dos programas de treinamento de indução e orientação para novos membros de equipe são prioritários; uma vez concluídas estas fases, podem ser iniciados outros aspectos do treinamento. O primeiro dia no exercício da função é uma oportunidade para o *chef* executivo e a empresa de serviços de alimentação criarem um clima positivo e, desse modo, evitar eventuais problemas que possam ocorrer mais tarde. A maneira como um novo membro da equipe de cozinha é tratado durante o período de orientação transmite a impressão de que o *chef* executivo e a empresa possuem um programa de orientação bem planejado e bem executado.

Resumo

Os programas de orientação são vitais para a absorção dos novos membros de equipe na filosofia da empresa de serviços de alimentação, além de proporcionar um claro entendimento das funções dos membros da equipe e dos níveis e padrões de desempenho esperados.

A socialização é uma parte distinta da orientação e abrange questões como cultura corporativa, filosofia e missão da empresa, foco na satisfação das necessidades do cliente, conceitos de *empowerment* individual e atitudes esperadas da parte dos membros de equipe. Enfim, a socialização é conduzida por toda a equipe e ocorre sob a égide da orientação. O plano do treinamento de orientação tem por finalidade orientar o novo membro da equipe de forma sistemática e sequencial para a função, a cozinha e os demais integrantes da equipe. Essa abordagem permite que ele passe a contribuir efetivamente para a empresa no menor tempo possível. Os primeiros 30 dias do novo membro da equipe no exercício da função são cruciais. É nesse período que mais há rotatividade de funcionários, que se deve, em grande parte, a um mau treinamento de orientação.

O treinamento de orientação deve incluir um *kit* de informações que permita o correto enquadramento dos novos membros da equipe na empresa de serviços de alimentação. Cabe ao *chef* executivo garantir que o novo membro esteja munido das informações necessárias para compreender as regras e procedimentos. O treinamento de orientação deve ser ministrado de forma planejada durante um determinado período de tempo, não em uma única – e longa – sessão. Deve ser planejado um acompanhamento formal e sistemático. Se o *chef* executivo não conduzir a orientação dos novos membros da equipe, outras pessoas o farão. A orientação não planejada, incluindo a socialização, normalmente leva o novo integrante da equipe a ter uma visão negativa da nova função, da empresa e do *chef* executivo.

O estilo de comunicação do *chef* executivo durante a orientação deve ser aberto e ter por objetivos eliminar a ansiedade e despertar sentimentos de segurança em relação ao novo membro da equipe. As sessões do treinamento de orientação devem incluir tópicos como funções do departamento de cozinha, atribuições e responsabilidades dos membros da equipe, remuneração e benefícios, regras e procedimentos da empresa e visita de familiarização a todas as instalações da empresa.

Uma avaliação formal do programa de treinamento de orientação deve ser feita anualmente no intuito de garantir a satisfação das necessidades e exigências da empresa e de seus futuros funcionários. Depois de pelo menos 1 mês de orientação inicial, deve haver um acompanhamento sistemático para verificar o grau de familiaridade dos novos membros da equipe com seus novos cargos.

Questões para revisão

1. Defina os seguintes termos-chave:
   a. Orientação
   b. Socialização
   c. Retorno sobre o investimento
   d. Sessões curtas
   e. Percepção
   f. Avaliação formal e sistemática
   g. *Feedback*

2. Discuta a diferença entre orientação geral e socialização.

3. Por que um programa de treinamento de orientação é importante?

4. Por que a maior proporção de rotatividade dos membros de equipe na cozinha ocorre nos primeiros 30 dias?

5. Quais os dez itens essenciais que devem fazer parte de um pacote de orientação para novos membros da equipe de cozinha?

6. Quais as vantagens de receber *feedback* sobre um programa de treinamento de orientação?

7. Quais os efeitos da socialização e da orientação não planejadas em relação aos novos membros da equipe de cozinha?

8. Quanto tempo depois da orientação inicial deve haver um acompanhamento sistemático?

Notas

1. Karen Eich Drummond, *The Restaurant Training Program* (New York: John Wiley, 1992), 1.

2. Vincent H. Eade, *Human Resources Management in the Hospitality Industry* (Scottsdale, AZ: Garsuch Sciarisbrick, 1993), 173.

3. Cliff Barbee and Valerie Bott, "Customer Treatment as a Mirror of Employee Treatment," *Advanced Management Journal*, primavera de 1991, 31.

4. Anna Katherine Jernigan, *The Effective Food Service Supervisor* (Rockville, MD: Aspen Publications, 1989).

5. Marion E. Haynes, *Stepping up to Supervisor* (Los Altos, CA: Crisp Publications, 1990), 76.

6. Herman Zaccarelli, *Training Managers to Train* (Los Altos, CA: Crisp Publications, 1988), 56.

7. Jeff Weinstein, "Personnel Success," *Restaurants & Institutions*, dezembro de 1992, 113.

8. John J. Hogan, "Turnover and What To Do About It," *Cornell HRA Quarterly*, fevereiro de 1992, 41.

Treinamento e qualidade 5

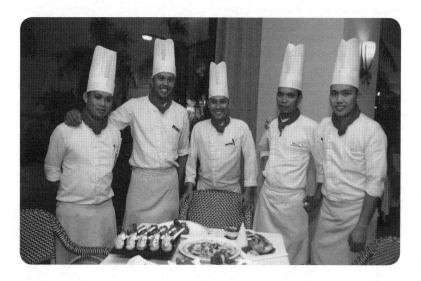

Tópicos
- Introdução
- Treinamento é um investimento
- Uma abordagem sistêmica de treinamento
- Tipos de treinamento
- Como as pessoas aprendem
- Aprendizado adulto
- Obstáculos ao aprendizado
- Considerações finais
- Resumo
- Questões para revisão
- Notas

Objetivos

Ao concluir este capítulo, você deverá estar apto a:

1. Estabelecer a conexão entre treinamento e qualidade.
2. Descrever a contribuição do treinamento para a saúde e o bem-estar da empresa em longo prazo.
3. Descrever uma abordagem sistêmica de treinamento e explicar como o treinamento interage com os objetivos da qualidade da empresa de serviços de alimentação.
4. Definir os tipos de modelos de treinamento e suas vantagens e desvantagens, bem como descrever as situações adequadas para cada método.
5. Citar as principais categorias de aprendizado e explicar como elas influenciam a taxa de aprendizado.
6. Compreender o conceito de andragogia e descrever os desafios enfrentados pelo *chef* executivo nesta área.
7. Identificar os fatores inibidores do aprendizado.

Estudo de caso: Juniper Crest Country Club

O Juniper Crest Country Club está localizado em uma cidade de 35.000 habitantes. A Metro Oil, maior empresa da cidade, domina a economia local e o bem-estar econômico do clube. A Metro Oil é uma das maiores empresas petrolíferas do mundo, e o Juniper Crest abriga a sede internacional da empresa. A Metro Oil é generosa em seu apoio ao Juniper Crest Country Club, porque o "clube" é o único lugar na cidade onde eles podem receber "adequadamente" pessoas do mundo inteiro que visitam a empresa todos os dias. A razão para o grande quadro de associados é o número de pessoas que se associam em virtude de sua posição na Metro Oil.

Os executivos da Metro Oil, todos associados e muitos dos quais pertencentes ao Conselho Executivo do Clube, começaram a expressar sua insatisfação com a comida servida no clube. Esses indivíduos, assim como a maioria dos sócios, viajam regularmente pelo país e pelo mundo a serviço da Metro Oil. Por meio de suas viagens, eles têm contato com muitas cozinhas e tendências gastronômicas. Eles têm um paladar apurado e apreciam a variedade e as mudanças que vivenciam em viagem. Essa condição impõe um constante desafio à direção do clube. Há muitos anos, o clube mantém uma reputação por sua comida bem elaborada e de alta qualidade com um tradicional cardápio de filés, costelas, peixes locais de água doce e pratos tradicionais da culinária local. Os esforços da gerência ao longo dos anos, inclusive por parte do *chef*, no sentido de mudar o cardápio foram frustrados pela falta de mão de obra local treinada e pela incapacidade de atrair cozinheiros profissionais para o Juniper Crest. O clube tem oferecido regularmente salários acima da média para atrair pessoas de fora, mas a falta de um plano de carreira ainda impede que ele atraia cozinheiros treinados e qualificados.

Em sua última reunião, o Conselho Executivo comunicou ao gerente geral e ao *chef* o seu desejo de que fossem feitas alterações no cardápio no prazo de 6 meses, sob pena de seus membros terem de procurar uma nova equipe para gerenciar o clube. O gerente geral e o *chef* imediatamente trataram de elaborar um plano para fazer as mudanças determinadas. Como primeira providência, os dois, com aprovação e apoio do Conselho, fizeram um périplo pelos grandes centros gastronômicos de referência nos Estados Unidos. Em um período de 2 semanas, eles percorreram São Francisco, Nova Orleans, Chicago e Nova York. Eles passaram 2 dias visitando os melhores restaurantes de cada cidade e comendo em suas dependências, além de passarem 1 dia a mais em Chicago, Nova York e São Francisco consultando o corpo docente das prestigiosas escolas de gastronomia dessas regiões.

O gerente geral e o *chef* utilizaram as informações e a experiência de sua viagem para elaborar um novo cardápio que incorporasse diferentes cozinhas, novos tipos de pratos e apresentações e novos ingredientes, mas que continuasse contendo os pratos tradicionais mais populares do clube. O desafio era treinar os funcionários existentes para preparar os novos pratos com o mesmo nível de qualidade que sempre caracterizou a comida tradicional do Juniper Crest Country Club.

O treinamento necessário para familiarizar a equipe de cozinheiros com as diversas cozinhas e produtos – incluindo seu armazenamento e manuseio – foi apresentado, bem como a maneira de preparar os pratos. Foi elaborado um cronograma agressivo para o treinamento e determinado que os membros da equipe de cozinha seriam remunerados por participar do treinamento obrigatório.

O gerente geral e o *chef* sabiam que a integração do treinamento à operação normal do clube seria um grande desafio. A operação da cozinha não poderia sofrer nenhuma redução em seus níveis de qualidade enquanto o treinamento estivesse sendo ministrado. Além disso, embora a extensão das mudanças planejadas não tivesse sido formalmente divulgada, a resistência da equipe de cozinheiros às mudanças era evidente. Muitos membros da equipe já haviam questionado o valor do treinamento, que não aumentaria seus salários ou suas oportunidades de progresso.

Com base no que você aprendeu nos capítulos anteriores e no conteúdo deste capítulo, responda às seguintes perguntas:

- Qual a razão geral para os desafios ocorridos no Juniper Crest Country Club?
- Quais as causas básicas para os desafios ocorridos no departamento de gastronomia do Juniper Crest Country Club?
- Qual o papel da liderança e da supervisão/gerência nos desafios ocorridos no departamento de gastronomia do Juniper Crest Country Club?

- Que medidas específicas foram tomadas para evitar a situação atual no departamento de gastronomia do Juniper Crest Country Club?
- O que especificamente pode ser feito para superar os desafios de treinamento e impulsionar o departamento de gastronomia do Juniper Crest Country Club em uma direção positiva?

Introdução

A qualidade é a chave para o sucesso de qualquer empresa. Um fator essencial para se atingir o sucesso é o treinamento. O impacto do treinamento na qualidade de cada aspecto da operação é quase ilimitado. Uma lista parcial dos aspectos da operação afetados pelo treinamento inclui:

- A eficiência com que os membros da equipe desempenham suas funções.
- A qualidade do produto e do serviço oferecidos ao cliente.
- A eficiência e eficácia da comunicação interna e externa.
- A segurança dos alimentos servidos.
- A segurança do ambiente de trabalho.

Uma gestão de qualidade e um nível de desempenho de qualidade por parte dos membros da equipe somente podem ser alcançados mediante treinamento. Sem um sólido e compromissado investimento em treinamento, a equipe de cozinha não tem como ser bem-sucedida.

Treinamento é um investimento

Treinamento é um investimento. É um investimento em infraestrutura que gera um retorno tangível. Em seu livro *Quality is Free*, Philip Crosby argumenta que alcançar a qualidade não custa nada. Ele ressalta que o verdadeiro custo da qualidade está nas incorreções – é o custo do desperdício.[1] O principal objetivo da qualidade na cozinha é eliminar o desperdício e evitar incorreções em qualquer estágio do processo culinário. Portanto, se cada estágio for feito corretamente e de acordo com os padrões de qualidade, não incidirão custos e haverá agregação de valor real. A Figura 5.1 mostra o retorno sobre o investimento em treinamento.

O compromisso com a qualidade e o treinamento necessário para alcançá-la devem emanar dos níveis mais altos da empresa e ser comunicados de forma clara e consistente. O compromisso deve se refletir em todas as ações da empresa, incluindo recrutamento, remuneração, reconhecimento, promoção e treinamento. O desafio a ser enfrentado consiste na adoção de atitudes e valores dentro da equipe de cozinha e de toda a empresa de serviços de alimentação. Enfim, a qualidade só poderá ser alcançada se houver uma estratégia de longo prazo de desenvolvimento contínuo e treinamento das pessoas na cozinha. O verdadeiro desafio está em fazer tudo isso acontecer. O treinamento tem por objetivo oferecer, em nível interno e externo, produtos que atendam e, de preferência, superem sempre as expectativas do cliente. A empresa deve cumprir o que promete. A equipe de cozinha e todos os funcionários precisam estar cientes do que é e do que não é aceitável do ponto de vista do cliente.

Treinamento é um investimento na saúde e no bem-estar da empresa em longo prazo.

Figura 5.1
Retorno do investimento em treinamento.

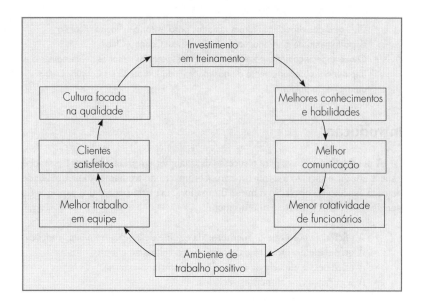

Uma abordagem sistêmica de treinamento

O **treinamento** é um processo de aprendizagem que envolve a aquisição de habilidades, conceitos, regras e atitudes destinados a elevar o nível de desempenho de cada membro da equipe. Treinamento não é educação; é o processo de integração dos objetivos pessoais e organizacionais. O treinamento é utilizado para fechar a lacuna entre o desempenho atual e o desempenho desejado de cada membro da equipe de cozinha, e tem por finalidade também ajudar as pessoas a aprender e se desenvolver.

O treinamento pode ser tratado como uma **abordagem totalmente sistêmica**, como um ciclo com elementos inter-relacionados. Esses elementos guardam estreita semelhança com os passos que uma pessoa segue para solucionar um problema. Os cinco passos mostrados na Figura 5.2 geralmente são considerados parte desse processo contínuo de ciclo fechado.

1. *Análise das necessidades de treinamento.* Por vezes chamada **análise de necessidades**, esta etapa tem duas finalidades principais: determinar o que é necessário e garantir que o treinamento ministrado seja baseado em necessidades sólidas.[2] Portanto, o processo de análise de necessidades é a etapa mais importante no desenvolvimento de um programa de treinamento, porque todas as demais atividades envolvidas na elaboração, na condução e na avaliação são originárias deste processo. Uma análise de necessidades normalmente consiste nas seguintes etapas:
    a. Identificação de problemas de desempenho.
    b. Identificação dos conhecimentos, habilidades e atitudes essenciais ao exercício da função.
    c. Avaliação dos conhecimentos e da qualificação dos membros da equipe.
    d. Definição dos métodos de coleta de dados.
    e. Coleta de dados.
    f. Análise de dados.
    g. Elaboração de planos de treinamento baseados em dados.

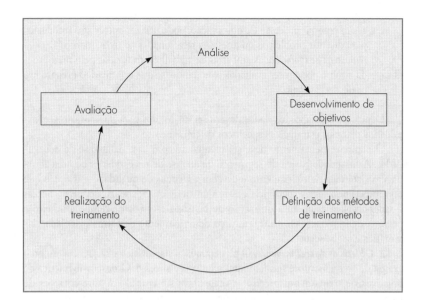

Figura 5.2
O processo de treinamento.

A análise de necessidades ajuda a determinar a diferença entre o desempenho atual e o desempenho desejado, isto é, a lacuna entre o que é e o que deve ser. "Os problemas de desempenho podem ser refletidos nas altas taxas de rotatividade de funcionários, na queda de produtividade, nas queixas, na precariedade do trabalho em equipe e/ou nas reclamações dos clientes. Nesse caso, as seguintes questões devem ser levantadas como parte da análise de necessidades":[3]

- Quais os problemas específicos?
- Qual é exatamente o resultado desejado do treinamento?
- Qual seria o efeito da *inexistência* de treinamento?
- O treinamento é o melhor método de solução de problemas?

Identificado o problema – ou os problemas – e determinada a sua relação com o treinamento, os próximos passos no processo de análise de necessidades são:

- Identificar os conhecimentos, habilidades e atitudes essenciais ao exercício da função.
- Avaliar individualmente os membros da equipe, analisando seus pontos fortes e fracos. Esses pontos fortes e fracos devem ser medidos em relação às exigências específicas da função identificadas na etapa de análise de necessidades.
- Criar um instrumento ou método para a coleta de informações. A regra prática básica em uma abordagem sistêmica é coletar somente as informações necessárias à elaboração do programa de treinamento.

Os principais métodos de coleta de dados na cozinha são:

- *Observação:* o processo de observação consiste em observar os membros da equipe – suas rotinas e comportamentos no trabalho e como cada pessoa interage dentro da equipe.
- *Entrevistas:* a entrevista pessoal também é um método útil para a coleta de informações sobre as lacunas no treinamento. A técnica da entrevista,

assim como o processo de observação, pode utilizar entrevistas informais para discutir problemas ou questões relacionadas ao treinamento.

- **Amostras de trabalho:** as amostras de trabalho produzidas pelo membro da equipe podem ser avaliadas solicitando-se que o indivíduo prepare um prato do cardápio.

Depois de coletados, os dados devem ser analisados para que possam ser formulados planos e estratégias específicos de treinamento.

O plano de treinamento deve ser priorizado com base na análise de necessidades. A finalidade básica do segmento de análise de necessidades de uma abordagem sistêmica de treinamento é descobrir lacunas de qualidade – isto é, o que está impedindo uma experiência gastronômica de qualidade. A análise de necessidades implica também a utilização de recursos escassos de tempo, dinheiro e pessoas, de modo a maximizar o esforço de treinamento de forma planejada, sistemática e sequencial.

2. Objetivos do treinamento. O planejamento sistemático e sequencial do programa de treinamento é fundamental para o seu sucesso. O desenvolvimento de objetivos de treinamento precisos e mensuráveis é crucial em apresentações de treinamento.[4] A definição de bons objetivos é uma forma de garantir que os aprendizes tenham ciência do que ocorrerá durante o treinamento. Os objetivos fornecem aos aprendizes informações sobre o que eles devem estar aptos a fazer ao concluir a sessão de treinamento. Além disso, os objetivos geralmente servem de base para a avaliação do programa e do instrutor.

3. Definição do material de treinamento e do método de instrução. O material de treinamento é elaborado e o método de instrução é determinado com base na descrição do plano de treinamento resultante das duas primeiras fases. O material deve ser compatível com os resultados de aprendizado desejados e a técnica de instrução selecionada para o treinamento. Os métodos de instrução incluem preleção sobre o cargo, demonstração, dramatização ou palestra. A instrução pode ser orientada, autodirigida ou um estudo independente. O material instrucional, escrito ou disponibilizado em meios eletrônicos, deve conter materiais completos para o aluno, como material de leitura, folhas de atividades, receitas, fichas de orientação, fichas de referência, tarefas, testes práticos e exercícios, bem como planos de aula para instrutores, testes com respostas, exercícios e tarefas com respostas, listas de equipamentos, receitas e cronogramas. A tecnologia usada para a condução da sessão de instrução e elaboração do respectivo material está se expandindo e mudando rapidamente e hoje inclui vídeos, CDs, DVDs e outros programas de instrução *on-line* e *softwares* diversos. Somente o tempo dedicado ao treinamento propriamente dito é maior do que o tempo empregado na elaboração do material de treinamento. A qualidade do material contribui substancialmente para a qualidade geral do treinamento.

4. Condução do treinamento. É nesse ponto que toda a preparação é compensada. A função do *chef* responsável pelo treinamento é instruir, motivar, liderar, capacitar e facilitar o aprendizado. Além de servir de instrutor, o *chef* executivo deve facilitar a logística envolvida nas sessões de treinamento.

Os primeiros minutos de qualquer sessão de treinamento são fundamentais. A introdução deve atrair o interesse de toda a equipe de cozinha. Como instrutor, o *chef* executivo leva considerável vantagem na medida em que já existe um relacionamento entre ele e o grupo, o que deve contribuir para que o objeto da sessão de treinamento seja transmitido com tranquilidade. Entretanto, diferentes tópicos considerados importantes para o sucesso da empresa devem ser apresentados de modo a oferecer variedade. Isso ajudará a gerar mais interesse. O sucesso na apresentação da introdução garante que cada membro da equipe esteja preparado para receber instrução.

5. *Avaliação do treinamento.* A instrução tem por finalidade ensejar o aprendizado de vários tipos de habilidades. O resultado desse treinamento planejado é o nível de desempenho dos aprendizes que demonstra que diversos tipos de novos conhecimentos, habilidades e atitudes foram adquiridos. O *chef* instrutor precisa de um sistema para determinar o nível de eficácia do treinamento. O desempenho do aprendiz precisa ser avaliado, e o aprendizado, verificado, para que seja determinado se a instrução elaborada alcançou os objetivos do treinamento. A avaliação é um componente essencial do treinamento. Em geral, no entanto, é negligenciada porque o *chef* instrutor não é suficientemente hábil para medir o desempenho do aprendiz. Os materiais utilizados continuamente precisam ser avaliados para que possam ser feitas melhorias. Na avaliação, o instrutor simplesmente pergunta: "As mudanças planejadas ocorreram?". Sem uma avaliação, é impossível quantificar os resultados do plano de treinamento. Os métodos de avaliação incluem:

- Avaliação do resultado do treinamento feita pelo instrutor após a conclusão de cada segmento.
- Avaliação do curso por parte do aprendiz (que habilidades eu possuo que não possuía antes do treinamento?).
- Avaliação de terceiros por parte dos clientes ou de outros setores.
- Avaliação de campo para determinar se os aprendizes estão se saindo bem no desempenho das funções para as quais o treinamento os deveria preparar (os aprendizes são capazes de utilizar suas habilidades no nível desejado?).

A avaliação de campo é o método mais adequado para determinar a eficácia do treinamento na cozinha. Os aprendizes podem ser avaliados no exercício da função pelo *chef* executivo. A orientação prática também é facilitada por esse método de avaliação. A avaliação faz parte do ciclo contínuo de retroalimentação do sistema.[5]

Tipos de treinamento

Existem muitos tipos de treinamento, cada um com suas vantagens e desvantagens. Os seguintes métodos de treinamento são adequados para treinamento em um ambiente gastronômico. As características de cada método, juntamente com suas vantagens e desvantagens, são apresentadas de modo que cada um possa ser avaliado em relação à adequabilidade da missão de treinamento.

A **preleção sobre o cargo** é uma palestra proferida pelo *chef* executivo com oportunidades limitadas para uma discussão aberta.

- Vantagens
  - Método de apresentação claro e direto.
  - Adequada para grupos grandes.
  - O material pode ser fornecido antecipadamente a cada participante para que sirva de auxílio na preparação.
  - O *chef* executivo tem controle do tempo.
  - Método de treinamento barato.
  - Requer pouco ou nenhum equipamento.
- Desvantagens
  - As informações não são assimiladas com facilidade.
  - Estimula um único sentido (audição); consequentemente, pode ocorrer sobrecarga.

CONVERSA COM O CHEF

Treinamento: "o que está reservado para você?"

Em tempos de arrocho econômico, nada é mais combatido do que um orçamento de treinamento. Trata-se de um alvo orçamentário fácil. A alternativa, então, é simplesmente não realizar qualquer tipo de treinamento.

Mas o treinamento é de extrema importância para o sucesso de qualquer operação em serviços de alimentação. Sem ele, o líder não tem como motivar outros membros da cozinha a alcançarem padrões e habilidades culinárias de alta qualidade. O treinamento consiste em estabelecer objetivos de qualidade e depois mostrar às pessoas como executar as respectivas tarefas de acordo com os padrões exigidos. Cada vez mais, as empresas de serviços de alimentação estão focadas no treinamento da equipe de cozinha.

É fácil? Não! Em geral, existe uma forte resistência da gerência por medo de que isso possa significar renúncia de poder e controle. Nos casos de empresas bem informadas que investiram em treinamento, o sucesso de seus funcionários da cozinha foi uma consequência. O treinamento, a meu ver, não apenas é o caminho para o sucesso da empresa, mas também transmite uma mensagem ao indivíduo que está sendo treinado. É muito comum os funcionários nos programas de treinamento observarem: "se essa empresa está investindo em mim é porque ela deve me valorizar como funcionário". Essa sensação de acolhimento, gerada por meio do treinamento, incentiva o indivíduo a se esforçar mais.

Existe todo tipo de "jargão" associado ao treinamento: *empowerment*, gestão participativa, equipes de trabalho autodirigidas, e outros. Tudo isso significa respeitar as habilidades de cada funcionário da cozinha e fornecer-lhe as ferramentas necessárias ao desempenho de suas funções. Os funcionários devem participar da tarefa de decidir sobre o treinamento que se faz necessário. Solicite a contribuição deles e depois proceda com calma. Trata-se, na verdade, de uma fórmula mutuamente benéfica para o sucesso. Você passa a contar com o envolvimento e a participação de uma equipe mais produtiva na realização bem-sucedida dos objetivos da empresa.

– Reimund Pitz
CEC (Certified Executive Chef), CCE (Certified Culinary Educator), AAC (American Academy of Chefs), *Chef* proprietário, Le Coq Au Vin, Orlando, FL

- O grupo pode se sentir facilmente entediado.
- Difícil avaliar se a sua "mensagem" foi compreendida e aceita pela equipe.
- Difícil acompanhar o ritmo de aprendizado de cada membro da equipe.

As **reuniões de equipe (discussões em grupo)** geralmente incluem uma palestra do *chef* executivo com muita participação e interação da equipe. Elas sempre exigem liderança. Essas reuniões são particularmente úteis para equipes com diversos níveis de experiência.

- Vantagens
  - Boas para um pequeno número de pessoas.
  - Todos os membros da equipe têm oportunidade de apresentar suas ideias.
  - Possibilidade de gerar mais ideias.
  - Benéficas para os princípios da qualidade total.
  - Permitem a identificação de lacunas na qualidade.
  - Eficazes para melhorias contínuas dentro da empresa de serviços de alimentação.
- Desvantagens
  - A equipe pode se desviar do assunto em questão.
  - O *chef* executivo pode ser inexperiente para orientar ou liderar as discussões.
  - Possibilidade de uma única pessoa de personalidade forte dominar a reunião.

A **dramatização** é a criação de uma situação realista em que os membros da equipe assumem partes de personalidades específicas na situação, com ações baseadas nos papéis que lhes são atribuídos. A ênfase não está na solução do problema. Uma dramatização lança mão das experiências e conhecimentos dos participantes, forçando-os a aplicar a teoria à prática.[6] É eficaz para treinamentos de conscientização atitudinal.

- Vantagens
  - Benéfica se a situação for semelhante à situação real de trabalho.
  - Os membros da equipe recebem o tipo de *feedback* que lhes proporciona autoconfiança.
  - Benéfica para habilidades interpessoais.
  - Ensina aos membros da equipe como agir em situações reais.
  - Pode ser utilizada para ressaltar assuntos delicados, como higiene pessoal e/ou maus hábitos interpessoais.
- Desvantagens
  - Os membros da equipe não são atores.
  - A dramatização, às vezes, não é levada a sério.
  - Algumas situações não podem ser implementadas na dramatização.
  - As dramatizações sem controle podem não levar a quaisquer resultados.
  - Requer a descrição tanto dos métodos corretos como dos métodos incorretos representados.

A **demonstração** consiste no uso de equipamentos e ingredientes reais para demonstrar uma ação. É o método mais eficaz para a instrução de habilidades culinárias manipulativas. As demonstrações fazem uso do sentido da visão do aprendiz.

- Vantagens
  - Tem grande impacto visual.
  - A instrução pode ser ministrada passo a passo.
  - Garante que a instrução seja ministrada de forma sequencial.
  - As tarefas complexas podem ser demonstradas em etapas simples.
  - Faz uso da tendência natural à imitação.
  - Melhor se for precedida de uma tarefa de estudo.
- Desvantagens
  - Adequada para grupos relativamente pequenos.
  - Requer muita preparação.
  - O ritmo costuma ser acelerado demais.
  - Os aprendizes geralmente observam o demonstrador, não a demonstração.
  - Deve ser evitada se não tiver havido tempo suficiente para preparação e ensaio antecipado.

Um **estudo de caso** é uma descrição narrativa escrita de uma situação real enfrentada pelos *chefs*. Os membros da equipe devem propor uma ou mais soluções adequadas e/ou tomar as decisões cabíveis.

- Vantagens
  - Os casos individuais podem ser muitos interessantes.
  - Envolve os membros da equipe em muitas discussões e interações em virtude de não haver nenhuma solução absoluta.

- Desenvolve a capacidade de comunicação dos membros da equipe de cozinha e incentiva uma participação ativa.
- Desenvolve a capacidade de análise dos fatores que influenciam o processo decisório.
- Desvantagens
  - Método de treinamento lento.
  - Em geral, é difícil selecionar estudos de caso adequados para problemas específicos de treinamento.
  - Exige alto nível de habilidade tanto do *chef* executivo como dos membros da equipe.
  - Às vezes, pode ser maçante para os participantes da equipe.

O treinamento de **aprendizagem** é o trabalho de um cozinheiro aprendiz realizado sob a orientação de *chefs* habilitados. O cozinheiro aprendiz passa por todos os departamentos da cozinha de forma planejada e sequencial. De acordo com a American Culinary Federation, "o [*chef*] aprendiz completa 6.000 horas de treinamento prático e cursos teóricos correlatos, normalmente em um período de 3 anos".[7]

- Vantagens
  - O aprendiz desenvolve habilidades culinárias enquanto trabalha.
  - Promove o entendimento das habilidades reais de trabalho exigidas.
  - Pode envolver extenso treinamento ao longo de alguns anos.
- Desvantagens
  - Leva um longo tempo.
  - As mudanças de mentor do *chef* podem ter efeito adverso na continuidade do aprendizado, bem como na qualidade/nível de desenvolvimento de habilidades.

O **treinamento prático** (*on-the-job training* – **OJT**, na sigla em inglês) é o treinamento conduzido no exercício da função utilizando situações de trabalho reais vivenciadas pelo membro da equipe de cozinha.

- Vantagens
  - Pode ser individualizado para se adequar ao ritmo de aprendizado de cada um.
  - Oferece oportunidade imediata de emprego ao novo membro da equipe.
  - Integra o novo membro à equipe.
- Desvantagens
  - Exige uma boa preparação e dedicação por parte do *chef* executivo.
  - O sequenciamento do treinamento prático deve ser planejado e depois registrado.
  - Nem todas as habilidades são abordadas dentro de um único estabelecimento.

Como as pessoas aprendem

Não existem duas pessoas que aprendem no mesmo ritmo. Alguns membros da equipe captarão novas habilidades com muita rapidez, enquanto outros precisarão que a instrução seja repetida, e a prática supervisionada. Existem várias maneiras de classificar os tipos de aprendizado, mas basicamente todas se enquadram nos chamados "domínios". Esses domínios consistem em quatro categorias: cognitivo, psicomotor, afetivo e habilidades interpessoais.[8]

Cognitivo: refere-se ao aprendizado de conhecimentos e inclui as habilidades mentais de classificação, identificação, detecção e decisão. Esse tipo de aprendizado é vivenciado por meio de programas interativos individuais adaptados ao ritmo de cada um. O domínio cognitivo inclui a instrução controlada pelo aprendiz, eventualmente chamada autoinstrução.

Psicomotor: são as habilidades manipulativas, ou físicas, que exigem que o aprendiz *faça* algo. Na cozinha, as habilidades psicomotoras estão por toda parte. A arte culinária requer muitas habilidades manipulativas que incluem desde o manuseio de uma faca a habilidades como bater, picar ou desfiar.

Afetivo: essas habilidades refletem atitudes, valores e interesses da equipe de cozinha. A liderança pessoal, como o *chef* executivo na função de orientador da equipe, é uma maneira de facilitar o aprendizado atitudinal. As atitudes podem ser aprendidas. As boas atitudes são vitais no setor de serviços de alimentação. Entre-

CONVERSA COM O CHEF
Paciência e disciplina

O sucesso ou o insucesso de uma equipe pode ser atribuído ao crescimento da equipe e à eficácia de seu regime de treinamento. Nunca vi algo mais verdadeiro do que quando cheguei a Cingapura para abrir um restaurante para uma empresa norte-americana. Enfrentamos muitos desafios ao ingressar em um mercado estrangeiro, entre os quais a busca de fornecedores de nosso produto, a adaptação às diferenças ambientais e o treinamento de uma equipe com os mais diversos perfis culturais.

Eu havia passado os 8 meses anteriores treinando e me familiarizando com o conceito que eu havia sido contratado para lançar em Cingapura. Eu não apenas tinha que conhecer o produto como a palma da minha mão, como também aprender a cultura da empresa e me desenvolver como gerente, a fim de treinar outras pessoas a operar o conceito com sucesso.

A primeira coisa que eu tive de fazer foi aprimorar o meu estilo de gestão. Espelhando-me em meus mentores anteriores e utilizando o que eu achava ser mais eficaz para mim, desenvolvi minha própria abordagem.

Lembro-me do trabalho em minha primeira cozinha profissional. A *chef* executiva era uma fomentadora. Compromissada com o crescimento pessoal e profissional de seus cozinheiros, ela era a mãe da cozinha, e nós éramos seus filhos. Todos nós trabalhávamos de modo a não decepcioná-la, mas também tentávamos escapar impunes aos erros quando ela não estava olhando. A aura de tranquilidade à sua volta deixava todos à vontade, ela estava sempre concentrada na tarefa em questão e alcançava resultados dirigindo sua equipe como uma unidade familiar. Com ela, eu aprendi a ser paciente.

O meu *chef* seguinte era um ditador. Ele era eficaz, mas de outro modo. Ele exigia excelência de seus cozinheiros, e nós produzíamos movidos pelo temor. Como uma máquina bem lubrificada, entrávamos em batalha todas as noites e trabalhávamos como uma unidade militar, atuando com precisão e destreza. Com ele, eu aprendi a desenvolver padrões próprios e, o que é mais importante, o significado de disciplina.

Quando cheguei à minha cozinha seguinte, eu já havia começado a me desenvolver como gerente e estava criando o meu próprio estilo de treinamento. Eu aprendi a ser direto e sincero; aprendi a importância de orientar e desenvolver os cozinheiros.

Quando reflito sobre meus mentores passados, eu admito que meu estilo é resultado da influência que o treinamento deles teve em mim. Aprendi que a importância do treinamento está em produzir não apenas um determinado resultado, produto ou serviço, mas também uma geração inteira de pessoas que o verão como um mentor e um guia de seus caminhos. A responsabilidade é enorme, e eu não a menosprezo.

Quando treino meus cozinheiros, eu reconheço que alguns querem que lhes digam o que deve ser feito, enquanto outros necessitam de mais orientação. O desafio está em descobrir a que tipo de abordagem cada um responderá melhor para que eu consiga extrair o que cada cozinheiro tem de melhor a oferecer. A adoção de um estilo único nem sempre funciona. Às vezes, isso requer paciência, outras, exige disciplina. O desafio é você ser capaz de se adaptar.

– Benjamin San Seto
Chefe de cozinha,
Pizzeria Mozza, Marina Bay Sands, Cingapura

tanto, o treinamento afetivo ou atitudinal é mais difícil de ministrar do que qualquer outro método de treinamento, uma vez que é muito difícil medir atitudes.

Habilidades interpessoais: o aprendizado envolve interação entre as pessoas. Essas habilidades são essenciais como sustentáculos da qualidade total no setor de serviços de alimentação. São habilidades pessoais que envolvem a capacidade de relacionamento afetivo entre as pessoas, como trabalho em equipe, técnicas de aconselhamento, habilidades administrativas, habilidades de vendas, atividades de debate e relações com o cliente.[9]

A maioria das competências adquiridas, na verdade, contém elementos de todos os domínios. Essas competências subentendem a demonstração voluntária (afetiva) de alguma ação observável (psicomotora) que indica a posse de alguma habilidade mental (cognitiva) e o trabalho realizado com outras pessoas e por meio das pessoas, com o objetivo de atender às necessidades do cliente (habilidades interpessoais).

Aprendemos por meio de nossos sentidos: visão, audição, tato, olfato e paladar. O sentido mais importante em um treinamento é a visão, mas, quando estamos dando instruções, devemos, na medida do possível, utilizar os cinco sentidos para transmitir a mensagem. Devemos mostrar as coisas sempre que possível. Por exemplo, ao demonstrar o preparo de um molho, o método é explicado (aprendizado), as habilidades são demonstradas (visão), a textura desejada é determinada (tato) e, por fim, o molho é provado (paladar)*.

A instrução de habilidades culinárias tem a grande vantagem de poder fazer uso dos cinco sentidos do aprendiz.

As técnicas instrucionais podem ser divididas em duas categorias: técnicas passivas e ativas. As técnicas passivas exigem pouca ou nenhuma atividade por parte do aprendiz. Daí a dificuldade em avaliar o nível de aprendizado ocorrido. As técnicas de instrução passivas envolvem as seguintes ações:

- *Dizer*: o uso das palavras para explicar o assunto em questão.
- *Mostrar*: os instrutores desempenham uma atividade.
- *Ilustrar*: o uso de recursos visuais para demonstrar o procedimento.

As técnicas ativas exigem que o aprendiz participe, dizendo ou fazendo algo:

- *Pergunta e resposta*: consiste em verificar, por meio da comunicação, se as informações foram compreendidas.
- *Participação*: o aprendiz se envolve por meio de ações.
- *Discussão*: o aprendiz participa pela comunicação verbal.
- *Exercícios práticos*: o aprendiz pratica as técnicas.

As melhores técnicas de treinamento para fins de instrução culinária, obviamente, são "ativas", pois permitem que o *chef* executivo verifique se houve aprendizado.

A maior parte do treinamento na cozinha envolve ações como ouvir, ver, dizer e fazer, o que indica que este é o método de treinamento desejável para todo tipo de instrução de habilidades. A Figura 5.3 mostra o nível de retenção de informações associado a essas atividades de aprendizagem. Esses métodos envol-

---

* N.R.C.: É importante destacar, neste exemplo, que o aprendizado mediante qualquer explicação só é possível porque há, primeiramente, a utilização da **audição** (ouve-se a explicação) ou da visão (as instruções são lidas). Depois de utilizar a **visão** para acompanhar a demonstração e perceber a textura desejada (**tato**), utilizam-se tanto o **paladar** como o **olfato** para provar qualquer preparação culinária e perceber o resultado desejado.

> Os especialistas em treinamento geralmente concordam que retemos:
> - 20% do que ouvimos.
> - 50% do que ouvimos e vemos.
> - 70% do que ouvimos, vemos e dizemos.
> - 90% do que ouvimos, vemos, dizemos e fazemos.

Figura 5.3
Retenção de informações e atividades de aprendizagem.

vem o desmembramento do treinamento em etapas definidas de acordo com a capacidade do aprendiz, para que ele possa assimilar as novas informações transmitidas. Utilizando esse método, tarefas complexas podem ser demonstradas em etapas simples. O desconhecido passa a ser conhecido. Treinamento implica ajudar as pessoas a aprender e se desenvolver. O treinamento deve ter como alvo o membro da equipe, e não há nenhuma razão para que não seja uma experiência agradável: "as pessoas aprendem melhor quando escolhem o que aprender – isto é, quando elas aprendem coisas que lhes interessam, que elas consideram pessoalmente gratificantes, e quando o ambiente de aprendizagem corresponde a sua preferência ou estilo específico de aprendizagem".[10]

Aprendizado adulto

A **andragogia** é o conceito de educação de adultos. Esse conceito parte essencialmente do pressuposto de que os adultos *querem* aprender. Os adultos preferem sessões de treinamento que os auxiliem na execução bem-sucedida de suas tarefas de trabalho diárias. Consequentemente, a instrução deve ser elaborada em função das necessidades de cada participante.[11] Se a necessidade ou relevância do tópico de treinamento não ficar evidente desde o início para os membros adultos da equipe, eles logo podem se desencantar com o processo de treinamento. Para atender a essa necessidade adulta, os objetivos da sessão de treinamento devem ser definidos e associados ao desempenho funcional na fase de introdução do programa ou módulo de treinamento. Na maioria das vezes, os adultos iniciam o treinamento com um alto grau de interesse e motivação. A motivação pode ser melhorada e canalizada pelo *chef* executivo, que pode fornecer claros objetivos instrucionais. Os adultos aprendem fazendo. Eles querem participar e relacionam o seu aprendizado ao que eles já sabem. Isso impõe ao *chef* executivo o desafio de incorporar ao treinamento atividades participativas, como tarefas práticas, discussões ou projetos. Diversos tópicos e métodos de treinamento tendem a estimular e abrir os cinco sentidos dos membros de equipe.

A necessidade de *feedback* positivo é uma característica de todo aprendiz. Os adultos, em especial, preferem saber se seus esforços estão correspondendo às expectativas em relação aos objetivos do programa de treinamento. Além disso, os aprendizes adultos podem ter certas reservas quando se trata de treinamento, entre as quais estão dúvidas quanto à sua capacidade de aprendizagem e medo de fracassar.

Cada sessão de treinamento deve ser iniciada com uma atividade introdutória que deixe todos à vontade. Os adultos preferem ser tratados como indivíduos com talentos únicos e específicos, dando preferência também a ambientes informais.

O aprendizado deslancha em um ambiente descontraído em que não haja atribuição de notas e todos se sintam satisfeitos. Os facilitadores do processo de aprendizagem adulto podem ser descritos como agentes de mudanças. O papel do *chef* executivo como agente de mudanças consiste em apresentar informações ou habilidades em um ambiente que propicie o aprendizado, enquanto o papel do aprendiz, por sua vez, é assimilar as informações (ou habilidades) e aplicá-las da melhor maneira possível.

A criação de um ambiente de treinamento positivo depende de compreendermos as características dos aprendizes adultos. A dinâmica do processo de treinamento depende de um claro entendimento dessas características por parte do instrutor. Para os adultos, o treinamento deve ser uma experiência altamente motivadora, após a qual eles devem se sentir inspirados e com o compromisso de experimentar novas ideias e abordagens. O treinamento adulto eficaz deve ser relevante, prático, inspirador, dinâmico, informativo e baseado em soluções.

Obstáculos ao aprendizado

A fadiga é uma condição que impede o aprendizado na medida em que reduz a capacidade física e mental de receber e assimilar novas informações. Portanto, é essencial que o treinamento seja planejado e implementado em horários adequados e não seja realizado ao final dos turnos de trabalho. A monotonia também é um problema. Se o *chef* executivo acha o treinamento chato, os membros da equipe provavelmente terão a mesma opinião. É importante que o *chef* conduza sessões animadas e interessantes. Embora rotineiras para ele, as informações podem não ser rotineiras para os membros da equipe.

As distrações inibem o treinamento. O horário do treinamento deve ser planejado de modo a evitar distrações relacionadas ao trabalho. As pessoas normalmente reagem com tensão diante do desconhecido. Cabe ao *chef* executivo criar um ambiente de treinamento positivo que motive e incentive um desempenho de qualidade.

Antes de ser dado início ao treinamento propriamente dito, além das considerações físicas de como, quando e onde o treinamento será realizado, os membros da equipe devem ser analisados para que seja determinado o seguinte:

- Quais as suas experiências, conhecimentos e habilidades profissionais anteriores em culinária?
- Quais os tipos de atribuições funcionais que eles devem desempenhar?

Deve ser estabelecida uma correlação criteriosa entre as tarefas que cada um dos membros da equipe desempenha atualmente e aquelas para as quais o treinamento os está preparando.

Antes de iniciar a sessão de treinamento, reveja os objetivos do treinamento. Essa revisão direcionará a atenção do *chef* executivo para os objetivos almejados do programa de treinamento e seus resultados desejados. O próximo passo é o desenvolvimento da apresentação, que inclui os tópicos da sessão e a ênfase nas atividades de aprendizagem destinadas a reforçar o aprendizado. Nessa fase, é importante perceber que uma sessão de treinamento elaborada com excelência não garante resultados excelentes em termos de treinamento.

Entre as questões a serem consideradas no que tange à criação do ambiente de treinamento está a transição tranquila de um ambiente de cozinha orientado pelo trabalho para um ambiente orientado pelo treinamento. As sessões de treinamento não precisam tomar grande parte do dia de trabalho. Elas podem ter duração variável de 30 minutos a 2 horas, mas devem ser contínuas. É fundamental que os períodos de treinamento não sofram quaisquer interrupções decorrentes das exigências das atividades de trabalho.

Os planos devem incluir horários programados para refeições ou intervalos durante os períodos de sessão. A alocação de tempo deve ser rigorosamente observada quando fizer parte do plano de treinamento. Onde o treinamento será realizado? Até mesmo o *chef* instrutor mais dinâmico pode fracassar em instalações mal preparadas. Quer o treinamento seja conduzido na empresa ou fora, as instalações devem ser satisfatórias.

- Se a sala a ser utilizada for excessivamente quente ou demasiadamente pequena, o clima instrucional será insatisfatório.
- A iluminação é adequada? A sala pode ser escurecida para a exibição de material digital e, ainda assim, permitir que os participantes façam anotações?
- Os equipamentos de áudio/vídeo e demonstração necessários estão funcionando?
- Existe um quadro negro ou *flip chart* disponível com canetas ou giz?

Comece certo

Em geral, as sessões de treinamento que começam corretamente, em um ambiente positivo, têm melhores chances de terminar bem do que aquelas que começam mal. Se a primeira sessão começar de forma adequada, o *chef* instrutor se sentirá satisfeito com o resultado. Provavelmente, a possibilidade de aprendizado será muito maior. As primeiras impressões podem ser duradouras, e a primeira sessão dita o tom para o restante do programa de treinamento.

Preparação

Existem várias razões pelas quais a preparação se faz necessária:

1. A preparação garante que nenhum detalhe seja omitido.
2. A instrução pode ser programada de forma sistemática.
3. Os tópicos podem ser avaliados para que seja determinada a sua relevância para os objetivos gerais e a visão organizacional.
4. O pensamento do *chef* executivo pode ser direcionado para o atendimento das necessidades de treinamento dos membros individuais da equipe, e as necessidades individuais podem ser abordadas de modo a permitir diferentes níveis de competência.
5. A superposição ou repetição desnecessária de tópicos pode ser evitada.
6. O nível e o tipo de envolvimento do aprendiz são definidos de antemão.
7. A preparação garante que seja extraído o máximo de benefício do tempo alocado para instrução.
8. E, o que é mais importante, ajuda a fortalecer a autoconfiança do *chef* executivo como instrutor.

Em geral, uma preparação adequada serve como uma reciclagem e ajuda os *chefs* executivos a desempenharem suas funções com mais eficácia.

Treinamento prático

A natureza imprevisível do setor de serviços de alimentação geralmente dificulta o planejamento do treinamento. Além das sessões de treinamento estruturadas, toda vantagem possível deve ser aproveitada para um treinamento que vise à qualidade total. Eis algumas diretrizes para a incorporação do treinamento à rotina do dia a dia:

- Aproveite o tempo de inatividade para ministrar pequenas instruções de treinamento ou rever tópicos de treinamento anteriores. Se o tempo de inatividade puder ser previsto, planeje uma forma de utilizá-lo para treinamento.

- Se possível, elabore uma programação que permita que os membros da equipe com necessidades de treinamento similares estejam todos presentes na cozinha, ao mesmo tempo, para que essas necessidades sejam abordadas de forma mais eficaz.
- Os *chefs* executivos devem usar seu próprio trabalho como exemplo de estabelecimento de padrões de qualidade. Faça com que os membros da equipe assistam enquanto você explica elementos essenciais durante a demonstração.
- Aproveite eventuais crises e problemas para fazer correções imediatas e explicar a maneira correta de executar as tarefas.
- Designe tarefas que permitam que cada membro da equipe pratique as novas habilidades assim que possível após a instrução.
- Encaixe o treinamento no cronograma sempre que possível. Se houver apenas 5 ou 10 minutos disponíveis, apresente apenas uma parte da tarefa.
- Mantenha registros simples de controle do treinamento realizado, indicando para quem a instrução foi ministrada e se a sessão foi bem--sucedida ou não.
- Além disso, outros membros da equipe experientes podem ser designados como instrutores de apoio. Entretanto, o *chef* executivo é o principal responsável pelo treinamento culinário.

Ao integrar o treinamento ao exercício prático da função, o *chef* executivo está observando as lacunas entre a qualidade exigida e a maneira como cada membro da equipe está atuando, enquanto elogia e incentiva a equipe.

Considerações finais

Investir em treinamento é investir na saúde e no bem-estar da empresa. É um investimento no futuro. Sem ele, não é possível alcançar o sucesso. Portanto, o *chef* executivo moderno, além das demais habilidades de supervisão necessárias, deve ser um instrutor de primeira linha.

O treinamento é um processo multifacetado que consiste na aplicação sistemática das seguintes etapas:

- Análise das necessidades de treinamento.
- Desenvolvimento dos objetivos do treinamento.
- Definição dos métodos de treinamento adequados.
- Condução e avaliação do treinamento.

Existem muitos tipos de treinamento. Os métodos de treinamento que já provaram ser mais adequados para treinamento culinário são as preleções sobre o cargo em questão, as demonstrações, as dramatizações, os estudos de caso, o treinamento de aprendizagem e o treinamento prático. Todos têm suas vantagens e desvantagens. Os *chefs* executivos experientes são capazes de avaliar as necessidades de treinamento e determinar os métodos de treinamento mais adequados. O segredo está em desenvolver a habilidade no uso de diversas dessas ferramentas de treinamento. As funções fundamentais do *chef* executivo como instrutor consistem em orientar os membros de equipe no decorrer do processo de aprendizagem e atuar como especialista no assunto, professor e motivador de todos os membros da equipe à medida que eles passam pelas diversas fases do processo de treinamento.

CONVERSA COM O CHEF
Repensando o seu ativo mais valioso

Hoje, o setor da hospitalidade está mais dinâmico do que nunca, cheio de rápidas mudanças e oportunidades para o uso de habilidades recém-adquiridas. Consequentemente, o treinamento produtivo é mais importante do que em qualquer tempo.

Embora o conceito de treinamento seja objetivo e bastante básico, o verdadeiro desafio consiste em aplicá-lo às questões dinâmicas que surgem diariamente, toda semana. Uma equipe de cozinha bem treinada é crucial para a operação. Parte dessa condição consiste em entender a relação dos membros da equipe com o produto ou os serviços que você oferece e perceber que os valores deles não são necessariamente os mesmos que os seus. Lembre-se de que elementos importantes considerados por você fatores motivadores podem parecer simples paliativos aos olhos dos membros da equipe.

A título de exercício, veja a sua operação pela perspectiva de um funcionário. Lembre-se de que você tem a capacidade de controlar a maneira como os seus funcionários interpretam a operação da sua cozinha. Se a definição deles do que o seu negócio significa não coincidir com a sua, você provavelmente está em uma posição vulnerável, visto que eles são o principal elo de ligação com a maneira como o seu cliente vê a sua empresa. O *chef* líder envolvido diariamente com seus funcionários incentiva uma comunicação espontânea que crie um ambiente capaz de aumentar a sua capacidade de pensar e atender às necessidades de seus clientes.

– Victor Gielisse
Ph.D, CMC (Certified Master Chef), AAC (American Academy of Chefs)
The Culinary Institute of America, Hyde Park, NY

Entender como as pessoas aprendem é fundamental para um treinamento eficaz. Não existem duas pessoas que aprendem no mesmo ritmo ou da mesma maneira. Sempre haverá altos e baixos no progresso individual dos membros da equipe.

As sessões de treinamento devem ser estimulantes, inspiradoras e distintas do cronograma normal de trabalho. O ambiente em que a sessão de treinamento será conduzida deve ser propício ao aprendizado. A duração e o horário do treinamento são importantes. O treinamento deve ser planejado de forma lógica e sequencial e não deve ser longo demais. As apresentações dinâmicas sempre afastarão a monotonia e a fadiga.

Resumo

O treinamento é a pedra fundamental do sucesso para a empresa em geral e a equipe de cozinha em particular.

Ele deve ser visto como uma abordagem totalmente sistemática com as seguintes etapas: (1) definição das necessidades de treinamento, (2) desenvolvimento dos objetivos do treinamento, (3) definição dos métodos de treinamento adequados, (4) condução do treinamento, e (5) avaliação do treinamento.

Os tipos de treinamento usados no setor de serviços de alimentação incluem preleções sobre o cargo, reuniões de equipe, dramatizações, demonstrações, estudos de caso, treinamento de aprendizagem e treinamento prático.

As pessoas aprendem em ritmos diferentes e de maneiras diversas. O aprendizado se enquadra essencialmente nas seguintes categorias: cognitivo, psicomotor, afetivo e interpessoal. Essas categorias são conhecidas como domínios. Além disso, o treinamento é conduzido por meio de técnicas de treinamento ativas ou passivas.

A andragogia é o conceito da educação para adultos, que aprendem fazendo. Eles querem aprender, são motivados e relacionam o treinamento ao que eles já sabem. O *feedback* positivo é uma característica do aprendizado adulto, que se deslancha em um ambiente descontraído em que não haja atribuição de notas.

O treinamento deve ser apresentado em um ambiente propício ao aprendizado e em um momento em que os membros da equipe de cozinha estejam prontos a recebê-lo.

Para ser bem-sucedido, o *chef* executivo moderno deve investir constantemente no treinamento da equipe.

Questões para revisão

1. Defina os seguintes termos-chave contidos no capítulo:
   a. Treinamento
   b. Abordagem totalmente sistemática
   c. Análise de necessidades
   d. Preleção sobre o cargo
   e. Reuniões de equipe
   f. Dramatização
   g. Demonstração
   h. Estudo de caso
   i. Aprendizagem
   j. OJT
   k. Cognitivo
   l. Psicomotor
   m. Afetivo
   n. Habilidades interpessoais
   o. Andragogia

2. Qual a diferença entre treinamento e educação?

3. Quais as etapas envolvidas em uma abordagem sistêmica de treinamento?

4. Antes do início do treinamento, é realizada uma análise de necessidades. Qual a finalidade dessa etapa?

5. Quais as vantagens e desvantagens de uma "preleção sobre o cargo" como método de treinamento? Quando o método deve ser utilizado?

6. Por que a demonstração como técnica de treinamento é adequada para o treinamento de habilidades na cozinha?

7. O que são os domínios de aprendizado cognitivo e psicomotor? De que maneira eles podem ser aplicados ao treinamento na cozinha?

8. Quais as vantagens e desvantagens das técnicas de treinamento ativas e passivas?

9. Os adultos aprendem fazendo. Que desafios isso impõe ao *chef* executivo em termos de treinamento?

10. Quais os fatores importantes que o *chef* executivo deve garantir no intuito de eliminar os obstáculos ao treinamento?

11. Durante o planejamento das sessões de treinamento, quais os fatores físicos a serem considerados?

Notas

1. Philip B. Crosby, *Quality is Free, The Art of Making Quality Certain* (New York: Wiley, 1989).

2. Richard L. Sullivan, Jerry R. Wircenski, Susan S. Arnold, and Michelle D. Sarkeess, *Practical Manual for the Design, Delivery, and Evaluation of Training* (Rockville, MD: Aspen, 1990), CD 1.

3. Ibid., p. CD 2.

4. Ibid., p. CD 37.

5. Tom W. Goad, *Delivering Effective Training* (San Diego, CA: Pfeiffer & Co., 1982), 169.

6. Lois B. Hart, *Training Methods That Work* (London: Crisp, 1991), 65.

7. American Culinary Federation (ACF), *Apprenticeship Operations Manual* (St. Augustine, FL: ACF, 1985), 21.

8. Robert Heinich, Michael Molenda, and James D. Russell, *Instructional Media and the New Technologies of Instruction* (New York: Macmillan, 1989), 41.

9. Ibid., p. 42.

10. Brian Thomas, *Total Quality Training: The Quality Culture and Quality Trainer* (Berkshire, England: McGraw-Hill, 1992), 73.

11. Dugan Laird, *Approaches to Training and Development* (Reading, MA: Addison-Wesley, 1985), 25.

Objetivos e planejamento do treinamento   6

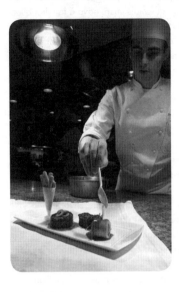

Tópicos

- Introdução
- Definições
- Hierarquia de objetivos
- Planos de aula de treinamento
- Características de uma sessão de treinamento
- Etapas do planejamento das sessões de treinamento
- Considerações finais
- Resumo
- Questões para revisão
- Notas

Objetivos

Ao concluir este capítulo, você deverá estar apto a:
1. Descrever os componentes dos bons objetivos e formular um objetivo de desempenho que contenha cada um desses componentes.
2. Identificar os elementos hierárquicos que refletem a maneira como os membros de equipe aprendem e seus respectivos comportamentos.
3. Citar a razão fundamental para o estabelecimento de objetivos de desempenho.
4. Identificar e descrever as etapas de elaboração dos planos e sessões de treinamento.
5. Explicar a finalidade e a aplicação de um plano de aula.

Estudo de caso: Hamilton House Restaurant

A família Hamilton fundou o Hamilton House Restaurant em 1993. O momento era perfeito para a entrada da família no mercado de restaurantes. O ambiente rústico e a boa cozinha da roça oferecida pelo restaurante foram um sucesso instantâneo. O Hamilton House se tornou tão popular que a família decidiu abrir um segundo restaurante em 1996, um terceiro em 1999 e um quarto em 2002. Os quatro estabelecimentos estavam localizados na mesma região do estado, cada um gerenciado por um membro da família, e todos eram um sucesso. A família Hamilton conseguira exportar para as demais unidades o conceito e o produto responsáveis pelo sucesso do estabelecimento original sem que houvesse qualquer perda de qualidade ou consistência.

Eles realizavam sua reunião semanal de negócios nas tardes de segunda-feira nos escritórios do restaurante original. As reuniões tinham por finalidade reportar as atividades da unidade, discutir os desafios dos diversos estabelecimentos e planejar o futuro dos Hamilton House Restaurants. Na última reunião, foi decidido levar em frente um plano agressivo de expansão dos Hamilton House Restaurants como uma rede de estabelecimentos. O objetivo era manter a rede como uma empresa de família. Foi estabelecida a meta de abrir três estabelecimentos nos 12 meses seguintes e seis por ano no espaço de três anos. Foram meses de discussão e pesquisas de local nos meses que antecederam a decisão final. O financiamento foi providenciado, os locais foram escolhidos e os cronogramas preliminares de construção foram elaborados para as três primeiras unidades. A discussão em toda reunião sempre retornava à questão que mais interessava à família: quem iria administrar os novos Hamilton House Restaurants? Não havia membros da família em número suficiente para assumir a gerência geral das unidades. Aliás, eles sabiam que com a inauguração da nona unidade, dali a apenas 2 anos, eles precisariam que todos os membros da família estivessem disponíveis para assumir as operações e atividades de desenvolvimento em nível de empresa.

Com base no que você aprendeu nos capítulos anteriores e no conteúdo deste capítulo, responda às seguintes perguntas:

- Quais os desafios gerais envolvidos na tarefa de conseguir gerentes e funcionários para os novos Hamilton House Restaurants?
- De que tipo de informação a família necessitará para começar a lidar efetivamente com esses desafios?
- Que passos específicos a família Hamilton precisa dar para desenvolver programas de treinamento eficazes para os novos restaurantes?
- Que passos específicos você daria para desenvolver um programa de treinamento para os futuros membros da equipe de cozinha dos Hamilton House Restaurants?
- Com base no que você sabe sobre a gestão e organização de um Hamilton House Restaurant, que aspectos você considera serem a maior vantagem e a maior desvantagem no desenvolvimento de um programa de treinamento?

Introdução

Aprender significa adquirir conhecimentos, experiência e entendimento.[1] Subentende a modificação do comportamento com base em experiências passadas e presentes. O aprendizado geralmente resulta em uma atividade passível de ser observada, medida e registrada. Para garantir a aquisição do conhecimento, experiência e entendimento necessários por parte do aprendiz, o treinamento precisa ser estruturado. O treinamento bem estruturado e executado levará à modificação de comportamento pretendida.

Parte da estruturação do treinamento está no desenvolvimento dos objetivos de aprendizagem. Os **objetivos de aprendizagem** não têm por finalidade limitar o que os membros da equipe aprendem, mas permitir um nível mínimo de sucesso projetado. Os objetivos de aprendizagem em quaisquer dos domínios de aprendizagem discutidos no capítulo anterior podem ser adaptados às habilidades do aprendiz.

Os objetivos de aprendizagem são chamados também *objetivos de desempenho* ou *objetivos comportamentais*. Qualquer que seja a terminologia utilizada, o que importa é o conceito. O conceito é de que a declaração de objetivos para qualquer tipo de treinamento ministrado na cozinha garante o direcionamento de todos os esforços para a realização apenas dos resultados desejados. O objetivo permite que o *chef* executivo ou outro instrutor diga se os objetivos do treinamento foram alcançados. O desempenho dos membros da equipe é comparado com o padrão estabelecido pelo objetivo para medir o nível de destreza dos participantes. Os objetivos orientam tanto o instrutor como o treinando no processo de treinamento.

VOCÊ SABIA?
Trate-os como reis

O serviço de atendimento ao cliente é importante, e por muitas outras razões que vão além de uma boa gorjeta. Começa no momento em que uma pessoa se aproxima de nossa porta, distanciando-se de tudo mais. Essa decisão simples – seguir o nosso caminho – gera um relacionamento. A direção desse relacionamento, por sua vez, depende do serviço prestado ao cliente. No mesmo barco está o sucesso ou o fracasso da empresa. O serviço de atendimento ao cliente e o sucesso corporativo são inseparáveis.

Essa profunda dedicação à excelência, quando se trata de serviço ao cliente, deve ser ensinada a todo membro da equipe. O bom treinamento produz resultados – regularmente. A regularidade é fundamental. Independentemente do restaurante ou da refeição, garantimos que todo cliente, a cada visita, tenha uma experiência agradável. Asseguramos essa garantia porque confiamos nos membros de nossa equipe.

Um treinamento excelente começa com contratações excelentes. É difícil incutir o espírito do serviço de atendimento ao cliente, mas, se já se tem esse espírito, é difícil perder. Procuramos essa virtude quando contratamos funcionários de base, gerentes e executivos. Começamos com os melhores ingredientes, por assim dizer.

Depois de contratados, todos recebem treinamento – doutrinação, na verdade. O nosso treinamento cria e mantém a cultura de nossa empresa, com seus valores, sua linguagem e suas expectativas. O fundamento de todo o nosso treinamento é que todo cliente é, acima de tudo, um convidado em nossa própria casa.

Colocar os clientes em primeiro lugar só funciona quando todos na equipe trabalham juntos. Combinamos o valor de nossos clientes com o valor atribuído aos nossos colegas por meio do conceito do "círculo de responsabilidade". Esse conceito simples tem fortes implicações para a cultura de nossa empresa. "Se não apoiarmos uns aos outros, nossos clientes não nos apoiarão."

Os conceitos do serviço de atendimento ao cliente e da responsabilidade individual e da equipe estão interligados em todos os aspectos de nosso treinamento e nossas operações em cada restaurante.

Nosso treinamento é dividido em duas vertentes diferentes: o treinamento dos membros de equipe e o treinamento gerencial. Cada vertente, por sua vez, é dividida em duas fases: teoria e prática. Os membros de equipe são treinados para se tornarem Embaixadores da Seafood, demonstrando: simpatia em sua conduta, confiança em seus conhecimentos, segurança em suas recomendações, previsibilidade em seu serviço e entusiasmo no desempenho de suas atribuições. Os gerentes aprendem fazendo o trabalho de cada pessoa que eles irão gerenciar. Eles passam a ver o restaurante pelos olhos dos membros da equipe, trabalhando ombro a ombro ao lado deles e aprendendo com eles. O treinamento gerencial transmite ensinamentos como empatia, coesão da equipe, comunicação aberta e compromisso com a qualidade em todos os níveis. O que é aprendido em ambas as fases e em ambas as vertentes passa a constituir a base de nossa cultura corporativa.

O ambiente de ensino é orientado para os aprendizes adultos. Utilizamos uma abordagem do tipo "dizer, mostrar, fazer e rever" no intuito de atender a todos os estilos de aprendizado. É uma abordagem segura, descontraída, prática e divertida. Não há surpresas desagradáveis. As avaliações são uma combinação de testes escritos, explicações verbais e demonstrações ao vivo. O trabalho em sala de aula é reforçado por quatro aulas práticas ministradas *in loco* durante os turnos normais de trabalho e observadas por instrutores certificados do grupo de trabalho. Investindo com seriedade desde o início no desenvolvimento profissional dos membros de nossa equipe, o nosso objetivo de longo prazo é uma maior taxa de retenção e promoção dentro da empresa.

Em termos puramente monetários, custa mais recrutar bons funcionários do que conservá-los. Trate bem os seus funcionários, e eles lhe retribuirão; trate-os mal, e eles passarão a ser o ativo de outra empresa. Um serviço excepcional começa com funcionários excelentes.

O nosso segredo na King's Seafood Company? Trate-os como reis.

– Jeffrey King

Presidente, Kings Seafood Company
Costa Mesa, CA

Uma declaração de objetivos pode ser feita como um acordo entre a equipe de cozinha e o *chef* executivo, cuja responsabilidade como instrutor consiste em oferecer treinamento e orientação em um ambiente positivo. A responsabilidade dos membros da equipe é ouvir e empenhar-se nas sessões de treinamento.

Os problemas de qualidade na cozinha podem ser redefinidos como objetivos que, por sua vez, podem ser utilizados para desenvolver planos de treinamento. É fundamental para toda elaboração de objetivos que seja especificado o que os membros da equipe *estarão aptos a fazer* após concluir uma sessão de treinamento. Os objetivos devem criar de forma lógica e sistemática as necessidades de treinamento de cada membro da equipe.[2]

Definições

Os objetivos de desempenho são formados por três **componentes básicos**:

- A execução da tarefa.
- As condições em que a tarefa é realizada.
- Os critérios ou padrões em relação aos quais a realização da tarefa será comparada.

Em outras palavras, os objetivos são uma declaração inequívoca do que o aprendiz estará apto a fazer como resultado de um treinamento. Esses objetivos são conhecidos também como objetivos "capacitadores", por especificarem o que o membro da equipe irá aprender que o capacitará a realizar uma tarefa.

Os objetivos declarados devem especificar as instalações, as ferramentas, os equipamentos e as limitações dentro das quais o objetivo é executado. O nível de desempenho em termos de tempo, precisão e integridade das tarefas também é descrito. A declaração de objetivos deve também conter atributos mensuráveis que possam ser observados nos membros da equipe após a conclusão do treinamento. Do contrário, é impossível determinar se o programa de treinamento está atendendo aos objetivos declarados.

A essência de um bom objetivo é a descrição de um desempenho mensurável. De acordo com Robert Mager, um objetivo completo é formado por três partes:[3]

1. *Desempenho*: use um verbo de ação seguido pelo objeto da ação.
2. *Condições*: especifique o que o membro da equipe receberá para executar a tarefa e em que condições a tarefa será realizada.
3. *Padrões*: especifique o padrão em relação ao qual o desempenho será avaliado e o nível de perícia exigido.

A Figura 6.1 apresenta alguns exemplos de objetivos de treinamento para a equipe de cozinha. Trata-se de especificações precisas que fazem uma promessa futura para os membros da equipe, indicando o que eles estarão aptos a fazer ao concluir uma sessão de treinamento.

As tarefas consistem em um único verbo de ação e um objeto. O verbo pode representar o domínio cognitivo, afetivo, psicomotor ou interpessoal. Uma tarefa deve ter um ponto de partida definido e ser independente de outras tarefas. Por exemplo, a tarefa "conhecer o preparo de molhos" nada significa. O que significa "conhecer"? Qual é o início da tarefa? Da mesma forma, o *chef* executivo teria dificuldade em executar a tarefa "apreciar" em uma boa técnica de preparo de molhos.

As **metas** são declarações de intenção no processo de aprendizado. As metas são declarações gerais ou objetivos genéricos para um programa de treinamento que oferecem ao *chef* executivo uma ideia dos resultados que uma sessão de treinamento deve alcançar. Metas e objetivos diferem nos seguintes aspectos:

> - Ao concluir a sessão de treinamento sobre o preparo de molhos, o membro da equipe de cozinha estará apto a preparar corretamente, em 10 minutos, dois litros de molho Hollandaise com base na receita fornecida, utilizando o liquidificador da cozinha após seguir todos os procedimentos de segurança/higiene apresentados na aula.
> - Ao concluir a sessão de treinamento sobre a produção de pães rápidos, o membro da equipe de cozinha estará apto a preparar e assar corretamente cinco pães especificados na lista designada, utilizando o misturador de massa e o forno, enquanto controla o tempo e a temperatura corretos.

Figura 6.1
Exemplo de objetivos para a equipe de cozinha.

- As metas podem ser escritas para ajudar a selecionar a área de conhecimento e as habilidades, podendo conter verbos *imensuráveis*.
- Metas formuladas com termos como "saber" ou "conhecer" não indicam as ações específicas que os membros da equipe devem realizar para mostrar que o aprendizado se consumou. Isso dificulta a avaliação dos resultados do treinamento.

Como é difícil medir atitudes, escrevemos "metas" atitudinais. Barbee e Bott afirmam: "o treinamento no setor de hospitalidade envolve não apenas as habilidades técnicas comuns em outros setores de atividade. As habilidades interpessoais são igualmente, ou até mais, importantes."[4] Às vezes, com metas atitudinais, é difícil encontrar palavras precisas para expressar o objetivo.

Os objetivos, entretanto, devem sempre transmitir a mesma intenção às pessoas. Uma das maneiras de testar se o objetivo escrito define claramente um resultado desejado é responder às seguintes perguntas:

- De que maneira você pretende exatamente que o treinamento mude o aprendiz?
- Como saber exatamente se a mudança ocorreu?

Um último critério para definir um conjunto de objetivos de treinamento é você se perguntar se consideraria totalmente satisfatório os membros da equipe alcançarem apenas os objetivos de desempenho especificados e nada mais.

Os objetivos devem ser examinados como um conjunto completo de tópicos, níveis e habilidades do plano geral de treinamento. Alguns dos objetivos mais sutis relacionados a atitudes ou mesmo os tipos mais complexos de entendimento podem acabar ficando de fora. Sempre que possível, no entanto, esses objetivos sutis devem ser incluídos.

Os objetivos devem ser alcançáveis. Embora isso possa parecer óbvio, eles devem ser cuidadosamente avaliados em relação aos conhecimentos, à experiência e às expectativas da equipe, juntamente com os recursos disponíveis e a duração da sessão de treinamento.

Os objetivos do treinamento devem se enquadrar na categoria de habilidades e conhecimentos que o membro da equipe "precisa conhecer", e não no que possa "ser bom conhecer". Ao buscar o encaixe perfeito entre o plano de treinamento em qualidade culinária e as necessidades dos membros da equipe, os objetivos de desempenho devem conter, primeiro, o essencial que a pessoa precisa conhecer e, depois, o desejável.

Hierarquia de objetivos

Os objetivos devem ser elaborados de acordo com uma hierarquia que reflita a maneira como a pessoa aprende e associe o respectivo comportamento em cada **nível de aprendizagem**:

1. **Conhecimento**: consiste na capacidade de recordação de conteúdo previamente aprendido.
2. **Compreensão**: significa a capacidade de entender o significado do conteúdo.
3. **Aplicação**: refere-se à capacidade de utilizar o conteúdo aprendido em situações novas e concretas.
4. **Síntese**: consiste em desmembrar ideias nas partes que as compõem e examinar a relação existente entre elas.
5. **Avaliação**: envolve a capacidade de julgamento mediante o uso de critérios próprios ou padrões preestabelecidos.[5]

A Figura 6.2 mostra o fluxo hierárquico.

A lista que se segue contém alguns dos verbos de ação utilizados na elaboração de objetivos de desempenho. As áreas que envolvem a maioria dos objetivos do treinamento de cozinha são as três primeiras: conhecimento, compreensão e aplicação.

Verbos de ação

1. **Conhecer**: definir, afirmar, relacionar, denominar, escrever, recordar, reconhecer, rotular, ressaltar, refletir, medir, reproduzir.
2. **Compreender**: identificar, justificar, selecionar, indicar, ilustrar, representar, denominar, formular, explicar, julgar, comparar, classificar.
3. **Aplicar**: prever, selecionar, avaliar, explicar, escolher, procurar, mostrar, demonstrar, construir, computar, utilizar, executar.
4. **Sintetizar**: combinar, reafirmar, resumir, argumentar, discutir, organizar, extrair, selecionar, associar, generalizar, concluir.
5. **Avaliar**: julgar, avaliar, determinar, reconhecer, apoiar, defender, atacar, criticar, identificar, evitar, selecionar, escolher.

Objetivos completos estabelecem *padrões* de desempenho e as condições em que o desempenho deve ser avaliado. Os objetivos podem ser mais bem descritos como:

- Uma intenção em relação ao que os membros da equipe estarão aptos a fazer após a conclusão bem-sucedida de uma experiência de aprendizado.

Figura 6.2
Hierarquia de objetivos.

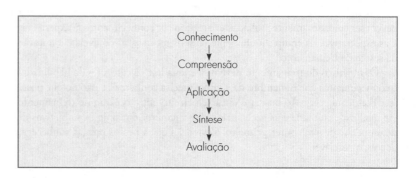

- Uma intenção transmitida por meio da descrição de uma proposta de mudança envolvendo um membro da equipe.
- Declarações precisas dos resultados de aprendizagem desejados.
- Uma atividade de aprendizagem diferente e vantajosa, especificada de forma inequívoca, necessária tanto para o membro da equipe como para a operação da cozinha e percebida como um benefício para o progresso do membro da equipe no exercício de sua função.

Os objetivos de desempenho são escritos por ocasião da compilação dos planos de treinamento porque:

- Limitam o escopo das tarefas de treinamento.
- Eliminam ambiguidades e dificuldades de interpretação.
- Garantem a possibilidade da medição.
- Definem o nível desejado de realização e a profundidade do tratamento de cada área de tópicos.
- Servem de base para a seleção de materiais, conteúdo e métodos de treinamento adequados.
- Garantem a inclusão de todos os detalhes essenciais.
- Organizam a instrução de treinamento de forma sistemática.
- Evitam duplicidades desnecessárias e a repetição de informações do treinamento.
- Garantem que o tempo geralmente limitado de treinamento na cozinha seja aproveitado ao máximo.
- Reforçam a autoconfiança do *chef* executivo no papel de instrutor.

Planos de aula de treinamento

Assim como os objetivos de treinamento servem como meio de orientação e conferência para verificar se o treinamento se realizou, o plano de aula orienta o *chef* executivo durante o processo de instrução que permite a realização do treinamento. Um **plano de aula** pode ser visto como uma combinação de anotações, receitas e roteiros do palestrante. É um esboço de tudo o que deve acontecer durante o evento de treinamento.

No caso de instrução de um membro de equipe, o plano de aula funciona como a especificação da aula da qual foi extraído o roteiro. Um dos requisitos para que a pessoa esteja preparada é ter um plano de aula. Mesmo que o treinamento seja uma breve apresentação de 30 minutos, o plano é essencial. O aprendizado é estimulado e devidamente assistido quando o *chef* executivo é capaz de apresentar uma série coerente e sequencial de sessões de treinamento, cada uma com um objetivo de treinamento claramente definido.

O **método de treinamento de quatro fases** tem sido amplamente utilizado em treinamentos na cozinha. Essas quatro fases foram testadas e revelaram ser um padrão bem-sucedido em torno do qual toda sessão de treinamento pode ser planejada e instruída. São elas:

1. Preparação.
2. Apresentação.
3. Aplicação.
4. Avaliação.

Características de uma sessão de treinamento

Para ser eficaz, uma sessão de treinamento:

- Deve ser uma unidade de aprendizagem completa. O que deve ser aprendido deve ser explicitado para os membros da equipe no título da sessão.
- Deve conter material novo exclusivamente para revisão ou algum outro tópico de treinamento, material anteriormente ministrado para fins de reforço, e material novo para progressão. Sullivan afirma: "temos por atribuição básica ensinar algo de novo aos nossos funcionários todos os dias. Treinamento é uma filosofia, não um departamento".[6]
- Deve ser adaptada às necessidades do membro da equipe. O material deve estar dentro das possibilidades do participante e ser condizente com as necessidades da equipe, atender à finalidade do treinamento e estar de acordo com o progresso de toda a operação da cozinha.
- Deve ser razoável em termos de escopo. Deve ser equilibrada, interessante e nem tão simples, nem tão complexa.
- Deve ter um início, uma apresentação e um fim claramente definidos. A linguagem do *chef* instrutor deve permitir que o membro da equipe acompanhe, compreenda a apresentação e, por fim, absorva o conteúdo com uma sensação de entendimento e realização.
- Deve exigir um nível de realização mensurável em termos de padrões de desempenho de alta qualidade. Esses padrões devem começar no início de cada sessão de treinamento e continuar durante todo o seu curso.

Tipos de aulas de treinamento

Os tipos de sessão de treinamento apresentados irão depender do tipo de aula, e é a partir desse material que o *chef* executivo irá desenvolver os tópicos do treinamento.

Aula de habilidades manuais é um tipo de instrução em que o *chef* executivo ensina membros da equipe a utilizarem habilidades físicas para executar as fases de trabalho manual de uma habilidade culinária. Em geral, a aula de habilidades é ministrada por demonstração. Para simplificar e esclarecer melhor a finalidade de qualquer aula de habilidades, você deve fazer a seguinte pergunta: "vou ensinar o membro da equipe a fazer algo?". Se a resposta for afirmativa, a aula, então, será de habilidades.

Aula informativa é um tipo de instrução em que são transmitidos ao membro da equipe a teoria e os fundamentos básicos da área em questão. A área abordada por uma aula "teórica" parece ser mais ampla do que aquela abordada pela aula de habilidades práticas em virtude da possibilidade de inclusão de muitos subtópicos. Esse tipo de aula é conhecido também como "preleção sobre o cargo".

Etapas do planejamento das sessões de treinamento

A preparação criteriosa é essencial para uma instrução bem-sucedida. A eficácia das demais etapas da instrução dependerá do grau de sucesso do *chef* ao selecionar as tarefas do treinamento e adaptar esse material às necessidades, competências e interesses especiais da equipe de cozinha; providenciar o equipamento e o material necessários; planejar as atividades; e prever os problemas. Muitos *chefs* executivos costumam achar que não há tempo suficiente para um planejamento adequado. Uma das soluções para esse problema é utilizar um procedimento sistemático para a elaboração das sessões de treinamento. Apresentamos a seguir um procedimento simples, mas eficaz, como você verá, para a elaboração de uma sessão de treinamento sobre como cortar um *carré* de cordeiro.

Etapa 1: os objetivos. Este é o ponto de partida para todas as atividades de planejamento do treinamento. O *chef* instrutor deve perceber desde o início exatamente o que pode ser feito e os limites de tempo. (O objetivo, quando bem elaborado e escrito, serve também como uma ferramenta de avaliação do treinamento.)

> *O tempo para a demonstração do corte do* carré *será limitado a 15 minutos, com uma prática supervisionada de acompanhamento de 10 a 15 minutos. Os objetivos para a demonstração se encontram especificados a seguir.*
> *Ao concluir esta demonstração, o membro da equipe:*

- *Será capaz de demonstrar a habilidade de cortar um* carré *de cordeiro à moda francesa.**
- *Será capaz de demonstrar a habilidade de cortar o* carré *em costeletas.*
- *Será capaz de identificar:*
  - *a capa de gordura;*
  - *a camada de carne.*
- *Saberá usar as aparas de um* carré *de cordeiro.*
- *Conhecerá as características de um* carré *de cordeiro.*

Etapa 2: análise do tópico do treinamento. Consiste em definir os objetivos, habilidades, conhecimentos ou técnicas específicos que o membro da equipe deve aprender para realizar a tarefa com sucesso. Por exemplo, o objetivo de uma sessão de treinamento pode ser o uso do termômetro para carnes. Uma análise desse assunto, ou o seu desmembramento em etapas instrucionais, resultaria nos seguintes pontos didáticos: descrever um termômetro para carnes; mostrar e explicar o termômetro; demonstrar a leitura do termômetro; e fazer com que os membros da equipe meçam a temperatura interna com o termômetro e higienizem o instrumento após o uso. Cada etapa conteria subitens na apresentação, mas na análise são consideradas apenas as principais etapas instrucionais necessárias à realização do treinamento.

> *As etapas para a produção de costeletas de* carré *são:*
> 1. *Remover a capa de gordura.*
> 2. *Dividir a membrana da costela (aparas de 3,8 a 10 cm).*
> 3. *Empurrar ou cortar a costela de modo a remover a membrana e o músculo/gordura em volta.*
> 4. *Aparar até o a parte adequada de carne.*
> 5. *Expor as pontas dos ossos das costelas – Cortar as costelas.*

Etapa 3: equipamentos, instalações e recursos de auxílio ao treinamento. A necessidade e disponibilidade de recursos de auxílio ao treinamento, equipamentos, áreas de treinamento e instalações precisam ser consideradas. Filmes, vídeos e outros recursos de mídia para treinamento talvez precisem ser solicitados com antecedência. Os *chefs* executivos quase sempre são obrigados a improvisar, o que

---

* N.R.C.: O corte à francesa da costela de cordeiro expõe parte do osso, por meio da raspagem da carne até o meio do comprimento do osso, mantendo-se a parte inferior da carne (lombo ou contrafilé).

geralmente consome tempo. Providenciar recursos de auxílio ou equipamentos de treinamento à última hora normalmente resulta em uma instrução descuidada. A qualidade e o tamanho das porções dos ingredientes utilizados nas demonstrações devem ser selecionados e conferidos com bastante antecedência.

A instalação a ser utilizada para a demonstração do corte do carré *é a mesa de preparação próxima à câmara fria para o armazenamento de proteínas. O grupo será limitado a quatro membros da equipe para que cada um possa ter uma visão clara do procedimento. Os ingredientes necessários para a demonstração são limitados a 5* carrés *de lombo de cordeiro. Os* carrés *utilizados para a demonstração e a sessão prática farão parte da preparação do jantar-padrão. A lista de equipamentos para a demonstração é a seguinte: tábua de corte antiderrapante; faca de desossa; amolador de facas em aço; balde de higienização com líquido higienizador; 4 panos de prato, 1 dentro do balde e 3 secos; 2 ½ tabuleiros revestidos, 1 para as costelas cortadas e 1 para as aparas; e um gráfico de carne de cordeiro, se houver. A lista de equipamento para a sessão prática consiste em 4 tábuas de corte antiderrapantes; 4 facas de desossa, 1 amolador de facas em aço; 2 baldes de higienização com líquido higienizador; 6 panos de prato, 2 dentro dos baldes e 4 secos. As costelas e aparas utilizadas na sessão prática serão colocadas nos tabuleiros usados para a demonstração.*

Etapa 4: disponibilidade de tempo. Se o tempo for curto, a matéria do treinamento deve ser limitada aos itens essenciais para a realização dos objetivos do treinamento. Se houver tempo, é possível permitir uma maior participação da equipe e incluir mais material de suporte.

O tempo para a demonstração é limitado e não deve interferir na preparação do jantar. Ao final de seu turno, participarão da demonstração dois membros da equipe de preparação das proteínas para o almoço, e no início do turno, dois membros da equipe de preparação das proteínas para o jantar. Esse procedimento será repetido conforme necessário para treinar todos os membros da equipe que for preciso. O preparo antecipado das costelas ajudará na preparação do jantar. A demonstração e a prática devem ser realizadas em um máximo de 30 minutos.

Etapa 5: condição de treinamento. A instrução deve ser suficientemente flexível para manter sua eficácia mesmo diante de eventuais obstáculos ao treinamento. A base dessa flexibilidade deve ser cuidadosamente planejada.

O cronograma para a demonstração de corte da carne e a sessão prática serão assim:
14h30   Introdução: aula de hoje e objetivos
14h32   Introdução ao carré de cordeiro: descrição, localização na carcaça e
*   características*
14h35   Produção do carré: técnica do corte francês
*   Produção do carré: uso das aparas*
14h40   Produção do carré: cortar as costelas
14h45-15h   Sessão prática/Perguntas e respostas

Cada líder de equipe que tenha membros de sua equipe participando deve programar o trabalho de modo a permitir a eventual ausência dos partici-

pantes. Em caso de interrupção por causa de desafios operacionais, a aula será reprogramada para a data mais próxima possível.

Etapa 6: seleção e organização do material. Identifique as habilidades manipulativas essenciais e os conhecimentos correlatos, depois organize o material para a demonstração. Exemplos e histórias podem ser utilizados para tornar a aula ou a demonstração de habilidades mais interessante e significativa. Esses recursos devem ter relação com os objetivos gerais de qualidade da empresa de serviços de alimentação e ser utilizados sempre que possível.

> *Esta aula tem por finalidade garantir a consistência da qualidade de um dos pratos mais requisitados do cardápio do restaurante, as Costeletas de Cordeiro Grelhadas à Moda Marroquina. A sequência desta demonstração consistirá em apresentar a forma adequada de temperar e preparar as costeletas e o molho de carne. A demonstração ao vivo permitirá transmitir aos membros da equipe os conhecimentos e habilidades necessários de forma mais eficaz. Os participantes aprenderão e/ou aprimorarão especificamente sua capacidade de produzir com regularidade costeletas de* carré *de cordeiro cortadas à moda francesa. Será apresentada ou reapresentada aos membros da equipe a técnica de uso das aparas das costeletas. Um benefício secundário será o aprimoramento da habilidade dos membros da equipe para usar a faca de desossa e o amolador de facas. As informações e habilidades apresentadas na demonstração serão imediatamente reforçadas com uma prática supervisionada. O uso de um gráfico de carne de cordeiro para indicar a localização do* carré *na carcaça do cordeiro será útil, mas não obrigatório. Não será usado nenhum outro material ou recurso de auxílio didático em virtude da limitação de espaço e da exiguidade de tempo para a demonstração. Se, em uma data posterior, fosse decidido fazer uma demonstração como essa para um grande grupo de membros da equipe, o uso de câmeras de vídeo de circuito fechado e PowerPoint seriam contribuições altamente recomendáveis para a demonstração.*

O plano de aula garante uma sessão de treinamento completa, mostrando o material a ser ministrado e em que ordem, bem como os procedimentos e métodos de treinamento a serem utilizados. Cada plano de aula de treinamento é um esboço de um determinado segmento do plano de treinamento. A Figura 6.3 mostra as finalidades de um plano de treinamento.

O plano de aula deve ser revisto a cada vez que for utilizado. Poucos *chefs* executivos possuem o dom de uma memória tão fenomenal para que não precisem rever o que deve ser ensinado e a maneira como o treinamento deve ser conduzido. Essa revisão ajudará a manter a progressão tranquila e eficaz do treinamento. A Figura 6.4 mostra os requisitos para um bom plano de aula de treinamento.

Depois de concluído, o plano de aula deve ser visto como uma entidade dinâmica. A cada vez que o utilizar, determine como ele pode ser melhorado. Faça anotações a cada vez que o plano de aula de treinamento for usado. Ele é um instrumento de preparação para um treinamento eficaz.

Considerações finais

O treinamento é fundamental para o sucesso de qualquer operação. Na cozinha, ele é essencial para a qualidade e a consistência. Para um treinamento adequado, é necessário definir o seu objetivo. O objetivo deve ser claro, tanto para o

Figura 6.3
Finalidades do plano de aula.

- Garante uma seleção mais sensata de material e uma abordagem mais completa do tópico, ajudando o *chef* executivo a se concentrar nos objetivos do treinamento.
- Auxilia na apresentação do material de treinamento na sequência correta para um aprendizado eficaz.
- Garante a atenção adequada a cada parte do plano, a inclusão dos pontos essenciais e a omissão de material irrelevante.
- Permite controle do tempo.
- Oferece um resumo dos métodos de treinamento e dos procedimentos a serem utilizados na instrução.
- Auxilia no uso correto da tecnologia dos recursos de mídia usados na apresentação.
- Serve como um registro do treinamento ministrado a cada membro da equipe.
- Refresca a memória do *chef* executivo e mantém os tópicos atualizados.

Figura 6.4
Requisitos de um bom plano de aula de treinamento.

- Deve focar um ponto principal a ser aprendido.
- Deve conter algo de novo.
- Não deve apresentar um volume excessivo de conteúdo em uma única sessão.
- Deve ser adaptado aos membros da equipe e a suas experiências passadas.
- Deve proporcionar satisfação aos membros da equipe.
- O nível de realização deve ser mensurável.

instrutor como para o treinando; e deve ser mensurável e alcançável. O plano de treinamento permite a realização dos objetivos; e esta, por sua vez, permite que as metas da operação sejam alcançadas.

Resumo

Os objetivos do treinamento são o ponto de partida em um plano geral de melhorias contínuas na cozinha:

- Facilitam uma instrução objetiva e definem a realização da tarefa.
- São uma declaração inequívoca do que o membro de equipe estará apto a fazer como resultado do treinamento.
- Fornecem os critérios, padrões e condições para a realização das diferentes tarefas.
- Permitem a mensuração do treinamento.
- Fornecem a base para definição dos objetivos *essenciais e desejáveis* do treinamento.
- Dividem as tarefas entre saber e fazer.
- Permitem o controle do tempo, organizam sistematicamente o treinamento e evitam duplicidades desnecessárias.
- Os planos de treinamento funcionam como um mapa de orientação para o *chef* executivo durante o processo de treinamento.
- Os planos de treinamento exigem quatro etapas: preparação, apresentação, aplicação e avaliação.

- Cada sessão de treinamento deve ser uma unidade completa de aprendizagem e conter algum material antigo para que se estabeleça uma correlação com o material novo.
- Os planos de treinamento são classificados como (1) habilidades manuais e (2) as áreas informativas do tópico de treinamento.
- Os esboços dos planos de aula de treinamento são elaborados para garantir a cobertura completa dos objetivos de treinamento.
- As necessidades e competências da equipe de cozinha devem ser considerações importantes do plano de treinamento.
- As necessidades de equipamento e material para a sessão de treinamento devem ser planejadas e asseguradas antes do início da sessão.

Questões para revisão

1. Defina os seguintes termos-chave:
a. Aprender
b. Objetivos de aprendizagem
c. Componentes básicos
d. Metas
e. Nível de aprendizagem
f. Objetivos completos
g. Plano de aula
h. Método de treinamento de quatro fases
i. Aula de habilidades manuais
j. Aula informativa

2. Por que é necessário elaborar objetivos explícitos?

3. Quais os três componentes básicos de um objetivo de desempenho?

4. Por que a descrição de um desempenho mensurável é a essência de um bom objetivo?

5. Quais as diferenças básicas entre metas e objetivos em um contexto de treinamento?

6. Por que são usados verbos de ação na elaboração dos objetivos de desempenho?

7. Quais as quatro características essenciais de uma sessão de treinamento bem planejada?

8. Qual o método de instrução geralmente considerado adequado para habilidades culinárias?

9. Qual a finalidade dos planos de aula no âmbito do treinamento?

10. Quais os requisitos de um plano de aula de treinamento bem elaborado?

Notas

1. Lois B. Hart, *Training Methods That Work* (London: Crisp, 1991), 15.
2. Robert F. Mager, *Preparing Instructional Objectives*, 2.ed. (Belmont, CA: Fearon, 1971).
3. Ibid.
4. Cliff Barbee and Valerie Bott, "Customer Treatment as a Mirror of Employee Treatment," *Advanced Management Journal* , primavera de 1991, 31.

5. Benjamin S. Bloom, *Taxonomy of Educational Objectives: Book 1* (New York: Longman, 1977).
6. Jim Sullivan, "Making It Stick: How To Eliminate Teflon Training," *Nation's Restaurant News*, abril de 1993, 22.

7 Métodos de treinamento

Tópicos
- Introdução
- Métodos de treinamento específicos
- Reforço de treinamento
- Métodos de treinamento negativos
- Desenvolvimento dos membros de equipe com potencial
- Avaliação do treinamento
- Considerações finais
- Resumo
- Questões para revisão
- Notas

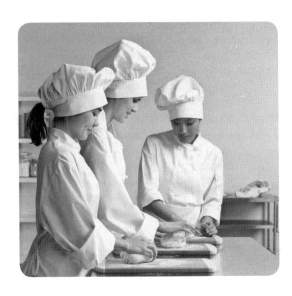

Objetivos

Ao concluir este capítulo, você deverá estar apto a:
1. Citar as principais técnicas de treinamento utilizadas para instrução na cozinha.
2. Explicar as técnicas de treinamento que podem ser usadas para alcançar objetivos de aprendizagem específicos.
3. Compreender e descrever os elementos de reforço de treinamento.
4. Identificar os métodos de treinamento negativos e explicar seus efeitos.
5. Identificar as características daqueles membros de equipe com potencial de desenvolvimento.
6. Especificar as formas de avaliação de treinamento.

Estudo de caso: China Delight

O Hanon Restaurant Group começou com o Select Seafood Restaurant em 1963. Em janeiro de 1995, a empresa contava com 1.191 restaurantes em todo o mundo, entre os quais, 660 Select Seafood Restaurants, 480 Italian Palace Restaurants e 51 China Delight Restaurants. Era a maior, mais bem-sucedida e mais estável rede de restaurantes do mundo. Em 1º de março de 1995, o Hanon Restaurant Group chocou Wall Street e o setor de restaurantes quando, sem qualquer anúncio prévio, fechou simultaneamente todos os 51 estabelecimentos do China Delight. Na tarde de 1º de março de 1995, a empresa divulgou o seguinte comunicado:

> "O Hanon Restaurant Group tomou a decisão estratégica de encerrar o conceito do China Delight Restaurant. A empresa não conseguiu vencer os recorrentes desafios de qualidade e consistência gastronômica, qualidade do serviço e estabilidade da mão de obra."

O Hanon Group havia determinado durante a conceituação dos China Delight Restaurants que servir a autêntica cozinha chinesa seria um dos principais fundamentos do conceito. Para alcançar essa meta, foram contratados chineses para assumir a gerência geral, e a maioria dos funcionários da cozinha eram chineses. Os gerentes, gerentes assistentes, garçons e outros funcionários não eram necessariamente chineses.

A gerência e a operação dos China Delight Restaurants eram baseadas no modelo utilizado com tanto sucesso nos restaurantes Select Seafood e Italian Palace. Esse modelo reconhecia a importância do gerente geral e outros membros da equipe gerencial, mas com rigoroso controle do escritório corporativo (sede). Foi elaborado um manual de operações que abordava efetivamente cada eventualidade. Os gerentes não tinham que adivinhar como lidar com a maioria das questões; bastava consultar o manual. Todas as informações sobre vendas, compras e folha de pagamento eram encaminhadas diariamente à sede da empresa. Essas informações eram analisadas e a gerência recebia da sede orientações diárias sobre a operação. Todos os cardápios e receitas eram elaborados em nível corporativo e depois distribuídos aos estabelecimentos. Foram implantadas rigorosas diretrizes para o preparo dos alimentos e a higiene nas instalações. Esse modelo estritamente controlado fez muito sucesso na empresa durante muitos anos. A experiência da empresa com mais de mil restaurantes gerou uma gama de conhecimentos e percepções em relação à gestão e operação de restaurantes. O modelo funcionou bem nas primeiras unidades criadas próximo aos escritórios da empresa e inicialmente inauguradas por uma equipe de gerentes chineses e de língua chinesa de outros estabelecimentos do grupo Hanon.

Baseada na força do modelo e no sucesso dos primeiros estabelecimentos, a empresa expandiu rapidamente o China Delight Restaurants, construindo 51 unidades em menos de 5 anos. O modelo não continuou funcionando. A expansão só agravou os problemas que começaram a surgir quando foi necessário contratar pessoas de fora da empresa para assumir a gerência geral. Os novos gerentes gerais tinham vasta experiência gerencial na operação de restaurantes similares. Mas como nunca houvera uma rede de estabelecimentos desse tipo até então, quase nenhum deles tinha experiência na operação de uma rede de restaurantes. Para auxiliá-los na transição para esse conceito, eles passaram por um bem elaborado programa de treinamento de três meses para que aprendessem o estilo e a cultura Hanon. Esse programa foi usado como o ponto de partida para todo o pessoal gerencial do Hanon. Além disso, os gerentes cumpriram uma semana de treinamento intensivo na operação e nos sistemas de controle específicos dos China Delight Restaurants. O programa de treinamento, no entanto, não alcançou os resultados desejados.

Os gerentes gerais não apresentavam suas informações quando deviam e não observavam as orientações da direção da empresa. Os clientes reportavam grandes diferenças nos pratos do cardápio de uma unidade para outra. Os níveis de higiene nos estabelecimentos estavam muito abaixo daqueles encontrados nos demais restaurantes Hanon. O movimento de clientes nos estabelecimentos começou grande, mas aos poucos foi decaindo. Os clientes reclamavam da lentidão do serviço, e o percentual de custo dos pratos servidos nas unidades era regularmente incompatível com a prática geral do setor.

Quando chamados a explicar por que eles não conseguiam manter o controle dos estabelecimentos, os gerentes regionais se referiam de modo sistemático aos gerentes como demasiadamente empreendedores. Um gerente regional certa vez declarou: "Eles agem como se fossem donos da empresa e pudessem dirigi-la como bem entendem." Os gerentes regionais reportavam também a existência de um nível destrutivo de atrito entre as áreas administrativa e operacional da casa. Eles admitiam abertamente sua falta de capacidade para resolver os problemas operacionais porque a maioria dos cozinheiros não dominava o inglês e não falava nenhum dialeto chinês. Toda a comunicação nas unidades ocorria por intermédio dos gerentes gerais. Todos os problemas de comunicação eram agravados nas unidades em que havia membros de outras nacionalidades nas equipes gerenciais. Esses membros da equipe gerencial, contratados pela empresa e designados para as respectivas unidades, reclamavam de ser excluídos da operação efetiva do restaurante pelos gerentes que falavam chinês. Eles reportavam também que não conseguiam se comunicar com os funcionários da cozinha.

O presidente do China Delight caracterizou a questão da agilidade do serviço como a aplicação dos princípios ocidentais de gestão de restaurantes à operação de um restaurante oriental. Ele afirmou que a rapidez do serviço no restaurante tinha relação direta com o número de panelas *wok* existentes na cozinha: "uma *wok*, um cozinheiro, um prato!". Um vice-presidente do Hanon Restaurant Group declarou: "Passar de três ou quatro unidades para 50 foi o beijo da morte."

Com base no que você aprendeu nos capítulos anteriores e no conteúdo deste capítulo, responda às seguintes perguntas:

- Qual a razão geral para o fracasso dos China Delight Restaurants?
- Quais as causas básicas do fracasso dos China Delight Restaurants?
- Qual o papel da liderança e da supervisão/gerência no fracasso dos China Delight Restaurants?
- Que medidas específicas poderiam ter sido tomadas para evitar o fracasso dos China Delight Restaurants?
- Que providências específicas podem ser tomadas pelo Hanon Restaurant Group para evitar que o fracasso do China Delight Restaurant se repita com o lançamento de seu próximo conceito?

Introdução

Todas as teorias modernas de aprendizagem enfatizam o envolvimento do aprendiz. Os aprendizes devem ter certo grau de participação no processo de aprendizagem. O **treinamento**, portanto, é um processo que envolve a aquisição de habilidades, conceitos, regras ou atitudes que servem para elevar o nível de desempenho da equipe de cozinha. Os ganhos por parte do aprendiz ocorrem mais rapidamente por meio de métodos que o envolvem de forma ativa. Podem ser utilizadas técnicas de treinamento individualizado ou em grupo para fins de treinamento e retreinamento. Este capítulo explora as técnicas e métodos de instrução que melhor atendem aos membros da equipe de cozinha.

As pessoas chegam a um ponto em que estão prontas para assumir novas responsabilidades além de suas atribuições iniciais. Quando isso acontece, a empresa de serviços alimentícios pode ajudá-las a se desenvolver e se ajustar a novas funções. O objetivo é que os membros da equipe cheguem ao ponto de conhecer todos os elementos necessários para uma melhoria contínua, tanto em nível pessoal como organizacional. O treinamento é o fator fundamental. Treinar todos os funcionários, com especial atenção aos funcionários horistas,[*] permitirá que a cozinha recrute e retenha funcionários, mantendo em funcionamento um bem administrado estabelecimento de serviços de alimentação e realizando o seu potencial mesmo em tempos de dificuldade.[1]

Métodos de treinamento específicos

Preleções sobre o cargo

As **preleções sobre o cargo** são um método de instrução pelo qual o *chef* executivo fornece informações verbais sobre um determinado cargo/função. Esse

---

[*] N.R.C.: Funcionários que não possuem uma carga horária semanal fixa.

método normalmente é utilizado na cozinha quando o *chef* executivo está apresentando conceitos informativos e teorias encontrados no domínio do aprendizado cognitivo. Essas informações são prestadas por meio de uma palestra ilustrada, podendo ser complementadas com uma ampla variedade de material de instrução, como *slides*, transparências, apresentações projetadas por computador, *flip charts*, fichas de instrução e/ou fitas de vídeo. As preleções sobre o cargo são, por definição, palavras proferidas pelo *chef* executivo. Trata-se de um meio de comunicação verbal que oferece ao membro da equipe de cozinha uma experiência passiva não estimulante, a menos que o *chef* executivo seja dotado de inusitado talento vocal. São necessários exemplos interessantes e uma linguagem viva e persuasiva para ilustrar a preleção.[2] Esse tipo de preleção oferece muitas vantagens ao *chef* executivo, podendo ser um método eficaz de alcançar grupos heterogêneos de aprendizes. As preleções sobre o cargo conseguem garantir o fornecimento de uma grande quantidade de informações em um período de tempo relativamente curto. Ver as vantagens e desvantagens do método na Figura 7.1.

O objetivo do *chef* executivo ao conduzir uma preleção sobre o cargo é estabelecer a conexão mais sólida com os membros da equipe e, desse modo, alcançar o nível mais alto possível de compreensão do conteúdo apresentado. Existem várias maneiras de alcançar esse "valor máximo" por meio das preleções. O *chef* executivo precisa se certificar de que os membros da equipe percebem a relevância da matéria para o desempenho de suas funções ou para o seu desenvolvimento e progresso profissional. A relevância é a força motriz do interesse do membro da equipe pela matéria. O nível de compreensão e perícia dos membros da equipe resultante da preleção está associado ao nível de interesse que eles demonstram pela matéria.

A relevância por si só não gera sucesso em uma preleção sobre o cargo. O *chef* executivo tem que ser um apresentador/comunicador eficaz. Ele precisa demonstrar entusiasmo pelo assunto. O *chef* executivo é capaz de se relacionar em um nível mais pessoal, tratando os membros da equipe pelo nome, demonstrando certo senso de humor, circulando na área para que se estabeleça o "contato visual"

Vantagens da preleção sobre o cargo
- Transmite a mensagem a grupos grandes.
- O *chef* tem como transmitir entusiasmo pela matéria.
- Abrange conteúdo que não estaria disponível de outra forma.
- O *chef* executivo serve como um modelo eficaz.
- Não representa ameaça para o membro de equipe individual.
- O *chef* executivo controla o material e o tempo da sessão.
- Não há necessidade de planejamento da participação do grupo.

Desvantagens
- Em geral, não permite o *feedback* da equipe.
- Métodos de treinamento passivos.
- Difícil manter o interesse do ouvinte.
- Utiliza apenas um dos sentidos – a audição (a menos que haja exibição de ilustrações).
- Pode causar sobrecarga.
- Difícil avaliar se a "mensagem" foi compreendida.
- O sucesso depende da capacidade do *chef* para falar em público.
- Inadequada para determinadas formas mais complexas de aprendizagem, como análise e avaliação.

Figura 7.1
Vantagens e desvantagens da preleção sobre o cargo.

com cada um, questionando os membros da equipe e fornecendo *feedback* positivo. Ele deve servir de modelo em termos de modo de vestir, aparência, apoio aos objetivos da qualidade e entusiasmo pelo programa de treinamento, ajudando cada membro da equipe a crescer e alcançar o sucesso.

Uma preleção sobre o cargo é estruturada em três partes. Na *introdução*, explique sobre o que você irá falar e por quê. Comece de forma positiva; reveja informações anteriores relacionadas ao assunto. Na *apresentação*, evite ler palavra por palavra; use palavras-chave em torno das quais o assunto possa girar. Desenvolva a palestra do conhecido para o desconhecido, do simples para o mais complexo. Formule as informações de forma lógica. Procure criar uma imagem na mente dos membros da equipe. A tecnologia pode ser utilizada para enfatizar a preleção e servir de suporte para ela. Varie o seu tom de voz, observe cada pessoa e não fixe o olhar em nenhum indivíduo "desafiador". Evite acelerar a palestra e procure moldá-la ao ritmo de aprendizagem do grupo. Não permita pausas longas demais. No *resumo*, reitere os pontos-chave da preleção. Conceda tempo para que os membros da equipe façam perguntas e use-as para determinar até que ponto o aprendizado se consumou. Elogie a equipe pelo interesse demonstrado e estabeleça o gancho para a próxima preleção ou sessão de treinamento.

Programe as preleções para datas próximas às ocasiões em que os conhecimentos e habilidades serão utilizados por cada membro da equipe. Desmembre a preleção em etapas relativamente simples e depois cumpra cada etapa até que a tarefa completa seja aprendida. Essa é uma oportunidade para o membro da equipe vivenciar o sucesso ao longo do percurso, manter-se interessado e se sentir motivado a aprender o ofício. Os membros da equipe poderão se sentir sufocados se lhes for apresentada uma quantidade excessiva de informações de uma só vez, o que acabará causando frustração.

Quando uma pessoa altamente experiente tenta ensinar os detalhes de uma função, pode haver omissão de pontos significativos, suposições de que "todos já sabem do que se trata" ou negligência de algum detalhe rotineiro. Não suponha nada. Concentrar-se nos pontos-chave pode ajudar a simplificar a preleção sobre o cargo. Se o processo de preparação da preleção for completo, fica fácil repetir e enfatizar os pontos-chave. A Figura 7.2 mostra o testado e comprovado método "diga-lhes!" de preparação de preleções sobre o cargo e de todas as apresentações.

Dramatização*

Nas **dramatizações**, os membros da equipe simulam ou representam uma situação real ou hipotética a fim de adquirir as habilidades necessárias para gerenciar a dinâmica interpessoal dessa situação. Veja as vantagens e desvantagens da dramatização na Figura 7.3.

Esse método de treinamento pode ser usado para o desenvolvimento de habilidades e da autoconfiança. Normalmente, segue-se uma sessão de discussão e análise entre os participantes da equipe de cozinha. Os membros da equipe devem representar determinados papéis para que os outros participantes possam praticar como lidar com determinados problemas. A ideia é que os membros da equipe aprendam interpretando os papéis designados. Desse modo, eles têm como vivenciar os dois lados da questão. As dramatizações constituem um dos métodos de treinamento que oferecem aos participantes a oportunidade de participar ativamente do processo de aprendizagem. A gravação das dramatizações em vídeo permite a análise e a avaliação das sessões para melhorar sua eficácia. As seguintes diretrizes são recomendadas para dramatizações:

---

* N.R.C.: Representação de papéis.

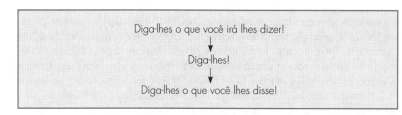

Figura 7.2
Método "diga-lhes".

- Permitir bastante tempo para cada dramatização.
- Introduzir as dramatizações quando os conhecimentos dos membros da equipe sobre o assunto forem suficientes para garantir o sucesso.
- Explicar detalhadamente a finalidade da dramatização (descrevendo o objetivo do treinamento) e os resultados esperados.
- Fazer sempre uma demonstração das representações de papéis antes que os membros da equipe tenham a oportunidade de experimentá-las.
- Manter o tom de "seriedade" da sessão de treinamento.
- Convidar os membros da equipe a escolherem um determinado papel; procurar obter mudanças de atitude durante a dramatização.
- Orientar e corrigir os membros da equipe durante e após a sessão de dramatização.
- Oferecer reforço e elogiar, estabelecendo o gancho para treinamentos futuros.

A dramatização pode permitir uma imersão total no processo de aprendizagem. O método é particularmente útil para treinamentos de conscientização em relação à satisfação do cliente, podendo, também, ser utilizado para demonstrar transações interpessoais corretas e adequadas. Quando ministrado com entusiasmo pelo *chef* executivo, pode ser um método de treinamento muito eficaz.

As dramatizações podem ser altamente estruturadas, com papéis bem definidos, ou permitir muita flexibilidade aos membros da equipe que estão interpretando os papéis.[3] As dramatizações inserem os participantes em situações da vida real. Essas situações ocorridas na cozinha assumem um significado especial na medida em que lidam com questões como higiene pessoal, aparência e limpeza. Temas delicados co-

Vantagens da dramatização
- Os membros da equipe são diretamente envolvidos no treinamento.
- Ressalta as questões atitudinais básicas.
- Desenvolve a conscientização em relação aos sentimentos dos outros.
- A semelhança entre dramatização e situações de trabalho reais se torna clara para os membros da equipe.
- Os membros da equipe recebem um *feedback* instantâneo, que lhes proporciona autoconfiança.
- Benéfica para as habilidades interpessoais.
- Permite que os membros da equipe "vejam" as áreas problemáticas existentes.

Desvantagens
- Requer muita preparação.
- Adequada apenas para grupos pequenos.
- Às vezes, não é levada a sério pelos membros da equipe.
- Exige monitoramento e controle rigorosos por parte do *chef* executivo.

Figura 7.3
Vantagens e desvantagens da dramatização.

mo esses são assuntos ideais para dramatizações. Fundamental para o sucesso dessas sessões são a explicação prévia do objetivo do treinamento e as discussões de acompanhamento sobre o conteúdo das dramatizações. Desse modo, os tópicos sensíveis podem ser tratados como parte de uma dramatização em grupo, com destaque para os elementos sensíveis essenciais. Lembre-se de que as dramatizações só funcionam se os participantes forem capazes de se libertar de suas inibições, sentirem empatia pelos papéis que lhes pedem para interpretar e realmente entrarem na situação. O ideal é que a capacidade do *chef* executivo de compreender as atitudes dos membros da equipe em relação ao treinamento por meio de dramatizações lhe permita melhorar o nível de conscientização pessoal em relação às deficiências individuais.

O treinamento no setor de serviços de alimentação envolve algo mais do que apenas habilidades técnicas. As habilidades interpessoais são igualmente, ou até mais, importantes. Os *chefs* executivos não devem supor que os membros da equipe saibam tratar os clientes ou outros membros da empresa de serviços de alimentação com educação e simpatia. A instrução de habilidades interpessoais por meio de dramatizações é um método de treinamento eficiente que resulta em maior nível de motivação. Embora as dramatizações por si sós não garantam o uso do comportamento desejado no exercício da função, elas exemplificam o comportamento esperado. Esse método de treinamento deve ser usado com cautela e é mais apropriado em caso de baixa competência social dos membros da equipe.

Demonstração

A **demonstração** como método de treinamento é muito eficaz em treinamento de habilidades. Ao mostrar aos membros da equipe como executar uma tarefa enquanto explica o procedimento, o *chef* executivo permite que os participantes utilizem mais de um sentido e um modo de aprendizagem ao mesmo tempo. Os membros da equipe podem ouvir o *chef* executivo enquanto observam as etapas corretas de execução da tarefa ou a habilidade que está sendo demonstrada. A atividade prática de acompanhamento, por sua vez, permite que o membro da equipe pratique enquanto é orientado e corrigido pelo *chef* executivo. As vantagens e desvantagens das demonstrações são mostradas na Figura 7.4.

Figura 7.4
Vantagens e desvantagens da demonstração.

Vantagens da demonstração
- Grande impacto visual.
- A instrução pode se desenvolver passo a passo e ser ministrada de forma sequencial.
- As etapas ou tarefas complexas podem ser desmembradas em etapas simples.
- Utiliza a tendência natural à imitação.
- É o método mais eficaz para ensinar uma habilidade.
- Permite enfatizar as práticas de segurança/higiene.
- Permite observar a qualidade e as especificações dos produtos alimentícios.
- As habilidades ou tarefas funcionais podem ser repetidas/reforçadas.

Desvantagens
- Adequada apenas para grupos relativamente pequenos.
- Requer muita preparação.
- O ritmo da demonstração geralmente é acelerado demais.
- É possível que os membros da equipe observem o demonstrador, não o que está sendo feito.

Em uma demonstração, os equipamentos reais da cozinha são usados para ilustrar as etapas envolvidas na tarefa. A demonstração por si só utiliza basicamente o sentido da visão do membro da equipe, o qual consegue ouvir e/ou sentir cheiro, o que reforça o aprendizado. As chaves para uma demonstração eficaz são:

- Garantir que todas as ações possam ser facilmente visualizadas.
- Providenciar antecipadamente todos os ingredientes, equipamentos e ferramentas necessários para a demonstração.
- Iniciar a demonstração revendo informações instrucionais fornecidas anteriormente e/ou habilidades consideradas relevantes para a demonstração.
- Apresentar quaisquer termos técnicos/culinários considerados relevantes para a demonstração, particularmente termos novos.
- Demonstrar a habilidade ou tarefa manipulativa de modo que lembre muito o ambiente real da cozinha e esclarecer por que a habilidade é importante.
- Enfatizar a questão da segurança dos alimentos e da higiene.
- Verificar o nível de entendimento durante a demonstração, fazendo perguntas aos membros da equipe.

O potencial de sucesso de uma demonstração, de proporcionar aos membros da equipe o nível desejado de entendimento ou perícia, pode ser melhorado por meio de algumas ações simples. Utilize materiais de suporte, como uma ficha de procedimentos, para reforçar as etapas de execução demonstradas. Mantenha o foco e a brevidade – 15 a 30 minutos, de preferência – da demonstração. A demonstração deve ser seguida por uma prática supervisionada e/ou tarefa correlata, a fim de reforçar as informações apresentadas. Durante e após a demonstração, expresse o seu interesse pelo entendimento e domínio das informações por parte dos membros da equipe, fazendo perguntas e fornecendo *feedback* positivo.

O *chef* executivo deve evitar a demonstração como método de treinamento, exceto se ensaiada antecipadamente e se houver tempo suficiente para a preparação e a verificação dos equipamentos e ingredientes alimentícios. A demonstração pode ser reforçada com uma revisão eficaz e um resumo do conteúdo ministrado.[4]

Um erro comum é concluir uma demonstração e perguntar se cada membro da equipe se sente capaz de executar as etapas demonstradas ou tem entendimento das habilidades básicas envolvidas. A resposta nessa situação geralmente é o silêncio ou acenos de cabeça de modo afirmativo. Uma excelente técnica de sintetização é pedir ao membro da equipe que repita a demonstração enquanto o *chef* executivo ou outro membro da equipe lê cada uma das etapas. Após a segunda demonstração, o indivíduo está pronto para praticar as etapas.

As demonstrações são especialmente adequadas para o treinamento de habilidades (objetivos psicomotores), mas podem ser usadas também como modelo para ilustrar habilidades interpessoais, de entrevista ou de comunicação. Na cozinha, a demonstração é, sem comparação, o método mais eficaz para instrução da arte culinária: os preparativos, o preparo e a apresentação dos pratos do cardápio. Como método, tem o benefício de utilizar os cinco sentidos do membro da equipe, e nenhum outro método de treinamento permite essa total integração sensorial.

Técnicas eficazes de questionamento e reforço são empregadas durante e após a demonstração para incentivar os membros da equipe a refletirem sobre o tópico do treinamento. Além disso, o questionamento ajuda a manter o interesse do participante e fornece ao *chef* executivo um *feedback* sobre o entendimento do tópico por parte dos membros da equipe, além de permitir o fornecimento de *feedback* destinado a reforçar o clima de treinamento na cozinha.

Estudo de caso

O método de treinamento por meio de **estudos de caso** apresenta situações reais ou hipotéticas para serem analisadas pela equipe de cozinha. O ideal é que o estudo de caso obrigue o membro da equipe a avaliar os problemas, propor e escolher soluções e analisar as consequências da decisão. Os estudos de caso são uma forma popular de envolver a equipe para que a discussão e as resoluções dos problemas possam ser reduzidas a níveis concretos. A Figura 7.5 mostra as vantagens e desvantagens dos estudos de caso.

Nos estudos de caso tradicionais, os membros da equipe recebem a descrição escrita de uma situação problemática. A descrição contém detalhes suficientes para que o participante possa recomendar as medidas corretivas adequadas. As áreas em que o uso dos estudos de caso é particularmente adequado como método de treinamento na cozinha são: análise dos procedimentos de segurança e higiene, trabalho em equipe, fluxo de trabalho, organização do trabalho, relações com os clientes e qualidade em todos os setores da empresa.

Como existem muitos casos sob esses títulos, é possível os *chefs* executivos engenhosos criarem os seus. Além disso, os membros da equipe podem ser incentivados a escrever seus próprios estudos de caso com base em situações reais passadas e compartilhá-los com o restante da equipe de cozinha. Para aumentar a participação total, os membros da equipe podem se dividir em pequenos "subgrupos de discussão". Quando há um número menor de pessoas em cada grupo, as pessoas se mostram mais inclinadas a participar de forma mais ativa do que quando elas fazem parte de um único grupo de discussão de maiores proporções.

Para facilitar e permitir o sucesso com os métodos de treinamento por meio de estudos de caso é utilizada a técnica das discussões estruturadas, que são conversas entre os membros da equipe focadas em objetivos de aprendizagem específicos. Esses objetivos distinguem as discussões estruturadas de conversas mais sociais. O objetivo de aprendizagem para a análise do estudo de caso deve ser anunciado por antecipação. Nas discussões subsequentes, a estrutura pode ser facilitada pelo uso de uma agenda com recursos de controle do tempo. As agendas e cronogramas elaborados pela equipe oferecem um sentido de titularidade da sessão à equipe de cozinha.

Figura 7.5
Vantagens e desvantagens do estudo de caso.

Vantagens do estudo de caso
- Enfatiza a análise de uma situação típica de necessidade de treinamento.
- Pode melhorar as habilidades de comunicação dos membros da equipe.
- Expõe os membros da equipe a problemas reais que podem ocorrer na cozinha.
- Pode despertar interesse de outra forma em materiais de treinamento considerados teóricos e abstratos.

Desvantagens
- Detém-se a considerações passadas e estáticas.
- Em geral, a análise carece do envolvimento emocional dos participantes, podendo se revelar irrealista no que se refere ao que os membros da equipe fariam diante da situação real.
- Existem limitações de tempo à análise e à discussão.

Tentar conduzir uma discussão estruturada quando os membros da equipe tenham tido um contato limitado com o tema do estudo de caso geralmente resultará em pouca ou nenhuma interação e em uma discussão ineficaz. A criação de uma discussão estruturada eficaz começa com o ambiente. O *chef* executivo deve criar um ambiente para a discussão que não apenas incentive a participação e a interação dos membros da equipe, mas que também garanta o respeito por todos os participantes. Isso significa garantir que nenhum membro da equipe será ridicularizado ou rejeitado por expressar seus pensamentos sobre o assunto em pauta. O estabelecimento de diretrizes para a condução da discussão é fundamental para que se crie um ambiente propício a um diálogo verdadeiramente aberto.

Como ocorre com qualquer método de treinamento, a relevância do assunto em questão é uma das chaves para o sucesso. O *chef* executivo deve trazer à atenção dos membros da equipe a relevância da questão em discussão e oferecer reforço positivo. Ele deve agir como um catalisador na discussão, incentivando a participação e estimulando a discussão caso o ritmo caia. Os *chefs* executivos não devem dominar a discussão.

As discussões estruturadas, que devem ter objetivos predeterminados, são adequadas para uso com estudos de caso. O *chef* executivo deve garantir que os membros da equipe não tragam pontos de vista negativos para esses objetivos. Quando utilizadas com a análise de estudos de caso, as discussões estruturadas podem ser um método de treinamento motivador e útil na cozinha.

Treinamento prático

O **treinamento prático** é o método mais comum utilizado para treinar os membros da equipe de cozinha. Não se trata necessariamente do melhor método de treinamento para a obtenção de padrões culinários de qualidade. O *chef* executivo normalmente conduz a sessão de instrução, que tem a vantagem de oferecer experiência "prática" em condições normais. Embora normalmente seja utilizado na cozinha, o treinamento prático (*On-the-job training* – OJT, na sigla em inglês) é também um dos métodos de treinamento mais mal implementados. Entre as desvantagens comuns do OJT, estão:

- Falta de um ambiente de treinamento bem estruturado.
- O *chef* executivo pode apresentar fracas habilidades de treinamento.
- Omissão de um critério de desempenho funcional bem definido e de alta qualidade.

O treinamento prático pode ser bem-sucedido quando o *chef* executivo como instrutor possui um objetivo, um plano e o conhecimento de que melhorias contínuas e de qualidade somente podem ser implementadas no exercício da função.

Um dos benefícios do OJT é permitir aplicação imediata e proporcionar satisfação ao novo membro de equipe que, em geral, pode estar ansioso e temeroso. O *chef* executivo pode determinar o método de treinamento mais adequado para ministrar instrução sobre diferentes atribuições funcionais. Além disso, para retreinamento ou treinamento interfuncional, podem ser adequados diferentes métodos e técnicas e/ou uma combinação desses métodos.

Etapas e estrutura do OJT

1. *Introdução*
- Apresentar o que o membro da equipe *estará apto a fazer* ao final da sessão.
- Explicar por que o membro da equipe deve aprender.

- Discutir de que maneira esse treinamento está relacionado com o que o membro da equipe já sabe.
- Demonstrar os equipamentos a serem utilizados durante a sessão de treinamento.
- Explicar as etapas envolvidas na tarefa e o objetivo geral.

2. *Apresentação*
- Ressaltar os pontos-chave.
- Demonstrar o procedimento em ordem sequencial.
- Explicar o que, por que, quem, quando, como e onde.
- Utilizar recursos de auxílio de treinamento quando for o caso.
- Ministrar a instrução em um ritmo que permita que o membro da equipe compreenda a tarefa.

3. *Resumo*
- Demonstrar a tarefa uma segunda vez, se necessário; repetir os pontos e etapas principais.
- Incentivar as perguntas sobre pontos que requeiram esclarecimento.
- Fornecer *feedback* específico.
- Elogiar quando for o caso.
- Quando satisfeito com a consumação do aprendizado, passar à etapa seguinte.

4. *Prática*
- Os membros da equipe praticam sob supervisão.
- Fazer perguntas para avaliar o nível de entendimento dos membros da equipe.
- Orientar e corrigir os membros da equipe.
- Elogiar quando os padrões corretos de qualidade forem alcançados.

5. *Acompanhamento*
- O membro da equipe coloca em prática os ensinamentos ministrados sob supervisão.
- Incentivar o membro da equipe a questionar.
- Decidir sobre a palestra de acompanhamento.
- Mostrar que cada função tem relação com a importância das demais funções e que o insucesso de uma afeta o valor de todas as outras.

6. *Orientação*
- Permitir o envolvimento de todos os membros da equipe com os procedimentos que eles utilizarão.
- Conduzir entrevistas corretivas em particular.
- Permitir que os membros da equipe avaliem seu próprio desempenho.
- Permitir bastante tempo para o desenvolvimento de habilidades.
- Usar perguntas abertas para definir problemas de trabalho.
- Oferecer reforço positivo.

O primeiro passo da orientação consiste em observar os membros da equipe enquanto realizam suas tarefas. Se eles estiverem fazendo um bom trabalho, não hesite em lhes dizer. Todo mundo gosta de receber elogios; procure flagrar os membros da equipe fazendo coisas boas.

O treinamento é progressivo e deve ser contínuo. A repetição é a chave para o aprendizado. Portanto, é importante que o *chef* executivo demonstre muita paciência. Se aparentemente houver qualquer problema com algum aspecto do desempenho dos membros da equipe, verifique o seguinte:

- Eles estão plenamente cientes do que deve ser feito?
- Eles possuem os equipamentos e materiais adequados para realizar a tarefa?
- Eles receberam *feedback* adequado durante a fase de prática?

O próximo passo é confrontar, não criticar, o baixo desempenho de um membro da equipe. O **confronto** é um processo positivo utilizado para corrigir problemas de desempenho funcional. Os *chefs* executivos que confrontam estão mais interessados em ajudar os membros da equipe a se sentirem confiantes em relação a um melhor desempenho futuro do que inaptos e culpados pelo desempenho passado. Elogie em público, corrija em particular. Treinamento significa dirigir o crescimento de um indivíduo.[5] Em uma cozinha com um ambiente de qualidade, treinamento interfuncional é importante. O **treinamento interfuncional** prepara cada membro da equipe para preencher as funções de trabalho conforme necessário, além de ser um excelente método para eliminar a monotonia e a fadiga da função.

Outra vantagem do treinamento interfuncional é a flexibilidade permitida. Por exemplo, quando um membro da equipe está ausente, outro pode desempenhar aquela função.

Treinamento de aprendizagem

O treinamento de **aprendizagem** tem por finalidade oferecer aos jovens *chefs* que estão começando na profissão de cozinheiros um treinamento abrangente envolvendo os aspectos práticos e teóricos do trabalho realizado em uma profissão altamente especializada. Os programas de aprendizagem combinam treinamento prático e teórico, com a assistência de um *chef* qualificado e experiente, responsável por conduzir o treinamento prático durante o período de aprendizagem. O objetivo desse treinamento é aprender habilidades culinárias práticas no exercício da função. Os aprendizes aprendem o aspecto teórico da profissão nas aulas que eles frequentam fora do trabalho. Os assuntos abordados no treinamento em sala de aula são segurança, higiene, habilidades de comunicação, matemática, supervisão, legislação, procedimentos de controle de custo dos alimentos, compras e nutrição.

Nos Estados Unidos, o programa de aprendizagem culinária é patrocinado pela American Culinary Federation em cooperação com setores locais da entidade. É o único programa de treinamento de aprendizagem existente no país para *chefs* e opera em cooperação com o Bureau of Apprenticeship and Training (BAT) do Ministério do Trabalho dos Estados Unidos.[*] O programa opera também em parceria com escolas de ensino médio e universidades locais, oferecendo cursos de teoria culinária.[6]

---

[*] N.R.C.: Não há programa similar no Brasil, no qual seja conferida a certificação para cozinheiros que tenham o aprendizado prático nas cozinhas de restaurantes, complementadas por aprendizado teórico em cursos puramente teóricos, até porque não existe nenhuma federação da categoria à qual o cozinheiro possa se associar e que regule sua atividade profissional. A certificação é fornecida apenas quando o aprendiz de cozinheiro frequenta cursos ou faculdades de gastronomia, nos quais a parte prática ocorre em laboratórios de cozinha, supervisionados por um professor (exceto em cursos *on-line*). Para complementar a prática, os alunos desses cursos podem ser obrigados a fazer estágio supervisionado em restaurantes para ter direito à certificação ou ao diploma.

CONVERSA COM O CHEF
Ou faz do meu jeito, ou cai fora

Treinar significa formar por meio de instrução, disciplina ou exercício. Na cozinha, os *chefs* têm basicamente a tarefa de treinar dois tipos de profissional: o aprendiz (inexperiente na área das artes culinárias) e o cozinheiro (que pode ter muitos anos de experiência adquirida em outros estabelecimentos). A experiência me mostra que, quando se trata de treinamento, cada profissional deve ter um tratamento diferente.

Ao comparar o aprendiz ao cozinheiro sob a ótica do treinamento, sinto que a maioria dos *chefs* prefere treinar aprendizes. A teoria é de que o aprendiz é novo, não tem ideias preconcebidas ou maus hábitos, e normalmente está ansioso por aprender. Não é muito difícil o *chef* convencer o aprendiz de como as coisas devem ser feitas. Convenhamos: todos nós, *chefs*, temos diferentes ideias de como as coisas devem ser feitas. Com o aprendiz, portanto, isso se resume basicamente ao que nós, como *chefs*, queremos transmitir a essa pessoa, que deve ser tudo o que conhecemos sobre preparo de alimentos e operação de cozinha.

O cozinheiro experiente pode ter sido aprendiz de outro *chef*, ou talvez ser formado por uma escola de gastronomia ou pela "escola dos trancos e barrancos". De qualquer modo, é muito provável que eles trabalhem diferente de você. E como treinar um cozinheiro? Quando me tornei *chef* executivo, eu achava que seria simples. Para ser franco, a minha técnica era "ou faz do meu jeito, ou cai fora". À medida que fui adquirindo experiência, no entanto, eu aprendi a trabalhar com esses indivíduos e treiná-los. Aliás, às vezes, eu é que acabava fazendo o papel de treinando. O treinamento passa a ser um processo de observação. Eu observava os novos cozinheiros em ação, seus novos níveis de habilidade, suas técnicas, seus métodos de trabalho e o produto final. Quando eles preparavam algo diferente de nossos padrões, eu comparava os dois métodos e nós discutíamos qual era o melhor. Se o método deles fizesse sentido, passávamos a adotá-lo, e vice-versa. Se o resultado final fosse o mesmo e não houvesse nenhuma diferença no fator "custo" ou "tempo", qualquer dos dois métodos, então, poderia ser usado.

É difícil treinar as pessoas quando elas não se sentem à vontade com o método de treinamento. Descobri que, utilizando um estilo de treinamento aberto e buscando a participação ativa dos cozinheiros, eles se tornavam mais receptivos às minhas sugestões por perceberem que suas contribuições eram valorizadas.

– Aidan P. Murphy
CMC (Certified Master Chef), AAC (American Academy of Chefs),
Gerente geral, Old Warson Country Club, St. Louis, MO

O aprendiz de cozinheiro cumpre 6.000 horas de OJT e cursos teóricos, normalmente ao longo de um período de 3 anos. Nos Estados Unidos, os salários iniciais pagos aos aprendizes em geral equivalem à metade daqueles pagos aos *chefs* plenamente treinados. Entretanto, os salários costumam avançar rapidamente em intervalos de seis meses. O BAT estabeleceu os seguintes padrões mínimos para os programas de aprendizagem:

1. Imparcialidade em todas as fases do processo de emprego e treinamento de aprendizes.
2. Instrução organizada com a finalidade de oferecer ao aprendiz conhecimento nas questões técnicas relacionadas ao ofício ou habilidade em questão.
3. Um cronograma de processos de trabalho em que o aprendiz deve receber treinamento e adquirir experiência no exercício da função.
4. Um plano salarial progressivamente crescente.
5. Supervisão adequada do OJT com instalações apropriadas para o treinamento dos aprendizes.
6. Avaliação periódica do progresso do aprendiz, tanto em termos de desempenho funcional como de instruções correlatas.
7. Reconhecimento da conclusão bem-sucedida.

Nos Estados Unidos, o aprendiz recebe, na conclusão de seu treinamento, um certificado do Ministério do Trabalho e/ou um certificado da American Culinary Federation e é admitido como membro dessa instituição.

Reforço de treinamento

As pessoas se esforçam para alcançar os objetivos que estabelecem para si. Os objetivos dos membros da equipe de cozinha identificados com mais frequência são: segurança no trabalho, trabalho gratificante, reconhecimento, *status*, responsabilidade e realização. Se o treinamento ajuda os membros da equipe a alcançarem esses objetivos, o processo de aprendizagem, então, é amplamente facilitado. Quando o treinamento oferece maiores oportunidades de progresso profissional, os membros da equipe se sentem altamente motivados por perceberem que o resultado provável será um maior nível de recompensas e segurança no trabalho. O conhecimento dos resultados (*feedback*) influencia o processo de treinamento/aprendizagem. Manter os membros da equipe informados do seu nível de progresso em relação aos padrões de melhoria da qualidade estabelecidos ajuda a definir as metas para o que ainda resta ser aprendido.

A **teoria do reforço** afirma que o comportamento que aparentemente gera uma consequência positiva tende a se repetir, enquanto aquele que parece levar a uma consequência negativa tende a não se repetir. Uma consequência positiva é recompensa.[7] O elogio e o reconhecimento são duas das recompensas mais importantes usadas em um treinamento. Cada segmento do treinamento deve ser organizado de forma sequencial para que o indivíduo possa ver não apenas a sua finalidade, mas também a sua posição no programa geral de treinamento em qualidade.

Uma prática perfeita gera perfeição, uma prática inadequada, não. Isso vale para o treinamento na cozinha. Repetir uma tarefa de trabalho várias vezes facilita a sua execução. A prática e a repetição quase sempre levam a um treinamento eficaz.

Métodos de treinamento negativos

É impossível implementar padrões de qualidade na produção de alimentos se o *chef* executivo não envolver ativamente a sua equipe no treinamento. Entretanto, não é incomum observar a insuficiência ou total inexistência de treinamento em algumas cozinhas. Muitos *chefs* executivos supõem que a experiência em um emprego anterior substitui o treinamento, e que os novos membros da equipe são capazes de desempenhar a função de acordo com os padrões de qualidade estabelecidos. Existe também um pressuposto errôneo de que, depois de contratado, o novo membro da equipe aprenderá o ofício com os demais integrantes da equipe. Conhecida como **sistema do companheirismo**, essa política é baseada na equivocada crença de que os outros membros da equipe estão aptos a treinar o novo contratado, geralmente enquanto executam suas tarefas. Provavelmente o método negativo de treinamento mais comum é aquele que permite que a pessoa que está deixando o cargo treine aquela que o irá assumir. Outros métodos de treinamento negativo são:

Método do espectador. O novo membro da equipe não tem direito de fazer nada, a não ser olhar os outros trabalhando. Isso é chato para o indivíduo, nada producente e só serve para prolongar o período de treinamento.

Método da mão de obra não qualificada. O membro da equipe só pode realizar tarefas triviais, como limpar/arrumar e servir café, por exemplo. Nada é aprendido, e o membro da equipe se sente inútil e desestimulado pela função.

Método "faça você mesmo". Os novos membros da equipe são "atirados às feras". Esse método pode ser bem-sucedido com pessoas que têm facilidade para aprender e gostam de exibir suas qualidades. A desvantagem, no entanto, é o risco de que o novo membro da equipe possa desenvolver maus hábitos e acabar prejudicando o espírito de equipe. Mais tarde, esses funcionários normalmente se recusam a transmitir seus conhecimentos a outros integrantes do grupo.

Desenvolvimento dos membros de equipe com potencial

O treinamento lida com os interesses imediatos da equipe de cozinha; o desenvolvimento, por sua vez, subentende o reconhecimento dos membros da equipe dotados de um evidente talento para desempenhar papéis de liderança. Desenvolver os membros da equipe de modo a transformá-los nos competentes *chefs* do futuro é a chave para as melhorias contínuas necessárias que permitirão oferecer uma comida e um serviço de melhor qualidade ao cliente. O membro da equipe com potencial para crescer necessita de apoio e incentivo.

O desenvolvimento de recursos humanos geralmente é uma combinação de treinamento prático e oportunidades educativas que ajudam o membro de equipe a se desenvolver e se transformar em um funcionário mais produtivo e responsável da empresa de serviços de alimentação. Embora não existam métodos infalíveis para determinar quem possui o maior potencial de desenvolvimento, a Figura 7.6 mostra algumas das características observáveis que ajudam a identificar possíveis líderes.

O desenvolvimento de um membro de equipe ocorre em duas etapas importantes:

1. Uma série de funções às quais o membro de equipe pode ser promovido.
2. Oportunidades para cada membro de equipe com potencial de liderança receber treinamento não limitado à sua função específica.

Cada função pode ser uma oportunidade para os membros da equipe se prepararem para algo melhor. **Mobilidade funcional interna** significa que os membros da equipe têm chance de crescer, permitindo que a empresa possa contar com uma fonte confiável de mão de obra sem os altos custos de rotatividade do quadro funcional e de treinamento de novos funcionários.

Avaliação do treinamento

A **avaliação** é necessária para determinar se o treinamento da equipe de cozinha produziu efeito no sentido de melhorar o conhecimento, as habilidades e as

Figura 7.6
Características dos possíveis líderes.

- São capazes de lidar com os problemas e buscar ajuda quando necessário.
- São capazes de agir sem direção supervisionada.
- São receptivos, calmos e tolerantes.
- Aceitam a responsabilidade por seus atos e não tentam culpar os outros.
- Mantêm o nível de disposição.
- Demonstram altos níveis de energia.

atitudes, bem como o desempenho funcional dos membros da equipe no que concerne à qualidade total. A avaliação do treinamento faz parte do ciclo do processo de treinamento. Sem ele, os *chefs* executivos não têm como determinar se o seu esforço foi em vão.

A avaliação é a etapa final antes da revisão e renovação dos objetivos de treinamento e antes do reinício do processo. O treinamento é um processo muito dinâmico. Seus elementos não podem ser deixados de lado por muito tempo sem que se tornem estagnados, defasados, imprecisos ou até mesmo prejudiciais aos esforços da empresa em alcançar a qualidade total. Além disso, os membros da equipe nem sempre aprendem exatamente o que o treinamento pretende lhes ensinar. Avaliar o impacto do treinamento no desempenho da equipe de cozinha no exercício da função implica encontrar as respostas para as perguntas certas. Exemplos dessas perguntas são mostrados na Figura 7.7.

As respostas para essas perguntas devem ser obtidas dos participantes. Além disso, devem ser buscadas contribuições externas para o sucesso do treinamento. Se a maior parte do *feedback* for positiva, pode-se supor que o treinamento foi eficaz. Se forem expressas preocupações específicas, os dados devem ser comparados a outros métodos de avaliação.

Os membros da equipe de cozinha que receberam treinamento são a mais óbvia fonte de dados sobre o impacto do treinamento. Por meio do **processo de avaliação**, os membros da equipe devem expressar suas opiniões e fazer observações sobre a eficácia do treinamento. Além de responderem a perguntas específicas relacionadas à tarefa abordada no programa de treinamento, uma série de perguntas gerais pode ser inserida em um instrumento de pesquisa de opinião que irá produzir informações valiosas. Normalmente, solicita-se aos participantes que preencham um questionário completo sobre o treinamento ministrado. Esses questionários podem ser bastante sofisticados ou simples. A Figura 7.8 mostra um exemplo simples detalhando perguntas elementares a serem feitas.

Esse tipo de avaliação do treinamento por parte do participante não é tão maçante de preencher e é fácil de acompanhar. Essa avaliação em formato de formulário deve ser utilizada ao final da sessão de treinamento ou de um segmento de um programa de ensino. É importante que as avaliações desse tipo não sejam usadas de forma abusiva. Os testes de avaliação podem ser administrados a qualquer tempo considerado adequado ou sempre que puderem ser úteis. As razões para a realização dos testes são essencialmente as mesmas que aquelas para que as perguntas sejam feitas.

- O treinamento fez diferença?
- Os membros da equipe são capazes de utilizar as habilidades apresentadas durante a sessão de treinamento?
- Qual o efeito do treinamento nas atitudes da equipe?
- As habilidades interpessoais melhoraram?
- As mudanças demonstradas pelos membros da equipe valeram o investimento no treinamento?
- Os membros da equipe apresentaram sugestões para melhorar as sessões de treinamento?
- O treinamento corrigiu os problemas identificados?
- Foram identificadas deficiências em relação a método, conteúdo, formato e condução do treinamento?
- Quais as melhorias recomendadas?

Figura 7.7
Questões para avaliação do impacto do treinamento.

Figura 7.8
Exemplo de questionário a ser preenchido pelo participante do treinamento.

- Os elementos da função desempenhada ou a desempenhar são diferentes daqueles ensinados durante o treinamento?
- O benefício oferecido pelo treinamento compensou o esforço empreendido?
- Os objetivos do curso foram claramente explicados?
- O instrutor demonstra conhecimento técnico?
- Os tópicos do treinamento seguiram uma sequência lógica?
- Todas as suas perguntas e seus interesses em relação ao treinamento foram respondidos?
- As instalações eram adequadas para treinamento?

Quando o treinamento é eficaz, os membros da equipe participantes do programa de treinamento são capazes de executar as habilidades ou utilizar os conhecimentos necessários para corrigir eventuais problemas de qualidade ou implementar os padrões corretos. Além disso, a avaliação monitora o desempenho dos membros da equipe no treinamento prático e no decorrer de todo o processo de treinamento. O monitoramento contínuo e o *feedback* garantem o sucesso do processo de treinamento e a possibilidade de o *chef* executivo desempenhar as funções e responsabilidades exigidas nas fases de elaboração, condução e avaliação do treinamento.

Considerações finais

O sucesso de qualquer operação é o resultado do cumprimento da promessa feita pelos membros da equipe ao cliente. Essa tarefa exige que os membros da equipe possuam as habilidades e o conhecimento necessário para oferecer um desempenho à altura dos padrões estabelecidos. O membro de equipe que atende regularmente a esses padrões é produto de treinamento. Alcançado esse objetivo com o membro de equipe, o objetivo passa a ser a retenção deste indivíduo.

Hoje, reter o indivíduo requer mais do que treinamento. O *chef* executivo precisa estar atento aos membros de sua equipe para determinar quem se beneficiaria do treinamento que lhes permitirá progredir. É esse apoio aos membros da equipe que irá se traduzir em fidelidade, satisfação no exercício da função e retenção. Além disso, essa ação forma uma força de trabalho mais forte que ajudará a empresa a crescer.

Resumo

Conseguir o máximo de envolvimento dos membros da equipe de cozinha no processo de treinamento é um dos maiores objetivos do *chef* executivo. As pessoas aprendem melhor fazendo.

Entre os métodos de treinamento adequados à implementação do treinamento em um ambiente culinário, estão os descritos a seguir.

As preleções sobre o cargo, que, por definição, são um processo unilateral conduzido pelo *chef* executivo, podem ser maçantes e contraproducentes, a menos que consideravelmente enriquecidas e assistidas por recursos visuais estimulantes, boa preparação e apresentação interessante.

Os participantes das dramatizações devem interpretar determinados papéis para que os demais aprendizes possam praticar como lidar com certos problemas. Desse modo, os participantes vivenciam os dois lados da questão retratada na dramatização. Isso permite a plena participação dos membros da equipe de cozinha no processo de treinamento.

A demonstração é um método de treinamento amplamente utilizado na cozinha que permite ao *chef* executivo ministrar o treinamento de habilidades de forma lenta e criteriosa. Desse modo, então, os membros da equipe participam de sessões de prática supervisionada enquanto o *chef* executivo os orienta e corrige.

Os membros da equipe participantes de estudos de caso, por sua vez, desenvolvem soluções e abordagens para situações apresentadas por meio de casos escritos. As soluções propostas e efetivas e seus respectivos resultados são discutidos.

O treinamento prático é o método mais amplamente utilizado depois da demonstração. Trata-se de uma combinação de todos os métodos de treinamento e retreinamento. Nesse método, o participante é colocado na situação real de trabalho e treinado por um membro experiente da equipe ou pelo *chef* executivo para executar as diferentes partes da tarefa, que inclui as seguintes etapas: introdução, apresentação, resumo, prática, acompanhamento e orientação.

Nos Estados Unidos, o treinamento de aprendizagem conduzido na cozinha é organizado de acordo com as diretrizes e estruturas apresentadas pelo American Culinary Federation Educational Institute e pelo Ministério do Trabalho. A aprendizagem oferece ao estabelecimento de serviços de alimentação um programa de treinamento de longa duração que pode gerar um compromisso de longo prazo por parte dos participantes do programa.

A teoria do treinamento de reforço é baseada em estudos que mostram que o comportamento que leva a uma consequência positiva tende a se repetir, enquanto aquele que leva a uma consequência negativa, não. O elogio e o reconhecimento são dois dos elementos mais positivos do treinamento de reforço.

Os métodos de treinamento negativos envolvem habilidades que o *chef* executivo supõe que os membros da equipe trazem para a função ou aprendem com outras pessoas no exercício da função. O resultado do treinamento negativo é que os membros da equipe aprendem maus hábitos e desconhecem os objetivos da equipe de cozinha ou a sua visão de qualidade.

Desenvolver o membro de equipe dotado de potencial é necessário para identificar os futuros líderes. As características desses possíveis líderes se manifestam com grande intensidade. Essas pessoas são solucionadoras de problemas. As promoções e novas oportunidades de treinamento são formas de desenvolver esses possíveis líderes.

A avaliação do treinamento é necessária para determinar o sucesso do treinamento planejado. Etapa final do processo de treinamento, o método serve de base para uma revisão dos objetivos e dos métodos aplicados.

Questões para revisão

1. Defina os seguintes termos-chave:
a. Treinamento
b. Preleção sobre o cargo
c. Dramatizações
d. Demonstração
e. Estudos de caso
f. Treinamento prático
g. Confronto
h. Treinamento interfuncional
i. Aprendizagem
j. Teoria do reforço
k. Sistema do companheirismo
l. Mobilidade funcional interna
m. Avaliação
n. Processo de avaliação

2. Quais os méritos de se utilizar o estudo de caso como uma técnica de treinamento específico na cozinha?

3. Quais as principais desvantagens do treinamento de aprendizagem?

4. Por que o treinamento prático às vezes é considerado uma das técnicas de treinamento mais mal implementadas na cozinha?

5. Na sua opinião, qual(is) a(s) técnica(s) de treinamento mais adequada(s) à implementação da gestão da qualidade total?

6. Descreva a teoria do reforço. De que maneira o reforço pode facilitar a melhoria da qualidade?

7. O que são métodos de treinamento negativos? Qual o seu impacto nos novos membros da equipe?

8. Que características dos membros da equipe demonstram potencial de desenvolvimento futuro?

9. Por que a avaliação dos programas de treinamento é necessária?

10. Quais as relações entre objetivos do treinamento e avaliação do treinamento?

Notas

1. Francine A. Herman and Martha E. Miller, "Training for Hospitality," *Training & Development*, setembro de 1991.
2. Robert B. Maddux, *Team Building: An Exercise in Leadership* (Los Altos, CA: Crisp, 1992), 33.
3. Lois B. Hart, *Training Methods That Work* (London: Crisp, 1991), 70.

4. Herman Zaccarelli, *Training Managers to Train* (Los Altos, CA: Crisp, 1988), 48.
5. John Bank, *The Essence of Total Quality Management* (New York: Prentice-Hall, 1992).
6. American Culinary Federation, *Apprenticeship Operations Manual* (St. Augustine, FL, 1985).
7. B. F. Skinner, *About Behaviorism* (New York: Alfred Knopf, 1974).

Apresentação de treinamento 8

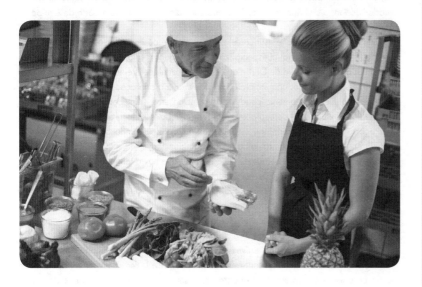

Tópicos
- Introdução
- Ponto de partida
- O seu nível de conforto
- Uma comunicação interpessoal eficaz
- Treinamento e diversidade
- O envolvimento da equipe
- Entenda os comportamentos do grupo
- Resumo
- Questões para revisão
- Notas

Objetivos

Ao concluir este capítulo, você deverá estar apto a:
1. Descrever os fatores que contribuem para uma apresentação de treinamento eficaz.
2. Identificar elementos propícios à criação de um ambiente de treinamento profissional.
3. Descrever os métodos utilizados para a obtenção do nível de conforto necessário para uma apresentação eficaz.
4. Entender o estilo de comunicação adequado para um treinamento eficaz.
5. Descrever as etapas adequadas ao treinamento de uma equipe de cozinha diversificada.
6. Reconhecer as diferenças entre as técnicas de questionamento abertas e fechadas.
7. Definir a dinâmica dos comportamentos de grupo e as atividades associadas ao treinamento da equipe de cozinha.

Estudo de caso: Cypress Cove Resort

O Cypress Cove Resort é um *resort* de luxo que opera durante o ano inteiro, mas gera 70% de sua receita anual entre o *Memorial Day* (feriado nacional norte-americano em memória dos soldados mortos em combate) e o Dia do Trabalho.* O estabelecimento opera com uma equipe fixa de funcionários durante todo o ano. Os funcionários sazonais são contratados para atender os hóspedes durante a alta estação. A equipe sazonal é formada, em sua maior parte, por estudantes universitários, incluindo estagiários participantes de diversos programas de hospitalidade e gastronomia espalhados por todos os Estados

---

* N.R.C.: Período entre a última segunda-feira de maio e a primeira segunda-feira de setembro.

Unidos. A maioria desses funcionários chega para treinamento uma semana antes do feriado do *Memorial Day*.

Don Hanson ingressou no Cypress em janeiro como *chef* executivo. O *chef* anterior estava no Cypress há 3 anos e saiu para assumir um cargo em um *resort* maior. Antes de sair, ele forneceu a Don o cronograma, os manuais e outros materiais de treinamento elaborados ao longo dos anos para os funcionários sazonais que faziam parte da equipe de cozinha do Cypress.

Don havia sido *sous chef* (subchefe) de um hotel de porte similar ao do Cypress e ministrado treinamento individual especializado para alguns membros da equipe de cozinha. Entretanto, o *chef* executivo de Don é que conduzia qualquer treinamento em larga escala que se fizesse necessário, enquanto ele supervisionava a operação das cozinhas no dia a dia. As sessões de treinamento conduzidas por Don envolviam pouquíssima preparação formal. Ele simplesmente percebia que um membro da equipe precisava de assistência para aperfeiçoar uma determinada habilidade e arranjava tempo para trabalhar com o indivíduo no sentido de melhorar a habilidade em questão.

Don admitia gostar dos treinamentos individuais que havia feito até então, mas achava que conduzir 1 semana inteira de treinamento para 30 pessoas era uma empreitada intimidante. Durante o inverno e a primavera, Don analisou o material e os cronogramas de treinamento que o *chef* anterior lhe entregara. Ele fez muito poucas alterações por ter certeza de que o material havia sido elaborado por pessoas que entendiam mais "daquele tipo de coisa" do que ele. Os objetivos do treinamento pareciam estar "dentro dos conformes", e ele achava que, se não estivessem totalmente válidos, não importaria muito. Don introduziu novas receitas e suprimiu receitas antigas para fazer jus às mudanças que ele fez no cardápio do Cypress. O cronograma, a seu ver, era razoável. Na verdade, ele considerava excessivo o tempo alocado para palestras, demonstrações e sessões de perguntas e respostas, e achava que os treinandos deveriam simplesmente ter a oportunidade de "entrar lá e pôr a mão na massa".

Quando chegou o Dia do Trabalho, todos os funcionários efetivos da cozinha diziam ter sido uma das temporadas mais difíceis que eles já haviam tido. "O pessoal sazonal simplesmente parecia não se enquadrar". Don continuava com o mesmo pensamento que lhe assaltara a mente durante toda a estação: "essa garotada universitária simplesmente não entende! Eles nunca serão bem-sucedidos no setor!".

Com base no que você aprendeu nos capítulos anteriores e no conteúdo deste capítulo, responda às seguintes perguntas:

- Qual a razão geral para os desafios ocorridos no Cypress Cove Resort?
- Quais as causas básicas dos desafios ocorridos no Cypress Cove Resort?
- Qual o papel da liderança e da supervisão/gerência nos desafios ocorridos no Cypress Cove Resort?
- Que medidas específicas poderiam ter sido tomadas para evitar os desafios ocorridos no Cypress Cove Resort?
- Que providências específicas podem ser tomadas para evitar que os desafios do Cypress Cove Resort se repitam no próximo ano?

Introdução

Toda vez que um *chef* executivo entra na sala de treinamento, o que deve ocorrer na sequência é uma sessão de treinamento dinâmica e eficaz. Uma apresentação eficaz pode ser o aspecto mais estimulante e gratificante da função do *chef* executivo. O tempo investido na tarefa de definir a análise de necessidades e elaborar os objetivos do treinamento compensa. Nesse processo, o *chef* executivo passa a ser um instrutor e aprende a interagir, discutir, questionar e trabalhar com a equipe de cozinha para alcançar os objetivos do treinamento. Os *chefs* executivos capazes de manter o interesse dos membros da equipe com uma apresentação dinâmica, utilizando diversas técnicas de instrução, têm mais probabilidade de conseguir ajudar a equipe de cozinha a alcançar o sucesso.

CONVERSA COM O CHEF
Ensinando papagaios velhos a falar

Uma lição que aprendi há muitos anos sobre como melhorar o padrão de preparo dos alimentos e a apresentação dos pratos envolvia um grande compromisso pessoal e investimento no treinamento da minha equipe de cozinha.

O Shelbourne Hotel é um hotel de primeira linha localizado no famoso St. Stephen's Green de Dublin. É o mais antigo e aclamado dos hotéis da Irlanda. Quando lá cheguei como o seu quarto *chef* executivo em 100 anos, encontrei uma cozinha tradicional criada com base no velho sistema de divisão em "partidas" (ou praças), que empregava uma numerosa mão de obra. A sua filosofia estava profundamente arraigada às tradições da cozinha clássica. Minha chegada lá coincidiu com o advento do período da *nouvelle cuisine* no início da década de 1980.

Uma das principais metas que a gerência fixou para mim foi a introdução de um novo estilo de cozinha compatível com a abordagem e o estilo gastronômico modernos que refletiam as necessidades do cliente esclarecido e saudável da década de 1980. Como *chef* jovem e entusiasmado, aceitei o desafio com prazer. O cardápio à *la carte* existente quando cheguei era o mesmo há muitos anos. O repertório de pratos contidos nesse cardápio era bastante limitado, e as minhas tentativas de introduzir novos pratos e métodos de preparo e apresentação mais simples encontraram resistência por parte dos *chefs* mais velhos e conservadores. Era preciso mudar, portanto, para modernizar a cozinha.

Antes de lançar qualquer prato novo, eu tive que elaborar um plano geral de treinamento compatível com o cronograma de cada pessoa. Os métodos de treinamento a serem utilizados mereceram grande atenção. O método que eu achava mais adequado aos meus objetivos de treinamento era a técnica de treinamento por demonstração.

O problema era como convencer a equipe de cozinha a participar voluntariamente de minhas sessões de treinamento. Não havia disponibilidade orçamentária para facilitar o treinamento no horário da empresa. Em razão da legislação sindical, não consegui convencer nenhum dos *chefs* a participar dessas sessões. Entretanto, resolvi levar meus planos em frente. Escolhi as manhãs de sábado como o horário mais apropriado para o treinamento

e informei à equipe de cozinha sobre as sessões que eu havia planejado. Na primeira sessão, três *chefs* compareceram, o que, obviamente, foi decepcionante. Apesar dessa decepção inicial, continuei com as sessões de treinamento todo sábado pela manhã.

A minha abordagem era fundamental para a minha filosofia e o meu plano de treinamento. Eu demonstraria a elaboração, o preparo e a apresentação dos novos pratos a serem apresentados em nosso novo cardápio, juntamente com uma explicação sobre as respectivas técnicas de preparo. Eu executava as tarefas, e então, com uma orientação criteriosa e as correções necessárias no exercício da função, os participantes da sessão adquiriam confiança e se desenvolviam profissionalmente. A demonstração dessas novas técnicas servia para mostrar aos membros da equipe os benefícios das sessões de treinamento. O treinamento facilitava o trabalho deles e lhes permitia adquirir novas habilidades culinárias.

Acredito que se criou um ambiente de treinamento positivo; um ambiente descontraído, divertido e educativo. O que começou com três aprendizes acabou evoluindo para uma participação total da equipe de cozinha. Ao tomar conhecimento do estilo de treinamento adotado, os *chefs* mais velhos começaram a participar. Eles não se sentiam desconfortáveis nem ameaçados.

Minhas sessões de treinamento não aconteciam por acaso. Elas eram planejadas passo a passo. O planejamento cuidadoso possibilitava o bom funcionamento das sessões. As medidas mais compensadoras do investimento em treinamento culinário são a aquisição de habilidades e uma melhor atitude por parte daqueles que recebem o treinamento, o que acaba tendo impacto na satisfação do cliente. Tenho a satisfação de dizer que isso aconteceu no Shelbourne. Em 6 meses, nossos *chefs* já demonstravam padrões mais elevados de prática profissional, inclusive os "papagaios velhos". O treinamento funciona, e o maior elogio que recebi como *chef* instrutor foi quando os *chefs* veteranos aderiram à minha filosofia gastronômica e me agradeceram por compartilhar com eles as novas habilidades que lhes proporcionaram orgulho renovado da profissão de cozinheiro.

– Noel Cullen
Ed.D. (Doctor of Education), CMC (Certified Master Chef), AAC (American Academy of Chefs)

A **instrução** tem por finalidade transmitir conhecimentos e habilidades do *chef* executivo para os membros da equipe e só é bem-sucedida quando, ao final do treinamento, os membros da equipe conseguem desempenhar atividades qualificadas com segurança e de acordo com os padrões exigidos. É essencial que o *chef* executivo escolha o método de instrução mais adequado ao tópico de treinamento e às necessidades dos participantes. Faça o seguinte antes de iniciar o treinamento:

- Especifique para a equipe o que precisa ser aprendido.
- Defina as prioridades do treinamento.
- Defina as técnicas de treinamento adequadas.
- Especifique quando e com que frequência pode haver treinamento.
- Determine a quantidade de conteúdo a ser ministrada a cada sessão.
- Determine o tempo de duração do treinamento.

Toda apresentação deve começar com uma boa introdução para despertar o interesse da equipe de cozinha e prepará-la para o aprendizado. Uma boa introdução prepara os membros da equipe, reforça a autoconfiança deles e prepara o terreno para um ambiente de aprendizagem positivo. Dugan Laird afirma: "Em um treinamento profissional, os processos de aprendizagem não são ofuscados pela inépcia ou pelo amadorismo de um instrutor. O profissionalismo geralmente é baseado no domínio de algumas técnicas de ensino."[1]

A **introdução à sessão de treinamento** pode ser utilizada para rever os objetivos, reformular a missão gastronômica e descrever as atividades a serem realizadas durante a sessão de treinamento. Na fase de introdução, é necessário que todos os membros da equipe participantes da sessão de treinamento tomem ciência do objetivo que o *chef* executivo visa a alcançar com o treinamento e o que se espera deles como resultado do treinamento. Os primeiros 5 minutos da sessão podem ser os mais importantes. Comece com algum tipo de "quebra gelo", cuja finalidade é fazer com que todos se descontraiam.

Ponto de partida

A **aparência** é muito importante. Escolha cuidadosamente o seu traje. O melhor traje para o *chef*, obviamente, é um jaleco de *chef* limpo, arrumado e elegante. Isso ajuda o entrosamento do *chef* com os membros da equipe de cozinha. O exagero no trajar pode alienar o grupo: "seja respeitoso. Bem ou mal, alguns ouvintes julgarão a sua mensagem com base na maneira como interpretarem o respeito que você demonstra por meio do seu modo de vestir".[2] O ambiente de treinamento é o mesmo que o ambiente de trabalho da equipe de cozinha. Uma regra geral a ser seguida é: quanto mais formal a sessão de treinamento, mais formal o traje.

Seja consciencioso em relação à **linguagem corporal**. Uma boa postura é importante. Use uma linguagem corporal que expresse autoconfiança e enriqueça a apresentação do treinamento. Manter o contato visual é essencial. Coloque entusiasmo na sua voz, fale com clareza e não comece se desculpando por estar ali. Crie um ambiente confortável. Não há razão para não criar um clima agradável e amistoso e mantê-lo durante toda a sessão de treinamento. Procure fazer isso logo no início. Veja outras sugestões úteis para a condução de uma sessão de treinamento na Figura 8.1.

Figura 8.1
Sugestões para a realização de uma sessão de treinamento.

- Utilizar expressões faciais eficazes.
- Utilizar e manter o contato visual.
- Circular pela sala e gesticular.
- Utilizar gestos que não distraiam os participantes.
- Comunicar-se em um nível pessoal com os membros da equipe durante a sessão de treinamento.
- Variar o tom e o timbre de voz.
- Enfatizar pontos-chave e usar exemplos relevantes.
- Falar com (não da) equipe de cozinha.
- Selecionar e utilizar a tecnologia de mídia adequada.
- Fazer transições lógicas e suaves entre os tópicos.
- Fornecer instruções claras para todas as atividades subsequentes.
- Cumprimentar todos os membros da equipe quando eles chegarem para a sessão de treinamento.
- Estar disponível durante os intervalos para falar com cada membro da equipe e responder a perguntas individuais.
- Estar disponível após a sessão de treinamento para responder a quaisquer perguntas ou discutir assuntos de interesse.
- Fornecer claras instruções verbais e escritas para todas as tarefas e atividades.
- Manter-se atento.

O seu nível de conforto

A chave para o seu sucesso como apresentador está na capacidade de encontrar o seu nível de conforto. É natural algum nervosismo pouco antes de começar, mas o nervosismo extremo geralmente tem uma causa, e esta causa quase sempre está na falta de preparação adequada. Quanto maior a sua familiaridade com as informações que estiver apresentando, maior o seu nível de conforto. Para estar totalmente preparado, você precisa praticar. Pratique a sua apresentação e familiarize-se com todo o material a ser apresentado.

Os *chefs* são pessoas ocupadas, portanto, pode ser difícil arranjar tempo para **praticar**, mas é preciso. Uma sugestão comum para os executivos é que eles reservem tempo durante o dia para planejar. Como *chef*, você também deve arranjar tempo durante o dia para cuidar do desenvolvimento e da preparação do treinamento. A importância do treinamento é imensa, e a sua capacidade de alcançar a excelência como instrutor é igualmente importante. Trate o treinamento dos membros de equipe com a mesma dedicação que você trata a elaboração dos pratos para o cardápio. Você jamais acrescentaria um prato ao cardápio sem antes experimentá-lo. Uma sessão de treinamento também não deve merecer menos atenção.

Em geral, ao arranjar tempo e cuidar da preparação, você irá constatar que o seu nível de conforto e nervosismo não é problema. Se você começar a se sentir tenso, no entanto, desacelere um pouco e seja mais natural. Essa é uma boa maneira de evitar os bloqueios. Procure também não se preocupar com isso. Como Becker e Becker afirmaram "'não se preocupe', este, na verdade, talvez seja o melhor conselho. A preocupação é como uma cadeira de balanço: ao mesmo tempo em que lhe dá algo para fazer, não o leva a lugar nenhum. Não se preocupe – tome uma atitude em relação aos seus temores".[3] Nesse caso, ensaiar até ter certeza de que você está preparado ajuda muito. Percorra mentalmente a sessão de treinamento do início ao fim, visualizando tudo o que você espera que aconteça.

Uma comunicação interpessoal eficaz

A simplicidade é a chave para uma comunicação eficaz no ambiente de treinamento. Uma linguagem simples e clara normalmente é tudo de que você necessita. O uso da terminologia e do jargão da área causa problemas. Use termos culinários com os quais os membros da equipe tenham familiaridade. Isso pode gerar conexão dentro do grupo, mas deve ser administrado com cautela. A intenção é comunicar, não intimidar ou impressionar. Portanto, a equipe não se sentirá insultada se for utilizada uma linguagem simples.

Comunique-se em nível pessoal com cada membro da equipe e aja no sentido de garantir que todos compreendam o que está sendo dito e demonstrado. Quando forem introduzidos novos termos, trabalhe a pronúncia e a ortografia das palavras com os membros da equipe. Transmita os conceitos e pontos importantes devagar; e o conteúdo menos importante, em um ritmo mais acelerado. Melhore o nível de compreensão dos participantes utilizando gestos e recursos visuais adequados que ilustrem o que você está dizendo.

Como instrutor, assim como você deve fazer como chefe ou supervisor, demonstre que você acredita no potencial de cada membro da equipe e está sinceramente interessado no sucesso de cada um deles. Você pode fazer isso demonstrando interesse ativo no progresso do aprendiz. Crie um ambiente de aprendizagem ativo – não passivo – envolvendo os membros da equipe no processo de aprendizagem. Faça-lhes perguntas e solicite suas contribuições para a sessão de demonstração ou informação, a fim de reforçar o conteúdo da apresentação. Isso o ajudará também a determinar se os membros da equipe estão adquirindo um nível de compreensão aceitável do que está sendo apresentado.

À medida que a sessão de treinamento progride, monitore o nível de atenção dos participantes. Esteja preparado para mudar de direção ou envolver rapidamente a equipe, a fim de recuperar a normalidade. Uma comunicação aberta no ambiente de trabalho é importante para a existência de equipes eficazes. Isso inclui o treinamento. Facilite a comunicação aberta convidando a equipe a participar da tarefa de identificar o tipo de instrução que permita a melhoria contínua dos planos de treinamento. Como instrutor/apresentador, você deve evitar algumas atitudes que possam representar obstáculos a uma comunicação eficaz. Alguns exemplos dessas ações são mostrados na Figura 8.2.

As **imagens** constituem uma parte importante do processo de comunicação. Quando a linguagem é usada para criar uma imagem ou uma cena, esta imagem ajuda a facilitar o aprendizado. A percepção também desempenha um papel importante na comunicação interpessoal; tanto pode ajudar como destruir o mais

Figura 8.2

Ações a serem evitadas por um instrutor/apresentador/comunicador.

- Eliminar do seu vocabulário "hum", "ah", "ok", "você entende o que eu quero dizer" e expressões de nervosismo semelhantes.
- Evitar longos monólogos. Torne a sua apresentação o mais natural possível. Alterne o seu discurso com outras atividades. Faça perguntas.
- Não dar a impressão de estar lendo em voz alta. Um resumo é melhor do que um *script* completo.
- Evitar todos os "ismos" (etarismo, sexismo, racismo).
- Evitar usar gírias.
- Evitar se "sobrepor" à equipe.
- Evitar hábitos indesejáveis, como mexer no cabelo, pegar no rosto ou limpar as unhas.

sincero esforço de comunicação. As pessoas geralmente ouvem apenas o que querem ouvir. Os problemas de percepção podem ser causados por membros da equipe com atitudes diferentes, perfis culturais e educacionais diversos, assim como dificuldades com a linguagem utilizada.

O perfil cultural dos membros da equipe de cozinha exerce grande influência sobre a receptividade deles a novas informações. Isso inclui a comunicação verbal e não verbal. Um fator importante a ser considerado na comunicação não verbal é a distância.[4] A distância que as pessoas mantêm ao se comunicarem é determinada da seguinte maneira:

- Distância íntima
  - Proximidade: contato físico próximo.
  - Distanciamento: 15 a 46 cm; considerada inadequada em público por europeus e norte-americanos.
- Distância pessoal
  - Proximidade: 30 a 60 cm; confortável se as pessoas se conhecerem.
  - Distanciamento: 60 cm a 1,20 m; suficiente para evitar contato mais próximo/intimidade.
- Distância social
  - Proximidade: 1,20 a 2 m; contato impessoal.
  - Distanciamento: 2 a 3,60 m; comunicação mais formal.
- Distância em público
  - Proximidade: 3,60 a 7,60 m; possibilidade de escapar.
  - Distanciamento: 7,60 m ou mais; estabelecido em função de figuras públicas importantes.

A distância aceitável é baseada na relação entre as pessoas envolvidas e nas circunstâncias. Dependendo da natureza física do ambiente de treinamento e do tipo de treinamento a ser ministrado, o *chef* executivo e as personalidades da equipe de cozinha podem ser enquadrados nas escalas de distância pessoal e social.

Treinamento e diversidade

De acordo com o U.S. Bureau of Labor Statistics,* as mulheres e as minorias serão responsáveis pelo maior crescimento percentual da força de trabalho no início do século XXI. Em relatório de 1991, a agência norte-americana previa que o número de homens brancos existente na força de trabalho cairia de 48,9% (dados de 1976) para 39,4%.[5] De acordo com Richard Koonce em 2001, "... apenas cerca de 15% dos novos trabalhadores que estão ingressando no mercado de trabalho norte-americano são brancos do sexo masculino. O restante é uma mistura de latinos, afro-americanos, vietnamitas, chineses, russos, europeus e outros".[6]

A cultura norte-americana está se diversificando cada vez mais e já deixou de ser um caldeirão em que os novos grupos étnicos tentam deixar para trás suas culturas originais: "uma imagem mais precisa é a de uma salada verde mista, na qual diversos ingredientes permanecem distintos, embora misturados".[7] A aceitação da diversidade cultural na cozinha exige que o *chef* executivo adote habilidades e estilos de treinamento sensíveis à valorização das diferenças entre os membros da equipe de cozinha. A diversidade no treinamento não se limita mais à correção do comportamento em relação à discriminação racial e ao assédio se-

---

* N.R.C.: Agência do governo norte-americano responsável por levantamentos estatísticos sobre o mercado de trabalho.

xual.[8] O treinamento deve acolher a diversidade da equipe e trabalhar no sentido de aumentar sua competência por meio dessa diversidade.

A **diversidade** abrange todos. Não é algo definido por raça ou gênero, mas que envolve idade, educação, estilo de vida, orientação sexual, origem geográfica, trabalhadores em condição de isentos e não isentos, habilidades físicas, religião e local de residência. Existem também subculturas dentro de qualquer dessas categorias. Na prática, entretanto, o termo *diversidade* passou a ser sinônimo de "pessoas" que não se restringem a indivíduos brancos do sexo masculino.[9] De acordo com Koonce, "as empresas reconhecem a importância de criar ambientes de trabalho que se pareçam com seus mercados e não façam discriminações com base em raça, idade, gênero, origem étnica, religião ou orientação sexual".[10]

Do ponto de vista da qualidade, a **diversidade cultural** no setor de serviços de alimentação é uma vantagem, na medida em que representa uma extensão natural do caráter multinacional de muitas equipes de cozinha. Os pontos de vista naturalmente diversos dão vida a uma operação culinária. Uma equipe de cozinha diversificada é capaz de oferecer um serviço melhor ao cliente porque reflete as diferentes necessidades e preferências daqueles que compõem a clientela do estabelecimento de serviços de alimentação. O treinamento é essencial para o desenvolvimento desse potencial de melhor atendimento ao cliente. O treinamento em um ambiente diversificado e a assistência à comunicação intercultural podem melhorar a cooperação em equipes de trabalho multinacionais.[11] O que é necessário, segundo R. Roosevelt Thomas Jr., é "um novo modo de pensar sobre a diversidade, não como um tipo de problema 'nós/eles' a ser resolvido, mas como um recurso a ser gerenciado".[12]

A base para o treinamento e o trabalho em equipe em uma cozinha culturalmente diversa consiste em valorizar e apreciar *todas* as diferenças dentro da equipe. Isso é possível:

- Incentivando a conscientização e a aceitação das diferenças individuais.
- Ajudando os membros da equipe a compreender seus próprios sentimentos e atitudes em relação àqueles que são diferentes.
- Explorando como as diferenças podem ser aproveitadas como ativos na cozinha.
- Melhorando as relações entre as pessoas que são diferentes.
- Procurando e inventando maneiras de cada membro da equipe colaborar.

Thomas afirmou ainda: "é possível administrar a diversidade sem valorizar as diferenças, mas não sem compreender as diferenças".[13] Explorar o pleno potencial da equipe significa investi-la de autonomia *(empowerment)*, e o sucesso depende da capacidade de conceder autonomia a toda a força de trabalho. Entretanto, a aceitação, a tolerância e a compreensão por si sós não são suficientes para criar uma equipe dotada de autonomia. Para conceder a uma equipe de cozinha diversificada autonomia para alcançar seu pleno potencial é preciso treinamento. É importante, portanto, compreender os valores culturais, as atitudes e as crenças da equipe, bem como a singularidade que essa condição confere à cozinha.

O envolvimento da equipe

Para os esforços das sessões de treinamento que visam à melhoria da qualidade, o envolvimento de cada membro da equipe de cozinha é fundamental. A qualidade e a quantidade de aprendizado, bem como a melhoria contínua, são diretamente proporcionais ao grau de envolvimento da equipe de cozinha. A maioria das pessoas **aprende fazendo**. A transferência da responsabilidade pelo aprendizado para os membros da equipe é fundamental para o sucesso desse método. Essa técnica, às vezes, é chamada instrução individualizada ou controlada pelo aprendiz. Esse tipo de interação com a equipe requer as habilidades de um facilitador de grupo. **Atividades de grupo** como discussões, dramatizações ou estudos de caso oferecem aos membros da equipe a oportunidade de explorar tópicos, interagir uns com os outros e trocar informações, expressando seus pontos de vista e respondendo às ideias e às opiniões uns dos outros. Embora essas atividades possam ser vistas pela equipe como informais, como método de instrução, elas precisam ser cuidadosamente planejadas. O papel de um **facilitador de grupo** consiste em gerenciar as discussões e processos de grupo para que os indivíduos aprendam e os membros da equipe sintam que a experiência é positiva.

As atribuições típicas de um facilitador incluem atividades de grupo nas quais a melhoria da qualidade é avaliada. Nas discussões de grupo em que todos os membros da equipe se sentem compromissados com as ações de melhoria da qualidade, existe uma conscientização cada vez maior em relação aos esforços de equipe. A participação de todos os membros da equipe é facilitada. Os participantes são convidados a apresentar seus pontos de vista, níveis de conhecimento e atitudes em relação aos diversos tópicos da qualidade culinária. As atividades de grupo estimulam o raciocínio, geram entusiasmo e ajudam na análise de diferentes abordagens de preparo de alimentos. O ambiente e as características de uma boa participação da equipe são:

- Clima informal e descontraído.
- Disposição para agir como grupo, comunicando-se e ouvindo uns aos outros.
- Disposição para compartilhar novas ideias.
- Disposição para focar as diferenças sobre os conceitos, não sobre os membros da equipe.
- Presteza para agir a partir do momento em que um curso de ação é traçado de forma consensual.

O **questionamento** é um método testado e comprovado para envolver cada membro da equipe. As perguntas despertam o interesse do membro da equipe porque estimulam o raciocínio, ajudam os membros da equipe a progredirem conforme planejado, solicitam informações e propiciam o envolvimento de cada um dos participantes. As perguntas podem ser classificadas de pelo menos duas maneiras. É necessário conhecer ambos os tipos para ser bem-sucedido no emprego da técnica. As perguntas são categorizadas como abertas/fechadas e diretas/indiretas. Outras descrições desses tipos de pergunta são: gerais, diretas, retransmitidas e de retorno.[14]

As **perguntas abertas** são mais adequadas para discussões de grupo, uma vez que despertam o interesse, estimulam o pensamento criativo, ajudam o *chef* executivo e a equipe a progredirem conforme planejado e provocam o *feedback*. Usado em excesso, no entanto, o questionamento pode dar a impressão de que falta autoconfiança ao *chef* executivo e pode sugerir à equipe que é necessário estar constantemente reconfirmando as questões que estão sendo discutidas. As perguntas abertas são feitas a todo o grupo de treinamento. Após cada resposta, a pergunta é repetida no intuito de gerar mais respostas. Esses tipos de perguntas normalmente são utilizados para abrir discussões, introduzir novos tópicos e dar a cada membro da equipe a chance de comentar. As perguntas abertas são recomendadas por despertar o interesse e incentivar os membros da equipe a pensarem de forma criativa.

As **perguntas fechadas**, independentemente do grau de critério com que forem feitas, exigem apenas uma resposta. Elas não contribuem para o avanço da discussão nem incentivam o desenvolvimento de novas ideias ou conceitos.

As **perguntas diretas** são utilizadas para solicitar informações específicas às pessoas, podendo ser usadas também para envolver um membro da equipe que não tenha participado da discussão. As perguntas diretas feitas aos membros da equipe ajudam também a equilibrar a distribuição. As **perguntas indiretas ou retóricas** podem ser utilizadas para evitar a emissão de opiniões sobre um determinado tópico e incentivar os membros da equipe a emitirem suas próprias opiniões. As perguntas indiretas são dirigidas a toda a equipe e podem ser úteis para sessões de *brainstorming*.

A Figura 8.3 fornece exemplos de cada um dos tipos de perguntas.

Um questionamento eficaz significa saber como buscar informações e estimular o entendimento. Uma pergunta é definida como uma indagação destinada a testar, estimular o pensamento ou esclarecer. As perguntas podem servir como uma constante avaliação do aprendizado ocorrido. Sempre que possível, utilize perguntas que permitam ao aprendiz responder.[15] Quando os membros da equipe respondem corretamente, o *chef* executivo pode ter certeza de que a informação ou o tópico foi compreendido. Além disso, o questionamento oferece a oportunidade de resolver quaisquer preocupações que um membro da equipe eventualmente possa ter antes de prosseguir com o treinamento.

O questionamento tem por finalidade básica incentivar os membros da equipe a pensarem sobre o tópico da sessão de treinamento, mas envolver a equipe por meio do questionamento também ajuda a manter o interesse e a atenção dos participantes. O uso de perguntas no treinamento tem por objetivo específico:

Figura 8.3
Exemplos de tipos de perguntas.

Exemplos de perguntas abertas
- O que vocês almejam em termos de qualidade na apresentação dos pratos?
- Como vocês explicariam esse fato?
- Alguém sugeriria um método melhor?
- O que vocês acham que aconteceria se_____?

Exemplos de perguntas fechadas
- Alguém saberia me dizer quem tem o maior grau de responsabilidade na cozinha?
- Quais os ingredientes para essa receita?
- Quantos modos de preparo de peixe existem?
- Qual a ordem das etapas de preparação desse prato?

Exemplos de perguntas diretas
- Jennifer, agora que já discutimos a composição do nosso novo cardápio, que outros pratos deveríamos incluir?
- Frank, o que você acha do programa de treinamento na cozinha?
- Scott, diga-me como você prepararia chili.
- Jude, o que você faria para melhorar a qualidade do serviço de alimentação?

Exemplos de perguntas indiretas
- A pergunta pede uma opinião – quais as opiniões da equipe?
- O que a equipe acha do novo cardápio?
- Alguém sugeriria novos métodos?
- Que outros métodos poderíamos experimentar?

- Determinar o nível de conhecimento dos aprendizes.
- Verificar o nível de aprendizado e entendimento.
- Reforçar as informações.
- Sintetizar as informações.
- Manter o envolvimento do aprendiz.
- Estimular o diálogo entre os membros da equipe.

De um modo geral, o instrutor/apresentador deve:

- Simplificar as coisas.
- Manter contato visual.
- Estar atento ao tom de voz e à linguagem corporal.
- Estar atento às emoções da equipe.

Brainstorming

Embora utilizado como um meio para gerar novas ideias, o **brainstorming** só funciona com eficácia dentro de uma estrutura formal que cada membro da equipe de cozinha participante deve conhecer e compreender.

- Uma sessão de *brainstorming* deve ser limitada a um local e um período de tempo definido. Convém precedê-la com uma sessão de aquecimento de 10 minutos sobre um assunto totalmente independente do tópico em questão e até mesmo banal. Planeje 30 minutos para o verdadeiro objetivo da sessão. A sessão deve se encerrar no horário, mesmo que esteja transcorrendo a pleno vapor.
- A sessão deve ser realizada em um clima de descontração. A equipe deve ser incentivada e motivada a gerar *suas próprias* ideias; a avaliação das ideias geradas deve ser estritamente evitada durante as sessões.
- O procedimento exige que cada membro da equipe apresente novas ideias, por mais extremas que possam parecer. Os membros da equipe não devem deixar de prestar atenção às ideias dos outros participantes e ficar à espera de uma chance para apresentar as suas; ao contrário, eles devem desenvolver as ideias dos demais membros.

Os funcionários, durante essas sessões, são o presidente da sessão (que não precisa ser o *chef* executivo) e o assistente. O presidente tem como funções:

- Definir o objetivo ou o problema logo no início.
- Ser imparcial em relação às questões levantadas e resistir a qualquer tipo de interferência ou dominação.
- Dirigir a discussão e manter o seu curso.
- Agir no sentido de controlar a tendência de todos se manifestarem ao mesmo tempo, ajudando os menos extrovertidos a serem ouvidos.
- Contribuir para a geração de ideias.
- Impedir qualquer forma de avaliação durante a sessão.
- Envolver cada membro da equipe e fornecer *feedback* positivo, a fim de incentivá-los a contribuírem mais.

Cabe ao assistente:

- Anotar as ideias à medida que são geradas.
- Rever as sugestões anotadas e estimular ideias adicionais.

O uso do *brainstorming* de forma estruturada é um excelente método de solução de problemas na cozinha, além de ser uma ótima maneira de identificar eventuais lacunas no treinamento. Envolver as pessoas é uma das melhores formas de facilitar o treinamento. É o fator de contribuição mais positivo para um treinamento bem-sucedido.

Entenda os comportamentos do grupo

Nos grupos, as pessoas em geral representam papéis intimamente relacionados às suas personalidades individuais. Cada pessoa desempenha um determinado papel ou assume certa postura mental durante o treinamento. Os *chefs* executivos devem estar cientes desses diversos papéis, os quais podem ser divididos em papéis formadores e coadjuvantes, papéis egocêntricos e papéis realizadores. Os membros da equipe enquadrados em cada categoria podem ser subdivididos em papéis mais específicos.

O **papel formador e coadjuvante** pode ser subdividido em elemento de suporte, que é aquele que elogia e concorda com os membros da equipe – o elemento de suporte é cúmplice da equipe –; harmonizador, que age como mediador das diferenças entre os membros da equipe; aliviador de tensão, que faz piadas e trabalha no sentido de trazer humor para a equipe; e facilitador, que se encarrega de abrir canais para a comunicação.

O **papel egocêntrico** pode ser subdividido em bloqueador, que apresenta constantes objeções e insiste em retornar a tópicos já tratados depois que os outros passam adiante; agressor, que expressa constante má vontade e faz observações sarcásticas; caçador de reconhecimento, que chama atenção para si durante a sessão de treinamento; dominador, que tenta conduzir a sessão dando ordens, interrompendo e tentando fazer as coisas a seu modo; e o membro apático, que simplesmente não participa das atividades da equipe.

O **papel realizador** é o solucionador de problemas e executor de tarefas.

Outros papéis incluem o **iniciador**, que propõe novas ideias, metas e procedimentos; o **buscador de informações**, que busca fatos e informações complementares antes de tomar decisões; o **fornecedor de informações**, que apresenta fatos e informações; o **buscador de opinião**, que procura esclarecer os valores envolvidos; o **emissor de opinião**, que emite constantemente suas opiniões pessoais; o **esclarecedor**, que discorre sobre as ideias apresentadas por outros membros da equipe; o **coordenador**, que reúne as ideias apresentadas pela equipe; e o **energizador**, que estimula a equipe a alcançar um nível mais elevado de atividade.[16]

Ouvindo e assistindo cuidadosamente às diversas pistas verbais e não verbais, cada um dos papéis descritos pode ser observado. Reconhecer esses comportamentos é o primeiro passo para o desenvolvimento de um método para lidar com eles. Cada sessão de treinamento da equipe assumirá cultura e personalidade próprias. Um lapso mais sério é quando o *chef* executivo parece estar dominando o treinamento. Isso distancia os outros membros da equipe, que, por consequência, podem perder de vista o objetivo da sessão. O oposto também é um problema. Um *chef* executivo inexperiente, novato na função de treinamento, geralmente acaba cedendo a um tipo dominante. Essa ação tem o efeito de distanciar o grupo, levando-o a perder a confiança no *chef* executivo. Outro sinal a ser observado é a pergunta que não tem relação com o tópico em discussão, o que pode ser indício de tédio ou de que algum membro da equipe esteja com dificuldade.

A formação e a manutenção da equipe dependem, em grande parte, das atividades de equipe/grupo, como reuniões, discussões e treinamento. O fato de conhecer a dinâmica do grupo permite que o *chef* executivo reconheça e saiba lidar com a equipe. É quase certo que em cada sessão de treinamento da equipe haja um grupo desses diversos tipos de personalidade. Com isso você pode contar, mas aprenda a lidar com eles. As ações de melhoria contínua na cozinha não podem ser implementadas por uma única pessoa. É preciso que toda a equipe de cozinha participe. E é justamente superando esses obstáculos de personalidade que o *chef* executivo demonstra suas habilidades de liderança.

Resumo

Para um treinamento eficaz, é fundamental a compreensão de todos os elementos capazes de levar ao seu sucesso. Uma boa introdução conduzida pelo *chef* executivo facilita o processo de treinamento. Os primeiros 5 minutos da sessão de treinamento preparam o terreno para o treinamento que se seguirá. A atenção aos detalhes garante o sucesso do treinamento. Entre os elementos importantes desse processo estão aqueles que consistem em:

- Explicar os objetivos das sessões de treinamento.
- Despertar o interesse da equipe de cozinha e prepará-la para o treinamento.
- Conhecer a mensagem transmitida por meio da aparência e da conduta individual.
- Criar um ambiente agradável e amistoso que facilite o treinamento.
- Estar preparado e sentir-se confortável.
- Utilizar habilidades que permitam uma comunicação interpessoal clara e eficaz, evitando o uso de jargões.
- Reconhecer os aspectos não verbais e da distância na comunicação.
- Conhecer as vantagens de uma equipe diversificada na cozinha e incentivar ativamente o treinamento visando ao *empowerment* de seus membros.
- Reconhecer a dinâmica do comportamento do grupo e o papel do *chef* executivo como facilitador da equipe.
- Utilizar as técnicas de questionamento corretas e adequadas.
- Facilitar e planejar as sessões de *brainstorming* para a equipe de cozinha.
- Conhecer as dinâmicas dos comportamentos do grupo, programando reuniões que gerem *feedback* e identificando eventuais lacunas no treinamento.

Questões para revisão

1. Defina os seguintes termos-chave:
   a. Instrução
   b. Introdução à sessão de treinamento
   c. Aparência
   d. Linguagem corporal
   e. Praticar
   f. Imagens
   g. Diversidade
   h. Diversidade cultural
   i. Aprender fazendo
   j. Atividades de grupo
   k. Facilitador de grupo
   l. Questionamento
   m. Tipos de perguntas: abertas; fechadas; diretas; indiretas; retóricas
   n. *Brainstorming*
   o. Tipos de papéis: formador e coadjuvante; egocêntrico; ocupacional; iniciador; buscador de informações; fornecedor de informações; buscador de opinião; emissor de opinião; esclarecedor; coordenador; energizador

2. Por que é importante especificar para todos os membros da equipe o que se espera deles como resultado do treinamento?

3. Que métodos podem ser empregados para lidar com o nervosismo?

4. Quais os quatro níveis de distância que os membros da equipe costumam manter durante a comunicação?

5. Quais os elementos significativos a serem considerados no treinamento de uma equipe de cozinha diversificada?

6. Quais os pontos-chave que contribuem para o envolvimento da equipe no treinamento?

7. Quais as técnicas de questionamento fechado, aberto e dirigido?

8. Quais os usos e benefícios básicos do *brainstorming* como técnica de treinamento?

9. Nos grupos, cada membro interpreta um determinado papel. Quais as três categorias em que esses papéis de enquadram?

Notas

1. Dugan Laird, *Approaches to Training and Development* (Reading, MA: Addison-Wesley, 1985), 76.

2. Dennis Becker and Paula Borkum Becker, *Powerful Presentation Skills* (Boston, MA: Mirror Press, 1994), 65.

3. Ibid., p. 33.

4. Edward T. Hall, *The Hidden Dimension* (New York: Doubleday, 1966).

5. U.S. Department of Labor Bureau of Statistics (Washington, DC, 1991).

6. Richard Koonce, "Redefining Diversity: It's not just the right thing to do. It also makes good business sense." *Training & Development*, dezembro de 2001, www.findarticles. com/cf_ntrstnws/m4467/12_55/83045836/print.jhtml, p. 2.

7. Sally J. Walton, *Cultural Diversity in the Workplace* (New York: Irwin, 1994), v.

8. Richard Koonce, "Redefining Diversity: It's not just the right thing to do. It also makes good business sense." *Training & Development*, dezembro de 2001, www.findarticles.com/cf_ntrstnws/m4467/12_55/83045836/print.jhtml, p. 1.

9. Julia Christensen, "The Diversity Dynamic: Implications for Organizations in 2005," *Hospitality Research Journal*, Vol. 17, No. 1 (1993), 70.

10. Richard Koonce, "Redefining Diversity: It's not just the right thing to do. It also makes good business sense." *Training & Development*, dezembro de 2001, www.findarticles. com/cf_ntrstnws/m4467/12_55/83045836/print.jhtml, p. 1. Ibid., p. 4.

11. R. Roosevelt Thomas, *Beyond Race and Gender* (New York: AMACON, 1991), 10.

12. Ibid., p. 169.

13. David Wheelhouse, *Managing Human Resources in the Hospitality Industry* (East Lansing, MI: Educational Institute of the American Hotel and Motel Association,1989), 170.

14. Bruce B. Tepper, *The New Supervisor Skills For Success* (Boston, MA: Mirror Press, 1994), 85.

15. Richard L. Sullivan, Jerry R. Wircenski, Susan S. Arnold, and Michelle D. Sarkeess, *Practical Manual for the Design, Delivery, and Evaluation of Training* (Rockville, MD: Aspen, 1990), 37.

Avaliação de desempenho   9

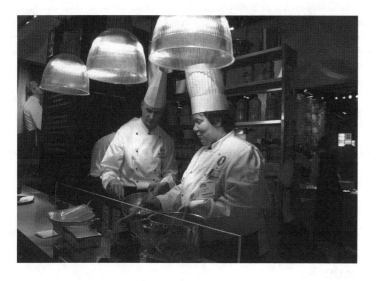

Tópicos
- Introdução
- Avaliação de desempenho
- Métodos de avaliação
- Entrevistas de avaliação
- Remuneração
- Resumo
- Questões para revisão
- Notas

Objetivos

Ao concluir este capítulo, você deverá estar apto a:
1. Citar os elementos em relação aos quais os *chefs* executivos avaliam o desempenho dos membros da equipe na cozinha.
2. Descrever os benefícios e o impacto das avaliações no desenvolvimento da equipe de cozinha.
3. Descrever os métodos importantes de avaliação dos membros da equipe.
4. Descrever as etapas anteriores das entrevistas de avaliação e resumir as fases de condução destas entrevistas.
5. Descrever os procedimentos para a avaliação do fraco desempenho dos membros de equipe.

Estudo de caso: Canyon Bluff Resort

As políticas de gestão de pessoas do Canyon Bluff Resort exigem que todos os funcionários passem por uma avaliação formal de desempenho todos os anos. Mike Harris, *chef* executivo, acha melhor fazer todas as avaliações ao mesmo tempo. Por isso, todos os anos, no dia 1º de fevereiro, ele dá início ao processo de avaliação dos funcionários. Para realizar as avaliações, ele se reúne com dois funcionários a cada dia durante 3 semanas. Este ano, ele programou 15 minutos para cada reunião.

Antes da reunião, o *chef* Harris preenche para cada funcionário o formulário de avaliação fornecido pelo departamento de recursos humanos. Eventualmente, ele consulta a ficha funcional do avaliado quando se lembra de algum incidente envolvendo o funcionário. Mas, em geral, ele confia em sua excelente memória para preencher o formulário. Como o formulário possui uma escala gráfica de avaliação de desempenho, ele raramente faz comentários escritos sobre o desempenho do funcionário, a menos que se lembre de algo excepcional sobre o membro da equipe.

O *chef* Harris tem plena convicção de que, para conseguir manter seus empregos no Canyon Bluff, os funcionários têm de fazer um trabalho satisfatório, razão pela qual a maioria deles recebe uma pontuação satisfatória em cada categoria todos os anos. O *chef* Harris acha também que as avaliações têm pouca finalidade além de visar ao cumprimento de uma política da empresa. Ele faz avaliações de desempenho para a equipe de cozinha desde que ingressou no Canyon Bluff há 6 anos, e até hoje não viu quaisquer mudanças resultantes das avaliações, tampouco espera que os resultados sejam diferentes neste ano. Na verdade, Harris considera a reunião anual com os funcionários uma oportunidade para perguntar como estão suas famílias e lhes dar tapinhas nas costas.

Com base no que você aprendeu nos capítulos anteriores e no conteúdo deste capítulo, responda às seguintes perguntas:

- Você acredita que a avaliação anual de desempenho da equipe de cozinha no Canyon Bluff Resort contribui para o crescimento e aperfeiçoamento do indivíduo ou da operação? Explique sua resposta, indicando o seguinte:
  - Razão geral.
  - Causas básicas.
  - Papel da liderança e da supervisão/gerência.
  - Medidas específicas que foram tomadas ou deveriam ter sido tomadas para que o processo alcançasse um resultado positivo.

Introdução

Avaliação de desempenho é o processo sistemático de desenvolvimento de critérios para medir o desempenho funcional. Consiste em descrever os critérios para os membros da equipe e avaliar o desempenho funcional dos participantes em relação a estes critérios, comunicando-lhes os respectivos resultados.[1]

Muitos *chefs* executivos consideram as avaliações de desempenho uma tarefa desagradável. Entretanto, as avaliações de desempenho oferecem ao *chef* executivo a oportunidade de prestar valiosas contribuições não apenas para a equipe, mas também para cada membro individual, melhorando, assim, a operação. Não é incomum *chefs* executivos que galgam posições mais elevadas se sentirem incomodados quando têm que avaliar o desempenho de outro membro da equipe.

A avaliação de desempenho é uma responsabilidade constante. Todo *chef* executivo tem que avaliar como os membros da equipe de cozinha estão se saindo no desempenho de suas funções. Por meio da avaliação, pode ser decidido quem deve ser recomendando para promoção, transferência, realocação, mais treinamento, aumentos salariais ou até mesmo rescisão contratual. Entretanto, um dos aspectos mais importantes é incentivar os membros da equipe a melhorarem seu desempenho. Nesse sentido, as avaliações de desempenho são utilizadas para comunicar aos membros da equipe como eles estão se saindo e sugerir as mudanças necessárias em termos de comportamento, atitude, habilidades ou conhecimentos. Esse tipo de *feedback* esclarece para cada membro da equipe sua tarefa no trabalho e as expectativas gerais do *chef* executivo em relação a qualidade. Além disso, as avaliações geralmente servem para validar os procedimentos de seleção utilizados durante a fase de recrutamento.

As avaliações de desempenho devem ser conduzidas periodicamente para permitir que os membros da equipe saibam como estão indo e descrever-lhes se o desempenho deles é satisfatório ou insatisfatório. Isso normalmente é feito mediante uma entrevista de avaliação.

Avaliação de desempenho

A avaliação de desempenho nunca é um fim em si, mas a etapa preliminar antes de serem conduzidas discussões de *feedback* significativas, feitas as recomendações administrativas adequadas e determinado se é preciso melhorar o desempenho. A avaliação dos membros da equipe inclui itens como produtividade e qualidade no trabalho, confiabilidade, interações com a equipe, iniciativa e desempenho em funções de liderança. A Figura 9.1 mostra alguns exemplos de áreas de avaliação de desempenho.

Em geral, as pessoas estão interessadas em saber como são vistas pelo *chef* executivo. Na falta de *feedback* específico, os membros da equipe normalmente tiram suas próprias conclusões, comparando suas experiências com as dos outros à sua volta. Às vezes, isso pode levar a conclusões erradas. Tirar dúvidas ou incertezas é uma das principais finalidades da avaliação de desempenho:[2]

> Uma avaliação produtiva, juntamente com uma apreciação do trabalho do funcionário, serve como uma sessão de trabalho entre o supervisor e o empregado na qual você reserva tempo e esforço para se reunir individualmente com um determinado funcionário para estabelecer novas metas e objetivos para o ano seguinte. Uma avaliação produtiva reconhece que as *pessoas* são o recurso mais valioso de qualquer empresa.

A Figura 9.2 mostra os benefícios de uma boa avaliação de desempenho.

Além disso, as avaliações de desempenho geram registros escritos para documentar as ações. Consequentemente, elas podem funcionar como um sistema de informação e *feedback* para os membros da equipe. Cada vez mais, as decisões administrativas tomadas pela gerência estão sendo submetidas à análise de terceiros. Para verificar a pertinência das decisões tomadas, é necessário documentar todas as reuniões para fins de análise. As avaliações de desempenho servem como excelentes registros. Essa documentação pode servir também para confirmar entendimentos entre o *chef* executivo e o membro da equipe.

Métodos de avaliação

Uma decisão de avaliação é tomada por comparação. Qualquer que seja o objeto da avaliação, ele é comparado a algo, superando, ficando aquém ou equiva-

---

- Qualidade e quantidade de trabalho realizado.
- Adesão aos procedimentos de higiene e segurança.
- Adesão aos procedimentos de controle de custo dos alimentos.
- Qualidade das habilidades culinárias.
- Aparência pessoal.
- Frequência.
- Cooperação.
- Capacidade de trabalhar em ambiente não supervisionado.
- Iniciativa.
- Conhecimento das regras e dos procedimentos da empresa.
- Envolvimento como membro de equipe.
- Potencial de liderança.

Figura 9.1
Exemplo de áreas de avaliação de desempenho.

Figura 9.2
Benefícios da avaliação de desempenho.

- Os membros da equipe tomam ciência de seus pontos fortes e fracos dentro do grupo.
- Novas metas e objetivos são definidos entre o *chef* executivo e os membros da equipe.
- O relacionamento entre o *chef* executivo e os membros da equipe passa a se desenvolver em um novo patamar.
- Os membros da equipe passam a participar ativamente dos objetivos da equipe.
- A equipe pode ser reestruturada para alcançar um nível máximo de eficiência.
- O compromisso dos membros da equipe com o grupo é renovado.
- Novas necessidades de treinamento são identificadas.
- É reservado tempo para discutir questões que não são de natureza monetária.
- Os membros da equipe se sentem levados a sério como indivíduos.

lendo ao parâmetro de comparação.[3] Existem muitos métodos de avaliação, cada um com seus méritos. Na realidade, muitas empresas de serviços de alimentação utilizam mais de um. Os quatro métodos que se seguem são aqueles comumente usados na avaliação dos membros da equipe de cozinha, tanto em empresas grandes como pequenas.

A **avaliação redigida**, em sua forma mais simples, exige que o *chef* executivo escreva um ou mais parágrafos abordando individualmente os pontos fortes e fracos do membro da equipe e o seu potencial de desenvolvimento futuro. Uma grande desvantagem desse método é a sua inconsistência em termos de duração e conteúdo. As avaliações redigidas são difíceis de combinar ou comparar.

A **escala gráfica de avaliação** normalmente avalia o membro de equipe em relação à qualidade e quantidade de trabalho – excepcional, acima da média, ou insatisfatório – e a diversos outros fatores que variam, mas normalmente incluem aspectos como confiabilidade e cooperação.

A **avaliação por incidente crítico** requer que o *chef* executivo mantenha um registro dos incidentes críticos de comportamento positivo e negativo. Consequentemente, para fins de avaliação, a discussão com o membro de equipe é baseada em comportamentos reais. Um dos desafios desse método é exigir que o *chef* executivo anote regularmente os incidentes. O seu benefício, por outro lado, é evitar que a avaliação seja baseada apenas no desempenho mais recente, que é sempre a prioridade.

As **escalas de avaliação baseadas em comportamentos** (conhecidas como BARS, na sigla em inglês para *behaviorally anchored rating scales*) exigem uma análise de cargo que identifica o comportamento de desempenho adequado a diferentes níveis. O método BARS é objetivo. Cada membro da equipe é avaliado em relação a um conjunto predeterminado e específico de comportamentos identificados para cada função individualmente. A desvantagem desse método de avaliação é o fato de ser dispendioso para implementação e tomar muito tempo do *chef* executivo.

Apesar da variedade de métodos de avaliação de desempenho existentes, ainda é possível que as informações obtidas sobre a equipe de cozinha sejam imprecisas. Para evitar isso, os *chefs* executivos devem ser treinados nas técnicas de avaliação de desempenho. Um erro comum no processo de avaliação de desempenho é o **efeito halo** (discutido no Cap. 2). Isso ocorre quando o avaliador permite que uma única característica pronunciada de um membro da equipe influencie o seu julgamento. Preferências pessoais, preconceitos e parcialidades também podem causar erros nas avaliações de desempenho. Os *chefs* executivos parciais ou preconceituosos tendem a procurar nos membros da equipe comportamentos condizentes com seus preconceitos. A Figura 9.3 é um exemplo genérico simples de escala gráfica de avaliação.

Entrevistas de avaliação

O processo de avaliação de desempenho só é concluído após a realização de uma reunião entre o membro de equipe e o *chef* executivo. Essa entrevista, que permite que os dois discutam o período decorrido desde a última avaliação, normalmente avalia o ano anterior e traça um curso de ação para o ano seguinte. Essas discussões ajudam a responder a perguntas como: "como estou me saindo?", "onde posso chegar a partir daqui?" e "como chego lá?". O primeiro passo ao iniciar uma entrevista de avaliação é avisar o membro da equipe sobre a data da entrevista com alguns dias de antecedência para que ele possa se preparar. Os *chefs* executivos devem ter uma visão prévia dos dados relevantes para a entrevista durante esse período. Para a realização da entrevista, devem ser escolhidos um determinado horário e um local reservado em que não haja interrupções.

Figura 9.3
Avaliação de desempenho por escala gráfica.

Membro de equipe: John Smith
Título funcional: Membro da equipe de cozinha
Departamento: Cozinha

Verificar todos os itens relativos ao cargo do membro de equipe. Classificar cada item em uma escala de 1 a 5. Assinalar o número à direita:

1 = Precisa melhorar muito
2 = Precisa melhorar um pouco
3 = Satisfatório
4 = Muito bom
5 = Excelente

Parte I: Hábitos e atitude geral no trabalho

Higiene e segurança	1	2	3	4	5
Frequência e pontualidade	1	2	3	4	5
Cumprimento de prazos	1	2	3	4	5
Nível de cooperação com os membros da equipe	1	2	3	4	5
Aceita sugestões	1	2	3	4	5
Uso correto dos equipamentos	1	2	3	4	5
Nível de priorização do trabalho	1	2	3	4	5

Parte II: Desempenho na função

Qualidade do trabalho	1	2	3	4	5
Capacidade para solucionar problemas	1	2	3	4	5
Uso de ideias originais	1	2	3	4	5
Capacidade de comunicação	1	2	3	4	5
Gestão do tempo	1	2	3	4	5
Habilidades práticas	1	2	3	4	5
Habilidades interpessoais	1	2	3	4	5
Capacidade para trabalhar em equipe	1	2	3	4	5

O *chef* executivo deve trabalhar no sentido de criar um clima positivo durante a entrevista. Tradicionalmente, os membros de equipe veem uma avaliação de desempenho com certo temor. Em geral, o processo é visto pelos participantes como uma provação pela qual eles precisam passar antes de descobrir se receberão uma avaliação positiva ou negativa. O objetivo deve ser criar um espírito de trabalho em equipe e solução colaborativa de problemas.

Inicie a conversa transmitindo a impressão de que a entrevista é considerada muito importante. Em seguida, ajude o membro da equipe a sentir que a entrevista é um processo valioso, construtivo e cooperativo, enfatizando o desenvolvimento dele. Evite dar qualquer impressão de que a entrevista foi programada apenas para fins de advertência ou reprimenda, assegurando ao membro da equipe que a sua finalidade é fornecer *feedback* construtivo e objetivo.

A parte da entrevista relativa à avaliação de desempenho deve consistir em uma criteriosa análise das metas do membro da equipe para o período de avaliação, até que ponto essas metas foram alcançadas e o estabelecimento de novas metas para o período subsequente. A discussão deve ser baseada no comportamento e desempenho observados, não nas características pessoais do membro de equipe. Os membros de equipe aceitam a crítica quando ela é apoiada em fatos, não em observações vagas. É aí que o método *efetivo* de avaliação de desempenho é usado. Pode ser o método BARS, uma escala gráfica de avaliação ou um método de avaliação por incidente crítico. Procure conferir um tom amistoso, natural e informal à entrevista. Lembre-se de que a entrevista é utilizada também para fornecer *feedback* positivo.

A condução de uma avaliação eficaz requer atenção a cinco áreas: *mise en place*, ambiente, foco e envolvimento, encerramento e documentação. Antes da entrevista, o *chef* executivo deve fazer o seu **mise en place**. Como cozinheiro, você sabe que *mise en place* significa tudo em seus devidos lugares. Na cozinha, significa reunir os ingredientes e o material a serem utilizados e cuidar da preparação prévia necessária, a fim de garantir que os preparativos propriamente ditos e o serviço transcorram sem incidentes, bem como para evitar correria de última hora atrás dos itens necessários. A preparação para uma entrevista de avaliação difere apenas quanto ao que está sendo coletado. O *chef* executivo deve:

- Garantir a disponibilidade de todos os dados relevantes relativos ao membro da equipe.
- Selecionar para a entrevista apenas aquelas realizações e problemas relevantes para a discussão.

O sucesso da entrevista é diretamente influenciado pelo **ambiente** criado pelo *chef* executivo.

- Arrume o local da reunião de modo que o avaliador e o membro da equipe possam se sentar frente a frente – sem mesa entre eles – ou do mesmo lado da mesa.
- Torne o local confortável, com a temperatura correta e cadeiras confortáveis.
- Crie um ambiente não ameaçador e demonstre uma atitude solidária.

O *chef* executivo deve se **concentrar** no comportamento, não no indivíduo. Além disso, quanto maior o **envolvimento** do membro da equipe na entrevista, maior a probabilidade de a entrevista resultar em um melhor desempenho.

- Concentre o *feedback* no comportamento, não no indivíduo.
- Procure obter o compromisso dos membros da equipe com as metas e estabeleça referenciais de realização.
- Solicite a opinião dos membros da equipe sobre as questões relacionadas ao trabalho. As entrevistas são vias de mão dupla. Incentive uma conversação contínua.
- Permita as diferenças individuais nas avaliações. Não compare um membro da equipe com desempenho mediano, mas competente, a uma superestrela.
- Faça uma avaliação sincera e criteriosa. Não diga: "Não gosto da sua atitude". É mais apropriado dizer: "O seu comportamento demonstra que você parece se ressentir de fazer o que lhe é solicitado. Se isso é verdade, você precisa mudar o seu comportamento". Dê exemplos específicos.
- Algumas perguntas incentivam, enquanto outras limitam. Formule perguntas que estimulem o membro da equipe a pensar e dar respostas detalhadas. Evite perguntas fechadas que exijam respostas como "sim" ou "não". Ouça atentamente e evite tirar conclusões baseadas em dados escassos.
- Uma entrevista não pode ser conduzida apenas como uma série de perguntas. O *chef* executivo deve contribuir com pensamentos/ideias sobre os diversos tópicos discutidos, o que servirá para confirmar ou esclarecer o nível de entendimento do membro da equipe em relação às questões tratadas. Permita sempre ao membro da equipe tempo suficiente para responder a quaisquer perguntas.

O **encerramento** é uma etapa fundamental da entrevista e deve ser visto como a consolidação das expectativas em relação ao desempenho futuro. Depois que todos os pontos planejados tiverem sido abordados, encerre a discussão. Três questões importantes precisam ser abordadas nessa etapa:

- Resuma os pontos-chave e verifique o nível de entendimento dos membros da equipe em relação aos tópicos apresentados. Convide-os a participarem também do resumo.
- Compare os pontos acordados.
- Os membros da equipe devem ter a chance de avaliar seus problemas e descrever quaisquer preocupações ou problemas de trabalho que possam ter.

Terminada a entrevista, o *chef* executivo deve **documentá-la** por meio de um breve resumo escrito da discussão, o qual deve conter **planos de ação** que esclareçam as ações esperadas do funcionário. Esses planos são baseados em **pontos de ação** específicos. Pontos de ação são os fatores de desempenho específicos a serem melhorados. O *chef* executivo e o membro da equipe devem assinar o plano, indicando que o documento não apenas foi discutido, mas entendido. Se no decorrer da entrevista tiver sido acordado algo a ser feito, o acordo deve ser honrado. Um compromisso assumido e não cumprido pode ter sério impacto no moral do membro da equipe, dando impressão de descaso por parte do *chef* executivo. O acompanhamento é importante para todos os membros da equipe, mas no caso daqueles que demonstram desempenho insatisfatório, é crucial. Esses indivíduos necessitam de constante orientação e apoio do *chef* executivo. O objetivo é sempre o crescimento do funcionário, o que só é alcançado quando existem direção e orientação.

A documentação das entrevistas de avaliação tem uma segunda finalidade. Ela pode ser usada também para proteger o *chef* executivo e a empresa de serviços de alimentação contra eventuais acusações de preconceito ou comportamento inadequado feitas por um indivíduo, por outro gerente ou em um processo judicial: "quaisquer incidentes incomuns ou que envolvam conflitos significativos de temperamento ou personalidade devem ser documentados".[4] A documentação da entrevista deve ser finalizada, permitindo que o membro da equipe analise e assine o relatório sobre a entrevista. Ao lado da linha da assinatura, deve constar uma declaração de que a assinatura do membro da equipe indica que ele apenas viu o documento, não que concordou com ele.

Avaliar um membro de equipe com baixo desempenho pode ser uma tarefa particularmente desafiadora. As avaliações de desempenho nem sempre trazem boas notícias aos membros da equipe. Tanto os bons como os maus funcionários devem ter conhecimento de como estão se saindo no exercício de suas funções. Lidar com as más notícias requer algumas técnicas especiais:[5]

- Tenha à mão a respectiva documentação para demonstrar a conversa anterior sobre baixo desempenho.
- Forneça exemplos específicos dos pontos em que o trabalho realizado não correspondeu aos padrões de qualidade estabelecidos. Mostre os pontos em que não foi alcançado o nível demonstrado por outros membros da equipe.
- Elabore uma lista de mudanças que o membro da equipe deve fazer no que tange ao seu desempenho.
- Seja positivo em relação à capacidade de melhoria de cada membro da equipe. Programe novas sessões de treinamento.
- Estabeleça metas de curto prazo compatíveis com a capacidade do indivíduo. Explore progressivamente os êxitos obtidos.
- Seja sincero com os membros da equipe. Explique claramente o que eles devem fazer para melhorar e exponha em linhas gerais as consequências se eles não melhorarem.
- Faça um acordo de curto prazo com o membro da equipe, definindo melhorias de desempenho mensuráveis a serem alcançadas dentro de um determinado prazo. Combinem se reunir novamente após esse prazo para avaliar o progresso obtido.

Encerre a reunião com uma nota positiva. Ressalte as realizações do membro da equipe. Reafirme a sua disposição em continuar trabalhando com o membro da equipe até que ele alcance um nível de desempenho satisfatório. É fundamental chamar a atenção do membro da equipe se o desempenho for insatisfatório. Os *chefs* executivos não devem desprezar o desempenho anterior e ser condescendentes com o membro da equipe. Se o desempenho insatisfatório não for claramente comunicado, o membro da equipe pode ver como aceitável uma avaliação que o *chef* executivo talvez considere negativa.

Remuneração

É natural que o funcionário faça associação direta entre remuneração e avaliação de desempenho. A discussão sobre remuneração, no entanto, deve ser separada da entrevista de avaliação de desempenho. As avaliações de desempenho se restringem inteiramente a questões como pontos fortes e fracos e o desenvolvimento de novas metas e objetivos. A partir do momento em que o dinheiro passa a fazer parte da discussão, o interesse pelas melhorias tende a se dissipar. Se o membro da equipe tocar em assunto de dinheiro durante a entrevista de avaliação, diga que o assunto será tratado mais tarde e que agora a entrevista irá se concentrar apenas no desempenho.

Embora a remuneração deva ser discutida em uma reunião separada com o funcionário, a relação entre avaliação de desempenho e remuneração deve existir. Deve ser criada uma política de reajuste salarial vinculada à avaliação de desempenho. A remuneração após o emprego inicial geralmente é classificada como reajuste salarial em função do custo de vida ou por mérito. Os **reajustes salariais em função do custo de vida** não são baseados no desempenho, mas no poder de compra da moeda circulante no mercado. Esse poder de compra pode aumentar em decorrência de mudanças na economia. Os **reajustes salariais por mérito**, por outro lado, são baseados no desempenho do funcionário. Quando é utilizado o formato de reajuste por mérito, os funcionários que alcançam os níveis mais altos de desempenho recebem o maior aumento de salário.

Resumo

Um sistema sensato de avaliação de desempenho depende tanto do *chef* executivo como do membro da equipe. Juntos, eles negociam as expectativas de desempenho para o futuro. Por meio da avaliação, pode ser decidido quem deve ser recomendando para promoção, transferência, realocação, mais treinamento, aumentos salariais ou rescisão do contrato de trabalho. As avaliações de desempenho são usadas para comunicar aos membros da equipe seus pontos fortes e fracos no exercício de suas funções. Podem ser traçados planos de desenvolvimento futuro com o *chef* executivo. As avaliações devem ser conduzidas periodicamente. Em geral, elas envolvem aspectos como qualidade, atitude e cooperação no trabalho.

Quando usadas de forma correta e adequada, as avaliações de desempenho podem ser benéficas para a identificação de lacunas na fase de treinamento e funcionar como sistemas de coleta de informações e estímulo moral para a equipe de cozinha.

Os métodos de avaliação de desempenho variam: ensaios produzidos pelo executivo, escalas gráficas de avaliação, avaliações por incidente crítico e BARS. Devem ser empenhados todos os esforços no sentido de eliminar comportamentos tendenciosos e preconceituosos durante a avaliação dos membros de equipe.

As entrevistas de avaliação são usadas para informar o comportamento aceitável ou inaceitável ao membro da equipe. Elas devem conter uma análise completa do desempenho do membro de equipe descrito durante uma entrevista objetiva e amistosa. Ao final da entrevista, ambas as partes "aprovam" as metas acordadas. As questões discutidas e definidas devem ser documentadas.

Questões para revisão

1. Defina os seguintes termos-chave:
a. Avaliação de desempenho
b. Avaliação redigida
c. Escala gráfica de avaliação
d. Avaliação por incidente crítico
e. Escalas de avaliação baseadas em comportamentos
f. Efeito halo
g. *Mise en place*
h. Ambiente da entrevista
i. Ponto de foco da entrevista
j. Envolvimento na entrevista
k. Encerramento da entrevista
l. Documentação da entrevista
m. Planos de ação
n. Pontos de ação
o. Reajustes salariais em função do custo de vida
p. Reajustes salariais por mérito

2. Quais os resultados positivos das avaliações de desempenho dos membros de equipe?

3. De que maneira as avaliações de desempenho podem ser utilizadas para validar os procedimentos de seleção?

4. Que elementos do desempenho dos membros de equipe normalmente são avaliados?

5. Quais os benefícios das avaliações de desempenho no que diz respeito às relações de trabalho entre o *chef* executivo, a empresa de serviços de alimentação e o membro de equipe individual?

6. Por que convém manter um registro escrito das entrevistas de avaliação de desempenho?

7. Descreva os procedimentos normalmente utilizados para a condução de entrevistas de avaliação.

8. Que fatores importantes devem ser considerados para a condução de entrevistas de avaliação?

9. Quais as três questões importantes a serem abordadas na conclusão da entrevista?

10. Como a questão da remuneração deve ser tratada pelo *chef* executivo durante a entrevista?

11. Qual a metodologia utilizada para avaliar membros de equipe com baixo desempenho?

Notas

1. Donald W. Myers, Wallace R. Johnson, and Glenn Pearce, "The Role of Interaction Theory in Approval Feedback," *SAM Advanced Management Journal*, verão de 1991, 28.

2. Marion E. Haynes, *Stepping up to Supervisor* (Los Altos, CA: 1990), 84.

3. Randi Toler Sachs, *Productive Performance Appraisals* (New York: AMACOM, 1992), 5.

4. Ibid., p. 43.

5. Alfred W. Travers, *Supervision, Techniques and New Dimensions* (Englewood Cliffs, NJ: Prentice-Hall, 1993), 181.

Ambiente de trabalho 10

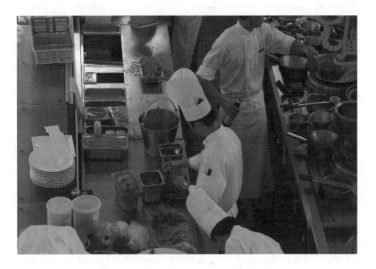

Tópicos
- Introdução
- Satisfação no emprego
- Frustração
- Reclamações
- Ambiente de trabalho seguro
- Saúde e bem-estar
- Considerações finais
- Resumo
- Questões para revisão
- Notas

Objetivos
Ao concluir este capítulo, você deverá estar apto a:
1. Identificar as questões que contribuem para a frustração dos membros da equipe.
2. Descrever os passos para lidar efetivamente com as reclamações dos membros da equipe.
3. Definir as relações entre motivação e satisfação no emprego.
4. Descrever as etapas básicas dos procedimentos de saúde, segurança e prevenção de acidentes na cozinha.
5. Afirmar as vantagens e desvantagens do aconselhamento e saber quando intervir ou encaminhar os membros da equipe para ajuda externa.
6. Identificar os benefícios dos programas de assistência ao empregado e o seu impacto no bem-estar dos membros da equipe.

Estudo de caso: Texas Moon Restaurant

O Texas Moon é considerado por muitos de seus funcionários um excelente local de trabalho. A concorrência por vagas de emprego no restaurante é acirrada. O Texas Moon possui critérios de seleção extremamente rígidos para todos os cargos, mas sua reputação como um dos melhores lugares onde se pode trabalhar garante sempre a existência de um grande número de candidatos na disputa por qualquer vaga. O restaurante é considerado o melhor do estado.

O Texas Moon conta com uma equipe de 65 funcionários e dez gerentes, incluindo o *chef* executivo e dois *sous chefs* (subchefes). Todos os funcionários trabalham em regime de tempo integral. O Texas Moon abre durante os 365 dias do ano, 7 dias por semana. Os membros da equipe trabalham de 5 a 6 dias por semana, totalizando uma jornada de 40 horas, e os gerentes trabalham 6 dias por semana, cumprindo uma jornada total de 48 horas. Os funcionários recebem benefícios de assistência médica depois de 6 meses no restaurante. Esses benefícios são subsidiados pelo restaurante à razão de 50%, tanto no caso de apólices individuais como familiares. Os funcionários têm direito a 1 semana de férias remuneradas por ano após 1 ano de serviço e a 2 semanas após 5 anos de serviço.* Os gerentes têm 2 semanas de férias por ano depois de 1 ano de serviço e 3 semanas após 5 anos de serviço, além de duas folgas pessoais por ano. Os funcionários têm direito também a licença por motivo de doença na proporção de 0,5 dia por mês depois de 1 ano de serviço.

A gerência do Texas Moon acredita que o desempenho excepcional deve ser reconhecido e recompensado. Os funcionários recebem pontos de reconhecimento de desempenho por sua participação em uma viagem anual de gastronomia e cultura, bem como outras recompensas de reconhecimento de desempenho, como ingressos para atrações locais e cinemas concedidos anualmente. Na viagem do ano passado ao México, os seis funcionários e os cinco gerentes que participaram passaram a formar uma equipe de desenvolvimento responsável pela criação dos novos pratos a serem introduzidos no cardápio no próximo ano. Os pontos de reconhecimento de desempenho são concedidos pelos gerentes e chefes de departamento por um desempenho excepcional baseado nos critérios desenvolvidos por cada chefe de setor. Os gerentes são automaticamente escalados para uma viagem em anos alternados e não participam das demais premiações de reconhecimento de desempenho. Eles recebem um bônus em dinheiro se as metas financeiras forem alcançadas.

O Texas Moon possui um método preestabelecido para a programação dos dias de férias. O tempo mínimo de férias que pode ser utilizado a cada vez é de 1 semana, e o máximo, de 2 semanas. A programação de férias é gerenciada por cada setor. O calendário mostra claramente o número de funcionários que podem tirar férias ao mesmo tempo durante cada semana do ano. O Texas Moon trata os feriados de Natal, Ação de Graças, Rosh Hashanahe 4 de Julho** da mesma maneira que qualquer outro dia do ano.

O departamento de gastronomia sempre usou o tempo de serviço de cada funcionário para a programação de férias. A partir da primeira semana de setembro, um calendário de férias circula em cada setor da cozinha, priorizando funcionários mais antigos na escolha dos seus períodos de férias. O Texas Moon Restaurant tem catorze cozinheiros. Cinco cozinheiros, sendo três com cargo de líderes de setor, estão no restaurante há mais de 7 anos cada um. Nos últimos 3 anos, esses cinco cozinheiros com mais tempo de casa escolheram seus períodos de férias incluindo feriados importantes. Os demais cozinheiros não têm a oportunidade de selecionar os feriados de forma a fazê-los coincidir com seus períodos de férias, e o ressentimento em relação ao cronograma de férias tem aumentado gradativamente nos últimos anos.

John, um cozinheiro que lidera uma seção da cozinha, está no Texas Moon há 18 meses. Ele foi reconhecido por seu desempenho excepcional e foi um dos seis membros da equipe selecionados para participar da viagem à Costa Rica neste ano.

Durante a viagem, John comentou sobre o cronograma de férias com Tracey, uma das cinco gerentes. Ele lhe revelou estar cogitando deixar o Texas Moon por considerar o cro-

---

* N.R.C.: No Brasil, a legislação trabalhista garante ao empregado assíduo e registrado em período integral o direito a 30 dias de férias remuneradas após o período aquisitivo de 1 ano – sendo que o empregado tem o direito de "vender" até $1/3$ do período de suas férias (recebendo o valor correspondente em dinheiro). Empregados assíduos registrados em jornada parcial têm direito a um período mínimo de 8 dias de férias, dependendo do número de horas de sua jornada semanal. Funcionários sem registro (extras) não têm direito a benefícios, incluindo as férias. Quanto à assistência médica, quando oferecida (visto ser um benefício não obrigatório), é garantida a partir do momento em que o funcionário é registrado e recebe o número de beneficiário do plano de saúde privado e após as devidas carências.

** N.R.C.: Além do Natal e do Ano Novo, os dias de Ação de Graças (celebrado na 4ª quinta-feira de novembro) e o dia da Independência (4 de julho) são os mais importantes do calendário norte-americano. Já o Rosh Hashanah é um dos mais importantes feriados da religião judaica, representando o início do ano novo judaico.

nograma de férias injusto e iníquo. Ele disse também que os outros membros da equipe estavam procurando emprego em outros restaurantes por causa do cronograma de férias.

Tracey perguntou a cada um dos outros cinco membros da equipe participantes da viagem – um do departamento de gastronomia, dois do departamento de serviço de atendimento ao cliente e dois do departamento de vendas – o que eles achavam da programação de férias de seus departamentos. Todos ressaltaram que o tempo de serviço era a base para a elaboração do cronograma e achavam que o sistema gerava iniquidades e descontentamento. Todos os membros da equipe compartilharam a opinião de que o sistema tinha por objetivo recompensar a antiguidade, não o desempenho.

Tracey organizou uma sessão aberta para discutir a questão com os outros quatro gerentes e todos os funcionários participantes da viagem. Os cinco gerentes retornaram da viagem convencidos de que o gerente geral (que não estava presente na viagem) precisava resolver a questão da programação de férias para evitar perder funcionários valiosos.

Com base no que você aprendeu nos capítulos anteriores e no conteúdo deste capítulo, responda às seguintes perguntas:

- Qual a razão geral para os desafios ocorridos no Texas Moon Restaurant?
- Quais as causas básicas dos desafios ocorridos no Texas Moon Restaurant?
- Que medidas específicas poderiam ter sido tomadas para evitar que a atual situação ocorresse no Texas Moon Restaurant?
- Que providências específicas podem ser tomadas para vencer os desafios e impulsionar o Texas Moon Restaurant em uma direção positiva?

Introdução

O desempenho dos membros de equipe é influenciado por muitos fatores, e alguns dos mais importantes e frequentemente ultrajantes desses fatores estão relacionados ao ambiente de trabalho. A natureza do ambiente de trabalho, positivo *versus* negativo, produz grande impacto no desempenho e no desenvolvimento dos membros de equipe. Um **ambiente de trabalho positivo** gera uma atitude mais positiva entre os membros de equipe e leva a níveis de qualidade mais elevados.

Um ambiente positivo pode ser obtido somente após a formação da base para sustentar este tipo de ambiente. A capacidade do *chef* executivo para resolver conflitos é fundamental para um ambiente de trabalho positivo e uma atitude positiva entre os membros da equipe. O objetivo em um ambiente de trabalho positivo é evitar conflitos entre os membros da equipe, ou entre os membros da equipe e a gerência. A realidade é que sempre haverá algum tipo de conflito. A manutenção de um ambiente positivo exige a resolução rápida e eficaz dos conflitos.

Fundamental para um ambiente positivo também é o **ambiente físico de trabalho**. A legislação* determina que o empregador ofereça um ambiente de trabalho seguro. A empresa e o *chef* executivo como representante da empresa são responsáveis por cumprir as exigências da lei. A conformidade com a lei contribui para um ambiente de trabalho positivo. Entretanto, a maior contribuição para um

---

* N.R.C.: Nos Estados Unidos, existe a Lei de Segurança e Saúde no Trabalho (*Occupational Safety and Health Act* – OSHA). No Brasil, a CLT (Consolidação das Leis do Trabalho), Capítulo V do Título II, dispõe sobre normas de segurança e saúde no trabalho. Além disso, há normas regulamentadoras (NR), como a NR-9, que prevê a obrigatoriedade, por parte das empresas, da elaboração e da implementação do Programa de Prevenção de Riscos Ambientais, visando à preservação da saúde e à integridade dos trabalhadores. Dependendo do número de empregados, uma empresa pode ser obrigada (NR-5) a constituir uma Comissão Interna de Prevenção de Acidentes (CIPA), formada por representantes da empresa e dos empregados.

ambiente de trabalho positivo é obtida quando a empresa, incluindo o *chef* executivo, zela sinceramente pela segurança dos membros da equipe.

Outro fator de base para um ambiente de trabalho positivo é o bem-estar dos funcionários. A segurança diz respeito à segurança física dos membros da equipe. O conceito de "**bem-estar do funcionário**" envolve tanto o bem-estar psicológico como o bem-estar físico dos membros da equipe.

Uma base bem formada combinada a uma mensagem que transmita clara preocupação com o bem-estar do funcionário ajudará a minimizar a frustração dos membros da equipe. O resultado será a satisfação do membro da equipe no emprego. O *chef* executivo deve ter por objetivo criar e manter um ambiente de trabalho positivo. O resultado da busca desse objetivo será um desempenho de qualidade da parte do funcionário e altos níveis de satisfação do cliente.

Satisfação no emprego

Assim como a motivação, a **satisfação no emprego** tem significados diferentes para pessoas diferentes. Em seu nível mais elevado, é o membro da equipe de cozinha que se sente satisfeito por saber que o cliente da empresa de serviços de alimentação desfrutou uma experiência gastronômica excepcional. Em geral, a satisfação das pessoas depende do grau em que o serviço e todos os fatores a ele associados atendem às suas necessidades e desejos.

- Os "**desejos**" são itens que o indivíduo sente que lhe proporcionarão satisfação. Percebidos de diferentes maneiras no âmbito da equipe, os desejos são baseados nas diferenças de idade, nível de escolaridade, sexo, saúde, relações familiares, personalidade e outros fatores. Em geral, eles são de natureza intrínseca.
- Normalmente, as "**necessidades**" representam recompensas tangíveis, como remuneração e benefícios.

A satisfação no emprego já provou estar intimamente relacionada à rotatividade de funcionários e ao absenteísmo. Quanto maior a satisfação do funcionário, menor a probabilidade de ele deixar a empresa. De acordo com a *People Report*, em novembro de 2006, a taxa média anual de rotatividade de funcionários horistas no setor de restaurantes foi de 107%.[1] Isso representa um nível inaceitável por qualquer medida. A relação entre rotatividade e satisfação no setor de serviços de alimentação indica que muitos funcionários estão insatisfeitos. Seria por causa da remuneração ou das condições de trabalho? Manter a qualidade na cozinha sob todos os aspectos requer uma equipe estável e satisfeita. Substituir um membro da equipe de cozinha custa tempo e dinheiro. A substituição tem impacto direto na qualidade do produto entregue ao cliente em virtude do maior tempo necessário para que o novo membro da equipe alcance o pleno domínio dos processos e procedimentos. É muito melhor e mais lucrativo investir nos funcionários existentes do que estar constantemente contratando e treinando novas pessoas.

Os **custos de substituição** envolvem três aspectos: custos de desligamento do funcionário que está saindo, recrutamento e contratação de um substituto, e investimento de tempo e custos de treinamento do novo contratado. Os custos totais de substituição equivalem a duas ou três vezes o salário mensal do membro da equipe que deixa a empresa.

As consequências intangíveis de um membro da equipe de cozinha insatisfeito são potencialmente mais onerosas. Isso inclui o efeito no moral dentro da equipe e o seu impacto no nível de satisfação do cliente, além das oportunidades perdidas de utilizar o talento e o potencial de crescimento do membro da equipe.

A satisfação no emprego é afetada por todos os elementos discutidos neste capítulo. Os *chefs* executivos devem investir na equipe de cozinha por meio de excelentes habilidades de supervisão e oferecendo na cozinha condições que constituam a base para a satisfação no emprego. O desafio mental com o qual cada indivíduo consegue lidar é de fundamental importância. O ideal é que cada membro da equipe goste de cozinhar e tenha um profundo senso de profissionalismo como cozinheiro. O clima na cozinha deve ser leve e descontraído, liderado por um chefe firme, mas amistoso, que busque as contribuições e o apoio da equipe e que valorize cada um de seus membros. Satisfação não significa vencer disputas de popularidade, mas criar uma equipe e um ambiente em que o indivíduo seja respeitado. A maioria dos estudos sobre satisfação no emprego conclui que existe uma relação entre satisfação e desempenho. O papel do *chef* executivo nessa relação é fundamental.

Frustração

Quando examinado, o dia de trabalho de um membro da equipe de cozinha revelará que nem todas as necessidades são plenamente satisfeitas. Os funcionários podem ser impedidos de alcançar uma determinada meta ou objetivo, ou pode haver metas conflitantes. Qualquer das duas condições pode gerar um estado de insatisfação e tensão que impede um espírito de equipe harmonioso na cozinha. Os *chefs* executivos devem conhecer as forças e fatores que contribuem para a tensão e a insatisfação. Os obstáculos à realização das metas individuais criam uma condição frustrante. A Figura 10.1 mostra uma lista de fontes típicas de frustração.

O indivíduo frustrado pode reagir adotando um comportamento problemático. A distância entre frustração e agressão é pequena. A **agressão** normalmente envolve ataques verbais ou físicos contra a pessoa vista como a causa da frustração. Os *chefs* executivos têm a responsabilidade de ser sensíveis aos sinais de alerta

---

CONVERSA COM O CHEF
Ambiente hostil

Houve uma época em que os *chefs* acreditavam ser necessário representar a tão corriqueira imagem do *chef* maluco, irracional e temperamental. Essa disposição geralmente se manifesta em hábitos indesejáveis, como gritar, atirar as coisas dentro da cozinha e discutir em voz alta com os garçons, os outros *chefs* e os gerentes. A área da cozinha era um domínio hostil. Esses *chefs* de antigamente não eram acessíveis: eles eram distantes e, em geral, indiferentes aos funcionários. Lembro-me particularmente de que, como *chef* aprendiz, eu "sabia o meu lugar" como treinando subalterno e que não deveria conversar com meus superiores. Aliás, a comunicação aberta não era a ordem do dia naquela época. A ordem hierárquica seguia os níveis de supervisão: *chef*, *chef* de partida, *sous chef* e, por fim, o *chef* principal. Pedir folga do trabalho era algo impensável. Eu chegava ao trabalho assustado e saía assustado no meu primeiro ano de aprendizagem. Na época, o *chef* principal tinha praticamente poder absoluto sobre cada membro da equipe de cozinha. Acredito que, naquela época, se o clima na cozinha tivesse sido mais propício à comunicação, eu teria aprendido muito mais e provavelmente poderia ter contribuído muito mais para as metas operacionais. Esse *chef* principal acabou sendo dispensado e, no dia em que ele saiu, a equipe de cozinha fez uma festa.

– Noel C. Cullen
Ed.D. (Doctor of Education),CMC (Certified Master Chef),
AAC (American Academy of Chefs)

Figura 10.1
Fontes comuns de frustração.

- *Chefs* executivos hostis.
- Tarefas monótonas.
- Condições de trabalho desagradáveis.
- Insegurança financeira.
- Atribuições de trabalho injustas.
- Abuso dos procedimentos de trabalho estabelecidos.
- Falta de treinamento de orientação.
- Ser ignorado.

nesse sentido. Nem toda fonte de frustração está sob o controle direto da chefia. Entretanto, o conhecimento das possíveis áreas de frustração e um esforço sincero no sentido de resolvê-las efetivamente por meio de melhores formas de organização, planejamento e comunicação podem ajudar a eliminar muitas das condições causadoras da frustração.

Quando as pessoas sentem que estão em perigo, elas podem experimentar uma sensação de **ansiedade**. Ao contrário do medo, a ansiedade ocorre quando a fonte de perigo não pode ser identificada. Os sintomas físicos da ansiedade são semelhantes àqueles associados ao medo: náusea, tremores, palpitações e garganta seca. A ansiedade é uma forma de estresse, prejudicial dos pontos de vista físico e emocional. A condição pode ser responsável por diversos tipos de comportamento, quase sempre mal compreendidos e mal interpretados, demonstrados pelos membros da equipe de cozinha, particularmente por indivíduos de perfis e culturas diferentes. A ansiedade é frequentemente causada também pela perspectiva de mudanças. Em geral, esse tipo de ansiedade pode ser mal interpretado pelos chefes como um indicador de membros de equipe difíceis, e não simplesmente assustados.

Reclamações

As **reclamações** são um sinal de descontentamento dentro da equipe de cozinha. É fundamental que o *chef* executivo resolva as reclamações antes que elas evoluam para algo mais sério e se tornem ainda mais difíceis de resolver. A agilidade na resolução de queixas e reclamações faz parte de um ambiente de trabalho positivo e bem dirigido na cozinha. A resolução inteligente das reclamações oferece a maior oportunidade de conquistar o respeito e a confiança dos membros da equipe de cozinha.

A maioria dos conflitos interpessoais no setor de serviços de alimentação ocorre entre os membros da equipe do salão e da cozinha. Sempre existiu uma tradicional animosidade entre esses dois grupos. Os *chefs* se veem como os hábeis aristocratas da empresa de serviços de alimentação. O pessoal do salão é visto pelos *chefs* como o grupo menos participativo do esquema. Ironicamente, o que pode ser uma grande surpresa para muitos *chefs*, é que os membros da equipe do salão também se veem como aristocratas e as pessoas mais importantes dentro da empresa. Eles menosprezam os *chefs*. É claro que, embora ridículas, ambas as posições são uma grande fonte de conflitos. Os setores que adotam posturas conflitantes ou não têm por objetivo a satisfação do cliente estão destinados a condenar toda a empresa ao fracasso. Todo funcionário da empresa deve ser um membro de equipe comprometido e totalmente focado nas melhorias contínuas que facilitam a oferta de uma culinária e um serviço de alta qualidade, ambos inextricavelmente interligados.

As reclamações dos membros da equipe em relação a outros integrantes do grupo ganham visibilidade com muita rapidez. A maioria das pessoas não hesita em reclamar umas das outras. Isso é natural do ser humano. As reclamações sobre os outros podem ser apresentadas de forma altamente emocional ou de maneira fria e calculada, mas normalmente elas são feitas com uma boa dose de emoção, o que gera distorção dos fatos envolvidos. Isso pode dificultar a determinação do problema real, não dos sintomas.

Em todos os casos, a questão deve ser resolvida o mais rápido possível. Quanto mais tempo a reclamação permanecer sem solução, mais outras pessoas se envolverão e mais a qualidade do trabalho será afetada. A qualidade do trabalho tem um impacto imediato na satisfação do cliente. Se o *chef* executivo tiver dificuldade para resolver a reclamação, ele pode buscar a ajuda da alta gerência. O ponto principal é que deve haver uma via pela qual o membro da equipe de cozinha, autor da reclamação, possa ser plena e imparcialmente ouvido, sobretudo se ele estiver insatisfeito com a decisão do *chef* executivo.

A resolução "ideal" das reclamações evita a situação em que "**um perde e o outro ganha**" e enseja uma situação "**ganha-ganha**" (benéfica para ambos os lados), alcançada pela participação do membro da equipe no processo de resolução da questão, juntamente com o *chef* executivo. Um dos métodos mais úteis consiste na aplicação de uma abordagem sistemática para resolver as reclamações, conforme mostra a Figura 10.2.

Às vezes, as reclamações são usadas pelos membros da equipe de cozinha para chamar atenção e enviar mensagens sobre escalas salariais injustas, más condições de trabalho e ações discriminatórias contra os membros da equipe baseadas em fatores como origem étnica, gênero ou preferência sexual. O autor da reclamação tem direito a ser ouvido com imparcialidade. As reclamações não resolvidas de

Figura 10.2
Abordagem sistemática para a resolução de reclamações.

Os seguintes passos podem levar a uma resolução e a uma investigação satisfatórias da reclamação:

- Verifique a ficha detalhada do membro da equipe. Procure indícios de atrasos ou absenteísmo. Colete os fatos. Talvez existam razões ocultas para ele querer chamar atenção reclamando.
- Procure entender a razão pela qual o membro da equipe fez a reclamação e os seus sentimentos. Permita que a pessoa "desabafe". Deixe que ela se comunique livremente e sem interrupções. Observe a linguagem corporal e as expressões faciais dela.
- Quando houver outras pessoas envolvidas, verifique a precisão das informações.
- Evite a tendência a discutir ao ouvir a reclamação.
- Mantenha a alta gerência informada.
- Admita eventuais erros de supervisão. Não tente escondê-los se você for a causa da reclamação.
- Registre formalmente a reclamação; não confie na memória. Seja específico: especifique o dia, a data, a hora, o local, as partes envolvidas, o tipo de reclamação e quaisquer outros fatos relevantes.
- Elabore uma declaração escrita contendo a decisão resultante da reclamação e a lógica para essa decisão.
- Determine os fatos e busque uma definição da reclamação com o membro de equipe. Busque soluções, esgotando todas as possibilidades. Por fim, traduza a resolução em termos consensuais que incluam medidas para evitar problemas futuros na área relacionada à reclamação.

forma imediata e decisiva podem gerar problemas de arbitragem com os sindicatos trabalhistas. Ao trazer a reclamação ou o problema para uma situação que beneficie ambos os lados, o *chef* executivo lida com o problema imediato. Entretanto, as soluções ganha-ganha podem envolver uma promessa de solução da reclamação por meio de autoridade superior. Em se tratando de reclamações, o importante é que o *chef* executivo reconheça que o antigo chefe adepto da teoria X foi substituído por um partidário da teoria Y, o que, em alguns casos, representa uma importante mudança de atitude para ele. Essa abordagem substitui a noção de que os membros da equipe de cozinha que reclamam são adversários e se concentra nas soluções, partindo do princípio de que ambas as partes visam às mesmas metas. A abordagem ganha-ganha é compatível com um ambiente que incentiva a melhoria contínua do produto e do serviço. No setor de serviços de alimentação, membros de equipe positivos, motivados e satisfeitos são essenciais para o sucesso.

Ambiente de trabalho seguro

As empresas de serviços de alimentação são obrigadas, por lei, a oferecer condições de trabalho que não comprometam a segurança ou a saúde dos funcionários da cozinha ou, na verdade, dos membros de qualquer outra unidade ou setor. Consequentemente, elas devem oferecer um ambiente que proteja os funcionários contra riscos físicos, condições insalubres e práticas inseguras ou perigosas por parte de outros membros da equipe de cozinha. As práticas eficazes de saúde e segurança promovem um ambiente de trabalho positivo na cozinha, mantendo o bem-estar físico e emocional e elevando o nível de segurança financeira de todos os membros da equipe.

Os **riscos de segurança** no setor de serviços de alimentação envolvem desde o uso de facas e equipamentos elétricos a pisos escorregadios e produtos de limpeza químicos. Esses perigos podem causar acidentes de quedas, cortes, queimaduras, choques elétricos, escaldamento ou piores. Esses acidentes ocorrem por ignorância dos procedimentos de segurança e descuido.

Uma das melhores maneiras de identificar perigos potenciais na cozinha é simplesmente consultar a equipe. Peça que seus membros elaborem uma lista de medidas de prevenção de acidentes. Eles veem perigos na cozinha todos os dias.

Os *chefs* executivos podem involuntariamente reforçar os atos inseguros não os corrigindo assim que os observam. Por meio de uma supervisão obrigatória e adequada, as práticas de trabalho inseguras podem ser corrigidas. A natureza da produção alimentícia exige que muitos equipamentos sejam afiados ou quentes. Os tipos mais comuns de lesões provocadas por acidentes na cozinha estão diretamente relacionados a essas duas áreas, bem como à presença de pisos molhados ou engordurados e ao elemento da falha humana. Entre os tipos mais comuns de lesões sofridas na cozinha e suas causas, estão os seguintes:

1. *Lacerações.* São lesões causadas pelo uso incorreto de facas de *chef*, fatiadores, cortadores, utensílios quebrados ou vidro.
2. *Equipamentos elétricos.* Quando utilizados de forma incorreta, liquidificadores, misturadores, fatiadores, moedores ou processadores podem causar acidentes. O *chef* executivo é responsável por garantir que cada membro da equipe de cozinha seja totalmente treinado no uso de todos os equipamentos elétricos em condições de segurança.
3. *Vidros e louças.* Copos, vasilhames, xícaras e pratos são fontes de lesões. Vidro quebrado, dentro de lavadoras de louça ou pias, causa acidentes. Copos e pratos devem ser armazenados separadamente para evitar esmagamento.

4. **Queimaduras.** Lesões comuns na cozinha, as queimaduras e escaldamentos de diversos graus podem resultar do contato com as superfícies quentes de grelhas, fornos, bocas de fogão, mesas quentes, fritadeiras e qualquer outro equipamento de aquecimento que possa estar em uso.[2]

5. **Escorregões e quedas.** As quedas na cozinha normalmente são causadas por pisos molhados ou engordurados. O perigo dos pisos molhados ou engordurados é agravado pela correria dos membros da equipe dentro da cozinha em períodos de grande movimento. A equipe de cozinha deve ser avisada pelo chefe da necessidade de manter as superfícies limpas e secas por questões de segurança. Os membros da equipe devem usar sapatos com sola de borracha ou neoprene para evitar escorregões. Sapatos com sola de couro nunca devem usados na cozinha. Devem ser usados sapatos de segurança com a parte superior reforçada e sem aberturas, a fim de evitar lesões causadas por cortes ou esmagamento.

6. **Incêndios.** Como a maioria das cozinhas normalmente utiliza algum tipo de chama aberta, a possibilidade de incêndios é óbvia. Ocorrem mais incêndios em estabelecimentos de serviços de alimentação do que em qualquer outro tipo de operação comercial. Os *chefs* executivos devem verificar regularmente esses perigos potenciais de incêndio. Equipamentos especiais de proteção contra incêndio devem ser fornecidos em todas as áreas em que haja probabilidade de ocorrência de incêndios, eles incluem coifas, grelhas, fritadeiras, fornos e grades de fogão. As instruções de uso dos extintores de incêndio e os procedimentos de evacuação para clientes e funcionários devem fazer parte de todo treinamento de indução e orientação para novos membros da equipe de cozinha.

Como o treinamento por si só não garante o contínuo cumprimento das normas de segurança, os *chefs* executivos devem observar os membros da equipe no trabalho e demonstrar aprovação pelas práticas de trabalho seguras. Quando forem observadas ações inseguras, devem ser tomadas medidas corretivas imediatas.

Torne o trabalho interessante. A fadiga e o estresse podem contribuir para a causa de acidentes. Em geral, podem ser feitas mudanças simples na cozinha para valorizar mais as tarefas.

Crie uma **comissão de segurança** formada por membros da equipe de cozinha e outros chefes e gerentes de setores dependentes.[*] A comissão de segurança é uma forma de envolver os membros da equipe diretamente na operação do programa de segurança. Cabe à comissão inspecionar, observar as práticas de trabalho, investigar acidentes e fazer recomendações. A comissão deve se reunir regularmente, pelo menos uma vez por mês, e a presença deve ser obrigatória. Ver na Figura 10.3 outras maneiras de promover a segurança.

Saúde e bem-estar

Saúde física

Até as duas últimas décadas, a segurança e a prevenção de acidentes recebiam muito mais atenção do que a saúde do funcionário, mas isso mudou. As estatísticas mostram que as doenças ocupacionais podem custar ao setor tanto quanto ou mais do que os acidentes de trabalho.[3] Muitas empresas de serviços de alimentação hoje tentam não apenas eliminar do local de trabalho os perigos para a saúde

---

[*] N.R.C.: Os autores sugerem a prática independente da obrigatoriedade legal (no Brasil) da criação de uma CIPA (Comissão Interna de Prevenção de Acidentes).

Figura 10.3
Métodos de promoção da segurança.

- Publicação de estatísticas de segurança. Devem ser divulgados os relatórios mensais de acidentes e solicitadas as ideias e as sugestões de como esses acidentes podem ser evitados.
- Uso de quadros de avisos e painéis de exibição de cardápios em toda a cozinha para afixar cartazes, fotos, desenhos e gibis retratando situações de segurança.
- Criação de grandes expectativas em relação à segurança. A equipe de cozinha deve ser incentivada a reconhecer ações de segurança positivas e os indivíduos que contribuem para melhorar a segurança.

como também implantam programas destinados a melhorar as condições de saúde do funcionário. Algumas empresas oferecem também programas de saúde preventiva, os quais oferecem serviços médicos de rotina, como vacinações contra a gripe, a preços reduzidos ou gratuitos.

Estresse

O **estresse** provém de duas fontes básicas: atividade física e atividade mental ou emocional. A reação física do corpo a ambas as situações é a mesma. A cozinha pode ser um ambiente estressante, principalmente em períodos de grande movimento, entretanto, nem todo estresse é prejudicial. O estresse positivo é uma sensação de euforia e realização, possivelmente associada a um bem-sucedido período de grande movimento em que tudo transcorreu bem na cozinha: os membros da equipe trabalharam bem em grupo, foram servidos números recordes de refeições e os níveis de satisfação do cliente alcançaram 100%. Por outro lado, o estresse negativo pode causar problemas de saúde às pessoas. Algumas das causas do estresse negativo são mostradas na Figura 10.4.

As discussões com chefes ou colegas de equipe são uma causa comum de estresse. A sensação de estar presa a uma função na qual a pessoa não se encaixa pode ser igualmente penosa. Constituem outras formas de tensão, ainda, a falta de comunicação no trabalho e a falta de reconhecimento por um trabalho bem feito. O estresse já foi associado a muitos fatores e se manifesta de várias formas: maiores níveis de

Figura 10.4
Causas de estresse negativo.

- Conflito de expectativas entre o *chef* executivo e o membro de equipe.
- Incerteza em relação à contribuição esperada do membro de equipe para o esforço do grupo.
- Um ambiente desagradável na cozinha.
- Má preparação para o desempenho da função.
- Ameaças e hostilidade.
- Avaliações de desempenho.
- Falta de interação social.
- Altos níveis de ruído no ambiente de trabalho.
- Tarefas que não exploram totalmente as habilidades dos membros da equipe.
- Altos níveis de temperatura.
- Horários de trabalho longos e irregulares.
- Conflitos de personalidade.
- Obrigatoriedade de trabalhar nos feriados nacionais.
- Pressões do grupo.
- Supervisão insensível.

absenteísmo, rotatividade no emprego, queda de produtividade e erros no desempenho da função. Os distúrbios relacionados ao estresse incluem tensão, hipertensão arterial, rigidez dos músculos do tórax, úlceras e outros problemas que requerem cuidados médicos. A **exaustão** é considerada a forma mais grave de estresse. A exaustão profissional normalmente ocorre quando o trabalho deixa de ter sentido para o membro da equipe. Os fatores causadores da exaustão são os mesmos que causam o estresse; aliás, exaustão e estresse são vistos como questões interligadas.

Aconselhamento

O **aconselhamento** é usado pelos formadores da equipe de cozinha para garantir boas relações e criar um espírito de equipe. Os membros da equipe podem ter problemas de natureza pessoal que exijam a atenção do *chef* executivo. Esses problemas podem ou não ter relação com o trabalho. As mudanças de comportamento da pessoa, como absenteísmo excessivo, atrasos, hostilidade, mau humor, distanciamento e queda de desempenho no trabalho, devem ser monitoradas. O bom *chef* executivo interage constantemente com sua equipe e em geral é quem está em melhor posição para identificar e observar essas alterações.

Existem vantagens e desvantagens quanto ao fato de o *chef* executivo assumir o papel de conselheiro. A principal vantagem é que o *chef* tem a oportunidade de se familiarizar com o indivíduo. Ele pode passar a conhecer o padrão de julgamento, valorização, pensamento e entendimento do membro da equipe, podendo prever seu comportamento. Entretanto, a desvantagem em assumir o papel de conselheiro dentro da equipe é que o *chef* executivo pode não estar devidamente treinado para lidar com problemas complexos de natureza humana. Nesse caso, então, é recomendável que o membro da equipe seja encaminhado a um especialista. Não é preciso dizer que o ato de encaminhar um membro da equipe para assistência especializada requer considerável tato e habilidade.

Como crises emocionais e pessoais, o alcoolismo e o uso de drogas são considerados assuntos de natureza pessoal. Eles podem passar a ser também um problema do *chef* executivo quando afetam a capacidade do membro da equipe de apresentar um desempenho satisfatório no trabalho.

Normalmente, nas grandes empresas norte-americanas, existem programas de assistência ao empregado (*employee assistance programs* – EAP, na sigla em inglês). Implementados para ajudar os funcionários a superarem problemas, esses programas orientam e encaminham o funcionário para assistência profissional externa.

Os problemas mais prevalentes entre as pessoas são situações de crise pessoal que envolvem questões mentais, familiares, financeiras e legais. Esses problemas podem ser levados à atenção do *chef* executivo. Dependendo do tipo ou da dificuldade do problema, pode ser necessário aconselhamento interno ou encaminhamento para uma instituição externa.

Os *chefs* executivos devem estar cientes de que o comportamento de alguns membros de equipe pode sofrer influência adversa de alguns elementos do ambiente "físico" da cozinha, o que pode exigir que as pessoas sejam realocadas ou transferidas para outros setores da cozinha.

Estima-se que um em cada dezesseis trabalhadores nos Estados Unidos é afetado pelo alcoolismo,[4] o que resulta em faltas ao trabalho, queda de produtividade e maior absenteísmo. O alcoolismo é um problema para o setor da hospitalidade em geral e para os funcionários da cozinha em particular. Muitas teorias para a sua prevalência já foram apresentadas, desde a noção de que a sua acessibilidade contribui para o problema até a ideia de que o ambiente quente da cozinha estimula o consumo de álcool.

A abordagem para lidar com o alcoolismo consiste no monitoramento regular e sistemático de todos os membros da equipe de cozinha. Os sinais de queda de desempenho no trabalho devem ser cuidadosamente documentados para que o indivíduo possa se defrontar com inequívocas provas de que o seu trabalho está sendo afetado. Deve ser oferecida ajuda sem qualquer penalidade para o indivíduo, devendo ser evitada qualquer menção a alcoolismo. Como com qualquer problema de saúde, deve ser permitido ao membro da equipe buscar assistência.

O uso de drogas entre os funcionários é uma das questões sociais mais amplas enfrentadas pelo setor. Embora o álcool seja a substância mais incidente, maconha, cocaína, heroína, *crack* e variedades de drogas administradas com prescrição médica são substâncias de uso constatado no setor de serviços de alimentação. Diversas abordagens são utilizadas para auxiliar indivíduos com dependência. Essas abordagens vão desde tratamento ambulatorial por períodos prolongados até tratamento com internação. "Aproximadamente 75% dos usuários adultos de drogas ilícitas estão empregados, assim como a maioria daqueles que bebem socialmente e dos consumidores compulsivos de álcool. Os estudos mostram que, comparados a pessoas que não usam substâncias químicas ilícitas, os funcionários usuários dessas substâncias têm mais propensão a:

- Mudar de emprego com frequência.
- Chegar atrasados ou faltar ao trabalho.
- Ser menos produtivos.
- Envolver-se em acidentes no local de trabalho.
- Mover ação de indenização contra a empresa."[5]

Nos últimos anos, poucas questões envolvendo o local de trabalho receberam tanta atenção como a Aids. Isso vale particularmente para o setor de serviços de alimentação do ponto de vista da transmissão do vírus. Não existem provas de que a Aids possa ser transmitida por meio de contato casual ou do preparo de alimentos. Entretanto, um dos maiores problemas que as empresas enfrentam é educar os membros da equipe e os clientes em relação à questão. Como atualmente não existe cura ou vacina para a Aids, muitas empresas de serviços de alimentação estão recorrendo à educação como o meio mais viável de combater os dilemas médicos e sociais impostos pela doença. A Figura 10.5 mostra os possíveis benefícios de um programa de educação sobre a Aids para os membros da equipe de cozinha.

Nos Estados Unidos, os funcionários soropositivos são protegidos pela Lei dos Americanos com Deficiência (*Americans with Disabilities Act* – ADA). Essa lei proíbe discriminar uma pessoa com base em sua deficiência.* Os empregadores são proibidos de dispensar ou transferir membros de equipe infectados de funções que envolvam o manuseio de alimentos ou simplesmente por eles terem Aids ou serem portadores do vírus HIV. Em 2001, a Justiça norte-americana concedeu uma indenização de US$ 80.000 a um reclamante. Esse processo foi baseado na rescisão ilegal de um empregado soropositivo.[6] A gerência tem a responsabilidade de manter o sigilo sobre quaisquer funcionários que informem ter Aids ou qualquer outra doença.

Infelizmente, todos os indícios são de que a epidemia continuará a se espalhar. É importante que os *chefs* executivos entendam que essas questões estão presentes entre a equipe de cozinha. É importante também que eles reconheçam suas limi-

---

* N.R.C.: No Brasil, não existe lei específica para portadores de Aids, mas a Constituição Brasileira garante a eles, como a qualquer outro cidadão brasileiro, obrigações e direitos garantidos, o que inclui proteção contra a discriminação, sigilo sobre sua condição sorológica e acesso à saúde pública.

> - Previne a ocorrência de novas infecções entre as pessoas, uma vez que ajuda todos a saberem como o vírus da imunodeficiência humana (HIV) é e não é transmitido. (O HIV é o primeiro estágio da Aids.)
> - Alerta gerentes e *chefs* executivos para as questões legais decorrentes de casos de infecção por HIV no local de trabalho.
> - Ajuda a evitar discriminação por parte de funcionários temerosos ou mal informados, o que pode resultar em queda de produtividade. Por meio da educação, esses mesmos funcionários são igualmente capazes de criar um ambiente de trabalho humanizado, solidário e, consequentemente, saudável.
> - "Eleva o moral por meio do treinamento educativo sobre a Aids."

Figura 10.5
Benefícios de um programa de educação sobre a Aids.

tações como conselheiros. Entretanto, por meio de suas funções como orientadores e educadores, os *chefs* executivos podem fazer muito para que as pessoas saibam que existe ajuda.

Programas de bem-estar

Os programas de bem-estar estão se tornando comuns nas empresas de serviços de alimentação. Embora exista há muitos anos em outros setores, esse tipo de programa é relativamente novo no setor de serviços de alimentação. Os programas de bem-estar são criados essencialmente para prevenir doenças e melhorar as condições de bem-estar de cada indivíduo. Eles incluem exames médicos periódicos, sessões clínicas para deixar de fumar, melhores práticas alimentares, controle de peso, exercício e condicionamento físico, gerenciamento do estresse, imunizações e treinamento em ressuscitação cardiopulmonar (RCP). Resultados documentados desse tipo de programa demonstraram uma redução dos casos de afastamento de funcionário por motivo de doença e dos principais custos médicos. A expectativa é de que, com o constante aumento dos custos de assistência médica, os programas de bem-estar cresçam.

Considerações finais

Supervisionar pessoas no que, às vezes, pode ser um ambiente desagradável (quente, barulhento, fumacento e estressante) em períodos de pico requer muita habilidade. Além de saber cozinhar e conhecer os princípios da transferência de calor, o *chef* capaz de formar uma equipe e explorar os recursos culinários do grupo logrará êxito. Não há razão para que as cozinhas sejam lugares desagradáveis, mesmo durante períodos de pico. As más condições físicas de trabalho podem ser superadas.

Considerar o membro de equipe de uma maneira holística, com tudo que isso significa, hoje é um investimento que vale a pena. Não é preciso dizer que, quando a frustração no trabalho é administrada de forma eficaz e existe um ambiente de trabalho seguro e saudável na cozinha, a satisfação no emprego é possível. Mais difícil de superar é a eliminação da imagem estereotipada dos *chefs* temperamentais. O *chef* moderno é, como indica a tradução literal do termo, um líder e um cozinheiro de primeira linha.

Resumo

A maioria dos conflitos no setor de serviços de alimentação é de natureza interpessoal, entre os membros da equipe de cozinha e outros departamentos.

A frustração é um fator comum de contribuição para os conflitos, reclamações e queixas formais. A maior parte das frustrações é causada por hostilidades, condições de trabalho desagradáveis, falta de treinamento, insegurança e o fato de ser ignorado no trabalho.

As reclamações na cozinha devem ser resolvidas assim que possível depois que são feitas. Quanto mais tempo a reclamação permanece sem solução, mais outras pessoas se envolvem. A qualidade do trabalho é imediatamente afetada, produzindo impacto na satisfação do cliente. A resolução ideal das reclamações é uma situação em que todos se sintam beneficiados.

A satisfação no emprego já provou estar ligada à rotatividade e ao absenteísmo. Quanto maior o nível de satisfação do indivíduo no emprego, mais produtivo ele se torna. A satisfação no emprego gira em torno da criação de um ambiente de equipe em que cada pessoa seja valorizada e respeitada.

Os *chefs* executivos têm a responsabilidade de garantir um ambiente de trabalho seguro, um lugar isento de perigos físicos, condições insalubres e práticas inseguras e perigosas. As práticas eficazes de saúde e segurança promovem um clima de trabalho positivo.

Os *chefs* executivos devem estar cientes do papel de conselheiro que eles talvez tenham que desempenhar com relação aos problemas dos membros da equipe. Eles devem conhecer suas limitações nessa área e saber como e quando buscar ajuda profissional.

Como ocorre com todas as demais considerações para a obtenção de um ambiente de cozinha seguro, o estresse e as situações estressantes devem ser reconhecidos e evitados.

Questões para revisão

1. Defina os seguintes termos-chave do capítulo:
   a. Ambiente de trabalho positivo
   b. Ambiente físico de trabalho
   c. Bem-estar do funcionário
   d. Satisfação no emprego
   e. Desejos
   f. Necessidades
   g. Custos de substituição
   h. Agressão
   i. Ansiedade
   j. Reclamações
   k. Um perde e o outro ganha
   l. Ganha-ganha
   m. Riscos de segurança
   n. Comissão de segurança
   o. Estresse
   p. Exaustão
   q. Aconselhamento

2. De que maneira a frustração dos membros da equipe afeta o trabalho do *chef* executivo?

3. De que maneira os elementos de frustração podem ser eliminados da cozinha?

4. Quais os passos a serem seguidos pelo *chef* executivo ao lidar com as reclamações dos membros da equipe?

5. Quais as diferenças entre "necessidades" e "desejos" no que tange à satisfação no emprego?

6. Quais, se houver, são as relações entre satisfação no emprego e rotatividade dos membros de equipe?

7. Quais as vantagens e desvantagens do envolvimento do *chef* executivo no aconselhamento?

8. Que elementos contribuem para o estresse na cozinha?

9. Os programas de bem-estar para a equipe de cozinha podem contribuir para a redução de custos. De que maneira?

10. O que pode ser feito para reduzir os conflitos interpessoais na cozinha?

Notas

1. Dina Berta, *Nation's Restaurant News—HR & Services.* "People Report: Worker Turnover Rate Continues to Climb." Novembro de 2006. http://findarticles.com/p/articles/mi_m3190/is_47_40/ai_n26710112/

2. Lloyd L. Bryars and Leslie W. Rue, *Human Resources Management,* 4.ed. (Boston: Irwin, 1994), 499.

3. Arthur Sherman, George Bohlander, and Herbert Crudden, *Managing Human Resources,* 8.ed. (Cincinnati: South-Western, 1988), 592.

4. Joseph L. Picogna, *Total Quality Leadership: A Training Approach* (Morrisville, PA: International Information Associates Inc., 1993), 312.

5. http://www.drugabuse.gov/infofacts/workplace.html, 2011, Nation Institutes of Health, National Institute on Drug Abuse.

6. National Restaurant Association, 2001, *Legal Monitor: Grocer Settles HIV-Discrimination Lawsuit with EEOC for $80,000.* www.restaurant.org/legal/lm/lm2001_06.cfm.

Parte III

O mundo da gestão

Capítulo 11
Gestão

Capítulo 12
Motivação

Capítulo 13
Formação de equipe

Capítulo 14
Respeito

Capítulo 15
Disciplina

11 Gestão

Tópicos

- Introdução
- Definição de cliente de serviços de alimentação
- Filosofias, conceitos e teorias de gestão
- Teorias de gestão contemporâneas
- Qualidade
- Mudanças
- Considerações finais
- Resumo
- Questões para revisão
- Notas

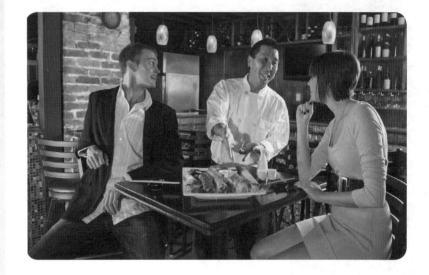

Objetivos

Ao concluir este capítulo, você deverá estar apto a:

1. Definir o cliente dentro do contexto mais amplo do segmento de serviços de alimentação.
2. Identificar os princípios e as filosofias da administração científica, da administração por objetivos, da reengenharia, dos elementos do movimento pela excelência e da gestão da qualidade total.
3. Discutir as teorias da contingência, dos sistemas e da gestão do caos.
4. Discutir o desenvolvimento, as vantagens e as desvantagens dos diferentes conceitos de gestão.
5. Identificar importantes tendências e desenvolvimento no local de trabalho que afetam os *chefs* executivos.
6. Discutir a qualidade em relação ao segmento de serviços de alimentação.
7. Aplicar os catorze princípios da qualidade de Deming à cozinha e ao *chef* executivo.
8. Discutir a natureza e a importância das mudanças e por que as pessoas resistem a elas.
9. Indicar as diretrizes para vencer a resistência às mudanças.

Estudo de caso: Amber Light Steakhouse

A gerente geral do Amber Light Steakhouse tem recebido um crescente número de reclamações dos clientes nos últimos 12 meses. O restaurante está no mercado há dez anos, funcionando no mesmo local. Muito pouco mudou nas ofertas tradicionais do cardápio de assados que sempre marcaram o sucesso do estabelecimento. Os funcionários do Amber Light Steakhouse, tanto de salão como de cozinha, permaneceram relativamente estáveis durante esse tempo. A base de clientes do restaurante não mudou, visto que a casa parece continuar atraindo a sua clientela regular. Os clientes estão reclamando tanto da qualidade da comida como do serviço. A gerente geral está preocupada que o restaurante possa ser afetado se o nível e a gravidade das reclamações persistirem.

Em vista da situação, ela expressou suas preocupações ao *chef* e ao gerente do salão, orientando-os a motivarem os funcionários no intuito de reduzir o número de reclamações. Os dois chefes de departamento agiram no sentido de intensificar a supervisão da produção e do serviço. Além disso, cada um se reuniu reservadamente com a gerente geral para explicar que o baixo desempenho na área do outro chefe de setor está minando seus esforços individuais de reduzir o número de reclamações.

A equipe de cozinha e de salão consiste basicamente em indivíduos com 5 ou mais anos de casa nos mesmos cargos. Todos foram treinados quando inicialmente contratados e exercem a mesma função há vários anos. Em geral, esses funcionários não se preocupam com as reclamações dos clientes porque, quando um cliente reclama, eles agem rapidamente no sentido de corrigir o problema.

Com base no que você aprendeu nos capítulos anteriores e no conteúdo deste capítulo, responda às seguintes perguntas:

- Qual a razão geral para os desafios ocorridos no Amber Light Steakhouse?
- Quais as causas básicas dos desafios ocorridos no Amber Light Steakhouse?
- Qual o papel da supervisão/gerência no declínio do Amber Light Steakhouse?
- Que medidas específicas poderiam ter sido tomadas para evitar a situação que está atualmente ocorrendo no Amber Light Steakhouse?
- O que, especificamente, pode ser feito para superar os desafios e impulsionar o Amber Light Steakhouse em uma direção positiva?

Introdução

O ato de **gestão** é definido como (1) a condução e a supervisão de algo e (2) o uso criterioso dos meios para alcançar um fim.[1] De certa forma, supervisão e gestão são a mesma coisa. Mas também existem muitas diferenças entre as duas. A diferença está no nível de responsabilidade pelo planejamento, dispêndio de recursos e processo de contratação e demissão. A supervisão pode se limitar apenas a realmente supervisionar – observar para ter certeza de que o trabalho está sendo realizado corretamente e dentro do cronograma. O termo *gestão* pressupõe responsabilidade além da função apenas de supervisionar. O *chef*, na verdade, é um "supervisor". Mas o "*chef*" hoje também é um "gerente". As duas últimas seções deste texto são dedicadas a áreas de conhecimento que vão além da simples supervisão. Este capítulo trata especificamente de teorias de gestão e mudanças. Os capítulos seguintes explorarão tópicos como motivação, moral, formação de equipe, diversidade e disciplina. Serão discutidos, também, temas como liderança, comunicação, habilidades, gestão e solução de problemas. O *chef* de hoje deve estar preparado tanto para supervisionar como para gerenciar.

O segmento de serviços de alimentação é tradicionalmente um seguidor, não um líder, na área de teorias de gestão. A maioria dos modelos de gestão foi desenvolvida a partir do setor industrial. Os setores de hospitalidade e serviços de alimentação são fortemente orientados para pessoas, vendem serviços para pessoas e lucram com elas. Dizem que um restaurante é uma fábrica diretamente vinculada a um centro de distribuição e uma loja de fábrica. Os profissionais do segmento de serviços de alimentação devem gerenciar a produção ao mesmo tempo em que gerenciam a distribuição e as vendas no varejo. Há uma exigência adicional em relação ao profissional da área de serviços de alimentação que atua em restaurantes, lanchonetes, *buffets*, clubes e outros locais em que os alimentos são servidos diretamente ao cliente. Em todos esses lugares, os consumidores reagem imediatamente à qualidade do produto e do serviço e a todos os outros fatores que afetam a sua experiência. A reação do consumidor é transmitida por meio da cadeia de produção e entrega, exigindo análise e possíveis mudanças. Em cada ponto dessa cadeia, o fator humano produz impacto na análise e nas mudanças. Tendo isso em mente, é compreensível que os profissionais do segmento – proprietários, operadores, gerentes e *chefs* – sintam-se menos inclinados a aderir às teorias de gestão que se concentram na produção sem levar em consideração a distribuição e a interação com o consumidor.

De acordo com a National Restaurant Association, em 2011, o segmento de restaurantes empregava aproximadamente 12,8 milhões de pessoas e passará a empregar 14,1 milhões até 2021. O segmento é o segundo maior gerador de empregos nos Estados Unidos, depois do governo.[2] Em 1955, o segmento de restaurantes captou 25% dos gastos do consumidor com alimentação. Em 2011, a expectativa era de que essa parcela chegasse a 49%. O segmento registrou um volume de vendas de US$ 322,6 bilhões em 1997, com projeção de US$ 604 bilhões em 2011.[3] O crescimento do segmento de serviços de alimentação não dá sinais de desaceleração. A necessidade de que os *chefs* e todos os demais membros da

---

VOCÊ SABIA?
Desenvolvimento individual

A supervisão no setor de hospitalidade hoje está mais dinâmica do que nunca. Com uma cultura adepta da gratificação instantânea e mais acesso do que em qualquer outra época, funcionários e supervisores tendem a ajustar seus estilos, métodos e sistemas para serem mais eficazes. É esse ambiente extremamente mutável que torna a gestão nessa área tão interessante.

As pessoas que atuam em nosso setor têm perfis variados, possuem diversos níveis de habilidades e são motivadas por algo diferente. Hoje, o tradicional ganho monetário nem sempre está no topo da lista de prioridades. Muitas pessoas buscam melhor qualidade de vida, mais oportunidades de crescimento pessoal ou simplesmente reconhecimento entre seus pares. No meu caso, a chave para uma gestão bem-sucedida é descobrir o que estimula uma pessoa e estabelecer para ela metas compatíveis com a minha visão. Isso cria um sentido compartilhado de direção e realização. O *feedback* constante e imediato passou a ser uma ferramenta vital para o crescimento dos indivíduos e das equipes. A orientação direta demonstra um sentido de consciência e zelo e obriga as pessoas a produzirem o seu melhor desempenho. Delegar tarefas compatíveis com as metas pessoais de um indivíduo libera mais tempo para a execução de tarefas estratégicas e de longo prazo.

A criação de estrutura e diretrizes permite que as pessoas entendam as expectativas desde o início de um determinado projeto, o que, por sua vez, cria um ambiente consistente. Ser rigoroso com as normas, e não com as pessoas, permite que a tarefa, ou a meta, seja realizada, mantendo ao mesmo tempo a excelência e apoiando as pessoas. Essa ideia de incentivar um ambiente firme, justo e consistente me permite ser mais bem-sucedido e formar equipes que queiram trabalhar umas com/para as outras.

O fato de eu ter iniciado o meu treinamento na cozinha e passado rapidamente a uma função gerencial mais participativa facilitou a transição em virtude do conhecimento que adquiri na época em que trabalhava na operação. O trabalho na cozinha gira em torno de comida, tempo e pessoas. Todos esses fatores podem mudar instantaneamente, e quase sempre mudam. Ao aprender a gerenciar esses recursos limitados e conhecer as forças determinantes, você consegue administrar qualquer situação. Depois de ter trabalhado na cozinha e aprendido a desempenhar múltiplas tarefas, tornei-me muito mais capaz de responder a quaisquer questões que pudessem surgir no restaurante.

Com um ambiente tão mutável e uma constante tendência à diferenciação, vejo a função gerencial cada vez mais envolvida com o desenvolvimento "individual". A gestão direta de pessoas e a liderança pelo exemplo são o que distingue os bons gerentes dos ótimos gerentes.

– Jacob League
Gerente geral,
Hillstone Restaurant Group

gerência estejam bem preparados para futuros desafios é grande. A empresa bem-sucedida a partir do século XXI exigirá habilidades de supervisão, gestão e liderança da mais alta qualidade de seus gerentes, e isso inclui o *chef*.

Definição de cliente de serviços de alimentação

Um **cliente de serviços de alimentação** é qualquer pessoa pertencente a qualquer grupo demográfico que frequente qualquer tipo de hotel comercial, restaurante, ou estabelecimento institucional, industrial ou militar fornecedor de refeições e que esteja pronta a pagar por refeições saudáveis e nutritivas, preparadas por profissionais que utilizem produtos alimentícios de alta qualidade e habilidades culinárias excepcionais em uma cozinha segura e higiênica e servidas por uma equipe de salão simpática, atenciosa e eficiente. A Figura 11.1 apresenta uma definição mais clara do cliente.

Filosofias, conceitos e teorias de gestão

Nos últimos anos, muitas teorias, filosofias, estratégias e conceitos foram desenvolvidos e apresentados com a finalidade de auxiliar empresas, gerentes e supervisores a se reestruturar, redirecionar sua atenção e se planejar para as mudanças. Todas essas teorias contêm os elementos da mudança, do foco no cliente, da qualidade e da liderança. Muitas dessas teorias têm suas próprias raízes no setor industrial. As empresas de serviços de alimentação e os *chefs* não estão imunes às ações e efeitos dessas estratégias e filosofias comerciais. Este livro versa essencialmente sobre a gestão de recursos humanos para *chefs*, não gestão empresarial. Todavia, muitas dessas filosofias, estratégias e teorias contêm elementos que afetam diretamente o *chef* como gerente, tanto da operação da cozinha como dos recursos humanos da cozinha.

Administração científica

A discussão deste tópico gira em torno dos estudos de tempo e movimento. Os princípios da **administração científica** foram apresentados pelo engenheiro in-

---

Qualquer um destes em qualquer idade:

- Frequentador casual de um restaurante.
- Cliente do restaurante de um hotel/motel.
- Frequentador de uma cafeteria.
- Usuário do serviço de quarto de hotel.
- Paciente de um hospital.
- Hóspede idoso de casa de repouso.
- Frequentador da cantina de uma escola ou universidade.
- Convidado de uma festa.
- Passageiro de companhia aérea, trem ou navio de cruzeiros.
- Frequentador de uma lanchonete.
- Frequentador de um parque temático ou de recreação.
- Cliente de uma casa de recepções.
- Frequentador do refeitório de uma empresa/fábrica.
- Frequentador de um restaurante sofisticado.
- Cliente de uma *delicatessen* ou supermercado.

Figura 11.1
Quem é o cliente?

dustrial Frederick Winslow Taylor por volta da virada do século XX. Taylor afirmava que o desempenho humano poderia ser definido e controlado por normas e regras de trabalho. Ele defendia o uso dos estudos de tempos e movimentos para reduzir as funções em etapas simples e distintas a serem executadas repetidas vezes.

A administração científica evoluiu em uma era de imigração em massa. O local de trabalho estava sendo invadido por trabalhadores sem qualificação e instrução, e empregá-los em grandes números era uma medida eficiente. Esse foi também um período de disputas trabalhistas, e Taylor acreditava que o seu sistema reduziria os conflitos e eliminaria o uso arbitrário do poder, uma vez que funcionários ou supervisores teriam atuação limitada por normas. Os métodos utilizados incluíam a criteriosa seleção de trabalhadores considerados competentes, adequados e obedientes, e a constante supervisão do trabalho. O sistema causava muita amargura entre sindicatos e patrões. É da época de Taylor que vem a expressão uma "jornada de trabalho justa".

A administração científica veio oferecer aos empregadores um sistema que aumentou a produtividade e reduziu o número de trabalhadores. Além disso, era um sistema regulado, hierárquico e carregado de estrutura corporativa. Isso deu início à era da normatização que muitos hoje acreditam ter contribuído para o lento reconhecimento da natureza mutável dos empregados e das formas de gerenciá-los.

Administração por objetivos

A **administração* por objetivos** (APO) é uma filosofia de gestão lançada por Peter Drucker em 1954, que procura julgar o desempenho dos funcionários com base no sucesso deles em alcançar um conjunto de objetivos estabelecidos mediante consulta com os gerentes e supervisores. Os esforços de melhoria de desempenho empreendidos por meio da APO visam às metas a serem alcançadas, e não às atividades realizadas ou aos métodos pelos quais os funcionários alcançam estas metas.

A administração por objetivos faz parte de um conjunto sistêmico de metas organizacionais que começa com o estabelecimento das metas e objetivos comuns da empresa e retorna a esse mesmo ponto. O sistema age como um processo de estabelecimento de metas que são fixadas para a empresa, para cada departamento, para cada gerente, para os supervisores e os funcionários. Uma característica da APO é a ampla declaração de responsabilidades dos funcionários elaborada pelo supervisor, revisada e alterada conjuntamente pelos envolvidos até que ambos os lados estejam satisfeitos com o documento. As metas são acompanhadas por uma descrição das ações que o funcionário propõe para que as metas sejam alcançadas. A revisão periódica avalia o progresso do funcionário. Ao final do período de revisão, o funcionário faz uma autoavaliação para ver se as metas previamente estabelecidas foram realizadas.

A administração por objetivos permitiu que gerentes e supervisores planejassem e medissem o seu desempenho e o dos funcionários. A ênfase passava da avaliação para a autoanálise. As maiores críticas à APO incluíam os métodos pelos quais as pessoas alcançavam suas metas. Fatores como cooperação, adaptabilidade e

---

* N.R.C.: Em alguns trechos deste texto, utilizamos o termo **administração** (especialmente nas teorias mais clássicas) e, em outros, o termo **gestão**, embora os dois termos refiram-se basicamente a gerenciamento. O critério utilizado foi manter o termo mais comumente utilizado nas diversas publicações sobre o tema. Não há consenso quanto à definição de um ou outro termo e há estudiosos que discordam que ambos possuam o mesmo significado; alguns utilizam o termo gestão por acreditarem que é uma visão mais moderna e participativa da administração, outros acreditam que isso é uma superficialidade, pois uma mudança de termo não é suficiente para redefinir práticas. Destaca-se que o termo, em inglês, é invariável: *management*, independentemente da teoria ou do autor. Nesse sentido, independentemente do termo utilizado, o que importa é conhecer as teorias e refletir sobre a melhor forma de gerenciamento para que a empresa alcance os resultados desejados.

preocupação não faziam parte da lógica da APO. Outra crítica ao sistema era a de que o sucesso avaliado pelo funcionário estava vinculado a questões que, em última análise, não visavam à satisfação do cliente. Outro problema com a APO é a sua ligação com a avaliação e as recompensas do funcionário, o que gera conflitos entre as funções do supervisor como juiz e líder.

Deming era particularmente crítico em relação à APO. Para ele, a APO é um sistema de gestão pelo medo[4] que não tem lugar no movimento pela qualidade por depender das avaliações de desempenho. Ele achava também que a APO desestimulava a assunção de riscos, gerava temores e desgastava o trabalho em equipe. Em uma equipe, é difícil dizer quem faz o quê. Na APO, as pessoas trabalham para si, não para a empresa.

Movimento pela excelência

Mesmo que não esteja quebrado, conserte.[5] Mais ou menos na mesma época em que os princípios da qualidade de Deming estavam sendo redescobertos, teve início o **movimento pela "excelência"** com os livros *In Search of Excellence*, de Peters e Waterman, em 1982; *Passion for Excellence*, de Peters e Austin, em 1985; e *Thriving on Chaos*, de Peters, em 1988. Esses livros e suas estratégias se fundiam perfeitamente ao que acontecia no mundo dos negócios à medida que o ritmo das mudanças se acelerava. As filosofias básicas de negócios e gestão, apresentadas por esses autores, defendiam a noção de que a gestão de produtos, pessoas e serviços deveria ser considerada uma prioridade. Essas obras propunham muitas abordagens inovadoras ao tema da gestão, concentrando-se na revolução do cliente e na necessidade de ganhar vantagem competitiva e se tornar mais eficaz: "Devemos deixar de inventar desculpas e procurar novos modelos organizacionais adequados ao novo mundo. Os novos sobreviventes receberão as mudanças de bom grado, em vez de resistir a elas, e perceberão que o poder das pessoas, não o poder robotizado, é a nossa única opção."[6] A Figura 11.2 mostra os fatores básicos em atividade dentro da empresa que baseia sua sobrevivência e crescimento nas filosofias da "excelência" e da "prosperidade em meio ao caos".

As empresas devem também ver as pessoas como uma fonte primordial de "valor agregado" e perceber que treiná-las e permitir-lhes participar nunca é demais. Além disso, no movimento pela excelência, a estrutura organizacional é achatada, os níveis da média gerência são reduzidos e as barreiras funcionais são derrubadas. Peters acredita que "os supervisores da linha de frente, como os conhecemos, dão lugar às equipes autogerenciadas. Os gerentes intermediários passam a ser facilitadores, não guardiães de território. Os líderes passam a ser os impulsionadores das mudanças e os pregadores da visão".[7] Peters afirma também

---

Requisitos para a sobrevivência e o crescimento de uma empresa:

- Tendência à ação.
- Um formato simples e uma equipe "enxuta".
- Constante contato com os clientes.
- Melhoria da produtividade por meio das pessoas.
- Autonomia operacional para incentivar o empreendedorismo.
- Um determinado valor empresarial básico.
- Ênfase em fazer o que eles mais conhecem.
- Controles simultaneamente brandos e rigorosos.

Figura 11.2
O movimento pela excelência e *Thriving on Chaos*, de Peters.

que as estratégias, as ideias e os conceitos vêm de baixo para cima. As funções de apoio prestam suporte às gerências, não o contrário. Cada pessoa tem um papel valioso nesse modelo de gestão.

O **modelo MBWA (*Management by Walking Around**)** é uma derivação do movimento pela excelência. É um dos conceitos gerenciais colocados em prática pelo *chef*. Os *chefs* são pessoas ativas, e a produção de alimentos é orientada para a atividade. Os bons *chefs* circulam e visitam a praça de trabalho de cada pessoa. Ed Carlson, ao assumir o cargo na United Airlines, percebeu que se tratava de uma empresa de serviços que havia perdido de vista o cliente. Ele introduziu o sistema MBWA e incutiu uma abordagem prática de foco no cliente. Ele dizia: "em uma empresa de serviços, você não pode ter um conjunto rígido de regras. Você pode ter algumas diretrizes, mas deve permitir que as pessoas tenham a liberdade de ter uma interpretação diferente".[8]

Reengenharia

Se a reengenharia fosse adotada pelas empresas de negócios de alimentação em geral, o seu maior impacto provavelmente se faria sentir nos *chefs* executivos dos grandes hotéis, cassinos ou estabelecimentos de tamanho semelhante. A **reengenharia** exige essencialmente que os métodos operacionais das empresas sejam repensados de modo radical. A reengenharia de negócios, que envolve a necessidade de deixar de lado grande parte do que já foi ensinado sobre gestão industrial nos últimos 200 anos,[9] já foi descrita como "uma abordagem de planejamento e controle de mudanças".[10]

Em reengenharia, as unidades de trabalho passam de departamentos funcionais a equipes de processo. As funções deixam de ser tarefas simples para se tornar um trabalho multidimensional. As pessoas deixam de desempenhar papéis controlados e passam a ter autonomia. O foco das medidas de desempenho e remuneração, até então voltado para a atividade, é direcionado para os resultados. Os valores passam de protetores a produtivos. As estruturas organizacionais hierárquicas assumem um formato horizontal. Os executivos deixam de desempenhar o papel de árbitros para serem líderes.[11]

Parte do processo de reengenharia envolve também o posicionamento em diferentes mercados. Esse posicionamento planejado determina o que deve ser reformulado.

A reengenharia envolve a integração das tarefas aos processos e a reorganização da empresa em torno deles. Em geral, essa reorganização resulta na queda ou na eliminação dos departamentos. O formato passa a ser mais coletivo, com as pessoas unidas em torno de um foco comum, como um projeto, por exemplo. Um dos resultados pode ser a menor necessidade de conferência e controle contínuos. É compreensível que, dentro desse cenário, os *chefs* possam se tornar gerentes de restaurante ou unidade responsáveis não apenas pela supervisão e pelo gerenciamento da cozinha, mas também pelo gerenciamento de toda a operação do serviço de alimentação. Além disso, os títulos e linhas individuais de demarcação podem desaparecer.

Gestão da qualidade total

A **teoria do controle da qualidade total**, defendida inicialmente por Armand Feigenbaum em seu livro de 1951 intitulado *Quality Control: Principles, Practice, and Administration*, e lançada em 1961 como *Total Quality Control* por Joseph Juran, Philip B. Crosby e Kaoru Ishikawa, era uma teoria gerencial que poderia

---

* N.R.C.: O termo não possui tradução estabelecida em português, e seu significado corresponde a gerenciar circulando ou vagando pela empresa.

> ## VOCÊ SABIA?
> ### O *chef* e o "como" e o "por quê?"
>
> O termo *reengenharia* certamente não aparecia em nenhum de meus livros de culinária ou textos de aprendizagem e, para compreender o que existe por trás dessa palavra, tive que procurar em outro lugar. Meu treinamento como *chef* nos últimos 25 anos tem sido puramente clássico. Ao longo do percurso, consegui aprender não apenas novos métodos de cozinhar, mas também a gerenciar e motivar as pessoas no ambiente da cozinha.
>
> Hoje, eu tenho um entendimento muito mais claro da visão do futuro de nosso segmento. A reengenharia é uma ferramenta para tornar essa visão realidade e, em muitos casos, não temos escolha, a não ser seguir em frente, aceitando as mudanças que nos confrontam, por maiores ou menores que elas possam parecer.
>
> No meu caso, a reengenharia veio como uma surpresa quando descobri que muitos de meus colegas na empresa estavam sem função e que os *chefs* executivos não eram mais necessários. Depois de avaliar um pouco melhor essa situação, constatei que esse conceito de reengenharia, na verdade, não era tão mau quanto parecia.
>
> A reengenharia me deu a oportunidade de ver a minha empresa com outros olhos, e me fez perceber que as coisas podiam ser feitas de outra maneira e que, em longo prazo, essas mudanças seriam benéficas para o cliente e para a empresa.
>
> A partir do momento em que consegui me libertar do passado, passei a aceitar de bom grado os desafios do futuro. Com essa nova atitude, consegui seguir em frente e desenvolver o plano necessário para colocar a reengenharia a serviço de meu mundo gastronômico. Isso
>
> significou desmontar as estruturas organizacionais existentes, implementar novos conceitos, como líderes individuais para as unidades de negócios, eliminar setores e reformular as descrições de cargo. Durante cada uma dessas etapas, novas perguntas e respostas surgiam e eu as modificava ou adaptava à medida que elas se apresentavam.
>
> Muitos sistemas já bem definidos tiveram que ser modificados, eliminados ou até mesmo totalmente reconfigurados para ir adiante. Durante todo esse processo, muitos obstáculos tiveram que ser removidos para voltar a aparecer mais à frente. Muitos egos pessoais tiveram que ser eliminados e, em alguns casos, as pessoas tiveram que ir junto com eles.
>
> Nossos líderes corporativos nos diziam que somente os melhores sobreviveriam, e esse era o problema para algumas pessoas. Aqueles que não estavam dispostos a mudar enfrentavam dificuldades cada vez maiores e, ou eram demitidos, ou deixavam a empresa no decorrer do processo. Aqueles que topavam o desafio e começavam se preparar para agir progrediam mais do que eles podiam imaginar.
>
> Como cozinheiros, devemos entender que, se não mudarmos a nossa forma de atuação, perderemos de vista o nosso objetivo básico, que é a satisfação do cliente. É o cliente que indica o rumo que devemos seguir, que é em direção ao futuro.
>
> – Dr. Robert Harrington
> CEC (Certified Executive Chef), CCE (Certified Culinary Educator),
> Department of Food, Human Nutrition and Hospitality,
> University of Arkansas,
> Fayetteville, AK

ser aplicada de forma eficaz à operação de um serviço de alimentação. A essência do controle da qualidade total é a convicção de que é possível alcançar um produto de qualidade e isento de falhas na maioria das vezes. Essa afirmação é formulada de diversas maneiras, como "acertar de primeira", "trabalho inteligente" ou "defeito zero". Quando o controle da qualidade total foi lançado nos Estados Unidos pela Marinha em 1981, a palavra "controle" foi trocada para "gestão".

A **gestão da qualidade total** não diz respeito apenas aos clientes externos, mas também aos clientes internos. Em seu livro *The Essence of Total Quality Management*, John Bank[12] aborda a questão do cliente interno. Ele define esse indivíduo como aquela pessoa em uma empresa que recebe o trabalho de outra e depois acrescenta sua contribuição ao produto ou serviço antes de passá-lo adiante. Em um restaurante, o *chef* tem níveis de clientes internos nas equipes de cozinha e serviço, e deve atender às suas exigências se todas tiverem por finalidade agradar ao cliente.

No passado, a dependência excessiva das limitadas habilidades técnicas de supervisão produzia um chefe ou supervisor não muito dotado de qualidades de liderança. O controle era mais um problema do que uma tarefa de orientação e formação de equipe; certamente, os *chefs* à moda antiga detinham muito controle e poder nas mãos. A teoria da gestão da qualidade, que passou a ser chamada TQM (gestão da qualidade total, na sigla em inglês), subentende formação de equipe e investimento no desenvolvimento das pessoas. O movimento pela TQM teve o seu apogeu em meados da década de 1990, e o uso dos termos "gestão da qualidade total" e "TQM" passou a ser algo corriqueiro nas discussões sobre teoria gerencial. O conceito de compromisso de uma empresa com a qualidade total, definida pela inexistência de erros em todos os aspectos da operação, por meio da formação de equipes e do investimento no desenvolvimento das pessoas, não perdeu importância para o segmento de serviços de alimentação como formato gerencial. O conceito de desenvolver, no local de trabalho, uma cultura focada na qualidade em todos os aspectos da operação continua sendo essencial para o sucesso de uma operação de serviços de alimentação. Voltaremos a falar sobre o conceito de qualidade mais adiante neste capítulo.

Teorias de gestão contemporâneas

As teorias de gestão contemporâneas[13] procuram justificar e interpretar a natureza dinâmica da organização empresarial e do ambiente empresarial no mundo de hoje. A **teoria da contingência** pode ser chamada de "teoria do 'depende'". A teoria da contingência exige que os gerentes levem em consideração todos os aspectos da situação em questão e tomem providências em relação àqueles aspectos considerados fundamentais para a situação ao tomar decisões. Os gerentes que utilizam essa teoria de gestão tomam decisões que "dependem" das circunstâncias na ocasião.

A **teoria dos sistemas** afirma que um sistema é um grupo de partes reunidas para realizar uma meta. Qualquer ação em relação a uma das partes de um sistema acaba afetando todo o sistema. Por exemplo, a retirada de uma vela de ignição de um motor muda o modo de funcionamento do motor. Em uma empresa, uma mudança que afete um determinado setor da empresa se reflete em toda a empresa. A teoria dos sistemas exige que supervisores e gerentes tenham uma perspectiva mais ampla da empresa. Eles são levados a abordar as questões em relação à empresa como um todo. Isso é uma mudança significativa na perspectiva gerencial. Antigamente, os gerentes geralmente se concentravam em um único setor da empresa, o que quase sempre resultava em ações que produziam um impacto positivo em nível local, mas um impacto negativo em um contexto organizacional mais amplo. A teoria dos sistemas se aplica particularmente ao segmento de serviços de alimentação. As ações da cozinha têm um impacto direto no salão, enquanto as ações do salão, por sua vez, afetam diretamente a cozinha. Quanto mais as mudanças nesse âmbito levam em consideração ambas as áreas, maior a possibilidade de as mudanças serem positivas, tanto para os membros da equipe como para os clientes.

A **teoria do caos** é mais uma teoria científica para o mundo e a vida em geral, mas seu conceito pode ter algumas aplicações gerenciais à medida que as empresas continuam a crescer. A teoria do caos diz que os eventos raramente são controlados. Aliás, ela afirma que, quanto mais complexo o sistema, mais volátil ele se torna e maior é a energia necessária para manter uma aparente estabilidade. Quanto maior o dispêndio de energia, maior estrutura é necessária para manter o sistema. Esse padrão continua até que o sistema se divida, se una a outro sistema complexo ou se desagregue totalmente. Isso lhe parece com alguma empresa que você conheça? A teoria do caos, na verdade, pode ser usada com mais frequência em relação a sistemas biológicos, mas a sua aplicação à área gerencial não parece irracional.

Qualidade

Não é possível discutir de forma significativa supervisão, gestão ou treinamento no setor de serviços de alimentação, sobretudo na cozinha, sem discutir qualidade. A qualidade deve ser o foco de toda empresa desse segmento, e de cada setor desta empresa, tanto em nível interno como externo. No segmento de serviços de alimentação, um serviço ou produto de qualidade pode ser definido como aquele que atende plenamente às expectativas e exigências daqueles que o produzem ou utilizam. A melhoria contínua na produção de alimentos de qualidade é fundamental para qualquer tipo de sucesso no segmento. A melhoria contínua em todas as áreas contribui diretamente para melhorar a qualidade da comida.

Os **catorze princípios da qualidade de** W. Edward **Deming**, nos quais grande parte do movimento pela qualidade está baseado, recomendam que cada empresa ou instituição tenha as suas próprias interpretações e as adapte à cultura corporativa. Embora dirigidos basicamente ao setor de produção, os princípios da qualidade de Deming têm muitas aplicações no segmento de serviços de alimentação também. A lista que se segue demonstra como os catorze pontos da qualidade de Deming podem ser adaptados para serem aplicados a uma operação de cozinha de qualidade.[14]

1. Criar constância de propósito em relação à melhoria do produto e do serviço. Busque o compromisso da equipe de cozinha com a melhoria contínua. Crie um propósito comum; busque a adesão da equipe de cozinha à melhoria contínua.

2. A gerência deve assumir um papel de liderança na promoção das mudanças. Crie um clima para as mudanças na cozinha. Abrace as mudanças, torne-as suas amigas. Mude com um propósito, não apenas por mudar. Os *chefs* que aderirem às mudanças precisarão ser solidários e treinar a equipe de cozinha. Eles devem ser proativos, não reativos. Crie e viva uma visão para a cozinha que passe a servir de referencial para a formação de equipe e uma supervisão eficaz. Lembre-se de que as mudanças são uma constante, e de que elas podem ser um conceito assustador para aqueles acostumados a viver em uma zona de conforto.

3. Deixar de depender de inspeção para alcançar a qualidade. Agregar qualidade ao produto desde o início. O *chef* deve se dedicar a preparar refeições e prestar serviços, de modo a oferecer altos padrões de qualidade desde o início, abandonando a noção de que eles sabem mais o que o cliente quer do que o próprio cliente. Eles não devem ser esnobes gastronômicos. Sem clientes para os serviços de alimentação, não haveria necessidade de *chef*.

Esse redirecionamento de foco se aplica igualmente a todos estabelecimentos de serviços de alimentação, sejam esses sofisticados, refeitórios de instituições de assistência médica, cantinas de escolas ou lanchonetes. O cliente percebe a qualidade; ele é quem define a qualidade, não o *chef* que produz a refeição. O cliente é quem manda. Um cliente que sai insatisfeito do restaurante contará a sua experiência a doze amigos, que a contarão a outros seis, que, por sua vez, a contarão a três de seus amigos; e centenas de pessoas acabarão sabendo da má qualidade da comida e da experiência gastronômica. Isso hoje acontece rapidamente graças à internet.

Envolva os membros da equipe de cozinha na elaboração do cardápio; deixe que eles escolham novos pratos antes de introduzi-los no cardápio. Envolva os clientes; deixe que eles provem os pratos do cardápio. Permita que eles votem nos pratos que devem ser incluídos no cardápio. Pergunte-lhes o que eles querem e atenda ao pedido. Um prato pode parecer apetitoso e gostoso para o *chef* que o prepara, mas isso não significa necessariamente que os clientes compartilharão da mesma opinião. Os clientes podem nem sempre ter razão, mas sempre serão os clientes. São eles que nós devemos satisfazer e reter para que a empresa possa crescer e prosperar.

Agregar qualidade ao preparo da comida por meio dos membros da equipe em todos os níveis talvez seja a tarefa mais importante do *chef*. Isso só pode ser alcançado mediante excelentes habilidades de orientação e formação de equipe, e incutindo na equipe de cozinha um sentido de orgulho e paixão por padrões gastronômicos de qualidade. É na oferta de altos padrões de qualidade em todos os níveis, proporcionada por uma equipe de cozinha motivada e bem treinada, que está o sucesso ou o fracasso do *chef* moderno.

4. Adotar um único fornecedor para qualquer produto. Criar relações de longo prazo com os fornecedores. Os *chefs* devem ver os fornecedores como um elemento vital no caminho para a qualidade na cozinha. Isso significa confiar nos fornecedores e solicitar suas contribuições. Significa manter contatos e relações mais próximos com agricultores e cultivadores. Cada vez mais, os operadores de serviços de alimentação e os *chefs* estão lidando diretamente com os agricultores e peixeiros locais. Comprar em nível local permite que se tenha acesso a produtos mais frescos e orgânicos. Os fornecedores podem customizar seus produtos para atender às necessidades específicas de uma operação de serviços de alimentação. O uso de um único fornecedor, em vez de dois ou mais, desafia a velha estratégia de jogar um contra o outro, usando o preço e a entrega como trunfos de alavancagem e barganha. Como Bill Eacho declarou: "Os operadores de serviços de alimentação podem melhorar a qualidade e a consistência, reduzindo, ao mesmo tempo, os custos por meio da formação de parcerias estratégicas."[15] Embora as questões de preço, qualidade, entrega, unidades de compra e condições de crédito continuem sendo fatores comerciais importantes, produtos e gêneros alimentícios de qualidade, fornecidos com base nas especificações da sua empresa, são fatores fundamentais. Um produto final de qualidade começa com ingredientes de qualidade.

5. Melhorar constantemente o sistema de produção e serviço e, consequentemente, reduzir os custos. Qualidade é sinônimo de lucro, e uma equipe de cozinha motivada pode reduzir custos. Comunique a importância do papel de cada pessoa na busca de padrões de alta qualidade. Apoie e explique as decisões de ajudar cada membro da equipe de cozinha a aplicar os padrões de qualidade estabelecidos. Atualize semanalmente a equipe sobre o progresso verificado, a política da empresa e os pontos de ação a serem trabalhados. À medida que a qualidade da comida melhora, por meio de uma constante avaliação dos níveis de qualidade, o desperdício diminui e os custos caem. Em geral, os programas de redução de custos da alimentação em si e por si só não levam a melhores níveis de qualidade. Por outro lado, a aplicação efetiva da qualidade por membros de equipe informados levam não apenas a melhorias na qualidade, mas também a uma redução duradoura dos custos de alimentos e produção. A qualidade e os custos não são fatores opostos ou intercambiáveis, em que um seja melhorado em detrimento do outro. Ao contrário, ambos podem ser constantemente melhorados. A melhoria da qualidade é um processo interminável. É essencial, portanto, que o *chef* executivo ofereça um ambiente em que possa haver total comunicação na cozinha e seja possível explorar constantemente a capacidade intelectual coletiva da equipe.

6. Instituir o treinamento prático. Treine todos os membros da equipe de cozinha, inclusive a equipe de apoio. Pratique iguais oportunidades de treinamento e conquiste o apoio da gerência ao conceito de treinamento prático. Forneça exemplos; oriente os funcionários a alcançarem seu potencial. A diversidade e o multiculturalismo são comuns nas operações de serviços de alimentação; portanto, é necessária uma boa dose de treinamento prático. Este treinamento deve ser sempre conduzido com sensibilidade e consideração.

7. Institua a liderança. A supervisão deve ter por objetivo ajudar as pessoas e as máquinas a trabalharem melhor. Os *chefs* devem se tornar melhores líderes. Isso requer delegação de autoridade, concessão de autonomia aos membros da equipe para que eles se tornem agentes de decisão independentes, orientação e criação de um ambiente de trabalho positivo. Os *chefs* como modelos, líderes e instrutores devem fornecer as ferramentas e a orientação necessária para o restante da equipe operar uma cozinha bem-sucedida e de alta qualidade. Use a tecnologia e as máquinas para apoiar os esforços da equipe de cozinha, não apenas para substituí-los. Aprenda com os sucessos e os erros. Percorra regularmente o local de trabalho de cada membro da equipe, observe, ouça e elogie.

8. Afaste o medo para que todos possam trabalhar com eficácia. O que mais os membros da equipe de cozinha temem são o desconhecido e a rejeição ou o fracasso. O que eu devo fazer? Como saber se estou fazendo um bom trabalho? Crie um ambiente em que os membros da equipe se sintam à vontade para oferecer sugestões e ideias. O fato de os membros de um grupo não dizerem nada não significa necessariamente que eles nada tenham a dizer. Eles podem ser tímidos ou simplesmente ter receio de expor suas ideias. Forneça constante *feedback* sobre o desempenho dos membros da equipe. O *feedback* deve ser apenas sobre questões de desempenho, não sobre o tipo de pessoa que o membro da equipe é.

9. Derrubar as barreiras entre os departamentos. Promover a formação de equipes à medida que funcionários de diferentes departamentos trabalham juntos para solucionar problemas e melhorar a qualidade. Os clientes reagem de maneira holística à qualidade e ao serviço. A experiência gastronômica envolve outras pessoas além da equipe de cozinha. Uma comida de qualidade deve ser complementada por um serviço simpático e cortês, prestado por funcionários dedicados a atender e superar as expectativas do cliente. Os funcionários de serviços são os clientes internos do *chef,* parte integrante do esforço pela qualidade dos serviços de alimentação. Os clientes se recordam antes dos aspectos negativos da experiência gastronômica do que dos aspectos mais positivos; portanto, as experiências negativas e positivas não caminham juntas. A tradicional animosidade entre a equipe de salão e a equipe de cozinha não tem lugar em uma operação de qualidade: os *chefs* devem perceber que o garçom também é um cliente.

10. Eliminar lemas, exortações e metas dirigidos aos funcionários clamando por padrões de defeito zero e novos níveis de produtividade. Os lemas contendo apenas números de produção – número de refeições servidas e o grau de dificuldade associado à produção de determinados pratos do cardápio – devem ser evitados como ferramentas de medição. As metas de percentual de custo dos alimentos são importantes, mas não devem ser uma ferramenta de medição importante para os *chefs* em uma operação de serviços de alimentação. Desenvolva a equipe de cozinha – enfatize as pessoas, não os lucros, e contrate para a cozinha funcionários que demonstrem atitudes de hospitalidade: as habilidades técnicas são importantes, mas as boas atitudes e o desejo de agradar ao cliente preparando o melhor prato possível são mais importantes. Lembre-se de que a reputação de um *chef* está na última refeição servida a um cliente, não em quaisquer elogios ou medalhas de ouro conquistados nas feiras gastronômicas.

11. Eliminar as cotas de trabalho, substituindo-as pela liderança. A experiência prática mostra que a qualidade na cozinha atinge o seu nível mais baixo durante os períodos de pico. Para melhorar o ambiente de trabalho na cozinha, reveze os membros da equipe, em vez de submetê-los a intensas e enfadonhas sequências de trabalho. Garanta que ninguém seja prisioneiro de uma determinada praça, área ou função. Designe as funções e distribua as tarefas, de modo a incentivar o compromisso dos indivíduos com a equipe. Comunique-se com a clareza necessária para garantir padrões de desempenho de qualidade, faça-se entender e entenda, saiba ouvir. Sirva à equipe, zele pelo bem-estar e a segurança, trabalhe com os membros da equipe e resolva prontamente as queixas.

A liderança dentro da cozinha deve substituir o velho estilo "mão de ferro" dos *chefs* tradicionais. Deve haver reconhecimento de que os membros da equipe têm iniciativa e criatividade, e de que eles são capazes de prestar – e, de fato, prestarão – valiosas contribuições para a qualidade se lhes for oferecido um ambiente de trabalho motivado. Cada vez mais, os *chefs* terão que liderar uma equipe de cozinha culturalmente diversificada. Isso requer habilidade para compreender os valores especiais da diversidade e transformá-la em vantagem. Deming estava sempre aprimorando esses princípios. Ele afirma: "durante anos, o ponto 7 determinou que se instituísse a supervisão; hoje, acredito que liderança seja um termo mais apropriado."[16]

12. Eliminar as barreiras que destituam gerentes, engenheiros e o empregado horista do direito ao orgulho no trabalho. Transferir a ênfase dos números para a qualidade. Quase todos os membros da equipe de cozinha querem dar o melhor de si. Os *chefs* devem eliminar os obstáculos à criação de um ambiente motivador, entretanto, a eliminação dos obstáculos por si só não gera motivação; a motivação provém de dentro de cada indivíduo. Sem condições motivadoras na cozinha, os membros da equipe operarão com níveis mínimos de desempenho. A Figura 11.3 mostra as barreiras mais comuns à motivação.

Na operação da cozinha, os *chefs* executivos devem perceber que os elementos que os motivam provavelmente são os mesmos que motivam cada membro da equipe de cozinha. O exemplo do *chef* executivo influencia muito os níveis de produtividade e motivação da equipe. A maioria dos membros da equipe sente considerável orgulho de seu desempenho no trabalho e das refeições que serve. Culpar simplesmente os membros da equipe de cozinha pelos resultados insatisfatórios da empresa e pelo baixo faturamento em nada contribui para o sucesso operacional. A qualidade vale tanto quanto o lucro para promover o orgulho, e um sentido de autoestima certamente contribui para aumentar os lucros.

13. Instituir um programa eficaz de educação e autoaperfeiçoamento. As habilidades de treinamento e instrução são tão importantes para o *chef* quanto as habilidades técnicas da arte culinária. Invista em treinamento e você verá que isso é a maior arrancada em direção às metas de melhoria contínua. Os *chefs* que se munem de habilidades e técnicas de instrutor de treinamento e as utilizam em diferentes situações de treinamento planejado saem ganhando. O treinamento não é algo para ser feito uma única vez; tem que ser uma atividade contínua, um estilo de vida na cozinha. Às vezes, o aprendizado pode ocorrer de forma irregular. Você poderá vivenciar períodos em que alguns funcionários não apresentem nenhum progresso aparente, mas em que ocorram mudanças na cultura da equipe de

---

Figura 11.3
Barreiras que desmotivam o desempenho da qualidade.

- Oscilações de humor do *chef* executivo.
- Instalações físicas inadequadas ou deficientes da cozinha.
- Altas temperaturas no ambiente de trabalho.
- Equipamentos deficientes.
- Quantidade insuficiente de utensílios.
- Superfícies inadequadas dos pisos.
- Tratamento inconsistente dispensado às pessoas e falta de comunicação ou *feedback* sobre o desempenho funcional.

cozinha e em outros indivíduos. A força mais unificadora no desenvolvimento das pessoas e na criação de condições para um produto de qualidade e uma equipe de cozinha motivada é a implementação planejada de programas de treinamento sequenciais e progressivos.

14. Coloque todos na empresa para trabalhar com o objetivo de alcançar a transformação. Faça dessa condição uma meta comum e geral e apoie-a. Os *chefs* que investem nos princípios da qualidade de Deming e os aplicam não apenas produzirão clientes satisfeitos e praticamente eliminarão suas reclamações, mas também transformarão o papel do *chef* executivo, a equipe e o ambiente de trabalho na cozinha. Entretanto, o desempenho da qualidade não pode ser mantido sem a adesão universal de toda a empresa, dos diversos setores de apoio da gerência. A melhoria contínua deve ser a norma; supervisionar ou gerenciar o *status quo* deixou de ser uma opção em um segmento de serviços de alimentação cada vez mais competitivo e incerto.

A Figura 11.4 mostra algumas das áreas que devem constituir o foco da melhoria contínua na cozinha. A qualidade na cozinha não é um procedimento, é um processo e, como tal, nunca tem fim.

O principal objetivo da filosofia de Deming é o *empowerment* do indivíduo. A lição é que temos que dotar todo o nosso pessoal de dignidade, conhecimentos e habilidades para que eles possam contribuir. Eles precisam se sentir seguros, ser treinados para que possam trabalhar corretamente e incentivados para que a empresa possa se desenvolver e crescer.[17]

Mudanças

As **mudanças** são um componente fundamental da gestão para a melhoria contínua. Os estudos mostram que as pessoas não resistem basicamente às mudanças, mas à hipótese de serem mudadas, e a participação fortalece as mudanças.[18] Um fator importante que os *chefs* devem levar em consideração ao mudar a operação dos serviços de alimentação refere-se às pessoas afetadas pelas mudanças. A resistência às mudanças dentro de qualquer empresa é tão comum quanto a necessidade de mudar. Depois que decide fazer determinadas mudanças, a gerência normalmente se depara com a resistência dos funcionários, quase sempre com o objetivo de impedir que as mudanças ocorram. Essa resistência geralmente existe porque os membros da equipe de cozinha temem algum tipo de perda pessoal, como redução de prestígio, perturbação do relacionamento social e profissional existente e fracasso pessoal pela incapacidade de desempenhar as novas responsabilidades de trabalho resultantes das mudanças propostas.

- Melhorar os níveis de satisfação dos clientes externos.
- Melhorar e desenvolver parcerias mais próximas com os fornecedores.
- Melhorar a comunicação na cozinha.
- Reduzir o desperdício.
- Evitar as causas especiais de variações no preparo dos pratos.
- Quantificar os custos da qualidade.
- Melhorar os métodos de produção dos pratos e serviço.
- Melhorar os sistemas internos.
- Oferecer flexibilidade e condições de adaptação.

Figura 11.4
Áreas para melhoria contínua.

Como a resistência acompanha as mudanças propostas, os *chefs* devem ser capazes de reduzir os efeitos dessa resistência, de modo a garantir o sucesso das melhorias de qualidade necessárias. As pessoas precisam de tempo para avaliar as mudanças propostas antes de sua implementação. A falta de tempo para avaliar a maneira como as mudanças podem afetar situações individuais normalmente resulta em oposição automática às mudanças. Os membros da equipe de cozinha que forem afetados por uma determinada mudança devem ser mantidos informados do tipo de mudança cogitado e da probabilidade de adoção desta mudança. Quando os temores de perdas pessoais decorrentes de uma mudança proposta diminuem, a oposição à mudança também diminui. Os indivíduos devem receber informações que os ajudem a responder às perguntas relacionadas a mudanças, conforme mostrado na Figura 11.5.

Se o *chef* seguir algumas diretrizes simples, a implementação das mudanças não precisa ser tão estressante. Os seguintes passos ajudarão os membros da equipe de cozinha a "aderirem" às mudanças:

- Informe os interessados com antecedência para que eles possam pensar nas implicações das mudanças e nos seus efeitos em suas posições na equipe de cozinha.
- Explique os objetivos gerais das mudanças, as razões para a sua implementação e a sequência em que elas ocorrerão.
- Mostre às pessoas de que maneira as mudanças as beneficiarão. Seja sincero com a equipe. Caso haja indivíduos que não devam fazer parte dos planos futuros dos objetivos da cozinha, deixe isso claro para eles e ofereça-lhes apoio e tempo suficiente para garantir novas posições.
- Convide os indivíduos afetados pelas mudanças a participarem de todas as fases do processo.
- Conceda tempo e demonstre paciência enquanto a equipe se adapta às novas funções ou às mudanças determinadas pela qualidade.
- Permita uma constante comunicação e o fornecimento de *feedback* durante as mudanças.
- Demonstre constante compromisso e fidelidade às mudanças. Demonstre confiança na equipe e na capacidade de cada indivíduo para implementar as mudanças.

A ferramenta mais poderosa para a redução da resistência às mudanças é a clara demonstração por parte do *chef* de uma atitude positiva em relação às mudanças e aos respectivos resultados previstos. Como em toda mudança, deve haver tempo para avaliação, para que seja examinado o que precisa ser modificado e o que pode ser acrescentado para aumentar a eficácia das operações na cozinha.

A avaliação das mudanças geralmente envolve a observação de sintomas de que são necessárias novas mudanças, sobretudo se os membros da equipe estive-

Figura 11.5
Mudanças: perguntas que os membros da equipe farão.

- Eu perderei o meu emprego?
- As minhas antigas habilidades irão se tornar obsoletas?
- Eu conseguirei ser eficaz no novo sistema?
- O meu poder e o meu prestígio diminuirão?
- Eu receberei mais responsabilidades do que desejo?
- Eu terei de trabalhar em jornadas mais longas?

rem mais inclinados para o passado do que para o futuro ou se estiverem mais preocupados com a sua "posição na hierarquia" do que com o enfrentamento dos desafios da qualidade. Um dos desafios para o *chef* são as imediatas e constantes reações negativas. Existem indivíduos que reagem negativamente a qualquer tipo de mudança. A Figura 11.6 mostra algumas das afirmações que "destroem" ideias e mudanças criativas.

Os *chefs* devem ouvir cuidadosamente esse tipo de observação e monitorar as dissidências dentro do grupo. Essas dissidências devem ser abordadas de forma positiva; e os benefícios das novas ideias, ressaltados.

Considerações finais

Essa breve visão geral das teorias de gestão tem por finalidade apenas dar uma noção dos fatores que moldaram os diferentes rumos da supervisão e da gestão. Cada teoria teve os seus defensores em diversas épocas. Uma mudança digna de nota é a sutil, porém fundamentalmente importante, mudança de designação de "gerentes de pessoal" para "gerentes de recursos humanos" e a maior ênfase ao desenvolvimento das pessoas. Essa mudança reflete claramente a filosofia de que as pessoas devem ser lideradas, não gerenciadas. Essa visão geral permite o esclarecimento e o entendimento das mudanças, além de mostrar que os funcionários mudaram, que eles *podem* ser mais do que simples funcionários indiferentes e desinteressados que necessitam de constante controle e supervisão. A supervisão, a gestão e a liderança na cozinha estão evoluindo e mudando. Os *chefs* devem abandonar o seu velho e tradicional estilo "autocrático" de governar, para assumir o papel de orientadores. Os *chefs* que conseguem perceber que nem toda mudança é negativa lograrão êxito no futuro segmento de serviços de alimentação.

Resumo

As teorias de gestão evoluíram da administração científica, da gestão da qualidade total e da administração por objetivos para a moderna teoria dos sistemas.

- Não seja ridículo.
- Já tentamos isso antes.
- É caro demais.
- Você só pode estar louco.
- Isso extrapola a nossa esfera de responsabilidade.
- É uma mudança radical demais.
- Não temos tempo.
- Nunca fizemos isso antes.
- Vamos voltar à realidade.
- Não estamos preparados para isso.
- Não seríamos levados a sério.
- Estamos bem sem isso.
- Vamos deixar isso de lado por enquanto.
- Vamos formar uma comissão.
- Não é uma medida prática para uma empresa como a nossa.
- É muito difícil que isso seja aceito.
- Isso não dará certo na nossa cozinha.

Figura 11.6
Afirmações que destroem as mudanças.

W. E. Deming forneceu estratégias e filosofias dirigidas à melhoria contínua em todos os aspectos da produção. Essas estratégias podem ser utilizadas no segmento de serviços de alimentação. Os catorze princípios da qualidade de Deming podem ser aplicados em uma operação culinária por *chefs* treinados e qualificados.

As mudanças são uma constante. Os *chefs* executivos devem reduzir os efeitos da resistência às mudanças na cozinha. Conhecer os elementos das mudanças e o temor com que as pessoas veem as mudanças é fundamental na trajetória em direção à melhoria contínua e à qualidade.

Questões para revisão

1. Defina os seguintes termos-chave contidos no capítulo:

a. Gestão
b. Cliente de serviços de alimentação
c. Administração científica
d. Administração por objetivos
e. Movimento pela excelência
f. Modelo MBWA (*Management by Wlaking Around*)
g. Reengenharia
h. Teoria do controle da qualidade total
i. Gestão da qualidade total
j. Teoria da contingência
k. Teoria dos sistemas
l. Teoria do caos
m. Catorze princípios da qualidade de Deming
n. Mudanças

2. A qualidade no que tange à operação da cozinha pode ser considerada em relação a que áreas?

3. Quais as principais contribuições da administração científica de Frederick Taylor?

4. De que maneira os catorze princípios da qualidade de Deming podem ser aplicados à equipe de cozinha e ao *chef* executivo?

5. Fale sobre a importância e o papel da melhoria contínua na oferta de comida e serviço de qualidade.

6. Quais as principais diferenças entre administração por objetivos, movimento pela excelência e reengenharia?

7. Quais os elementos que contribuem para a resistência das pessoas às mudanças?

8. Quem dita o ritmo para a maioria das mudanças no segmento de serviços de alimentação?

Notas

1. http://www.merriam-webster.com/dictionary/management, 2011, Merriam-Webster.

2. http://www.restaurant.org/research/facts/, Research and Insights—Facts at a Glance, 2011, National Restaurant Association.

3. Ibid.

4. Rafael Aguayo, Dr. Deming, (New York: Carol, 1991), p. 243.

5. Tom Peters, *Thriving on Chaos: Handbook for a Management Revolution* (New York: Harper & Row, 1988), 3.

6. Ibid., p. 357.

7. Ibid., p. 358.

8. Tom Peters, "Putting Excellence into Management," *Managing Behavior in Organizations* (New York: McGraw-Hill, 1983), 603.

9. Michael Hammer and James Champy, *Reengineering the Corporation: A Manifesto for Business Revolution* (New York: HarperCollins, 1993), 2.

10. Daniel Morris and Joel Brandon, *Re-engineering Your Business* (New York: McGraw-Hill, 1993), 13.

11. Michael Hammer and James Champy, *Reengineering the Corporation: A Manifesto for Business Revolution* (New York: HarperCollins, 1993), 79.

12. Mary Walton, *The Deming Management Method* (New York: Putnam, 1986), 34.

13. Carter McNamara, *Historical and Contemporary Theories of Management*, http://managementhelp.org/management/theories.htm, 2007.

14. Deming's fourteen points are from *Out of Crisis*, by Dr. Edwards Deming (Cambridge, MA: MIT Center for Advanced Engineering Study, 1989), 111.

15. Bill Eacho, "Quality Service Through Strategic Foodservice Partnerships," *Hosteur*, Vol. 3, No. 1, primavera de 1993, 22.

16. Deming's fourteen points are from *Out of Crisis*, by Dr. Edwards Deming (Cambridge, MA: MIT Center for Advanced Engineering Study, 1989), 111.

17. Mary Walton, *The Deming Management Method* (New York: Putnam, 1986), 34.

18. James A. Belasco, *Teaching the Elephant to Dance* (New York: Crown, 1990), 49.

12 Motivação

Tópicos
- Introdução
- Definição de motivação
- Teorias e filosofias motivacionais
- Moral
- Estímulo e motivação
- *Feedback*
- Considerações finais
- Resumo
- Questões para revisão
- Notas

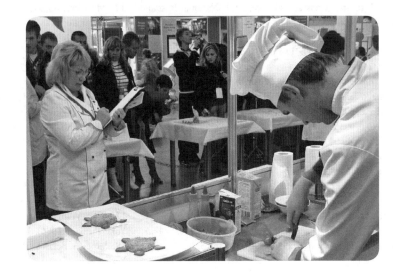

Objetivos

Ao concluir este capítulo, você deverá estar apto a:
1. Definir motivação no contexto da função de *chef* executivo.
2. Relacionar as principais teorias e filosofias da motivação.
3. Explicar os elementos que contribuem para uma equipe de cozinha motivada.
4. Descrever os fatores que constituem os ingredientes do moral na cozinha.
5. Conhecer os elementos do estímulo positivo.
6. Explicar por que o *feedback* é um elemento importante do moral.
7. Descrever os elementos e efeitos do estímulo negativo.

Estudo de caso: Appleton Cafeteria

Perry era lavador de pratos na Appleton Cafeteria desde o tempo em que lá não era a Appleton Cafeteria. Originariamente, a Appleton era o "Mom and Dad's Café", e Perry foi o primeiro lavador de pratos contratado pelo antigo estabelecimento. Quando a Appleton Company comprou o "Mom and Dad's Café", os novos proprietários pediram que ele continuasse na casa.

Ninguém parecia saber ao certo a idade de Perry, mas as pessoas calculavam que ele estivesse na faixa dos 60. (A sua ficha original de solicitação de emprego se perdera e, como o seu registro na folha de pagamento estava em ordem, nunca foi preenchida uma ficha nova.) Se ele tinha família, a gerência ou os funcionários desconheciam. Perry mal sabia ler e escrever. Entretanto, ele lavava panelas com incrível rapidez.

Perry sempre ganhou um salário-mínimo como funcionário horista. Os únicos aumentos que ele sempre recebeu em sua longa história na Appleton e no Mom and Dad's foram os reajustes do salário-mínimo. Perry sempre trabalhou turnos intercalados das 11h às 14h e das 18h às 21h, de segunda a sábado, totalizando uma jornada de 36 horas por semana.

Os funcionários da Appleton empregados em regime de meio expediente não recebiam nenhum benefício. Um funcionário que trabalhava tempo integral cumpria uma jornada de 38 horas semanais ou mais. A Appleton não tinha funcionários em regime de tempo integral além dos gerentes, que eram os únicos que recebiam refeições gratuitamente. Todos os outros pagavam metade do custo das refeições. Água, café e chá eram disponibilizados gratuitamente a todos. Os funcionários pagavam também metade do preço de quaisquer outras bebidas. A incidência de furtos e roubos na Appleton Cafeteria era um constante desafio para os gerentes (o estabelecimento tivera quatro gerentes gerais em 12 meses).

Ao flagrar Perry comendo um pedaço de frango frito no depósito das panelas, o gerente regional informou ao gerente geral que Perry havia roubado a comida e deveria ser demitido. O gerente geral afirmou que Perry não havia roubado o frango. Ele afirmou ter dado o pedaço de frango a Perry e um refrigerante que o gerente regional não havia notado, como gratificação por seu empenho. O gerente regional expressou preocupação com o fato de que dar comida de graça aos funcionários poderia abrir um precedente e disse que o próprio gerente geral teria de pagar o que fora consumido. O gerente geral pagou conforme instruído.

O gerente geral apresentou sua carta de demissão na semana seguinte.

Com base no que você aprendeu nos capítulos anteriores e no conteúdo deste capítulo, responda às seguintes perguntas.

- Qual a razão geral para os desafios ocorridos na Appleton Cafeteria?
- Quais as causas básicas dos desafios ocorridos na Appleton Cafeteria?
- Qual o papel da supervisão/gerência no declínio da Appleton Cafeteria?
- Que providências específicas poderiam ter sido tomadas para evitar que essa situação ocorresse na Appleton Cafeteria?
- O que, especificamente, pode ser feito para superar os desafios e impulsionar a Appleton Cafeteria em uma direção positiva?

Introdução

Um aspecto fundamental do papel do *chef* na cozinha e na operação geral é a sua função de motivador. É motivando a equipe de cozinha que o *chef* alcança os objetivos operacionais. Motivar as pessoas é uma tarefa tanto simples como complexa, que se alcança dirigindo, elogiando, recompensando e até mesmo corrigindo e disciplinando. O fator crucial para motivar qualquer pessoa, inclusive os membros da equipe de cozinha, é empregar o método de motivação certo na hora certa. O objetivo deve ser sempre criar um ambiente que incentive e apoie, caminhando sempre em direção aos objetivos a serem alcançados.

Definição de motivação

Um **motivo** é algo que leva uma pessoa a agir. Um **motivador** é alguém que oferece um motivo para os outros agirem. O *chef* é o motivador da cozinha. Ele deve desenvolver o processo motivador dos membros da equipe de cozinha. Essa ação por parte do *chef* é definida como motivação. **Motivação** é o processo motivador e também a condição de ser motivado.[1] O termo *motivação* deriva originalmente da palavra latina *movere*, que em sentido literal significa "mover".[2]

A motivação está relacionada a três fatores: o que energiza o comportamento, o que canaliza tal comportamento e as condições em que esse comportamento é mantido. Os gatilhos e fatores determinantes da motivação são os mesmos para todo indivíduo. É evidente que as características do ambiente de trabalho, neste caso, a cozinha, e as características do *chef* (o temperamento individual e o estilo de liderança) afetam os elementos da motivação. Quanto mais o *chef* entende o comportamento do membro da equipe, mais ele pode ter condições de influenciar este comportamento e torná-lo mais consistente com as metas da empresa de serviços de alimentação. Como a qualidade e a produtividade estão baseadas no sucesso do *chef*, a criação do ambiente motivacional adequado na cozinha é fundamental para esse sucesso.

Cada pessoa vê o mundo por um ponto de vista individual. A percepção que uma pessoa tem do mundo é determinada pelo seu perfil e por suas experiências pessoais, entre outras variáveis. A cozinha e o mundo geralmente são vistos por essa ótica pessoal e individual. O *chef* precisa se esforçar para saber como cada membro da equipe provavelmente responderá às diferentes situações. Ele deve se empenhar para entender as questões culturais que ocorrem nos serviços de alimentação. Cada membro da equipe de cozinha percebe e interpreta instruções, ações e comunicações de uma determinada maneira.

Os valores e a cultura dos membros da equipe são um forte fator determinante do comportamento. Um valor é qualquer objeto, atividade ou orientação que as pessoas considerem muito importante para o seu modo de vida. A cultura, por outro lado, diz respeito às crenças, práticas, tradições, ideologias e estilo de vida do membro da equipe. Os valores e a cultura já mostraram ter relação com o processo decisório, a motivação, a comunicação e o sucesso na supervisão. Os valores são amplamente influenciados pela cultura em que vivemos e trabalhamos.

A composição dessa força de trabalho nos Estados Unidos é muito diversificada. De acordo com a *National Restaurant Association*, em 2004, 56% da força de trabalho do segmento de serviços de alimentação eram constituídos por mulheres.[3] Os latinos, uma minoria cuja presença é crescente nos serviços de alimentação, passaram de 5% em 1992 para 18% em 2004, enquanto os afro-americanos correspondiam a 11% dos trabalhadores do segmento neste mesmo ano.[4] A natureza diversa da mão de obra está mudando a cultura do ambiente de trabalho no segmento de serviços de alimentação. Essa diversidade continuará a aumentar na próxima década.

Os seres humanos funcionam de forma integrada, não em partes individuais. Estamos interagindo com o membro da equipe de cozinha como um todo. Embora, às vezes, convenha voltar a atenção para determinados segmentos da personalidade para entender melhor a pessoa, em última análise, o membro de equipe deve ser visto como um pacote completo.

Os *chefs* devem reconhecer que eles não podem conhecer a natureza de muitas das forças que influenciam o comportamento dos membros da equipe individualmente. Em geral, os membros da equipe revelam o que eles estão vivenciando em suas vidas fora do trabalho em determinando momento. O que acontece com eles em casa ou em outras atividades afeta a maneira como eles se sentem em relação ao seu trabalho e outros aspectos de suas vidas. O que acontece fora do trabalho também influencia seu desempenho profissional e define o quanto eles permitirão que seus sentimentos sejam conhecidos pelos outros.

Lembre-se: é impossível ter a equipe da mais alta qualidade sem que haja respeito pelas pessoas, por suas diferenças e pelas vantagens que essa diversidade traz para um ambiente de motivação na cozinha.

Teorias e filosofias motivacionais

Provavelmente, a descrição mais aceita de necessidades humanas é o conceito da **hierarquia das necessidades**, apresentado por Abraham Maslow. Maslow afir-

CONVERSA COM O CHEF
Elevação do moral

Para elevar o moral em nosso clube, implementamos várias estratégias destinadas a criar um sentido de família. Uma dessas estratégias foi a criação de um boletim informativo interno, pelo qual toda a equipe de cozinha poderia compartilhar seus conhecimentos e diferentes experiências de treinamento. Além disso, o boletim reconhecia vários prêmios especiais que os funcionários haviam recebido como resultado de suas habilidades culinárias. Eventos especiais como aniversários, nascimentos e casamentos eram participados como forma de acrescentar um toque pessoal. Esse tipo de reconhecimento do funcionário operou maravilhas para o moral e o espírito de equipe.

Iniciei um treinamento multifuncional para todos os funcionários da cozinha. Em vez de manter uma única pessoa em uma praça durante anos, o treinamento multifuncional oferecia aos funcionários a oportunidade de aprender novas habilidades e entender melhor problemas com os quais até então eles não estavam familiarizados. As trocas de posições expuseram os dois lados da "moeda" e ajudaram a desenvolver as habilidades de solução de problemas. Esses programas serviram de catalisadores para um forte compromisso com a excelência, demonstrando uma disposição de desenvolver novas tradições e não apenas imitar cegamente o passado.

Ao oferecer essas oportunidades, conseguimos atrair jovens entusiasmados com grande potencial. Foi o estímulo de que estávamos precisando, e que inspirou outras pessoas a buscarem o desenvolvimento e a certificação internacional e a melhorarem seu desempenho. A combinação de todas essas mudanças ajudou a criar melhores condições e um espírito de equipe formidável na cozinha. Provou para nós que uma corrente é tão forte quanto o seu elo mais fraco. Essa experiência me ensinou também que, sem as pessoas por trás de você, unidas por um vínculo comum, nada se alcança. Esse tipo de moral resulta em um forte espírito de equipe e em uma equipe dedicada e compromissada com a excelência gastronômica.

– Tom Peer
CMC (Certified Master Chef), CCE (Certified Culinary Educator), AAC (American Academy of Chefs), The Culinary Institute of America, Hyde Park, NY

---

ma que, como seres humanos, nós possuímos cinco necessidades básicas e que estas necessidades podem ser organizadas em uma hierarquia de importância em relação à ordem em que as pessoas geralmente se esforçam para satisfazê-las. As necessidades (ver Fig. 12.1) relacionadas na ordem hierárquica de Maslow são: 1. necessidades fisiológicas, 2. de segurança ou proteção, 3. sociais, 4. de estima e 5. de autorrealização.[5]

Necessidades fisiológicas. Estão relacionadas ao funcionamento normal do corpo e incluem a necessidade de alimento, água, ar, repouso e sexo. Enquanto essas necessidades não são satisfeitas, uma parte significativa do comportamento do indivíduo consiste na busca por satisfazê-las. Depois que essas necessidades são satisfeitas, o comportamento se volta para o nível seguinte – as necessidades de segurança.

Necessidades de segurança ou proteção. Representam as necessidades individuais de proteção de desastres físicos e financeiros. A melhor maneira de a empresa de serviços de alimentação ajudar seus funcionários a satisfazerem suas necessidades de segurança é oferecer-lhes salários justos e satisfatórios, visto que é com estes salários que os funcionários podem comprar artigos como comida e habitação. Quando as necessidades de segurança são satisfeitas, o comportamento tende a buscar a satisfação das necessidades sociais.

Necessidades sociais. Subentendem um desejo individual de amor, companhia e amizade. De modo geral, essas necessidades refletem o desejo de uma pessoa de ser aceita pelos outros. Depois que essas necessidades são satisfeitas, o comportamento procura satisfazer as necessidades de estima.

Figura 12.1
Hierarquia de Maslow.

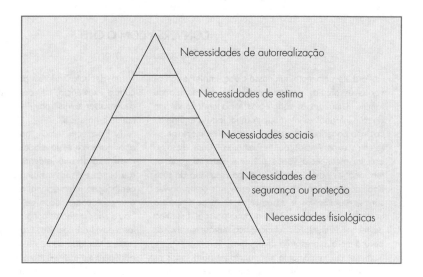

Necessidades de estima. Consistem em um desejo individual de respeito e geralmente são divididas em duas categorias: autoestima e respeito das demais pessoas. Após satisfazer as necessidades de estima, o indivíduo busca a satisfação das necessidades de autorrealização.

Necessidades de autorrealização. Essas necessidades consistem no desejo de maximizar o potencial de um indivíduo. Por exemplo, um membro da equipe de cozinha motivado, que procura satisfazer suas necessidades de autorrealização, pode ter como objetivo tornar-se líder ou chefe da equipe de cozinha. As necessidades de autorrealização estão no ápice da hierarquia de Maslow.

Essas necessidades são as mesmas para todos. Elas se aplicam quando os membros da equipe estão no trabalho, ocasião em que pode haver problemas com o *nível de desempenho* deles no exercício de suas funções. A teoria da hierarquia das necessidades de Maslow é consistente com as razões pelas quais as pessoas trabalham. Entretanto, as pessoas passam de um nível a outro e *não* permanecem em nenhum nível específico na vida. O ambiente de motivação e autorrealização na cozinha só está presente quando essas necessidades básicas são satisfeitas.

Teoria dos dois fatores de Herzberg

Frederick Herzberg apresentou a **teoria da motivação e higiene**. Proposta em 1959, essa teoria enfatiza os papéis dos fatores motivadores e dos fatores higiênicos (também conhecidos como fatores de manutenção). A teoria é conhecida também como *teoria dos dois fatores* da motivação no trabalho. Os fatores que produzem a satisfação no trabalho são chamados **fatores motivadores** porque satisfazem à necessidade de autorrealização dos membros da equipe. De acordo com a teoria, os **fatores higiênicos** são importantes, mas *não* são motivadores.

Fatores higiênicos e motivadores de Herzberg
Insatisfação: fatores higiênicos
- Política e administração da empresa
- Supervisão
- Relacionamento com o chefe
- Relacionamento com os colegas
- Condições de trabalho

- Salário
- Relacionamento com os subordinados

Satisfação: fatores motivadores
- Oportunidade de realização
- Oportunidade de reconhecimento
- O trabalho propriamente dito
- Responsabilidade
- Progresso
- Crescimento pessoal

Quando os fatores higiênicos se deterioram a ponto de chegar a um nível abaixo do que os membros da equipe consideram aceitável, a insatisfação se manifesta. Entretanto, a eliminação da insatisfação não gera satisfação, nem motiva o desempenho. Se os membros da equipe de cozinha tiverem que trabalhar em um ambiente desagradável, inseguro e hostil, não se pode criar um clima de motivação até que os fatores higiênicos ou de manutenção alcancem um nível aceitável. Quando os fatores higiênicos da política, da supervisão, das condições de trabalho na cozinha, dos relacionamentos e dos salários são satisfatórios e adequados, o terreno está preparado para os fatores motivadores.[6] Esses fatores motivacionais ajudam a gerar satisfação no trabalho, o que em si e por si só é o fator de motivação básico. Na teoria de Herzberg, a oportunidade de progresso dos membros da equipe de cozinha exige que eles busquem reconhecimento, assumam responsabilidades e alcancem o sucesso por meio do trabalho. O reconhecimento é o fator mais importante, mais até do que o salário ou qualquer outro dos fatores higiênicos. Se a função ou o cargo de um membro da equipe de cozinha puder ser enriquecido, de modo a incluir fatores de motivação, você tem a oportunidade de ter um funcionário motivado e participativo totalmente comprometido com os princípios do sucesso.

Herzberg é a pessoa associada às noções de enriquecimento da função. Em 1968, ele ressaltou que "a única maneira de motivar os funcionários é por meio de um trabalho desafiador que lhes permita assumir responsabilidades".[7] Isso Herzberg propôs como uma reação ao que ele chamava de métodos KITA (sigla em inglês para *kick-in-the-ass,* chute no traseiro), amplamente utilizados pela maioria dos gerentes e supervisores. A essência dessas propostas é a ideia de que as estratégias que modificam as funções podem oferecer um papel mais significativo aos funcionários, bem como a oportunidade de reconhecimento e, em última análise, maior responsabilidade.

Teoria X – teoria Y

Existe outra teoria motivacional que envolve os pressupostos do *chef* em relação aos funcionários e à natureza das pessoas. Douglas McGregor, professor do Massachusetts Institute of Technology, identificou dois grupos opostos desses pressupostos. A Teoria X envolve os pressupostos que McGregor percebe que os gerentes usam como base para lidar com as pessoas, enquanto a Teoria Y representa os pressupostos que ele crê que os gerentes deveriam se esforçar para utilizar.[8]

De acordo com McGregor, a **Teoria X** pressupõe que a pessoa comum não gosta de trabalhar e evita o trabalho se possível. Em virtude dessa natural aversão humana ao trabalho, a maioria das pessoas precisa ser coagida, controlada, dirigida e ameaçada com punições para se esforçar o suficiente para alcançar os objetivos organizacionais.

A Teoria X pressupõe que a pessoa comum prefere ser dirigida, gosta de evitar responsabilidades, é relativamente pouco ambiciosa e quer segurança acima de tudo. O *chef* adepto da Teoria X motiva os funcionários basicamente pelo medo. Esse tipo de *chef* controla rigidamente os funcionários. Ele acredita que deve proteger os funcionários de suas próprias falhas. Esse tipo de *chef* faz isso com rigoroso controle e coerção.

A **Teoria Y** pressupõe que o esforço físico e mental dispendido no trabalho é tão natural quanto brincar ou descansar. As pessoas vão exercer a autodireção e o autocontrole para alcançar os objetivos com os quais estão comprometidas. O compromisso com os objetivos depende das recompensas associadas à sua realização.

O *chef* adepto da Teoria Y pressupõe que, em condições adequadas, a pessoa comum aprende não apenas a aceitar, mas também a buscar responsabilidades. A capacidade de exercer um grau relativamente elevado de imaginação, engenhosidade e criatividade na solução dos problemas organizacionais é ampla e normalmente distribuída entre a população.[9] O *chef* adepto da Teoria Y acredita que deve liderar incluindo os funcionários no planejamento. Esse tipo de *chef* incentiva a equipe a experimentar a satisfação pessoal à medida que contribuem para a realização dos objetivos.

A Teoria X tem um papel a desempenhar em situações que exigem uma posição de autoridade firme, porém necessária. Mas não tem nenhuma função na formação da equipe, ou na criação de uma equipe de cozinha em que cada membro deva contribuir para o sucesso da equipe como um todo. A concessão de autonomia aos membros da equipe, para que eles desempenhem um papel ativo em todos os aspectos do próprio trabalho, certamente não faz parte da Teoria X. Em vez disso, a equipe de cozinha bem-sucedida se enquadrará na categoria da Teoria Y de McGregor, baseada no pressuposto de que as pessoas são naturalmente preparadas e estão prontas a prestar sua contribuição; os únicos elementos que faltam são uma ótima liderança e um ambiente motivado.

Teoria Z

A Teoria Z é uma filosofia motivacional que surgiu na década de 1970, tendo sido inteiramente apresentada pela primeira vez em um livro de William Ouchi em 1981.[10] A Teoria Z é uma abordagem humanística mais semelhante à Teoria Y do que à Teoria X. A diferença entre a Teoria Z e a Teoria Y é a perspectiva. A Teoria Y vê a gerência pela ótica do chefe em relação ao empregado. A Teoria Z vê a gerência por uma perspectiva organizacional e é baseada no emprego duradouro e em crescimento e progresso lentos, mas contínuos. Os funcionários são incluídos no processo decisório em relação à empresa, mas continuam responsáveis por seu próprio desempenho e desenvolvimento.

O *chef* adepto da Teoria Z acredita no incentivo e no desenvolvimento do indivíduo. Além disso, esse *chef* considera sempre o futuro da empresa como um todo em seu trabalho com a equipe. O bem-estar individual está diretamente relacionado ao bem-estar da empresa.

Modelo da expectativa

O **modelo da expectativa de Victor Vroom** é baseado na premissa de que as necessidades sentidas geram o comportamento humano. O modelo aborda a questão da força da motivação. A força da motivação é um grau de desejo individual de adotar um comportamento. À medida que esse desejo aumenta ou diminui, a força da motivação supostamente oscila na mesma proporção.[11]

$$\text{Força da motivação} = \text{valor percebido do resultado} \times \text{probabilidade percebida da realização bem-sucedida}$$

De acordo com esse modelo, a força da motivação é determinada (1) pelo valor percebido do resultado da adoção de um comportamento e (2) pela probabilidade percebida de que o comportamento adotado levará à concretização do resultado. À medida que esses dois fatores aumentam, a força de motivação do indivíduo e o desejo de agir também aumentam. Em geral, as pessoas tendem a adotar aqueles tipos de comportamento que maximizam as recompensas pessoais em longo prazo.

Um exemplo ilustrativo da teoria da expectativa aplicada às operações da cozinha poderia ser o seguinte: um membro da equipe acredita que, se ele produzir refeições que satisfaçam os padrões de serviço do estabelecimento e atendam regularmente às necessidades dos clientes, o valor percebido decorrente do uso de padrões de qualidade produzirá para o indivíduo uma probabilidade percebida de maior recompensa e sucesso.

Efeito Pigmaleão

De acordo com o Efeito Pigmaleão, as expectativas que os membros da equipe de cozinha têm em relação a si próprios determinam o seu nível de desempenho. Se você espera grandes coisas, grandes coisas acontecerão. Se você espera um desempenho medíocre, você terá um desempenho medíocre. Isso é conhecido também como profecia autorrealizadora. Se você enfatizar os aspectos positivos e o que a sua equipe é capaz de fazer, os membros da equipe começarão a acreditar fortemente neles próprios. Quanto mais o *chef* executivo disser aos membros da equipe quanto eles podem ser bem-sucedidos, mais competente a equipe se tornará. Quando altos padrões de desempenho e qualidade são estabelecidos e você diz aos membros da equipe que eles darão conta do recado, a profecia autorrealizadora determina que isso, de fato, aconteça. Expectativas positivas equivalem a resultados positivos.[12]

Moral

O **moral** é definido como a condição mental e emocional de um indivíduo em relação à função ou tarefa em questão.[13] Até aqui, neste capítulo, examinamos algumas das teorias sobre a motivação das pessoas no ambiente de trabalho. Essas teorias são importantes na medida em que esclarecem por que algumas pessoas são bem-sucedidas, enquanto outras, não. A motivação contribui para o moral. Não pode haver um alto "moral na cozinha" sem aplicação da motivação pelo *chef*. A cozinha geralmente é um local de trabalho de muita pressão durante períodos de pico de produção de refeições. O alto moral da equipe pode reduzir essa pressão, aumentando a autoconfiança, a capacidade e a harmonia da equipe, bem como ajudando-a a lidar com os períodos de pico de serviço.

O primeiro e mais importante elemento do moral é o estilo de liderança do *chef*. O objetivo deve ser um estilo de liderança que demonstre constante respeito e uma atitude de consideração pela equipe. O *chef* que causará o maior impacto no moral será aquele que acredita nas pessoas. Ele demonstra essa atitude mostrando-se acessível e sensível às dificuldades do indivíduo para alcançar os objetivos da equipe de cozinha.

Existem elementos que contribuem para o moral dentro da equipe. Esses elementos incluem atributos de liderança e um *chef* capaz de:

Criar
- Um ambiente alegre e descontraído em que todos entendam claramente *o que*, *quando* e *como* fazer.
- Um clima que desafie cada membro da equipe a contribuir da melhor forma possível.

- Uma competição saudável.
- Paixão individual e orgulho de ser o melhor.
- Um estado de espírito de equipe que proporcione uma sensação de acolhimento.
- Um ambiente em que as pessoas sejam incentivadas a compartilhar opiniões e ideias.

Demonstrar
- Consciência solidária em relação aos problemas das pessoas.
- Sensibilidade e compreensão da diversidade étnica e dos problemas especiais da integração que possam existir dentro da equipe.
- Respeito pela dignidade individual dos membros da equipe.
- Senso de humor.
- Constância de comportamento ao lidar com cada membro da equipe.
- Justiça em todas as ocasiões.
- Descontentamento com baixos níveis de desempenho, quando for o caso.

Oferecer
- Elogios quando merecidos.
- Razões para a adoção de rigorosos padrões de qualidade.

Ser
- Um ouvinte ativo.
- Um orientador.
- Um formador de equipes.

Moral implica também conceder autonomia e confiar na capacidade dos membros da equipe de tomar as decisões certas. Um elemento fundamental para um moral positivo é proporcionar às pessoas uma sensação de real envolvimento. A Figura 12.2 mostra o que o *chef* deve fazer quando existe autonomia e confiança na cozinha.

O *chef* deve evitar escrupulosamente a impressão de estar favorecendo uma pessoa em detrimento de outra. Esse pode ser o maior desafio, visto que nenhum ser humano é totalmente objetivo no trato com os outros. Todos nós temos nossas parcialidades. Como não conseguimos ser totalmente objetivos, devemos reconhecer nossas subjetividades e compensá-las. Para elevar o moral, cada membro da equipe deve ser tratado de forma justa.

A autonomia (*empowerment)* contribui para o *esprit de corps* da equipe de cozinha. **Esprit de corps** é o espírito do grupo. São o entusiasmo comum e o senso de honra que conduzem a equipe ao sucesso. Trata-se de um conceito fundamental para a formação de uma equipe. Quando a equipe perde o seu espírito, a qualidade do desempenho cai rapidamente.

A **confiança** também é essencial para o moral individual e da equipe. A confiança constitui a base para o respeito. O respeito é a base para a conformidade aos padrões. Os padrões são o fundamento para a qualidade. Para haver qualidade, é preciso haver confiança. Quando não há confiança, o moral desaba para o lado negativo.

A **comunicação** também é crucial para o moral. Os membros da equipe precisam saber o que se espera deles. Sem um bom e constante diálogo, os padrões de qualidade, as metas e os objetivos estabelecidos para a equipe e o indivíduo não podem ser transmitidos. Seja honesto com a equipe; ela quer ter confiança na sua liderança e irá se mostrar mais inclinada a se sentir segura quando for demonstra-

> **Ativadores**
>
> - Dar aos membros da equipe tarefas importantes para fazer.
> - Permitir que os membros da equipe façam o trabalho a seu modo.
> - Fornecer-lhes os recursos necessários para a realização do trabalho.
> - Fazer com que eles sintam que suas decisões fazem parte do plano geral.
> - Incentivar ativamente o trabalho em equipe.
> - Ser tolerante com o fracasso.
> - Comemorar os êxitos.

Figura 12.2
Autonomia (*empowerment*) e confiança.

do um envolvimento participativo. Demonstre disponibilidade para discutir, percorra a cozinha e faça-se visível. Torne a função de cada membro da equipe mais interessante e desafiadora, conheça cada indivíduo, sinta as necessidades sociais deles e dê um bom exemplo.

Outro elemento importante do moral, compatível com a teoria da hierarquia das necessidades de Maslow, é a segurança dos membros da equipe. Portanto, deve ser criado um ambiente estável e não ameaçador em que não haja lugar para as oscilações imprevisíveis de humor do chefe.

Como observamos com base em diferentes abordagens relativas à motivação, os funcionários geralmente alcançam o seu nível máximo de desempenho quando se sentem úteis e necessários, em um ambiente em que eles sejam colaboradores participantes e valiosos, desfrutem uma sensação de acolhimento, participem do processo decisório, sejam dignos de confiança e não estejam sujeitos a uma supervisão excessiva. Esses elementos constituem o moral individual e da equipe. Faz parte da função do *chef* criar e manter esse moral. É fácil perceber quando o moral da equipe é baixo ou inexistente na cozinha; é difícil dizer se o moral está na média, mas fica evidente quando ele é alto. Isso se reflete na baixa rotatividade de funcionários e em uma cozinha bem dirigida e produtiva, onde os membros da equipe demonstram orgulho por produzir refeições de alta qualidade para os clientes.

Estímulo e motivação

Estímulo é algo que gera ação. A motivação e a desmotivação são resultado do estímulo. A **desmotivação** pode ser definida como algo que reduz ou elimina o desejo de realizar uma tarefa ou continuar a exercer uma função. A motivação resulta de estímulos positivos, como elogios ou recompensas. A desmotivação, por sua vez, decorre de estímulos negativos, como menosprezo, descumprimento de promessas ou favoritismo. O estímulo pode ser físico, verbal, não verbal ou combinações dos três. Os estímulos que recebemos como adultos, em sua maioria, são verbais e não verbais, ao contrário dos estímulos físicos que recebemos quando crianças. Estímulos normais são representados por diferentes aspectos e fatores que, quando aplicados individualmente aos membros da equipe de cozinha, são motivadores e formadores do moral. Os estímulos negativos em forma de menosprezo, insensibilidade, insultos, sarcasmo, condições precárias de trabalho e uma má liderança podem arruinar os relacionamentos e destruir o moral.

Estímulos positivos

Os estímulos positivos são necessários na cozinha para satisfazer as necessidades de estima e ego das pessoas. Em sua forma mais simples, um estímulo pode ser um sorriso do *chef* ou um aceno de cabeça em sinal de reconhecimento. A Figura 12.3 apresenta exemplos de estímulos positivos verbais e não verbais.

Figura 12.3
Estímulos verbais e não verbais.

> **Não verbais**
> - Manter contato visual.
> - Emitir sinais de quem está ouvindo.
> - Trocar apertos de mãos.
> - Acenar.
>
> **Verbais**
> - Tratar a pessoa pelo nome.
> - Confirmar se a pessoa entendeu o que foi dito.
> - Fazer referências a experiências passadas.
> - Elogiar.
> - Cumprimentar.
> - Agradecer.
> - Despedir-se.

O estímulo positivo implica também flagrar os membros da equipe fazendo um bom trabalho. O maior exemplo do nível mais alto de motivação é receber um elogio na presença da equipe e de outros funcionários do departamento.

O nível mais elevado de desempenho e qualidade em geral é alcançado quando existe a adesão dos membros da equipe. Isso é possível envolvendo os membros da equipe no processo de definição dos rumos e objetivos da equipe. Quando os membros da equipe sentem que a visão da empresa é a visão "deles", eles chegam lá. Incentivar a adesão faz parte da motivação aos funcionários.

Quando se cria um ambiente de cooperação e comunicação por meio de técnicas de motivação organizadas e sensatas, os indivíduos passam a ser uma equipe, e não apenas um grupo de trabalho. Isso é um desafio para o *chef* e para a equipe de cozinha, mas as possíveis recompensas para o negócio de serviços de alimentação são enormes.

Os benefícios são motivadores importantes, mas não os mais importantes. A perspectiva de ganhar mais dinheiro não motiva tanto quanto o reconhecimento, a responsabilidade e a perspectiva de progresso. Entretanto, os incentivos e benefícios podem ser usados como métodos de estímulos positivos. As empresas que oferecem benefícios de assistência médica e seguro normalmente são aquelas que investem nas pessoas, que se preocupam e que têm uma baixa taxa de rotatividade de funcionários. Os custos de adoecer e manter-se saudável são altos para a maioria das pessoas, especialmente para os funcionários que ganham menos. Os benefícios dos programas de grupo de assistência médica, seguro e bem-estar incluem práticas destinadas a reduzir o estresse e elevar os níveis de motivação e o moral.

Os incentivos e as recompensas são estímulos positivos e reforços para a equipe. As pequenas recompensas podem ser mais eficazes do que as grandes, podendo ser motivo para uma comemoração positiva. As recompensas, prêmios e cerimônias são importantes para os membros da equipe de cozinha. A Figura 12.4 mostra o que Tom Peters chama de "pequenas coisas com grande impacto".[14] Quaisquer que sejam os programas, prêmios ou recompensas instituídos, deve ser garantida a inclusão e o direito de participação de todos os membros da equipe.

Estímulos negativos

Constituem exemplos de estímulos negativos a repreensão ou o menosprezo por um membro da equipe. Esses estímulos são conhecidos também como fatores de desmotivação, e, se usados de forma indiscriminada na cozinha, o moral é ine-

Figura 12.4
Estímulo: pequenas coisas com grande impacto.

- Manter um calendário com as datas de aniversário dos membros da equipe e reconhecê-los oferecendo-lhes um bolo, flores ou um cartão ou simplesmente desejando-lhes um feliz aniversário.
- Comemorar eventos familiares festivos com os membros da equipe.
- Fazer uma refeição especial com a equipe de cozinha para comemorar a realização de uma determinada meta.
- Criar um programa de atividades, semanal ou mensal, escolhido pelos funcionários.
- Jantar regularmente com os membros da equipe.
- Enviar notas de agradecimento regularmente.
- Criar incentivos para cuidar das lacunas ou necessidades no que tange à qualidade e à produção.
- Oferecer oportunidades aos membros da equipe.

xistente e o líder provavelmente opera em modo Teoria X – o *chef* que lidera pelo medo. Se não forem oferecidos estímulos positivos aos membros da equipe, eles trabalharão pelos estímulos negativos, em vez de sofrer a situação menos aceitável – a total falta de estímulo. A Figura 12.5 mostra exemplos de estímulos negativos ou fatores de desmotivação comuns a serem evitados.

Quando as pessoas estão insatisfeitas no trabalho, o absenteísmo aumenta, a produtividade diminui, a qualidade das refeições produzidas cai e a taxa de rotatividade de funcionários sobe, o que resulta no fracasso da empresa. Os estímulos negativos contribuem para um moral baixo.

Os estímulos fazem parte da formação do moral, os quais, juntos, constituem o clima de motivação. Conforme ressaltado, a motivação provém de dentro de cada indivíduo. A simples eliminação dos estímulos negativos e dos fatores de desmotivação não motiva, de fato, os membros da equipe de cozinha; apenas serve para lhes proporcionar relativa satisfação. Portanto, as qualidades de liderança e o estilo de supervisão de um *chef* exercem grande influência sobre a equipe e determinam se seus membros se motivam individualmente.

Figura 12.5
Estímulos negativos a serem evitados.

- Comportamento inconstante por parte do *chef* executivo.
- Comportamento abusivo ou abrasivo.
- Más condições de trabalho.
- Medo do chefe, perda do emprego ou mudanças.
- Inexistência de um ambiente de equipe.
- Falta de reconhecimento.
- Liderança de supervisão deficiente.
- Falta de incentivos, ambições ou objetivos para a equipe de cozinha.
- Apelar para o ridículo ou sarcasmo.
- Excesso de supervisão e falta de confiança.
- Designações de tarefas injustas.
- Decisões tomadas em relação à equipe sem consultá-la.
- Falta de comunicação.
- Falta de respeito pelas pessoas de diferentes idades, etnias, sexos, capacidades e qualidades físicas e preferências sexuais.

Feedback

O **feedback** não apenas é uma forma útil de fornecer informações ao membro de equipe sobre o seu desempenho, mas também um excelente método de reforço e motivação positiva. Um *feedback* de qualidade é determinado por uma série de fatores. O primeiro e mais importante deles é que o *feedback* deve ter por finalidade ajudar a pessoa. A Figura 12.6 mostra outras características do *feedback* de qualidade.

O *feedback* tem por finalidade reforçar o compromisso e as competências dos membros da equipe, devendo ser fornecido quando solicitado por um integrante do grupo. O *feedback* deve ser fornecido em dois níveis positivos: *precisa melhorar* e *está indo bem*.

Um moral excelente na cozinha é incutido por um *chef* que acredita que a maioria dos membros da equipe quer fazer um bom trabalho e, na maioria das vezes, o faz. A realização e o sucesso da equipe são resultados que dependem de cada funcionário em todos os níveis da equipe.

Como Daryl Hartley Leonard, CEO da Hyatt Hotel Corporation, afirma: "se há algo que eu aprendi em meus 27 anos de atuação no setor de serviços, foi que 99% dos funcionários querem fazer um bom trabalho. A maneira como eles atuam é simplesmente um reflexo da empresa para a qual eles trabalham".[15]

Considerações finais

O que motiva? Conforme aprendemos, cada pessoa necessita de coisas diferentes. A expressão "estímulos diferentes para pessoas diferentes" talvez seja a melhor maneira de resumir motivação, moral e estímulos. Na cozinha, as pessoas querem se juntar a uma equipe ou buscar objetivos de qualidade que lhes permitam perceber seu valor e potencial. Elas precisam ver que não estão desperdiçando esforço com o que estão fazendo, mas contribuindo para os objetivos da equipe de cozinha. Elas precisam enxergar valor no que estão fazendo. A motivação provém não apenas da atividade, mas também do desejo de se tornarem membros ativos da equipe.

À medida que o ambiente de trabalho positivo da cozinha se desenvolve e ganha impulso, os membros da equipe apoiam o que criam. Participar do processo

Figura 12.6
Características do *feedback* de qualidade.

- Tem por finalidade ajudar a pessoa.
- É dado diretamente à pessoa (pessoalmente).
- Descreve efetivamente o que o membro da equipe está fazendo e os efeitos de suas ações.
- É uma descrição das ações de uma pessoa, não do tipo de pessoa.
- É específico, não genérico, com exemplos eficazes, claros e recentes.
- É fornecido em um momento em que o membro da equipe parece pronto a aceitá-lo e o mais rápido possível após o evento.
- É fornecido em particular, de modo que outros membros da equipe não tenham como escutar por acaso.
- Inclui somente aquelas situações em que o membro da equipe possa razoavelmente tomar alguma providência.
- Não abrange nada além do que o membro da equipe é capaz de absorver em qualquer situação.
- É fornecido sempre que solicitado.

de estabelecimento de objetivos de qualidade é motivante; permite que as pessoas se sintam necessárias e vejam que suas contribuições estão fazendo a diferença. Quando os funcionários da cozinha têm a oportunidade de prestar sua contribuição, eles têm uma participação no processo. É gratificante ver os objetivos sendo alcançados e se transformando em realidade e ajudar a moldar o futuro. A participação no estabelecimento dos objetivos e a autonomia para tomar decisões geram espírito de equipe, elevando o moral e permitindo que cada membro da equipe se sinta importante.

Reconhecer os funcionários da cozinha pela realização de determinadas tarefas também contribui para o moral da equipe. Os membros da equipe querem merecer o crédito de suas realizações pessoais e ser admirados por sua participação nos objetivos gerais da equipe. Em geral, o reconhecimento pelos membros da equipe é uma forma de agradecimento. Os funcionários da cozinha são motivados quando sabem exatamente o que se espera deles e se sentem confiantes para lograr êxito no que fazem. Ninguém quer assumir uma tarefa vaga. Forneça instruções claras; revele o desconhecido.

A motivação na cozinha cresce quando as metas objetivas e as responsabilidades individuais são esclarecidas pelo *chef*. Não desestimule o crescimento individual dos membros da equipe. Incentive a equipe a se expandir; dê-lhe oportunidades para experimentar coisas novas e adquirir novas habilidades. Os *chefs* não devem se sentir ameaçados pelas realizações dos indivíduos, mas apoiar o seu sucesso.

Permita que os membros da equipe vivenciem sucessos e insucessos. Construa o *esprit de corps* da equipe, o que significa dizer a cada um de seus integrantes: "se você crescer, todos nós nos beneficiaremos". Os *chefs* podem estabelecer o moral por meio da confiança, da direção, dos altos padrões de conduta, incentivando a inovação, ministrando treinamento adequado, tratando cada membro da equipe com dignidade e agindo como um servidor da equipe.

Resumo

Os *chefs* não podem motivar as pessoas, mas podem criar um ambiente de cozinha em que elas possam se motivar. Cada pessoa vê o mundo por uma perspectiva diferente e individual. Portanto, os *chefs* devem saber como cada membro da equipe de cozinha provavelmente responderá às diferentes situações.

As teorias motivacionais já demonstraram que a maioria das pessoas se sente altamente motivada quando consegue perceber o seu valor para os objetivos da empresa. Entre essas teorias estão a teoria da hierarquia das necessidades de Maslow, a teoria dos dois fatores de Herzberg, a Teoria X e a Teoria Y de Douglas McGregor, a Teoria Z de Ouchi, a teoria da expectativa de Victor Vroom e o Efeito Pigmaleão.

O moral na cozinha está intimamente relacionado à capacidade de liderança do *chef*, que é capaz de criar um clima alegre, demonstrar respeito pelos indivíduos, solicitar a opinião das pessoas e criar um ambiente de equipe.

Os estímulos contribuem para a motivação e o moral. Os estímulos negativos, como o menosprezo, a insensibilidade, os insultos, o sarcasmo e as condições precárias de trabalho, são considerados fatores de desmotivação que arruínam os relacionamentos e destroem o moral na cozinha. Os estímulos positivos são necessários para satisfazer as necessidades individuais de estima dos membros da equipe de cozinha. O *feedback* é um elemento importante da criação de um ambiente em que os estímulos positivos incentivem os membros da equipe a motivar a equipe e a si próprios.

Questões para revisão

1. Defina os seguintes termos-chave contidos no capítulo:
   a. Motivo
   b. Motivador
   c. Motivação
   d. Hierarquia das necessidades
   e. Necessidades fisiológicas
   f. Necessidades de segurança ou proteção
   g. Necessidades sociais
   h. Necessidades de estima
   i. Necessidades de autorrealização
   j. Teoria da motivação e higiene
   k. Fatores motivacionais
   l. Fatores higiênicos
   m. Modelo da expectativa de Victor Vroom
   n. Moral
   o. *Esprit de corps*
   p. Confiança
   q. Comunicação
   r. Estímulo
   s. Desmotivação
   t. *Feedback*

2. Qual a definição de motivação e de que maneira o *chef* pode criar um ambiente motivador na cozinha?

3. Quais os elementos da teoria da hierarquia das necessidades de Maslow?

4. Que métodos o *chef* pode implementar para motivar a equipe de cozinha?

5. Quais as diferenças entre motivadores intrínsecos e extrínsecos?

6. Quais os elementos da teoria dos dois fatores de Herzberg?

7. O que são a Teoria X e a Teoria Y como conceitos motivacionais?

8. O que é a Teoria Z?

9. Que fatores contribuem para desenvolver o moral na cozinha?

10. Quais os efeitos do uso de estímulos positivos?

11. Por que o *feedback* é importante para o moral no ambiente de trabalho da cozinha?

12. Que efeitos os estímulos negativos têm sobre a motivação e o moral?

Notas

1. http://www.merriam-webster.com/dictionary/motivation, 2011, Merriam-Webster.
2. Arthur Sherman, George Bohlander, and Herbert Crudden, *Managing Human Resources*, 8.ed. (Cincinnati, OH: South-Western, 1988), 290.
3. National Restaurant Association, *State of the Restaurant Industry Workforce: An Overview* (Chicago: National Restaurant Association, 2006), 9. http://www.restaurant.org/research/.
4. Ibid, pp. 10-11.
5. Abraham Maslow, *Motivation and Personality*, 2.ed. (New York: Harper & Row, 1970).
6. Frederick Herzberg, *Work and the Nature of Man* (Cleveland: World, 1966).
7. Frederick Herzberg, "One More Time: How Do You Motivate Employees," *Harvard Business Review*, Vol. 46, No. 1 (1968), 55.
8. Douglas McGregor, *The Human Side of Enterprise* (New York: McGraw-Hill, 1960).
9. Ibid.
10. W. G. Ouchi, *Theory Z: How American Business Can Meet the Japanese Challenge* (Reading, MA: Addison-Wesley, 1981).
11. http://www.enotes.com/management-encyclopedia/theory-z, E Notes, Encyclopedia of Management, 2011.
12. Victor H. Vroom, *Work and Motivation* (New York: John Wiley, 1964).
13. Mary L. Tanke, *Human Resources Management for the Hospitality Industry* (Albany, NY: Delmar Publishing, 1990), 204.
14. http://www.merriam-webster.com/dictionary/morale, Merriam Webster, 2011.
15. Tom Peters, *Thriving On Chaos* (New York: Harper & Row, 1988), 371.
16. Daryl Hartley Leonard, "Perspectives," *Newsweek*, 24 de agosto de 1987, 19.

Formação de equipe 13

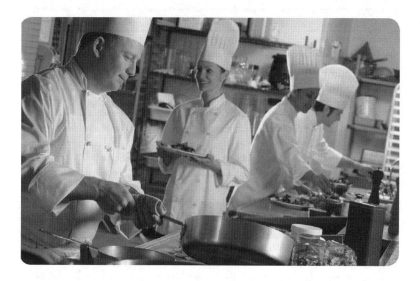

Tópicos
- Introdução
- Grupos e equipes
- Desenvolvimento de uma equipe de cozinha
- Padrões organizacionais e operacionais da equipe
- Estabelecimento de metas e objetivos
- Facilitação do trabalho em equipe na cozinha
- Processo decisório e a equipe de cozinha
- Trabalho conjunto
- Entendimento e confiança
- Interdependência das equipes de cozinha
- Visão e desenvolvimento de equipes
- Eliminação de obstáculos
- *Empowerment* e equipes de cozinha
- Um ótimo local de trabalho
- Considerações finais
- Questões para revisão
- Notas

Objetivos
Ao concluir este capítulo, você deverá estar apto a:
1. Identificar e descrever a lógica para uma abordagem de equipe de cozinha.
2. Conhecer e entender os princípios da formação de uma equipe de cozinha.
3. Identificar os elementos fundamentais da criação de compromisso entre a equipe de cozinha.
4. Definir os elementos do processo de estabelecimento de metas e objetivos para a formação de uma equipe de cozinha.
5. Descrever os aspectos básicos da facilitação do trabalho da equipe de cozinha.
6. Relacionar os principais critérios associados às equipes de cozinha eficazes.
7. Definir *empowerment*.
8. Explicar os requisitos do entendimento e da confiança no que tange à formação de equipes.
9. Relacionar os passos essenciais para melhorar o trabalho da equipe de cozinha.
10. Explicar os requisitos da dependência entre equipes no segmento de serviços de alimentação.
11. Identificar e descrever os elementos que contribuem para a criação de uma "visão" organizacional.

Estudo de caso: **Southerton Country Club**

Bob Larson, gerente geral do Southerton Country Club, estava empolgado com o lançamento do primeiro Epicurean Experience,* evento anual do clube. O evento representava três dias de comida e diversão pelos quais os associados pagavam um preço fixo. O gerente geral fez longas consultas a especialistas em planejamento e *chefs* especializados nos diversos tipos de pratos a serem servidos, como um bezerro inteiro assado em uma churrasqueira. Quando o planejamento estava concluído e os cardápios, definidos, o gerente geral se reuniu com o *chef* para lhe fornecer todos os detalhes e o que seria exigido de sua equipe de cozinha. Para auxiliar o *chef* no preparo das especialidades, ele contratou um *chef* consultor para supervisionar a confecção dos pratos principais para cada uma das nove refeições básicas.

A quantidade e a complexidade dos pratos preparados exigiam que a equipe de cozinha fizesse hora extra durante os cinco dias que antecediam o evento e diariamente durante o evento. O evento foi um grande sucesso. O *chef* consultor recebeu enormes elogios de Bob e dos sócios do clube pela comida, pelo serviço e pela experiência geral excepcionais. Bob agradeceu pessoalmente ao *chef* pelo esforço de sua equipe.

Imediatamente após o término do evento, Bob contratou o *chef* consultor para repetir a apresentação no ano seguinte e começou a trabalhar com ele para elaborar os cardápios e com os organizadores do evento para criar o tema. Quando Bob comentou com o *chef* e outros membros da equipe sobre o planejamento que estava sendo realizado, eles demonstraram pouco entusiasmo pelo evento do ano seguinte. Bob, na verdade, sentiu que eles não apoiavam a repetição. Muitos dos funcionários sugeriram que provavelmente não estariam disponíveis para trabalhar as horas extras necessárias e que o sr. Larson talvez precisasse providenciar a contratação de uma equipe externa para cuidar do evento.

Com base no que você aprendeu nos capítulos anteriores e no conteúdo deste capítulo, responda às seguintes perguntas:

- Qual a razão geral para os desafios ocorridos no Southerton Country Club?
- Quais as causas básicas dos desafios ocorridos no Southerton Country Club?
- Qual o papel da supervisão/gerência no declínio do Southerton Country Club?
- Que providências poderiam ter sido tomadas para evitar que essa situação ocorresse no Southerton Country Club?
- O que, especificamente, pode ser feito para vencer os desafios e impulsionar o Southerton Country Club em uma direção positiva?

Introdução

Nenhum indivíduo é mais importante do que os outros. Os membros da equipe compartilham níveis diversos de responsabilidade, mas o sucesso da equipe de cozinha, na verdade, é determinado pelo desempenho de cada indivíduo, e a contribuição de cada um faz o esforço da equipe.

Nunca diga às pessoas como fazer as coisas. Diga-lhes o que você deseja alcançar e elas o surpreenderão com a sua engenhosidade.

General George S. Patton, 1944

---

* N.R.C.: Experiência Epicurista, uma referência à doutrina do filósofo grego Epicuro, que pregava que a morte não devia ser temida e que a vida deveria ser desfrutada, pois a essência da felicidade estava relacionada à ausência de preocupações da mente e do corpo. Para os epicuristas, o maior bem que o ser humano poderia usufruir é o prazer – mas o prazer tanto moderado como refinado, como o que pode ser obtido com uma experiência gastronômica.

O trabalho de equipe é o combustível que permite que pessoas comuns produzam resultados incomuns:

Together (Juntos)
Everyone (Todos)
Achieves (Realizam)
More (Mais)

Cada vez mais as teorias de gestão estão sendo influenciadas por aqueles que defendem o trabalho em equipe, a visão, a confiança, a receptividade, a flexibilidade e a participação. Esses conceitos, ideias e valores constituem a essência da formação de equipes.

Uma importante razão para que as empresas de serviços de alimentação procurem formar equipes é que as equipes são mais eficazes para aprimorar os métodos de trabalho e oferecer refeições e serviço de alta qualidade.

Parte da abordagem da gestão da qualidade consiste em garantir que todos tenham um claro entendimento do que é exigido deles e da relação entre os seus métodos e o negócio de serviços de alimentação como um todo. Quanto mais as pessoas entendem a empresa como um todo e o que está acontecendo à sua volta, mais importante é o papel do membro de equipe no processo de melhoria contínua.

O trabalho em equipe, que é vital para os programas de gestão bem-sucedidos, passou a ser a forma dominante de projeto organizacional. Fundamental para um trabalho de equipe eficaz é a necessidade de ser um membro de equipe eficaz e, na realidade, tornar-se um líder de equipe. Os *chefs* conseguem uma comunicação melhor e mais inclusiva com todos os funcionários em um ambiente de equipe. Isso significa que as habilidades das pessoas passaram a ser extremamente importantes, e até mesmos os *chefs* terão que aprender a acompanhá-las. A abordagem de equipe à supervisão e gestão culinária subentende também que os *chefs* sejam orientadores, facilitadores e professores, e não administradores, inspetores, burocratas, diretores e agentes de controle. Eles são formadores de equipes e criadores de estratégias destinadas a obter o compromisso dos funcionários. Eles maximizam o valor dos funcionários melhorando os recursos organizacionais, incentivando o trabalho em equipe e recompensando as contribuições dos membros da equipe.

De acordo com Marshall J. Cook:

> "Você não quer funcionários submissos, mas colegas de trabalho comprometidos, cujos interesses se identifiquem com os seus e um excelente desempenho no exercício da função. Eles se esforçarão da mesma forma e trabalharão igualmente bem quando você não estiver olhando – porque eles não estão trabalhando para você, mas com você."[1]

Uma equipe de cozinha/serviço de alimentação madura e bem treinada é capaz de tomar decisões de melhor qualidade que aquelas tomadas individualmente. O uso de uma abordagem de equipe melhora a qualidade geral do processo decisório, e o nível de compromisso passa a ser muito mais elevado. Quando os membros da equipe de cozinha compartilham o processo de solução de problemas, a probabilidade de eles "aderirem" aos planos da empresa e buscarem transformar esses planos em realidade é maior. A sabedoria coletiva é costumeiramente superior à sabedoria individual.

Essa abordagem de equipe, portanto, oferece aos *chefs* modernos uma filosofia gerencial positiva, que produz resultados ao mesmo tempo em que respeita cada membro da equipe de cozinha – suas necessidades e competências.

Hoje, em muitas empresas de serviços de alimentação bem-sucedidas, a forma mais difundida de envolvimento do funcionário é por meio do trabalho em equipe. Em uma definição simples, **trabalho em equipe** consiste em um grupo de pessoas organizadas em equipes – realizando regularmente tarefas similares ou correlacionadas para identificar, analisar e solucionar problemas operacionais e de qualidade – de produtos e processos – em diversas áreas, e para melhorar o nível geral de satisfação do cliente. Existe uma diferença entre grupo e equipe. Um **grupo** consiste simplesmente em algumas pessoas unidas ou reunidas. Em um grupo, as pessoas não compartilham necessariamente valores ou objetivos comuns. Uma **equipe**, por outro lado, é um grupo de pessoas com valores e objetivos comuns. Uma equipe tem um propósito comum. A parábola moderna "Lições dos gansos", mostrada na Figura 13.1, fala diretamente ao que é uma equipe e sua eficácia.

Grupos e equipes

O que a maioria de nós quer do trabalho? "Gostaríamos de encontrar a maneira mais eficaz, compensadora e produtiva de trabalhar juntos."[2] A formação de equipes implica fazer com que cada membro da equipe tenha uma sensação de

Figura 13.1
Lições dos gansos.

Ao ver um bando de gansos se dirigindo para o sul no inverno e voando em formação em "V", você pode levar em consideração o que a ciência descobriu para explicar a razão pela qual eles voam desta maneira.

À medida que cada ave bate as asas, cria-se um vácuo de sustentação para a ave que vem logo atrás.

Voando na formação em "V", o alcance de voo do grupo passa a ser pelo menos 71% maior do que se cada ave voasse isoladamente.

As pessoas que compartilham uma direção e um sentido de propósito comum conseguem chegar ao seu destino com mais facilidade e rapidez porque caminham com o auxílio do impulso proporcionado por umas às outras.

Cada ave do bando é responsável por se conduzir para onde quer que o grupo esteja indo: cada integrante do grupo olha para si – não para o líder – para determinar o que fazer.

Cada um conhece a direção do grupo. Quando existe uma direção comum compartilhada, fica mais fácil assumir o papel de liderança. Cada um está disposto a assumir a liderança quando o grupo precisa. Quando o ganso líder se cansa, um ganso de trás da formação assume a posição de liderança, permitindo que o grupo mantenha a maior velocidade possível.

Os seguidores incentivam os líderes. Os gansos de trás grasnam para incentivar os da frente a manterem um ritmo acelerado.

Os membros do grupo cuidam uns dos outros, ajudando todos a alcançarem o objetivo. Se um ganso ferido cai, dois gansos vão em seu socorro para protegê-lo e alimentá-lo até que ele se recupere ou morra.

"Se tivéssemos o mesmo senso de um ganso, apoiaríamos uns aos outros."

Quando a natureza do trabalho muda, os gansos se reorganizam para obter melhores resultados. Eles voam em "V", aterrissam em ondas e se alimentam em grupos de quatro.

(Fonte desconhecida)

acolhimento e titularidade no que faz como integrante de uma equipe de cozinha. Dizem que em nenhum outro ramo de atividade o trabalho em equipe é mais necessário do que no de restaurantes. Entretanto, com um esforço de equipe, e com todos ajudando uns aos outros, o trabalho se torna tão mais fácil que fica difícil imaginar outra maneira de fazê-lo.

Lidar com um grupo de indivíduos não é o mesmo que lidar com um indivíduo. As exigências são maiores quando uma pessoa tem que liderar uma equipe.

"O trabalho em equipe pode ser visto e sentido – é algo tangível. O problema é que, em geral, as pessoas se organizam em grupos; elas são chamadas de equipes, mas não agem como uma equipe."[3] As palavras "grupo" e "equipe" tendem a ser usadas de forma intercambiável, mas ambas compartilham apenas uma ideia central, que é a identidade comum para seus integrantes.

Quando um grupo é uma equipe? Em qualquer dos dois casos, não é preciso haver liderança? E, nesse caso, existem quaisquer razões especiais que tornem o papel do líder mais crucial em algumas circunstâncias do que em outras? Essa é a essência da liderança e do trabalho em equipe na cozinha. O que é certo, no entanto, é que os gerentes devem pelo menos valorizar o seu papel como líderes e ser capazes de perceber quando o rótulo "equipe" pode ser adequado.

É muito fácil identificar grupos de indivíduos que ainda não formam uma equipe. Eles se reúnem e alguém diz: "o que fazemos agora?", ou "quem começa primeiro?", ou "quem vai fazer o quê?". "... O trabalho em equipe é uma das principais características do envolvimento e, sem ele, torna-se difícil obter o compromisso e a participação de todos na empresa.".[4]

Quando o conceito de formação de uma equipe de cozinha é adotado, fica mais fácil gerar um constante esforço conjunto pela qualidade, servindo também de incentivo para que os membros da equipe trabalhem juntos para desenvolver um espírito de equipe na cozinha. Além disso, ajuda as pessoas a se conhecerem e, por sua vez, aprenderem a confiar, respeitar e apreciar o talento e as habilidades individuais.

As equipes

Muitos executivos importantes do segmento de serviços de alimentação veem a formação de equipes como uma solução para o problema da interação contínua e de qualidade entre o cliente e o negócio de alimentação. Isso significa facilitar o trabalho em conjunto das pessoas, incutir um senso de trabalho em equipe e reconhecer a interdependência entre todos os departamentos. O cliente reage a toda a equipe e a todo o estabelecimento, não apenas às ações de um único setor. Uma equipe de cozinha é simplesmente um grupo de indivíduos que trabalham juntos para alcançar um objetivo comum. Um grupo de indivíduos que desempenham suas tarefas da melhor maneira possível e apoiam uns aos outros forma uma equipe de trabalho bem-sucedida. Os membros da equipe de cozinha reconhecem sua interdependência e entendem tanto os objetivos pessoais como da equipe de cozinha. "A equipe reúne habilidades e experiências que coletivamente excedem aquelas de qualquer indivíduo. ...Consequentemente, as equipes podem responder com mais presteza e eficácia a diversos desafios, como melhoria de processos, desenvolvimento de produtos ou serviço de atendimento ao cliente."[5]

Quando uma pessoa não consegue obter um desempenho 100% satisfatório, a diferença deve ser compensada pelos demais membros da equipe. Essa situação submete seus colegas de equipe a um estresse extra porque eles têm que se esforçar mais para alcançar a mesma meta. Quando isso acontece, fica evidente. É extremamente gratificante ao final de um dia bem-sucedido saber que todos os membros da equipe se uniram e alcançaram as metas.

CONVERSA COM O CHEF
Formação de equipes

Às vezes, acho que estou mal acostumado por trabalhar em um ambiente muito controlado. O Balsams Grand Resort Hotel é a única estrutura com alguma importância em Dixville Notch, New Hampshire. Um terço da minha equipe de cozinha é constituído por aprendizes de *chef*. Eles trabalham, comem e moram lá, e muitos também se divertem lá. Não é à toa, portanto, que existe um sentido de família, o que se deve a um forte espírito de equipe.

O trabalho em equipe é muito importante no Balsams. Em minha opinião, o trabalho em equipe é fundamental para o profissionalismo no setor de serviços de alimentação. Oriento nossos aprendizes sobre a importância do espírito de equipe e o valor da ajuda e do apoio mútuo dentro da equipe de cozinha. A formação de equipes faz parte do desenvolvimento de nossos jovens *chefs*. Além das habilidades culinárias, eles aprendem também a interagir uns com os outros. Eles aprendem a respeitar cada membro da equipe do hotel e a contribuição prestada por cada um no intuito de garantir que nossos hóspedes tenham uma experiência maravilhosa no Balsams. Eles apreciam os padrões estabelecidos por nossa equipe, particularmente nas áreas de higiene e cortesia profissional, e o que é mais importante, aprendem a se respeitar.

A natureza de nosso trabalho no Balsams exige muito, tanto do ponto de vista físico como mental. Trabalhamos na maioria dos fins de semana e feriados públicos; chegamos aqui de manhã cedo e saímos tarde da noite. Consequentemente, é necessária uma constante orientação para manter nossa equipe de cozinha motivada e inspirada. A meu ver, a formação de equipes requer um esforço consciente. Solicito as contribuições da equipe todos os dias. Temos uma reunião de cinco minutos todas as noites, quando discutimos e avaliamos os acontecimentos do dia. Nossos aprendizes são inspirados pelos diferentes *chefs* ilustres que visitam o Balsams como parte de nossa série de palestras de *chefs* visitantes. Além disso, incentivamos nossos aprendizes a participarem de eventos gastronômicos com competição. Trata-se de uma ótima ferramenta para o desenvolvimento do trabalho em equipe. Todos os aprendizes apoiam a participação nessas competições, o que gera um excelente espírito de equipe.

No início de cada "estação", formamos um grupo de *brainstorming*. Discutimos maneiras de melhorar os cardápios e métodos de produção, e tentamos identificar novas tendências culinárias. Procuramos ouvir a opinião de nossos *chefs* sobre novos pratos e ouvir as críticas deles sobre esses pratos. Juntos, estabelecemos as metas para o ano seguinte. Isso envolve os aprendizes na tarefa de identificar o que eles veem como prioridades em seu desenvolvimento profissional.

Formar uma equipe não é uma tarefa fácil, mas sem um trabalho em equipe, não seríamos bem-sucedidos. Temos um ambiente agradável e solícito no Balsams; todos os dias nós nos sentamos juntos e fazemos as refeições como um grupo. Consequentemente, os nossos funcionários da cozinha formam uma equipe – eles têm orgulho de sua profissão no que tange a uma liderança firme, justa e amistosa, e são extremamente fiéis ao nosso hotel.

– Charles Carroll
CEC (Certified Executive Chef), AAC
(American Academy of Chefs),
ex-*chef* executivo,
The Balsams Grand Resort Hotel;
atual *chef* executivo,
River Oaks Country Club,
Houston, TX

Desenvolvimento de uma equipe de cozinha

O desenvolvimento de uma equipe de cozinha requer que o *chef* pense em uma série de fatores. Um desses fatores é a razão pela qual as pessoas assumem compromisso com uma equipe. A Figura 13.2 relaciona as razões básicas pelas quais um indivíduo assume tal compromisso. O grau em que cada membro da equipe é afetado por essas razões básicas acabará determinando o nível de compromisso desse membro com a equipe. Quanto mais os membros da equipe sentem ser de seu interesse fazer parte dela, mais compromisso eles terão com a equipe.

No final da década de 1970, uma "nova" filosofia de serviço foi introduzida no segmento de restaurantes. Essa filosofia de serviço, que é muito comum hoje, era um sistema de serviço em equipe. Ao garçom não mais cabia atender um

Figura 13.2
Compromisso da equipe – razões básicas.

- **Interesse próprio.** A pessoa acredita que levará vantagem pessoal fazendo parte da equipe de cozinha.
- **Crença em uma visão.** A pessoa acredita estar ajudando uma visão maior a se concretizar.
- **Crença em um líder.** A pessoa é fiel ao líder da equipe.
- **Valores comuns.** A pessoa compartilha o conjunto de crenças básicas da equipe em relação ao que é dito e ao que não é importante.
- **Apoio mútuo.** A pessoa tem um senso de companheirismo com os colegas da equipe.
- **Senso de dever.** A pessoa tem compromisso por acreditar que isso faz parte do preço a ser pago por ser membro da equipe.
- **Tarefas exigentes.** A pessoa tem compromisso, porque quer alcançar metas ou um padrão de realização que requer a assistência de outras pessoas.
- **Sensação de realização.** A pessoa tem compromisso com a equipe porque, trabalhando juntos, os membros da equipe participam de uma comemoração compartilhada do sucesso.
- **Socialização estruturada.** Novas pessoas são bem-vindas e levadas a se sentir parte da equipe.

grupo específico de mesas e ficar responsável por esse grupo. Ele deveria trabalhar como membro de uma equipe de serviço do restaurante como um todo, com o objetivo comum de oferecer o mais elevado nível possível de serviço a todos os clientes. Esse sistema de serviço exigia um compromisso de todos os membros da equipe com o sucesso do todo, e não apenas da parte que cabia a cada um. O sistema foi prontamente adotado. Era uma boa opção para o restaurante, onde a eficiência do serviço era considerada tão importante pelo cliente quanto a sua personalização.

Embora o sistema de atendimento da mesa por vários garçons tenha reduzido, de certa forma, a característica pessoal do atendimento era compensado pela eficiência do serviço. A comida chegava mais quente à mesa, as bebidas eram completadas com mais regularidade e, de um modo geral, era possível atender a um maior número de necessidades do cliente. Esse sistema de serviço tornava os conceitos de interesse pessoal, apoio mútuo, senso de dever e valores comuns reais e estreitamente relacionados ao sucesso individual e da equipe.

O *chef* possui a capacidade de construir esse mesmo modelo de equipe na cozinha. A formação da equipe de cozinha começa com o *chef* comunicando a relação entre o interesse pessoal dos membros da equipe e a visão tanto da empresa como do *chef*.

Padrões organizacionais e operacionais da equipe

Para garantir que a ação siga o conhecimento, o *chef* precisa estabelecer os padrões organizacionais e operacionais da equipe. Quanto maior o envolvimento da equipe nesse processo, maior a "adesão". O termo **adesão** é definido como o compromisso de um indivíduo com uma ideia ou curso de ação. Os padrões incluem a composição, o escopo de responsabilidades individuais e de equipe, as expectativas de desempenho, a avaliação de desempenho, os prazos e os recursos. A definição de todas essas características será baseada na previsão das tarefas atribuídas à equipe.

A **composição da equipe** é a combinação de habilidades, conhecimentos, capacidade física e mental dos indivíduos e o número necessário de pessoas para realizar de forma eficiente e eficaz as tarefas da equipe. Por exemplo, a composição da equipe da copa inclui indivíduos com capacidade física para suspender volumes pesados com alto grau de regularidade. Os membros da equipe precisam ser ou estar dispostos a ser treinados para operar corretamente os equipamentos de lavagem de louças, panelas e de limpeza da cozinha. Os membros da equipe da copa podem não precisar ter o nível de conhecimento necessário para determinar e manter o estoque de louças, utensílios de mesa e copos.

O **escopo de responsabilidades individuais e de equipe** diz respeito tanto ao volume como à complexidade do trabalho atribuído à equipe e, em última análise, ao indivíduo. Por exemplo, a equipe de banquetes pode ser responsável pelo preparo da comida para o serviço de alimentação do hotel, mas não é responsável por determinar o material necessário e verificar sua disponibilidade. O escopo de responsabilidades da copa provavelmente incluirá tarefas como constante limpeza, higienização e armazenamento adequado de toda a louça, os utensílios de mesa e os copos utilizados na operação. A definição dos níveis corretos de estoque de louças, copos e utensílios de mesa provavelmente não faria parte do seu escopo de responsabilidades. As responsabilidades de um membro individual da equipe serão baseadas nas tarefas que lhe forem designadas. O membro da equipe da copa designado para lavar pratos durante um determinado período de refeições seria responsável por limpar, higienizar e devolver ao estoque toda a louça, os utensílios de mesa e os copos utilizados nesse período, bem como por manter a área de lavagem de louças em ordem e em condições de segurança e higiene.

As **expectativas de desempenho** representam a definição clara do resultado esperado da tarefa designada. Por exemplo, suponhamos que uma equipe de banquetes seja incumbida de preparar canapés para 500 convidados. As expectativas de desempenho consistirão em:

- garantir a qualidade (sabor, aparência, precisão na reprodução da receita) dos canapés depois de prontos;
- concluir a confecção dos canapés dentro do prazo estipulado e na quantidade correta;
- oferecer os canapés pedidos;
- apresentar os canapés de forma atraente e apetitosa;
- proteger a segurança dos canapés durante o preparo e o armazenamento.

A **avaliação de desempenho** é a avaliação do trabalho realizado, que deve ser baseada na explicação clara de como o desempenho será medido. Por exemplo, medir a realização das expectativas de desempenho pode implicar as seguintes ações por parte do *chef*: degustação aleatória dos produtos, inspeção dos produtos acabados, inspeção regular das áreas de preparo e armazenamento, e pesquisas de satisfação do cliente. A eficácia da avaliação de desempenho está diretamente relacionada ao imediatismo do *feedback*. Concluída a avaliação, o *feedback* deve ser fornecido à equipe e aos membros individuais da equipe com a respectiva orientação para que se façam as correções e melhorias necessárias.

O **prazo** são as exigências de horário específicas que acompanham a tarefa em questão e as exigências de horário gerais para a equipe e os indivíduos. Por exemplo, uma exigência geral é de que os membros da equipe se apresentem no horário para trabalhar e produzam uma quantidade aceitável de produtos durante um turno. Uma exigência de prazo relacionada à tarefa designada é um pedido de 500 canapés para entrega até às 17h30 de hoje.

Os **recursos** consistem no número de membros da equipe, equipamentos e instalações necessários para a equipe realizar a tarefa, bem como as expectativas de custo dos alimentos e das despesas gerais para a equipe e seu trabalho. Por exemplo, a equipe tem uma quantidade de integrantes, equipamentos e espaço limitados para utilizar no preparo dos 500 canapés pedidos, e este pedido não é o único que a equipe tem no dia. A priorização e a utilização dos recursos de maneira eficaz serão necessárias para entregar todos os pedidos não apenas com qualidade, mas dentro da estimativa de custo dos alimentos feita pela equipe.

Estabelecimento de metas e objetivos

As metas permitem que a equipe de cozinha tenha um alvo. Elas podem ser amplas e alcançadas de diversas maneiras. Um exemplo de meta pode ser: "*Melhorar substancialmente os níveis de qualidade da comida*". São afirmações curtas e gerais de propósito e direção. Por outro lado, os objetivos são afirmações muito claras, expressando o resultado a ser alcançado. "*Reduzir as reclamações no restaurante em 75% até o fim do ano*". Os objetivos eficazes são mais abrangentes e, como mostra a Figura 13.3, devem ser, de acordo com Steve Smith, "**SMART**" (específicos, mensuráveis, consensuais, realistas e definidos no tempo, na sigla em inglês para *specific, measurable, agreed, realistic, timebound*).[6]

A adesão dos membros da equipe é fundamental para a realização das metas e objetivos da equipe. As metas comuns da equipe de cozinha estão presentes quando todos os membros da equipe participam do processo de esclarecimento das metas coletivas da equipe. Os membros da equipe de cozinha eficazes sabem e compreendem o propósito, os objetivos e as medidas de desempenho da equipe. Todos os membros precisam acreditar que as metas da equipe são alcançáveis e importantes. Se as metas expressas da equipe parecerem impossíveis de ser alcançadas, os membros da equipe se tornarão mais descrentes e desmotivados. A frustração e o desestímulo são as consequências por uma equipe de cozinha não garantir que a ação siga o esclarecimento.

Figura 13.3
Objetivos da equipe – SMART.

- **Específicos.** Os objetivos devem ser expressos em termos dos resultados específicos a serem alcançados, não em termos das atividades necessárias para alcançá-los, ou seja, em termos de rendimento, não de contribuição. Evite ambiguidades.
- **Mensuráveis.** Identifique as medidas que serão utilizadas para julgar o sucesso. Torne-as o mais quantificáveis e específicas possível; p. ex., prazo/quantidade/qualidade/custo. Utilize medidas relacionadas ao cliente e medidas internas.
- **Consensuais.** A equipe deve ter a oportunidade de discutir e aderir ao objetivo, e não simplesmente acatá-lo por imposição.
- **Realistas.** Os objetivos não devem ser tão fáceis a ponto de os talentos serem subutilizados, nem tão difíceis a ponto de esgotar a equipe. Leve em consideração o desempenho passado ao avaliar o grau de realismo. Certifique-se de que o objetivo é alcançável, dados os recursos disponíveis e as demandas de outras prioridades.
- **Definidos no tempo.** Os objetivos devem incluir uma data-limite para serem alcançados, bem como etapas intermediárias e pontos de revisão se o prazo geral for longo. Defina um prazo adequado em relação à complexidade da tarefa.

Build That Team Steve Smith.

CONVERSA COM O CHEF
Transformação de um grupo em uma equipe

Iniciei minha tutoria na Dorsey High School (Los Angeles, Califórnia) em 2009, com olhos inocentes e um espírito apaixonado, e logo me envolvi em seus preparativos para a Statewide ProStart Cooking Competition[1]. Meus objetivos consistiam em oferecer aos alunos um ambiente de *brainstorming* confortável, acolhedor e aberto, e desenvolver um processo adequado de formação de equipes, permitindo que eles consultassem uns aos outros e trabalhassem juntos pela realização deste objetivo comum, a ProStart Competition. Eu lhes garanti que em toda situação na vida, eles iriam trabalhar em algum tipo de equipe, e que a única maneira de determinar o sucesso da equipe é formando-a corretamente desde o início.

Nos primeiros meses de preparação, os alunos ainda não haviam entendido o sentido de urgência e motivação necessário para participar da competição. Por exemplo, quando pedimos a cada aluno que assistisse ao vídeo e trouxesse receitas para as nossas sessões de ideias, nenhum deles concluiu a tarefa. Além disso, nenhum dos alunos tinha qualquer experiência anterior em culinária, o que me obrigou a começar do zero. Outra questão que fui obrigado a superar foi o fato de que o meu perfil socioeconômico diferia do deles e de que havia uma lacuna entre os dois "mundos" que eu precisava preencher. Felizmente, consegui estabelecer uma relação da minha experiência culinária com a deles depois de conhecer alguns exemplos dos lugares em que eles gostam de comer quando saem. Um aluno citou um IHOP como um exemplo de bom restaurante. Depois de ouvir as respostas de alguns dos demais alunos, precisei repensar minha estratégia para conseguir que eles trabalhassem bem comigo como orientador e mentor deles. Foi preciso muita coerção e reforço positivo de minha parte para que os alunos me aceitassem como mentor e vissem a importância de ser uma equipe unida.

A primeira tarefa dos alunos consistia em criar, juntos, um cardápio com três pratos. Cada membro da equipe tinha que falar com os demais sobre ideias, o que os agradava e desagradava, e conhecimentos e experiências em culinária. Para iniciar o processo de formação de equipe, conversei informalmente com os alunos sobre comida em geral. Um aluno em particular falou incessantemente sobre carne grelhada, afirmando que a única maneira de ele participar era se o prato principal do cardápio fosse filé na grelha. Embora admirando sua natureza incisiva e paixão pela arte, eu lhe expliquei que era preciso haver um consenso para definir se colocávamos carne grelhada como o prato principal da equipe. Com isso em mente, expliquei ao grupo que cada membro deve igualmente expor suas ideias. Conforme esperado, houve conflito, uma vez que alguns queriam salmão, enquanto outros preferiam frango. Depois de muita discussão, no entanto, a equipe decidiu pelo filé na grelha como prato principal. A decisão compensou o esforço de fazer com que toda a equipe expressasse suas ideias individuais e depois, em grupo, discutisse os prós e os contras de cada ideia antes de chegar a um acordo geral, estabelecendo, deste modo, a meta para toda a equipe, e não apenas para um único indivíduo. Era muito gratificante e inspirador observar os membros da equipe enquanto eu os orientava em relação às receitas, à medida que o grupo começava a se entrosar e desenvolver a coesão, e poder dizer que eles se sentiam parte de algo importante e tinham orgulho de sua equipe. Quando chegou o momento da competição, a equipe estava pronta e confiante com o seu cardápio. Eles cozinharam com o coração e de coração, participando orgulhosamente como a Dorsey High School ProStart Team.

– Colleen Sabrina Wong
Chef instrutor,
Art Institute of California, Hollywood, CA

Facilitação do trabalho em equipe na cozinha

Uma equipe de profissionais de serviços de alimentação – membros da equipe de cozinha, garçons, *stewards*,* almoxarifes, supervisores, gerentes – requer muito mais coordenação e integração de seus esforços do que um "grupo".

O simples fato de um grupo ser chamado de equipe não significa que seus membros automaticamente operem como uma equipe. Pode parecer fácil formar

---

* N.R.C.: É o funcionário do serviço de apoio à cozinha, responsável pela prataria e louças usadas no restaurante.

e operar uma equipe, mas é preciso esforço da parte de todos para que uma equipe de cozinha seja bem-sucedida.

O papel de um "**facilitador de equipe**" ou "líder" consiste em liderar as discussões em equipe e os processos de grupo para que os indivíduos aprendam e os membros da equipe de cozinha sintam que a experiência é positiva e vale a pena. "Um **líder de equipe** é uma pessoa responsável por garantir que as pessoas irão querer trabalhar juntas para alcançar uma meta ou objetivo comum. A ideia importante nesse caso é querer *trabalhar juntos*, para que o líder não precise coagir, mas facilitar os elementos necessários para que a empresa apresente um bom desempenho."[7]

As atividades típicas de um *chef* incluem atividades de equipe em que as melhorias nos níveis de qualidade são avaliadas. Nas discussões em grupo em que todos os membros da equipe se sentem compromissados com as ações de melhoria da qualidade, a conscientização em relação aos esforços da equipe de cozinha normalmente aumenta. A participação de todos é facilitada e os membros da equipe de cozinha são convidados a apresentarem seus pontos de vista, níveis de qualificação e atitudes em relação aos tópicos da qualidade. As atividades em equipe estimulam o raciocínio, geram entusiasmo e auxiliam na análise de diferentes abordagens de serviço de qualidade.

Processo decisório e a equipe de cozinha

Em geral, os *chefs* antigamente não solicitavam comentários ou *feedback* dos membros de equipe sobre as iniciativas. Embora os membros da nossa equipe de cozinha esperem que os líderes "assumam o comando", liderança é também uma questão de serviço; portanto, a equipe que o líder representa deve refletir as visões desta equipe. O líder e a equipe devem compartilhar valores e metas para serem bem-sucedidos.

Quando as pessoas trabalham juntas, o que uma pessoa faz normalmente afeta as demais. Entretanto, os *chefs*, sem consultar os membros da equipe de cozinha ou mesmo comunicar-lhes com antecipação, em geral tomam decisões ou medidas que os afetam. Com isso, infelizmente, eles desagradam os membros da equipe, que ficam sem saber de nada, e destroem as boas relações de trabalho.

Por que os *chefs*, às vezes, não consultam aqueles afetados por suas ações? Em geral, a ideia simplesmente não lhes ocorre, ou eles supõem que não há necessidade. Talvez o *chef* ache que ele já sabe o que os membros da equipe de cozinha irão dizer, ou tem certeza de ter tomado a decisão certa. Como o supervisor acredita ter autoridade para isso, ele simplesmente "diz" à outra pessoa o que foi feito e espera que ela aceite a decisão. Mas as pessoas não gostam de ser controladas pelos outros, mesmo que a decisão tomada favoreça os interesses delas próprias. Os membros da equipe de cozinha gostam de participar do processo decisório, mesmo que a decisão tomada seja a mesma que eles também tomariam. O *chef* deve sempre consultar os membros da equipe a serem afetados por quaisquer novas decisões.

Trabalho conjunto

Como todo mundo sabe, é possível ganhar por um lado e perder por outro. Em outras palavras, conseguir o que se quer, e fazer um inimigo; ou não obter o que se quer, mas fortalecer uma relação de trabalho. Isso significa pensar: "Tratarei bem essa pessoa, quer eu goste ou não do que ela pensa ou faz.".

"Muitos acreditam que se deve lidar com as pessoas difíceis da mesma maneira que essas pessoas os tratam, retribuindo o que eles recebem. É o que se pode chamar de política do 'olho por olho'. Se a pessoa grita com eles, eles respondem com gritos. Se a outra pessoa os insulta, eles a insultam também."[8]. A política do "olho por olho" é baseada em uma abordagem tradicional de justiça. Infelizmente, em uma empresa moderna, ela é altamente ineficaz e até mesmo perigosa, porque a "vítima" quase sempre é tão prejudicada quanto o agressor. A retribuição desencadeia uma espiral negativa e não resolve nada.

Cada pessoa vê os acontecimentos em sua vida e o comportamento dos outros pela sua própria ótica. Embora cada um de nós veja apenas "parte" do todo, tendemos a achar que somente a nossa perspectiva pessoal representa precisamente o que está ocorrendo. Entretanto, toda história em geral tem dois lados, e existem muitas maneiras de ver cada incidente.

A razão e a emoção devem ser balanceadas. É bem verdade que, em alguns casos, emoção demais pode reduzir o desempenho. Por outro lado, uma empresa com pouca ou nenhuma emoção é enfadonha e sem vida. Alguns especialistas dizem que os líderes mais eficazes são extremamente emocionais – e agem até como líderes de torcida – em relação às metas que desejam alcançar.

Responder com impulsividade e emoção a uma pessoa difícil normalmente só piora o relacionamento, sobretudo se uma pessoa provoca a revolta da outra. Um bom relacionamento de trabalho com uma pessoa difícil requer uma abordagem razoável.

Às vezes, um único membro da equipe de cozinha é considerado culpado por algo que dá errado, em vez de se observar como toda a equipe estava trabalhando junta. Isso desgasta o indivíduo e a sua sensação de pertencer à equipe, além de transmitir à equipe uma mensagem de que o desempenho individual é mais importante que o desempenho de toda a equipe.

Entendimento e confiança

Os *chefs* não podem lidar efetivamente com membros de equipe difíceis ou com situações difíceis se não as compreenderem. A maioria das pessoas supõe que o que os outros dizem é absurdo, ou não procede, e tenta imaginar o que poderia haver de errado com eles para levá-los a dizer algo tão ridículo.

Consequentemente, as relações de trabalho são melhores quando existe confiança entre as pessoas. As pessoas capazes de cumprir sua palavra são dignas de confiança.

> Se eu acreditar que você é capaz de cumprir o que diz, passo a vê-lo como uma pessoa digna de confiança. Se eu suspeitar que você não o fará, a sua credibilidade comigo cai.

A fé nas pessoas é frágil. Uma vez traída, é difícil recuperar. Ser digno de crédito regularmente não é suficiente para conquistar confiança. Cada quebra de confiança reduz o crédito de uma pessoa perante outra. Mesmo que uma pessoa cumpra a sua palavra em nove a cada dez vezes, os outros se lembrarão daquela única vez em que ela não a cumpriu, imaginando quando poderão se decepcionar novamente.

Em qualquer empresa de serviços de alimentação, as pessoas investidas de autoridade são tentadas a obrigar ou coagir as pessoas que são difíceis no que se refere ao cumprimento das normas. Entretanto, a conformidade por meio da coação (como ameaçar prejudicar a pessoa, por exemplo) proporciona ganhos imediatos e perdas em longo prazo. Todos os membros da equipe se ressentem por ser coagidos e acabam expressando esse ressentimento em surtos de raiva ou atos de

> ## CONVERSA COM O CHEF
> ### Confiança na sua equipe de cozinha
>
> Aprendi algumas lições valiosas em relação a meus colegas de trabalho durante o tempo em que passei na Equipe Olímpica de Culinária dos Estados Unidos. Quando alguém está em fase de testes para ingressar na equipe, trata-se inicialmente de um esforço individual. Mais tarde, depois que a equipe está formada, é necessário a pessoa se retreinar para o esforço de equipe. Um bom *chef* executivo, nesse caso, é aquele capaz de equilibrar os muitos compromissos. As exigências da Equipe de Culinária dos Estados Unidos podem facilmente absorver mais tempo do que qualquer outra questão, como o seu trabalho ou a sua vida pessoal, por exemplo. No meu caso, chegando o momento dos testes, eu tinha que verificar se o meu patrão estava disposto e tinha condições de me liberar e ajudar financeiramente.
>
> Felizmente, eu consegui formar uma sólida equipe de *chefs* no clube, o que garantia a consistência na qualidade da operação dos serviços de alimentação na minha ausência. Isso exigia que o patrão depositasse muita confiança na equipe de cozinha e no *chef* executivo.
>
> Mais tarde, quando abri meu próprio restaurante, eu utilizava meu tempo fora do restaurante de forma positiva. Toda vez que eu tinha que ir a um treinamento de equipe, eu fazia questão que meus clientes soubessem, e, ao retornar, eu preparava refeições olímpicas e os colocava a par do que eu estava fazendo. Eu tinha o meu próprio grupo de apoio local me incentivando a cada passo. Minha equipe de cozinha também se beneficiava da experiência vendo os novos pratos preparados e os projetos em que eu estava trabalhando. O envolvimento com a Equipe de Culinária dos Estados Unidos me rendeu a publicidade de que eu necessitava para encontrar profissionais qualificados que desejassem trabalhar comigo no restaurante.
>
> A lição importante que aprendi foi que eu podia confiar na minha equipe e deixar o meu *sous chef* (subchefe) no comando. Embora tenha sido uma época agitada, profissionalmente falando, foi também uma época muito gratificante quando eu, como capitão do time, levei a nossa equipe à conquista de uma medalha de ouro. Eu não teria tido como obter esse sucesso sem o apoio da minha equipe de cozinha. A experiência provou também que, tratando as pessoas com respeito e demonstrando confiança, elas sempre corresponderão.
>
> – Klaus Friedenreich
> CMC (Certified Master Chef), AAC (American Academy of Chefs),
> *Chef* instrutor,
> Le Cordon Bleu College,
> Orlando, FL

vingança. A coerção gera competição para ver quem vencerá, à medida que os métodos destinados a criar soluções ganha/ganha (benéficas para ambos os lados) são negligenciados. Em vez de resolver as dificuldades, a coerção normalmente apenas as perpetua ou agrava.

Uma dificuldade deve ser vista como um problema que ambas as partes desejam solucionar pela cooperação. As duas devem estar do mesmo lado, atacando o problema, não uma à outra. Administrar um comportamento difícil não é uma competição; é um desafio para inventar uma solução que os membros da equipe apoiem e se sintam compromissados a implementar.

É tentador desprezar e rejeitar as pessoas que não correspondem às nossas expectativas. Quando decepcionada, a pessoa se torna crítica e desdenhosa, batendo a porta na cara da comunicação e desistindo de resolver o problema.

Interdependência das equipes de cozinha

Em geral, as equipes de cozinha do segmento de serviços de alimentação podem ver umas às outras como neutras, mas, ainda assim, não se comunicam ou reconhecem sua interdependência. No segmento de serviços de alimentação, as equipes de cozinha devem interagir constantemente, uma vez que os clientes veem um estabelecimento como uma entidade total, não como partes isoladas, seja no segmento hoteleiro ou de restaurantes. Eles não separam sua experiência em segmentos ou porções; eles reagem e avaliam o produto ou serviço como um

Figura 13.4
Elementos da interdependência entre as equipes da cozinha.

1. As empresas de serviços de alimentação podem ser comparadas a organismos vivos.
2. O organismo completo ou sistema consiste em diversas partes. Cada parte desempenha um papel importante e vital na missão de proporcionar uma experiência completa e de alta qualidade em termos de serviços de alimentação.
3. Se qualquer parte do sistema apresentar defeito, toda a empresa sairá prejudicada.
4. Se as equipes de cozinha não forem solidárias umas com as outras e não trabalharem juntas de forma mutuamente complementar, a empresa pode se desmantelar. Se for séria, a discórdia pode se tornar irreparável.
5. Um requisito básico para que uma empresa de serviços de alimentação se mantenha saudável é que as fronteiras existentes entre as suas partes permaneçam abertas, permitindo a troca de ideias e informações. Se as fronteiras se fecharem, o organismo em si (a empresa) será seriamente prejudicado e é possível que desapareça.

todo. A Figura 13.4 mostra os elementos da interdependência entre as equipes de cozinha.

O processo de melhoria da interdependência entre as equipes de cozinha exige um esforço consciente de comunicação entre as equipes. Além disso, se os membros das equipes tiverem a oportunidade de se conhecer em um nível mais pessoal, eles podem se mostrar mais inclinados a trabalhar juntos e levar em consideração os pontos de vista uns dos outros ao tomar decisões. A necessidade de contato pessoal passa a ser maior quando existe a possibilidade de conflitos.

As equipes de cozinha que trabalham bem juntas fortalecem toda a empresa de serviços de alimentação. Cada equipe de cozinha tem fornecedores e clientes internos. À medida que aprendem a colaborar, as equipes superam o pensamento estreito. O desenvolvimento de equipes de cozinha interdependentes serve também para fortalecer cada equipe individualmente.

> A Southwest Airlines tem dois tipos de clientes: externos e internos. Os passageiros nos pagam – eles são os nossos clientes externos. Os funcionários são os nossos clientes internos. Como CEO, devo me esforçar para satisfazer ambos. Clientes internos insatisfeitos geralmente pouco se importam em prestar um serviço satisfatório. Consequentemente, todos os clientes acabam insatisfeitos.
>
> Herb D. Kelleher, CEO, Southwest Airlines

Visão e desenvolvimento de equipes

Uma **visão** é definida como a capacidade de perceber algo que não está visível, ou de enxergar o futuro – ou o que poderia ser. Uma visão também descreve a maneira como as coisas devem ser. Se tudo fosse exatamente como deveria ser, como seria? Isso é a sua visão. É um produto tanto do coração como das mãos e da cabeça. Baseada em valores, a visão é uma declaração que contém critérios claros, inspiradores e potencializadores.

As declarações de missão geralmente são chamadas de declarações de visão, mas uma visão não é uma declaração de missão. As **declarações de missão** normalmente são declarações curtas e simples, que descrevem as peculiaridades do seu estabelecimento, aspectos que o distinguem positivamente no entendimento de todos – clientes e membros da equipe de cozinha.

Uma visão descreve não apenas aonde o *chef* quer chegar e como ele deseja ser, mas por que ele quer chegar lá, prestando que contribuição e servindo a que propósito (além de contabilizar lucros). A visão deve inspirar; do contrário, não é exatamente uma visão. E, se não for uma visão, o *chef* certamente não pode esperar que ela estimule ou motive a equipe de cozinha.

O único traço em comum entre todas as histórias de sucesso é o envolvimento dos membros da equipe na elaboração da declaração de visão e a concessão de poder às pessoas para apoiar esta visão. Os membros da equipe de cozinha, gerentes, proprietários e *chefs*, que transmitem efetivamente a visão de sua empresa, notam níveis significativamente mais altos de satisfação no exercício da função, compromisso, orgulho, fidelidade e clareza em relação aos valores da empresa.

A participação dos membros da equipe de cozinha na elaboração de uma visão produz resultados poderosos. Os membros da equipe somente podem ser investidos de poder por uma visão para a qual eles tenham contribuído e que eles entendem. O entendimento é aprimorado pela participação.

Atributos das equipes de cozinha eficazes

Em geral, as equipes de cozinha bem-sucedidas compartilham vários atributos e demonstram realização em muitas áreas. O *chef* que possui as habilidades e o desejo necessários para desenvolver uma abordagem de equipe e alocar tempo para atividades de formação de equipes demonstra liderança. A gestão da equipe de serviços de alimentação é vista como uma função compartilhada, conforme ilustrado na Figura 13.5. Os membros da equipe de cozinha, além do líder, têm a oportunidade de exercer a liderança quando suas habilidades são adequadas às necessidades da equipe.

Os membros da equipe de cozinha têm compromisso com os objetivos e propósitos da equipe. Eles estão dispostos a dedicar energia pessoal à formação da equipe e ao apoio a seus colegas. Mesmo quando sua atuação extrapola os limites da equipe (p. ex., os *chefs* podem ter sugestões válidas sobre elementos da experiência gastronômica que fujam ao seu controle), os membros sentem que pertencem e representam a equipe de cozinha.

O clima na equipe de cozinha incentiva as pessoas a se descontraírem. Os integrantes da equipe sentem que podem ser diretos e abertos e estão prontos a assumir riscos. A equipe de cozinha é clara em relação aos seus objetivos. Ela estabelece metas de desempenho que exigem que seus membros se "desdobrem" mentalmente.

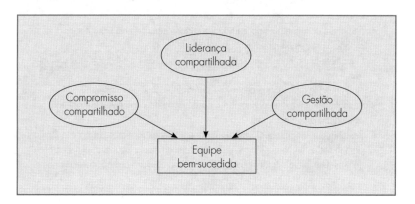

Figura 13.5
Gestão como uma função compartilhada.

As estruturas de equipe eficazes permitem a solução vivaz e enérgica dos problemas. Os papéis são esclarecidos, a comunicação é aberta e os procedimentos administrativos apoiam a abordagem da equipe. A equipe de cozinha gera força criativa e novas ideias a partir de seus membros; o risco inovador é recompensado, e as boas ideias são colocadas em prática.

Os erros e deficiências individuais e da equipe são examinados sem rancor pessoal para permitir que os membros da equipe aprendam com a experiência. O potencial individual latente quase sempre é realizado por meio dos titulares da equipe. Esses membros crescem e se tornam mais sociáveis e capazes, e a sua competência profissional aumenta à medida que eles enfrentam novos desafios com o apoio uns dos outros.

As relações com as outras equipes de cozinha se desenvolvem de forma sistemática. É óbvio no segmento de serviços de alimentação que as inter-relações eficazes e coesas são fundamentais. O cliente vê o estabelecimento como uma unidade global e avalia a experiência completa do negócio de alimentação – não segmentos dela.

A equipe eficaz é aquela que opera constantemente em modo de melhoria e cujo esforço de melhoria encontra apoio nas ações do *chef* e da empresa. A Figura 13.6 mostra o tipo de apoio que o *chef* e a empresa devem oferecer.

Figura 13.6
Como melhorar a atuação da equipe de cozinha.

Chef executivo e suporte organizacional
- Apoiam o esforço da equipe de cozinha por meio da cultura corporativa da empresa de serviços de alimentação.
- Sustentam as atividades da equipe de cozinha pelos níveis de estabilidade esperados.
- Oferecem retreinamento ou contratam um elemento externo para observar e reportar as questões constatadas à equipe de cozinha.
- Permitem que a equipe de cozinha trabalhe no sentido de solucionar os problemas, resolvendo não apenas as questões operacionais, mas também as questões interpessoais e de habilidades técnicas.
- Oferecem planos de carreira e oportunidades de transferência a alguns membros da equipe de cozinha, se necessário, para que os conflitos de personalidade não resolvidos entre integrantes-chave da equipe não persistam e acabem arrastando todos os outros.
- Expandem as equipes de cozinha para todos os setores da empresa ou agem no sentido de eliminar os obstáculos externos que possam estar atrapalhando as operações da equipe.
- Fornecem aos membros da equipe um quadro completo da situação, com informações que lhes oferecem mais contexto.
- Garantem que o crescimento pessoal e da equipe de cozinha constitua um objetivo.
- Aprimoram e melhoram o desenvolvimento da equipe de cozinha.
- Reconhecem os êxitos da equipe, assegurando-lhe altos níveis de aclamação, aprovação e visibilidade.
- Possuem um programa de revezamento em que os membros da equipe aprendem todas as funções e adquirem melhor entendimento da interdependência entre elas. Isso pode ajudar aqueles com uma má atuação a despertar e melhorar.

Eliminação de obstáculos

Toda empresa tem um determinado clima ou cultura. "Esse clima pode ser positivo, acolhedor e solidário... acredite se quiser, mas pode até ser um clima em que as pessoas consigam se divertir e sintam desejo de ir trabalhar."[9] Para criar o melhor ambiente de trabalho possível na cozinha, uma série de obstáculos precisa ser definida, abordada e superada. Muitas das questões que geram obstáculos geralmente sequer são notadas. Alguns *chefs* não preveem ou reconhecem possíveis obstáculos por falta de treinamento, ou talvez até por insensibilidade e por acharem que o seu estilo de gestão é bom porque: "Eu trato os membros de minha equipe muito melhor do que eu era tratado.". Esse tipo de pensamento é irrelevante. O *chef* que o adota normalmente é aquele que não reconhece a natureza mutável do ambiente de trabalho e dos funcionários da cozinha. Ted Balestreri e Bert Cutino, fundadores da premiada "The Sardine Factory" em Monterey, Califórnia, afirmam:

> "No início, achávamos que tínhamos que fazer tudo sozinhos. Percebemos, no entanto, que existem pessoas capazes de fazer as coisas tão bem, se não melhor, do que nós... Trazendo talentos para a cozinha, oferecendo-lhes as ferramentas, a autoridade e o incentivo necessários, percebemos que progredimos muito mais rápido do que podíamos imaginar."[10]

Como diz Jan Carlzon: "Todo mundo quer ser tratado como um indivíduo; todos precisam saber e sentir que são necessários."[11]

Como o principal objetivo de uma equipe de cozinha de qualidade é a satisfação dos clientes internos e externos, a eliminação e superação dos obstáculos é a primeira etapa deste processo. A próxima ação consiste em identificar o que constitui um ambiente de trabalho em equipe positivo na cozinha e aplicá-lo com equidade e justiça. A Figura 13.7 mostra uma série de obstáculos à formação de uma equipe.

Empowerment e equipes de cozinha

> *"Satisfação do cliente significa algo diferente para cada cliente que entra em quaisquer de nossos 73 hotéis e* resorts *espalhados pelo mundo. É o que um determinado hóspede diz ser em uma determinada ocasião. Daí ser tão importante que os associados realmente tenham autonomia para atender às expectativas de nossos hóspedes nos termos que os próprios hóspedes usam para definir o significado de satisfação do cliente. Um hóspede satisfeito com as acomodações e os serviços que oferecemos dia após dia retornará, contribuindo, assim, para a continuidade de nosso sucesso."*

Jim Treadway, President, Westin Hotel Company.

O cliente normalmente é definido em termos comerciais; por exemplo, como uma pessoa que paga pelos serviços ou produtos fornecidos. Por outro lado, o termo "hóspede" significa algo de uma natureza mais elevada e mais pessoal – um hóspede é alguém que recebemos em nossa casa, alguém a quem desejamos agradar. Trata-se de um conceito completamente diferente daquele de um cliente. Portanto, agradar a um hóspede é muito diferente de satisfazer um cliente. Provavelmente, a única maneira de fazer isso em um negócio de serviços de alimentação é por meio do conceito de *empowerment*.

Figura 13.7
Obstáculos à formação de equipes.

- **Liderança inadequada.** O *chef* executivo não consegue utilizar uma abordagem de equipe ou não está disposto a fazer isso e não incentiva atividades que permitam a formação de uma equipe de cozinha. Em geral, ele adota um estilo decisório de "comando", não um estilo de "consenso". O líder não compartilha seu poder ou suas responsabilidades de liderança.
- **Membros de equipe não qualificados.** Os membros da equipe de cozinha não possuem a qualificação (profissional ou social) necessária para beneficiar a equipe e, consequentemente, não têm como contribuir para a realização bem-sucedida de suas metas.
- **Comprometimento insuficiente por parte da equipe de cozinha.** Os membros da equipe de cozinha não assumem compromisso com as metas e os objetivos da equipe e relutam em despender energia pessoal para alcançar seus propósitos.
- **Um clima hostil à formação de uma equipe de cozinha.** O ambiente e a cultura da equipe de cozinha desestimulam os membros da equipe a se sentir à vontade, ser diretos e receptivos e assumir riscos.
- **Má percepção da possibilidade de realização.** É possível que a equipe de cozinha não tenha entendimento de seus objetivos; ou, caso tenha, talvez não acredite que eles valham a pena e acaba estabelecendo objetivos nada inspiradores ou inalcançáveis.
- **Apoio insatisfatório da alta gerência.** A equipe de cozinha pode ser excluída do planejamento corporativo, podendo não compreender ou imaginar o seu papel no contexto mais amplo da empresa de serviços de alimentação.
- **Métodos de trabalho ineficazes.** Os problemas não são solucionados de maneira eficiente, oportuna e eficaz.
- **Falta de clareza em relação às funções – quem faz o quê, quando, onde e como?** As funções dos membros da equipe não são claramente definidas, não foram desenvolvidos procedimentos de comunicação eficientes e a administração não apoia os esforços da equipe de cozinha.
- **Programa de críticas ineficiente.** As deficiências da equipe de cozinha não são tratadas de forma adequada, a fim de não contrariar seus integrantes.
- **Maturidade dos membros da equipe.** É possível que os membros da equipe não tenham desenvolvido a maturidade e a confiança necessárias para serem incisivos ou para lidarem com a personalidade forte de outros integrantes da equipe.
- **Falta de criatividade.** Os membros da equipe não geram novas ideias nem estão dispostos a assumir riscos que possam ser desestimulados pela cultura corporativa da empresa.
- **Relações negativas com outras equipes.** As equipes de cozinha que não são interdependentes competem, em vez de colaborar. Se as equipes não se reunirem para comparar seus planos e agendas, pode haver conflitos de prioridades.

O que é *empowerment* então?

De acordo com Ken Blanchard, ***empowerment*** é o processo que capacita as pessoas a fazerem aquilo que elas foram treinadas e qualificadas para fazer. As pessoas já são dotadas de poder pelo seu conhecimento e motivação – *empowerment* é a liberação desse poder.[12] Portanto, o *empowerment* consiste em aumentar o nível de controle e livre-arbítrio que cada membro da equipe de cozinha exerce sobre a sua função, permitindo a participação no processo decisório que respalda o nível de qualidade e satisfação proporcionado aos clientes. Investir os membros da equipe de cozinha de poder para tomar iniciativas é considerado requisito essencial para a prestação de um serviço de qualidade ao cliente.

O *empowerment* é também um elemento-chave na formação de equipes. Não existe melhor maneira de ter uma visão compartilhada e gerar compromisso e fidelidade do que por meio dele. Isso resulta da derrubada do processo decisório para dar mais liberdade de ação a cada funcionário e depois oferecer o tipo de treinamento que facilite sua implantação.

Além disso, o *empowerment* procura melhorar o desempenho da empresa de negócios de alimentação, conseguindo solucionar problemas que geram insatisfação para os clientes internos e externos. Daryl Hartley Leonard, da Hyatt Hotels, afirma:

> "Nós sabemos que temos átrios e *resorts* sofisticados, mas se você perguntar às pessoas o que as mantém aqui, a resposta é sempre a mesma: os funcionários. Grande parte dos problemas de nossos hóspedes não é prevista, por isso, os funcionários precisam sentir que têm autonomia para corrigir prontamente eventuais problemas. Nossos hóspedes esperam um esforço excepcional no sentido de corrigir qualquer detalhe que saia errado. Em uma empresa de serviços, não pode haver um conjunto rígido de regras. Você pode ter algumas diretrizes, mas deve permitir às pessoas a liberdade de ter diferentes interpretações."

Uma comunicação aberta e constante com e entre a equipe é fundamental para a formação e manutenção de equipes de alto desempenho. O *empowerment* desempenha um papel crucial nessa comunicação. Parte da condição de ter autonomia é a liberdade de comentar e discutir – sem medo de represálias – as políticas, procedimentos e decisões que afetam a equipe. Os padrões de qualidade devem ser estabelecidos e comunicados, mas sua execução está basicamente nas mãos dos membros da equipe. O *chef* não pode ser tudo ao mesmo tempo, portanto, é essencial confiar na atuação dos membros da equipe.

O *empowerment* não ocorre em um ambiente micro gerenciado. O *chef* que reconhece a necessidade de liberdade e responsabilidade dos membros da equipe, para decidir os métodos de realização de tarefas, cria um ambiente de confiança que determina o desempenho de qualidade. Parte do processo de criação de *empowerment* em uma equipe consiste em transmitir a mensagem de que a liberdade para fracassar também existe. Os membros da equipe que, seja lá por que razão, temem o fracasso não assumirão os riscos quase sempre necessários para encontrar soluções.

Empowerment significa buscar ativamente ideias sobre como melhorar junto aos membros da equipe de cozinha. Consiste em ensinar às pessoas maneiras de elas se tornarem menos dependentes de você. Consequentemente, as equipes de cozinha investidas de autonomia são capazes de realizar mais do que indivíduos autônomos. *Empowerment* significa incentivar a inovação e permitir que os membros da equipe implementem suas ideias. Se toda a equipe tiver autonomia e passar a perceber que suas opiniões, pontos de vista e ideias são importantes, ela rapidamente assumirá a titularidade de uma inovação para a qual contribuiu e procurará melhorá-la sempre. O *empowerment* não é um substituto da liderança nem um redutor da autoridade. Quanto mais a equipe de cozinha é investida de autonomia, maior a necessidade de líderes capazes de estabelecer metas e definir uma visão.

> O paradoxo do poder: para adquirir poder, você precisa renunciar a uma parte dele.

O resultado do *empowerment* associado ao treinamento inclui melhorias operacionais em áreas como solução de problemas, segurança e higiene, custo, produção e satisfação do cliente; enfim, melhoria da qualidade em geral. Essas melhorias são acompanhadas ou geradas por um ambiente de trabalho positivo em que indivíduos e crenças são respeitados, e o sucesso da equipe e a satisfação dos clientes internos e externos são o foco.

Um ótimo local de trabalho

Por que os membros da equipe de cozinha diriam isso? Será porque o clima é altamente descontraído, ninguém incomoda você, as pessoas têm liberdade para ir e vir como bem entendem, o *chef* é um "banana", não há uma disciplina rígida, e o salário também não é mau? Não, nada a ver com esse quadro. Algumas das razões para os membros da equipe de cozinha considerarem uma determinada cozinha um ótimo local de trabalho são o fato de ela estar sob a liderança de um *chef* atencioso e altruísta, que acredita na política de desafiar os demais membros da equipe a participarem da operação da cozinha, que delega responsabilidade e concede autonomia à equipe, e que é sensível às atitudes e sentimentos da equipe. Esse *chef* acredita na elevação do moral e no espírito de equipe, e sua cozinha é um lugar em que as pessoas são tratadas com dignidade.

Um ótimo local de trabalho é caracterizado por funcionários fiéis que sentem orgulho de seu trabalho e sua empresa, e que produzem refeições de alta qualidade que atendem e satisfazem as necessidades dos clientes. É um lugar onde a *equipe de cozinha* incentiva o *chef*, onde os padrões éticos são praticados, e onde existe um propósito e uma apreciação comum entre todos os membros da equipe. Esses itens vêm em primeiro lugar. O salário e as condições de trabalho, embora façam parte de um "ótimo local de trabalho", não são os fatores mais importantes.

Como diz John Maxwell: "Sei que não há dinheiro, atenção, privilégios e promessas que motivem um membro de equipe que realmente não queira fazer parte da equipe."[13] Se na cozinha for criado um ambiente de trabalho positivo em que não haja intimidação ou ansiedade, cria-se também um ambiente de motivação, treinamento e comunicação.

Considerações finais

O uso de equipes passou a ser o padrão no setor de serviços de alimentação. A terminologia de trabalho em equipe é constantemente utilizada, como em um título como "equipe de banquetes". A pergunta que deve ser feita é se isso é apenas um título ou se é uma descrição. O simples fato de chamar um grupo de equipe não faz dele uma equipe. Quando uma equipe se desenvolve, o seu poder é maior do que a soma de suas partes. Em uma equipe, o indivíduo sabe que seu poder pessoal é ampliado pelo poder da equipe. O *chef* que constrói uma equipe bem-sucedida cria um importante recurso para a satisfação do cliente, tanto em nível interno como externo.

Questões para revisão

1. Defina os seguintes termos-chave contidos no capítulo:
   a. Trabalho em equipe
   b. Grupo
   c. Equipe
   d. Adesão
   e. Composição da equipe
   f. Escopo de responsabilidades individuais e de equipe
   g. Expectativas de desempenho
   h. Avaliação de desempenho
   i. Prazo
   j. SMART
   k. Facilitador de equipe
   l. Líder de equipe
   m. Visão
   n. Declarações de missão
   o. *Empowerment*

2. Quando o conceito de formação de equipes de cozinha é adotado, torna-se mais fácil criar um ambiente que trabalhe continuamente no sentido de alcançar padrões de qualidade. Explique.

3. Discuta os princípios da formação de uma equipe de cozinha.

4. Cite os elementos do compromisso de uma equipe de cozinha.

5. Quais os atributos das equipes de cozinha bem-sucedidas?

6. Descreva os elementos de um ambiente de cozinha propício à prestação de um excelente serviço ao cliente.

7. Quais as principais vantagens dos programas de *empowerment* no segmento de serviços de alimentação?

8. Por que o *empowerment* é tão importante quando se trata de lidar com os problemas e reclamações dos clientes?

9. Cite e descreva os obstáculos à formação de uma equipe de cozinha.

10. Por que é tão importante a empresa apoiar o esforço da equipe de cozinha?

11. Explique por que a interdependência entre as equipes de cozinha é fundamental para a satisfação do cliente no segmento de serviços de alimentação.

Notas

1. Marshall J. Cook, *Motivating People* (New York: Macmillan/Spectrum, 1997).
2. Ken Blanchard, John Carlos, and Alan Randolph. *Empowerment Takes More Than a Minute* (San Francisco: Berrett-Koehler Publishers, 1996), 23.
3. John A. Woods, *Teams and Teamwork* (New York: Macmillan, 1998), 56.
4. Dale G. Barrie, Cary L. Cooper, and Adrian Wilkinson, *Managing Quality & Human Resources: A Guide to Continuous Improvement* (Oxford, England: Blackwell Publishers, 1997), 31.
5. Steve Smith, *Build That Team* (London: Kogan Page Ltd., 1997), 6.
6. Ibid. p. 45.
7. John A. Woods, *Teams and Teamwork* (New York: Macmillan, 1998), 123.

8. Ken Blanchard, John Carlos, and Alan Randolph, *Empowerment Takes More Than a Minute* (San Francisco: Berrett-Koehler Publishers, 1996), 78.
9. Wolf J. Rinke, *The Winning Foodservice Manager: Strategies for Doing More With Less*, 2.ed. (Rockville, MD: Achievement Pub., 1992), 206.
10. Ted Balestreri, *Nobody's Perfect: Lessons in Leadership* (New York: Van Nostrand Reinhold, 1991), 18.
11. Jan Carlzon, *Moments of Truth* (Cambridge, MA: Ballinger Pub., 1987), 5.
12. Ken Blanchard, John Carlos, and Alan Randolph, *Empowerment Takes More Than a Minute* (San Francisco: Berrett-Koehler Publishers, 1996).
13. John C. Maxwell, *Developing the Leader Within You* (Nashville: Thomas Nelson, 1993), 165.

14 Respeito

Tópicos
- Introdução
- Respeito e crítica
- Diversidade
- Discriminação
- Considerações finais
- Questões para revisão
- Notas

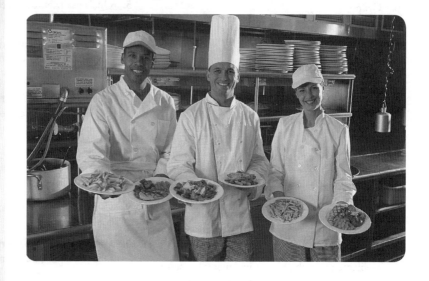

Objetivos

Ao concluir este capítulo, você deverá estar apto a:
1. Descrever as questões e elementos que geram temor no ambiente de trabalho da cozinha.
2. Relacionar as medidas que contribuem para incentivar os membros da equipe a fornecerem *feedback*.
3. Descrever a natureza mutável do ambiente de trabalho da cozinha em relação a uma força de trabalho diversificada.
4. Definir os elementos da diversidade e aproveitá-la como uma vantagem.
5. Reduzir possíveis conflitos entre os funcionários da cozinha decorrentes de mal-entendidos culturais.
6. Definir os elementos que configuram o assédio sexual e descrever as responsabilidades legais do *chef* nesta área.
7. Citar e descrever as leis básicas relativas à igualdade de oportunidades no local de trabalho.

Estudo de caso: Alta Linda Regional Medical Center

John Kirby, *chef* executivo do Alta Linda Regional Medical Center, era um excelente administrador. E tinha que ser, a fim de garantir a qualidade total aos pacientes do hospital com capacidade para 1.000 leitos. John começara a trabalhar em cozinhas aos 16 anos. Tendo galgado a posição de *chef* executivo do maior hospital do estado, ele era responsável por uma extensa equipe de cozinha que incluía cozinheiros, auxiliares de cozinha, padeiros, funcionários do setor de compras, *stewards* e pessoal da copa de lavagem.

John, que se esforçava muito para manter um clima de equipe entre seus funcionários, presenciara muitas mudanças entre eles em seus 40 anos de cozinha. Ele aprendera a aceitar as mudanças na mistura racial, o uso de outras línguas que não o inglês e a declarada aceitação de diferentes orientações sexuais. John se considerava uma pessoa de mente aberta e sem preconceitos. Ele esperava que as pessoas fizessem o seu trabalho e se tornassem parte da equipe. Se agissem dessa maneira, elas se davam bem com John. Os membros de sua equipe o consideravam um bom líder, um bom gerente e um bom *chef*.

John procurava ter um bom relacionamento até com as pessoas que trabalhavam nos departamentos de nutrição. Ele achava que elas não entendiam nada de cozinha. Aliás, ele achava que elas não tinham nenhum conhecimento real de alimentos. Entretanto, essas pessoas eram responsáveis por auxiliar na elaboração dos cardápios e fornecer as diretrizes para o preparo das refeições de pacientes específicos. John respeitava a importância de atender às exigências dietéticas dos pacientes. Em geral, ele reagia com desinteresse e desprezo às sugestões dos nutricionistas que iam além de meras exigências dietéticas. John normalmente fazia comentários pejorativos sobre os nutricionistas para os funcionários da cozinha. Ele não perdia tempo em ressaltar quando um nutricionista lhe parecia avantajado e acima do peso, sugerindo sempre que a pessoa prestasse mais atenção à própria dieta, em vez de estar lhe dizendo como fazer o seu trabalho.

John sugeriu à nutricionista-chefe que ela deveria seguir o exemplo dele no que dizia respeito à formação de equipes, uma vez que os nutricionistas não trabalhavam bem em equipe. A nutricionista-chefe apresentou um relatório à administração do hospital, acusando John de assédio sexual, discriminação e comportamento abusivo em relação aos funcionários dela.

Com base no que você aprendeu nos capítulos anteriores e no conteúdo deste capítulo, responda às seguintes perguntas:

- Qual a razão geral para os desafios ocorridos no Alta Linda Regional Medical Center?
- Quais as causas básicas dos desafios ocorridos no Alta Linda Regional Medical Center?
- Qual o papel da supervisão/gerência no declínio do Alta Linda Regional Medical Center?
- Que providências específicas poderiam ter sido tomadas para evitar que essa situação ocorresse no Alta Linda Regional Medical Center?
- Que medidas específicas podem ser tomadas para superar os desafios e impulsionar o Alta Linda Regional Medical Center em uma direção positiva?

Introdução

Trate os outros como você gostaria de ser tratado. Essa é uma frase ouvida com frequência, mas também frequentemente esquecida quando lidamos com as pessoas. Essa é a **Regra de Ouro**. O respeito no local de trabalho engloba muitas coisas, mas, acima de tudo, deve resultar em um ambiente de trabalho confortável. Um ambiente de trabalho confortável é aquele em que os membros da equipe sentem que são avaliados e julgados pelo seu desempenho, não por sua raça, sexo ou crenças pessoais. É o tipo de ambiente propício ao desenvolvimento do pleno potencial de todos os membros da equipe. Em um *ambiente que pratica a Regra de Ouro*, os membros da equipe não fazem as coisas por temor ou por serem obrigados, mas porque eles almejam o sucesso para todos, inclusive para eles próprios e para o estabelecimento. O item 8 dos 14 pontos de Deming tratava da eliminação do medo para que todos possam trabalhar de forma eficaz. De acordo com Dina

Berta: "Os restaurantes que podem se intitular um local de trabalho desejável têm chance de levar vantagem na tarefa de atrair talentos em um mercado de trabalho cada vez mais restrito, de acordo com operadores e especialistas em recursos humanos."[1] O *ambiente da Regra de Ouro* é fundamental para a rotulação de um estabelecimento como um local de trabalho desejável.

No setor de serviços de alimentação, e na cozinha em particular, o uso do medo como ferramenta de controle não era uma prática incomum no passado. Os mitos e lendas de *chefs* que repreendiam, ameaçavam e abusavam verbalmente dos funcionários da cozinha têm total fundamento. Tanto o setor como o *chef*, no entanto, mudaram nas últimas décadas. Os *chefs* eficazes, e a gerência em todos os níveis, reconhecem que o medo é prejudicial para o setor e para o membro da equipe de cozinha individualmente. O uso do medo como ferramenta de controle impede as pessoas de pensarem: "O medo lhes rouba o orgulho e a alegria em seu trabalho e extingue todas as formas de motivação intrínseca. O pensamento e o potencial criativo dos trabalhadores cessam instantaneamente."[2] A maioria dos *chefs* que se apoia no medo acredita que aqueles que trabalham sob o seu comando são incapazes de pensar, e este conceito acaba se tornando uma profecia autorrealizável.

Os *chefs* podem não conseguir eliminar *todo* o medo da mente de todos os membros da equipe de cozinha, mas eles podem eliminar *as fontes* do medo incorporadas na estrutura de gestão.[3] A Figura 14.1 mostra as características do *chef* que geram um *ambiente da Regra de Ouro*, um ambiente isento de temores gerados pela gerência.

De acordo com Ryan e Oestreich,[4] os *chefs* que usam a ameaça e o comportamento abusivo "...destroem imediatamente a confiança e extinguem a comunicação. Eles criam uma espessa barreira de antagonismo e ressentimento". Ninguém respeita um *chef* que menospreza as pessoas ou perde o controle emocional rotineiramente. A Figura 14.2 mostra os elementos das ações ou comportamentos ameaçadores ou abusivos que rebaixam, humilham, isolam, insultam e ameaçam os membros da equipe.

Respeito e crítica

Uma responsabilidade básica de qualquer *chef* é a qualidade do trabalho da equipe. A consecução de resultados de qualidade requer uma avaliação do desempenho dos membros da equipe, e a avaliação só é plenamente eficaz quando os resultados encontrados são informados à pessoa que está sendo avaliada. Os

Figura 14.1
Características de um *chef* adepto da Regra de Ouro.

- Sensível às questões e aos interesses dos membros da equipe.
- Respeita as diferenças nas pessoas.
- Receptivo e participativo no processo de solução de problemas.
- Ansioso por usar o poder de seu cargo para servir bem à equipe.
- Justo e equitativo na distribuição do trabalho.
- Constante em seus esforços para encontrar soluções técnica e politicamente saudáveis.
- Constante na busca das contribuições individuais dos membros da equipe para as decisões.
- Disposto a priorizar o bem-estar da equipe sobre os interesses pessoais.
- Nunca "melhor" do que os demais membros da equipe.
- Sincero e disposto a considerar a retaliação um sinal de séria fraqueza.

Figura 14.2
Elementos de ação ameaçadora ou abusiva.

- Silêncio e contato visual fulminante.
- Desdém ou desprezo pelas pessoas.
- Insultos ou menosprezo.
- Atribuição de culpa, desmerecimento.
- Modo agressivo e controlador.
- Ameaças em relação ao emprego.
- Gritos e berros.
- Surtos de raiva ou descontrole emocional.
- Ameaças físicas.
- Calúnias de natureza racial, étnica ou sexual.
- Comentários indiscretos ou discriminatórios.

resultados nem sempre são positivos, mas o objetivo é utilizar o conhecimento do desempenho positivo e negativo como um veículo para a melhoria de desempenho. Mas isso é possível somente quando o "respeito" faz parte do ambiente de trabalho. Aceitar críticas nunca é fácil, mas fica menos difícil quando há respeito mútuo nas relações. É aceitando e, em última análise, acatando as críticas que conseguimos melhorar o desempenho.

Um *chef* que fornece um *feedback* negativo de maneira positiva a um membro da equipe está demonstrando respeito pelo indivíduo. Eis algumas diretrizes para fornecer *feedback* negativo de forma positiva:

Limite os comentários ao comportamento do membro da equipe. Não rotule a pessoa de teimosa, difícil ou flexível. Não critique a *pessoa*; atenha-se à *atividade*, não ao tipo de pessoa que ela é. Seja específico e não generalize um determinado comportamento.

Critique o mais rápido possível após o problema. O problema ainda está fresco na memória do membro da equipe, o que provavelmente lhe permitirá obter uma resposta mais precisa.

Ouça atentamente o que cada membro da equipe tem a dizer. Ouça a opinião deles; deixe que lhe digam o que aconteceu. Pergunte o que lhes parece ser o problema. Não prejulgue nenhuma resposta. Seja receptivo ao que você ouvir.

Seja ponderado. Transmita a sua posição sem gritos, grosserias ou rispidez. Perdendo o controle, você levará a outra pessoa a adotar uma postura defensiva e, provavelmente, não conseguirá resolver o problema nem determinar sua causa.

Não critique com elogios. Essa atitude transmite uma mensagem confusa. Em geral, temos tendência a querer dizer algo gentil para atenuar o impacto. Isso raramente funciona; pode suavizar a crítica, mas o elogio nada significa. Os membros da equipe ouvem apenas a má notícia.

Não crie ciladas nem humilhe os membros da equipe de cozinha. Se um cliente fizer uma reclamação, o *chef* deve ser direto e objetivo ao falar com o membro da equipe sobre o assunto.

Não culpe todo o departamento de cozinha por um determinado problema. Erros acontecem. Pode ser por culpa de alguém, mas, como *chef*, você não deve generalizar e acusar toda a equipe de agir mal.

A crítica verbal normalmente é menos severa do que a crítica escrita. A crítica escrita pode gerar resultados indesejados. Pode ser muito mais severa do que a crítica verbal e ficar registrada na ficha da pessoa, podendo influir nas promoções e nas dispensas. É possível que os membros da equipe de cozinha não tenham ti-

CONVERSA COM O CHEF
Permissão para o sucesso

Quando ingressei na escola de gastronomia, 50% de minha turma era constituída por mulheres. Pensei: "não deve ser tão ruim assim; existem muitas pessoas exatamente como eu que desejam cozinhar". Quando fui trabalhar na cozinha de um hotel, eu era a única mulher, mas nunca dei muita importância a isso. Eu achava que, se você fosse uma pessoa esforçada, chegasse no horário e demonstrasse forte interesse pelo seu trabalho e pela empresa, você seria promovido.

Comecei como auxiliar de cozinha trabalhando em banquetes, depois me formei cozinheira, mas fui alocada como no *garde manger*, responsável pelo preparo de saladas e sobremesas. Eu não tinha permissão para trabalhar na praça de pratos quentes; e nunca tive esta chance. Profissionais do sexo masculino eram contratados e alocados na cozinha quente com menos experiência e sem qualquer treinamento formal.

Um dia, pedi ao *chef* de cozinha que me transferisse para a praça de pratos quentes. Eu lhe disse que estava pronta para essa oportunidade. Ele respondeu: "você não tem perfil para atuar na praça de pratos quentes. Deixe os rapazes cuidarem dessa área. Você está fazendo um excelente trabalho na praça de saladas e sobremesas. Precisamos muito de você lá".

Cerca de uma semana depois, eu tive a minha grande chance na praça de pratos quentes, quando um cozinheiro ligou avisando que faltaria por não estar se sentindo bem. Eu assumi a praça de grelhados e comecei a prepará-la para o serviço. Quando o substituto apareceu para assumir o lugar do cozinheiro que havia faltado, eu o mandei para a praça de saladas e sobremesas. Ele não questionou a praça em que trabalharia porque era substituto e eu já estava na cozinha há um ano. Eu estava atarefada preparando a praça de grelhados e parecia saber o que estava fazendo.

Era a primeira vez que eu operava a praça de grelhados, preparando 200 *couverts* sem nenhuma devolução. Foi um dos meus melhores dias na cozinha. Eu pensava: "agora eu sei o que quero fazer para o resto da vida". Depois daquela experiência, eu me sentia capaz de fazer qualquer coisa!

No dia seguinte, o *chef* me chamou ao seu escritório. Pensei que eu fosse ser demitida pela minha ousadia de mandar o substituto cuidar da minha estação de sobremesas. O *chef* me perguntou quem havia me ensinado a operar uma chapa com tanta eficiência. Eu lhe disse que ninguém havia me ensinado; que apenas vinha observando o cozinheiro da praça há meses, ansiando pelo dia em que ele ligasse dizendo que estava doente e iria faltar. Ele riu e disse que eu voltasse para o trabalho na minha nova praça, de pratos quentes.

Pensando bem, aquele provavelmente foi um ponto crucial em minha carreira, um momento decisivo. Eu só estava esperando uma oportunidade para provar a minha capacidade, para dizer que eu era tão competente quanto o cara ao meu lado. E descobri que eu não era apenas igualmente competente, mas que eu era melhor. Eu continuava à espera de alguém que me desse permissão para brilhar. E acabei conseguindo. Não me arrependo do tempo em que trabalhei naquele hotel. A lição que aprendi não tem preço e mudou o meu jeito de ser. Melhorei como *chef* e como pessoa. Quando me tornei *chef* executiva de cozinha, tendo de tomar decisões de promoção, eu observava e ouvia os meus funcionários, concedendo a todos permissão para o sucesso.

– Dra. Carol Silkes
CEC (Certified Executive Chef), CCE (Certified Culinary Educator),
Professora Assistente, Kemmons Wilson School,
University of Memphis,
Memphis, TN

do oportunidade de responder ou explicar o que ocorreu. A pendência da crítica escrita se prolonga por algum tempo, e os comentários feitos podem não ter um sentido muito claro porque o leitor não dispõe de recursos como o tom de voz ou qualquer outra explicação mais detalhada. Além disso, a crítica deve ser feita em particular. Escolha uma ocasião que facilite a solução do problema. Em geral, a melhor hora de criticar é no início do dia, para que o membro da equipe possa cuidar da tarefa em questão.

Incentive a equipe de cozinha a lhe fornecer *feedback*. O incentivo transmite confiança, respeito e a ideia de que você acredita no outro. O desestímulo resulta em baixa autoestima e isolamento das pessoas. Um *chef* que desestimula a equipe é aquele que está constantemente criticando e apontando erros, que tem expectativas irreais em relação aos outros e não admite erros. A Figura 14.3 mostra algumas frases usadas por um *chef* incentivador.

> "Você fez um bom trabalho."
> "O que você aprendeu com esse erro?"
> "Continue tentando; você vai conseguir."
> "Melhorou muito."
> "Se você precisar de ajuda, é só me dizer."

Figura 14.3
Frases de incentivo.

CONVERSA COM O CHEF
Sem desculpas

Na qualidade de mulher que atua como *chef* profissional nesse setor, reconheci desde cedo que a minha maior desvantagem na cozinha seria admitir o fato de que eu estava em desvantagem simplesmente por ser mulher.

Meus pais reagiram com ceticismo quando, pela primeira vez, demonstrei interesse em cozinhar profissionalmente. Minha mãe argumentou que seria muito difícil do ponto de vista físico para mim. Ela, que crescera em outra época, achava que eu enfrentaria muitos desafios.

Mas eu persisti...

Na primeira cozinha de restaurante em que trabalhei, 25% da cozinha quente era operada por mulheres. Pensando bem hoje, assim como seria incomum ver uma cozinha quente comandada com exclusividade por mulheres, é igualmente quase tão incomum ver uma cozinha quente operada apenas por homens.

Os tempos certamente mudaram...

As cozinheiras eram tenazes. Elas eram o que você imaginaria ser uma pessoa que foi julgada e superou repetidamente as expectativas. Elas eram forças da natureza e um tanto maternais, o que ajudava a contrabalançar uma cozinha cheia de testosterona. Aparentemente, as mulheres eram como todo cozinheiro: incrivelmente apaixonadas, cheias de desejo de agradar, e com o mesmo ímpeto de competir e ser melhor do que a pessoa ao seu lado.

Aprendendo a lutar...

É claro que as mulheres ainda são julgadas e desafiadas em uma cozinha moderna. À medida que fui me aclimatando à vida na cozinha, logo reconheci que respeito não lhe é dado; você tem que lutar para conquistá-lo. Eu notava que os cozinheiros homens não me levavam a sério. Quando precisava ser ouvida, eu tinha que gritar. Parecia ser o único recurso que funcionava, mas que me fazia parecer emocional e descontrolada. Aprendi a buscar forças nas mulheres à minha volta, o que me ajudou a aceitar a adversidade e torná-la minha maior aliada. A dúvida das pessoas em relação a mim passou a ser a minha razão para buscar o sucesso e me deu a oportunidade de provar que elas estavam erradas. Quando comecei a progredir como cozinheira, minha autoconfiança cresceu. Não se tratava mais de ser mulher ou homem, mas de ser capaz de desempenhar a função – quem trabalharia bem, quem seria mais rápido, e assim por diante.

Enquanto continuo a exercer minha profissão, minha função deixou de visar exclusivamente ao desenvolvimento de habilidades técnicas, passando a consistir mais em ensinar, orientar, inspirar e motivar as pessoas. Meus mentores incorporaram todos esses atributos e me mostraram como seguir os mais altos padrões de integridade pessoal. Os melhores professores que tive me ensinaram que eu não deveria buscar desculpas para me justificar, como nunca fingir estar em desvantagem, por exemplo, e que o respeito é um privilégio a ser conquistado ao longo dessa trajetória.

– Jennifer Shen-Seto
Chef confeiteiro, Wolfgang Puck CUT,
Cingapura

Em geral, a diferença entre os melhores membros da equipe de cozinha e aqueles de desempenho mediano depende do estilo e da capacidade de liderança do *chef*. Um bom *chef* é capaz de transformar alguns membros medianos em profissionais de desempenho excepcional. As ações do *chef* influenciam o desempenho. A sinceridade é de suma importância. Se forem tratados com respeito, os membros da equipe funcionam como a sua própria fonte de motivação. Ferdinand Metz, decano executivo e presidente do Conselho Consultivo Nacional da rede Le Cordon Bleu, recomenda: "forme uma equipe que trabalhe por um objetivo comum. Lidere pelo exemplo e esteja sempre disposto a fazer o que pede que os outros façam. Desse modo, você será respeitado".[5] A fala da dra. Silkes para a

Conversa com o chef mostra como era uma mulher na cozinha na década de 1980. A fala de Jennifer Shen, por outro lado, descreve o papel da mulher na cozinha em 2011. Como você verá, o respeito ainda hoje é um problema na cozinha.

Diversidade

"De acordo com o Census Bureau, a população étnica dos Estados Unidos continuará a crescer. As projeções mostram que até 2050, os hispânicos corresponderão a mais de 24% da população; os negros, a mais de 13%; e os asiáticos, a quase 9%."[6]

No segmento de serviços de alimentação, as minorias e as mulheres sempre representaram um maior número do que em outros setores nos Estados Unidos. A diversidade entre aqueles que trabalham em restaurantes não está diminuindo. "Os resultados demonstram que, de 2004 para 2005, houve um aumento de 3% no número de executivos pertencentes a grupos minoritários étnicos/raciais. No mesmo período, houve um aumento de 2% no grupo de empregados horistas pertencentes a minorias étnica/racial, sendo que essas minorias representavam 50% do total de trabalhadores horistas em 2005. Além disso, a diversidade étnica da gerência em nível de unidade aumentou 3% a partir de 2005."[7] De acordo com a National Restaurant Association, em 2006, 72% dos trabalhadores do setor de restaurantes eram mulheres e minorias.[8]

À medida que avançamos no século XXI, o segmento de serviços de alimentação enfrenta questões como a necessidade de supervisionar não apenas maiores números de pessoas, mas também uma força de trabalho mais diversa. A supervisão no âmbito da cozinha exige um maior respeito pelos valores e pela cultura de todos os membros da equipe. Um estabelecimento que valoriza a diversidade é aquele em que os membros da equipe de cozinha aprendem a valorizar a individualidade e evitam prejulgar as pessoas. Incentivar a conscientização em relação à diversidade é uma maneira de facilitar a discussão das suposições que cada membro da equipe possa fazer sobre determinados grupos de pessoas. "Compreendendo e aceitando a diversidade, conseguimos perceber que cada um de nós é necessário: o reconhecimento da diversidade nos ajuda a entender a necessidade que temos de oportunidade, igualdade e identidade no ambiente de trabalho."[9]

"Hoje, as empresas estão acatando a diversidade como um foco empresarial e um valor corporativo. Aceitar a diversidade não é apenas a coisa certa a ser feita; existe um forte argumento de negócios para isso."[10] A aceitação da diversidade por parte dos *chefs* pode significar acostumar-se a diferentes sotaques, línguas e modos de vestir. Significa sentir-se à vontade com membros da equipe cuja cor da pele seja diferente. A diversidade em uma equipe se refere às seguintes dimensões físicas e culturais que nos separam e distinguem como indivíduos e grupos: idade, sexo, capacidade física, etnia, raça e preferência sexual. Miller et al. afirmam: "a falta de compreensão e respeito à diversidade de seus funcionários pode resultar em mal-entendidos, tensão, baixo desempenho, baixo moral dos funcionários e maiores taxas de absenteísmo e rotatividade... Quando a diversidade é respeitada, o ambiente de trabalho é mais rico".[11]

O primeiro passo para aumentar o respeito pela diversidade é a comunicação. Crie um clima que incentive a livre troca de ideias. Explore a maneira como todos os membros da equipe chegam à cozinha com uma combinação única de perfis e influências. Comece por você e pelo seu próprio perfil. Conheça os membros da sua equipe. Não faça piadas étnicas ou com apelo sexual e não tolere nem mesmo piadas inofensivas nesse ambiente. Incentive a diversidade e a conscientização em relação às diferenças culturais por meio de eventos, como dias especiais no refeitório dedicado a comidas étnicas, por exemplo.

Se as pessoas estiverem tendo dificuldade com o idioma local, seja paciente e incentivador. Solicite a eles contribuições. O fato de algumas pessoas não dizerem nada não significa que elas não tenham nada a dizer. Aqueles que mudam de uma cultura para outra podem vivenciar um choque de culturas, o que pode se manifestar em forma de medo. Incentive o restante da equipe a entender e respeitar as diferenças nas pessoas. O *chef* é o modelo. Se ele demonstrar respeito pelos membros da equipe de origens diferentes, a equipe seguirá o exemplo. A autoestima dos membros de uma equipe diversificada permanece intacta se eles acharem que suas origens são aceitas e respeitadas.

O trecho que se segue foi extraído de um anúncio de emprego publicado no *Boston Globe* no dia 7 de outubro de 1990, que demonstra um entendimento abrangente da "valorização das diferenças":

> Em todos os aspectos da vida existe diversidade. Aceitando essa condição, você se abre para infinitas possibilidades. Fechando-se para a diversidade, você se isola. Onde um vê um problema, dois podem encontrar uma solução.
>
> Valorizamos e incentivamos as contribuições de todos. Reconhecemos que, embora cada um de nós veja o seu próprio nível de realização, aceitação e reconhecimento, juntos podemos alcançar metas mais elevadas. Podemos contribuir para o bem-estar de nossa comunidade formando sólidos laços e implementando novas ideias. Essa é a nossa equipe – um grupo de pessoas trabalhando juntas pelo bem comum, e aceitando, ao mesmo tempo, as opiniões, o apoio e a singularidade de cada indivíduo.

O ambiente de trabalho em uma cozinha, em que prevalece a diversidade étnica, tem potencial para conflitos decorrentes das diferenças. Esse conflito pode ser baseado em falsos conceitos ou estereótipos criados pelo *chef* e outros mem-

CONVERSA COM O CHEF
Naquela época

Os anos de 1958-1960 introduziram no contexto geral norte-americano um novo respeito por algumas coisas. Foi mais ou menos nessa época também que eu iniciei minha carreira na cozinha. Naquele tempo, a maioria das cozinhas dos restaurantes era operada por uma equipe formada por um *chef* executivo, um *sous chef* (subchefe) e um gerente de cozinha (todos brancos); o "pelotão dos soldados rasos" era composto em sua maioria por afro-americanos. "Respeito" era uma palavra raramente usada nas cozinhas naquela época. O medo era a ordem do dia, e o comando autoritário gerava um clima de temor e ressentimento. Sou afro-americano e, apesar dessas condições intimidantes, aprendi a amar a gastronomia. Além disso, resolvi conquistar o sucesso.

Hoje, tenho o prazer de dizer que sou bem-sucedido, apesar das terríveis condições existentes naquela era pré-igualdade de direitos. Sou o *chef* executivo e o CEO de minha própria empresa. Minhas origens me condicionaram a ser mais sensível àqueles que me cabe supervisionar. Estou sempre atento ao meu desempenho para evitar reproduzir subconscientemente o papel de meus supervisores anteriores. É fundamental que os *chefs* executivos se preparem para um ambiente de trabalho mutável na cozinha. As minorias já provaram ser tão capazes e competentes quanto quaisquer outros profissionais existentes no setor de serviços de alimentação. Quando um *chef* executivo entende que não existem "grandes chefes" e "pequenos subordinados", apenas uma locomotiva e o restante do trem, ele pode celebrar o respeito pela qualidade total na cozinha.

– Clayton Sherrod
CEC (Certified Executive Chef), AAC
(American Academy of Chefs),
Presidente, *Chef* do Clayton's Food Systems, Inc.,
Birmingham, AL

bros da equipe de cozinha em relação aos diferentes grupos étnicos, às línguas e às culturas. Cada lado pode interpretar mal ou desprezar o ponto de vista do outro se não compreender o sistema em que o outro opera.

Discriminação

Assédio

Em épocas recentes, o assédio no local de trabalho se tornou principalmente sinônimo de assédio sexual. No setor de serviços de alimentação, existem muitas formas de **assédio** àqueles que são diferentes; aos *gays*, às minorias, e às pessoas com deficiência física ou mental. As leis federais, os decretos executivos, os processos judiciais e os estatutos estaduais e municipais oferecem uma ampla estrutura legal que protege essas categorias de empregados.

Nos Estados Unidos, a Equal Employment Opportunity Commission – EEOC (Comissão para a Igualdade de Oportunidades no Trabalho) emitiu diretrizes sobre o assédio sexual em 1980, indicando tratar-se de uma forma de discriminação nos termos do Título VII da Lei dos Direitos Civis (*Title VII of the Civil Rights Act*) de 1964. A EEOC prevê que o assédio sexual consiste em "investidas indesejáveis, solicitações de favores sexuais e outros tipos de conduta física ou verbal de natureza sexual". A conduta é ilegal quando interfere no desempenho profissional do empregado ou cria um "ambiente de trabalho intimidante, hostil ou ofensivo". As *diretrizes uniformes* responsabilizam os empregadores pela prevenção do assédio sexual de empregados do sexo feminino ou masculino. A EEOC considera o empregador culpado de assédio sexual quando ele tem ou deveria ter conhecimento de conduta ilegal e não toma as devidas medidas corretivas. Além disso, o empregador é culpado de assédio sexual também quando permite que indivíduos de fora da empresa (cliente ou vendedores) assediem sexualmente os empregados. Nos casos em que sejam comprovadas reclamações ou acusações de delitos de natureza sexual, a EEOC impõe severas penalidades que incluem indenização, readmissão, pagamento de retroativo de benefícios, encargos e honorários advocatícios. O assédio sexual pode resultar em acusações criminais se envolver contato físico.* São movidas ações de indenização por danos morais, tanto contra o infrator como o empregador. O número de acusações de assédio sexual recebidas pela EEOC caiu de 15.889 em 1997 para 12.025 em 2006.[12] O percentual de acusações de assédio sexual recebidas pela EEOC de reclamantes do sexo masculino passou de 11,6% em 1997 para 15,4% em 2006.[13]

Cada vez mais, as empresas de serviços de alimentação estão se tornando mais proativas nas questões de assédio sexual. A linha divisória entre assédio, trabalho em equipe e companheirismo é tênue. Embora determinadas condições de trabalho no setor de serviços de alimentação possam contribuir para o assédio sexual, são as pessoas que cometem as infrações. A maioria das situações de assédio sexual envolve assédio contra mulheres; mas o número de ocorrências de assédio de mulheres contra homens também está aumentando. Em ambos os casos, a omissão em prevenir assédio sexual equivale a ser conivente com o ato.

Os *chefs* têm a responsabilidade de reconhecer e prevenir o assédio sexual na cozinha. Toda empresa deve ter uma política claramente definida sobre assédio sexual. Essa política deve ser transmitida de forma clara a cada membro da equi-

---

* N.R.C.: No Brasil, a Lei n. 10.224/2001 introduziu o crime de assédio sexual no Código Penal, com pena prevista de 1 a 2 anos de detenção. Além disso, a CLT (Consolidação das Leis do Trabalho) autoriza o empregador a demitir por justa causa o empregado que cometa crime grave, como pode ser o caso do assédio sexual cometido no ambiente de trabalho.

CONVERSA COM O CHEF
Aprendiz pioneiro

Em 1978, Elizabeth Tobin se tornou a primeira aprendiz mulher em minha cozinha. Até então, as opções para *chefs* do sexo feminino eram limitadas à função de "cozinheiras", normalmente em hospitais ou outras instituições ou como assistentes de pastelaria. O título *"chef"* era reservado apenas aos homens. Desde o primeiro dia, eu insisti que Elizabeth se libertasse do molde tradicional estabelecido para as mulheres na cozinha. Naquela época, as mulheres sequer usavam o tradicional uniforme de *chef*. Era difícil para Elizabeth; ela estava combatendo 100 anos de dominância masculina no mundo gastronômico do Gresham Hotel. Ela encontrou muitas dificuldades, inclusive a ideia de que as mulheres não tinham condições de lidar com o estresse e a tensão do período de serviço em uma cozinha com grande movimento ou com a geralmente "rica" linguagem utilizada nas cozinhas.

Elizabeth era uma aprendiz pioneira na época. Ela não apenas era uma excelente *chef*, mas também acabou por se revelar um grande exemplo para as jovens aspirantes a *chef*. Ela se revezou entre todos os setores da cozinha e se formou com honras.

Esses esclarecimentos sobre a primeira aprendiz em minha cozinha (e também a primeira vez que o sindicato dos trabalhadores reconhecia uma *chef* do sexo feminino) têm por finalidade descrever a evolução do pensamento de 1978 para os dias atuais. Quando reflito sobre aquela época, parece quase inconcebível que a gastronomia ou a cozinha em geral fossem reservadas exclusivamente aos homens.

– Noel C. Cullen
Ed.D. (Doctor of Education), CMC (Certified Master Chef), AAC (American Academy of Chefs)

pe. A melhor cura para o assédio sexual no local de trabalho é uma política e um programa educativo criados com a finalidade de prevenir a sua prática.[*] As políticas devem ser declarações escritas enfatizando que o assédio não será tolerado. A Figura 14.4 mostra os elementos fundamentais de uma política eficaz de prevenção de assédio sexual.

Igualdade de oportunidades no trabalho

Nos Estados Unidos, a Lei da Equiparação Salarial (*Equal Pay Act*) de 1963 é considerada por muitos o ponto de partida do movimento pela Igualdade de Oportunidades no Trabalho. Essa lei foi aprovada como uma emenda à Lei das Normas Justas de Trabalho (*Fair Labor Standards Act*) de 1938. A emenda exige que homens e mulheres que exerçam funções basicamente iguais em uma empresa recebam salários iguais. Embora essa lei tenha sido aprovada em 1963, a equiparação salarial ainda é motivo de várias ações judiciais hoje.[**]

O Título VII da Lei dos Direitos Civis (*Title VII of the Civil Rights Act*) de 1964 continuou a enfatizar a igualdade nas políticas norte-americanas de recursos humanos. A lei se aplica a todo empregador que tenha 15 ou mais empregados. O Título VII proíbe a discriminação no trabalho com base em fatores como raça, cor, sexo, religião e origem nacional. Empregadores com menos de 15 empregados podem estar sujeitos às normas de seus respectivos estados. Existem dois tipos de exceção ao Título VII. A primeira é quando o empresário consegue provar que a

---

[*] N.R.C.: O Ministério do Trabalho e Emprego (MTE) do Brasil promove ações de divulgação e conscientização para eliminar práticas abusivas no ambiente de trabalho; dentre essas ações, disponibiliza uma cartilha sobre assédio moral e sexual no trabalho (disponível em: http://portal.mte.gov.br).

[**] N.R.C.: No Brasil, o art. 461 da CLT (Consolidação das Leis do Trabalho) determina que funções idênticas prestadas ao mesmo empregador, na mesma localidade, devem receber salários iguais, sem distinção de sexo, nacionalidade e idade – desde que o trabalho seja de igual valor, ou seja, que apresente a mesma produtividade e seja realizado com a mesma qualidade técnica e entre empregados cuja diferença de tempo de serviço não seja superior a 2 anos; a exceção é quando o empregador tiver seu pessoal organizado em quadros de carreira que obedeçam a critérios de antiguidade e merecimento (conforme parágrafos 1º e 2º da Lei n. 1.723, de 1952).

Figura 14.4
Política de assédio sexual eficaz.

- Deve ser criada uma política abrangente contra o assédio, válida para todo o sistema. Os especialistas na área de assédio sexual devem participar de sua elaboração. Essa política deve fazer parte de todos os programas de treinamento de indução e orientação de novos funcionários. Os funcionários veteranos devem ser colocados a par da política, devendo ser emitida pela direção uma declaração organizacional objetiva condenando o assédio sexual.
- Os *chefs* executivos devem receber treinamento sobre como prevenir situações de assédio sexual na cozinha.
- Devem ser criados procedimentos para lidar com as reclamações nessa área.
- Devem ser tomadas as providências imediatas no sentido de investigar as reclamações de assédio.
- Os infratores devem sofrer medida disciplinar e, em casos graves, ser demitidos sumariamente. A política precisa ser aplicada de forma justa e equitativa a todos os membros da equipe.

qualificação discriminatória é uma **qualificação ocupacional de boa-fé** *(bona fide occupational qualification* – BFOQ, na sigla em inglês). Constituem exemplos comuns de BFOQ as mulheres que trabalham em vestiários femininos e artistas folclóricos específicos que fazem apresentações étnicas. A outra exceção é a discriminação baseada em uma **necessidade da empresa**. Essa condição é definida de forma muito restrita e o empregador deve provar que a prática é essencial para a sua atividade. Um exemplo de exceção por necessidade da empresa seria o remanejamento de guardas de segurança gestantes para funções burocráticas durante o período de gestação. A função de guarda tem por finalidade oferecer proteção, e, nesse caso, a capacidade da guarda de segurança para desempenhar esta atribuição diminui em razão da sua condição de gestante. Observe que, tanto no caso de BFOQ como de necessidade empresarial como justificativas para discriminação, o ônus da prova cabe ao empregador.

A discriminação pode ser direta e indireta. Os termos atualmente usados são tratamento desigual e impacto desigual. **Tratamento desigual** é quando os indivíduos candidatos a emprego ou empregados por uma empresa são tratados de formas diferentes com base em fatores como raça, cor, sexo, religião, origem nacional ou alguma outra característica protegida. **Impacto desigual** é quando uma política tem um impacto maior em um grupo do que em outro.

No setor de restaurantes, as políticas que têm potencial para produzir impacto desigual incluem as exigências de uniforme, as exigências de educação formal e as exigências de aparência. A pergunta que deve ser feita quando uma política estiver sendo considerada é: a ação que a política exige é realmente necessária para que um membro da equipe possa exercer a função? Um acessório que uma mulher use para cobrir a cabeça por motivos religiosos a impede realmente de desempenhar sua função ou reduz o movimento do restaurante por afetar o ambiente percebido? O *chef* de hoje, bem como toda a gerência, deve abordar esse tipo de questão com uma mente aberta.

Os norte-americanos ainda contam com a Lei da Discriminação Etária no Trabalho (*Age Discrimination in Employment Act*) foi aprovada em 1967. Essa lei proíbe que o empregador discrimine candidatos acima dos 40 anos em razão da idade. Essa lei afeta todo empregador que tenha 20 ou mais funcionários e todo sindicato com 25 ou mais membros. A demissão de empregados mais velhos no intuito de contratar substitutos mais jovens ou a promoção de empregados mais jovens em detrimento de empregados mais velhos constituem violações comuns dessa lei.*

Outras leis de destaque incluem a Lei de Reabilitação Vocacional (*Vocational Rehabilitation Act*), sancionada em 1973, que proíbe a discriminação contra pessoas qualificadas com deficiência. A Lei de Discriminação Contra a Gestante (*Pregnancy Discrimination Act*) foi sancionada em 1978 e proíbe a discriminação contra mulheres grávidas. A Lei de Controle e Reforma da Imigração (*Immigration Reform and Control Act*) foi sancionada em 1983 e proíbe o recrutamento e a contratação de estrangeiros não autorizados a trabalhar nos Estados Unidos.**

A Lei dos Norte-americanos com Deficiência (*Americans with Disabilities Act*) foi sancionada em 1990***. Embora essa lei fosse similar à Lei de Reabilitação Vocacional de 1963, a terminologia usada é um tanto diferente. A Lei dos Norte-americanos com Deficiência (ADA, na sigla em inglês) também tem uma aplicação mais ampla. A ADA se aplica à maioria dos empregadores, enquanto a Lei da Reabilitação Vocacional se aplica apenas a contratadas e subcontratadas federais. Em termos específicos, a ADA proíbe a discriminação contra pessoas com deficiência no ambiente de trabalho, além de exigir que o empregador tome providências razoáveis no sentido de criar um local de trabalho acessível a todos os funcionários qualificados.

A Lei da Licença Médico-familiar (*Family and Medical Leave Act*) foi aprovada em 1993. Essa lei oferece aos empregados a oportunidade de tirar até 12 semanas de licença não remunerada em caso de nascimento ou adoção de uma criança na família.**** Além disso, a lei permite o uso da licença para atendimento a pai/mãe idoso(a) ou enfermo(a), cônjuge ou filho, ou para fins de tratamento de saúde.

Considerações finais

O *chef* é um elemento fundamental no sucesso de qualquer estabelecimento quando se trata de criar e manter um ambiente de respeito no local de trabalho. O *chef* que dá exemplo de respeito, e deixa claro que todos os funcionários são valorizados, consegue gerar esse clima de respeito. O resultado é uma cultura que incentiva o crescimento, adere à assunção de riscos e apoia o progresso. Essa cultura resultará no sucesso, tanto do estabelecimento como dos funcionários, com o orgulho da realização contagiando a todos.

---

* N.R.C.: Vale lembrar que o art. 7º da Constituição Federal brasileira determina a proibição da diferença de critério de admissão, salários e exercício de funções por motivo de sexo, idade, cor ou estado civil.

** N.R.C.: Quanto à gestante, a Constituição Federal brasileira prevê a licença-maternidade, enquanto a Lei n. 9029, de 1995, proíbe a exigência de atestados de gravidez e esterilização e outras práticas discriminatórias, para efeitos de admissão ou permanência no trabalho. Já a Lei n. 6.815, de 1980, define a situação jurídica do estrangeiro no Brasil.

*** N.R.C.: No Brasil, a Lei n. 13.146, de 2015, instituiu o Estatuto da Pessoa com Deficiência, que em seu Capítulo VI trata do direito ao trabalho, abrangendo termos relacionados à proibição de discriminação e as questões associadas à acessibilidade.

**** N.R.C.: No Brasil, o art. 7º da Constituição Federal prevê licença de 120 dias à gestante, sem prejuízo do emprego e do salário, assim como a licença-paternidade (conforme previsto no art. 473, III da CLT). A CLT também prevê, em seu art. 392, licença-maternidade para casos de adoção.

Parte III | O mundo da gestão

Questões para revisão

1. Defina os seguintes termos-chave contidos no capítulo:
a. Regra de Ouro
b. Assédio
c. Qualificação ocupacional de boa-fé (BFOQ)
d. Necessidade da empresa
e. Tratamento desigual
f. Impacto desigual

2. Descreva um ambiente da Regra de Ouro.

3. Que medidas podem contribuir para gerar o medo no ambiente de trabalho na cozinha?

4. Que fatores contribuem para o distanciamento dos membros da equipe na cozinha?

5. Quais as frases que um *chef* pode usar para incentivar a equipe de cozinha?

6. As mulheres e as minorias geralmente são agrupadas como uma única classe. O que esses dois grupos têm em comum? Quais as grandes diferenças entre eles?

7. De que maneira um estabelecimento de serviços de alimentação poderia utilizar a diversidade como uma vantagem competitiva?

8. Por que é fundamental administrar a diversidade? Esse é um fenômeno temporário ou duradouro?

9. Quando o assédio sexual é ilegal? Quais as consequências desses atos ilegais?

10. Por que os *chefs* têm a responsabilidade de prevenir o assédio sexual?

11. Cite e descreva as leis básicas relativas à igualdade de oportunidades no ambiente de trabalho.

Notas

1. Dina Berta. "Building an Employment 'Brand,'" http://www.enewsbuilder.net/peoplereport/e_article000733022.cfm?x=b11,0,w. Nation's Restaurant News.
2. Ibid.
3. Rafael Aruayo, *Dr. Deming* (New York: Carol, 1991), 184.
4. Kathleen Ryan and Daniel K. Oestreich, *Driving Fear Out of the Workplace* (San Francisco: Jossey-Bass, 1991), 75.
5. Ferdinand Metz, "Success Has a Future Perspective," *Lessons in Leadership* (New York: Van Nostrand Reinhold, 1991), 36.
6. Paul Frumkin, "At Your Service: Dining and Diversity: Catering to a Multicultural Clientele: As the U. S. Population Becomes Increasingly Diverse, Training Servers to be Sensitive to the Distinct Desires of Different Groups Becomes More Important than Ever." *Nation's Restaurant News*, setembro de 2005, Vol. 39, Issue 38, 110.
7. Shyam Patel, Sr. Research Analyst. "Just Published People Report Survey of Unit Level Employment Practices Highlights Rapid Shifts in the Workforce." Janeiro de 2007. www.peoplereport.com. http://www.enewsbuilder.net/peoplereport/e_article000733019.cfm?x=b8Rr58S,b520tHgk.

8. Dina Berta, "Diversity at the Top: Quick-Service Outshines Other Segments with the Highest Percentage of Women and Minorities in Management Positions: Segment Study: QSR & Diversity." *Nation's Restaurant News.* 06 de fevereiro de 2006, Vol. 40, Issue 6, 33.
9. Max De Pree, *Leadership Is an Art* (New York: Dell, 1989), 9.
10. Richard Koonce, "Redefining Diversity: It's not just the right thing to do. It also makes good business sense." *Training & Development*, dezembro de 2001, www.findarticles.com/cf_ntrstnws/m4467/12_55/83045836/print.jhtml, p. 1.
11. Jack E. Miller, Mary Porter, and Karen E. Drummond, *Supervision in the Hospitality Industry*, 2.ed. (New York: John Wiley, 1992), 92.
12. The U.S. Equal Employment Opportunity Commission. *Sexual Harassment Charges EEOC & FEPAs Combined: FY 1997—FY 2010.* http://www.eeoc.gov/eeoc/statistics/enforcement/sexual_harassment.cfm
13. Ibid.

Disciplina   15

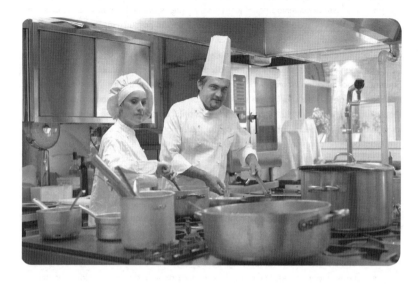

Tópicos
- Introdução
- O papel do *chef*
- Abordagens disciplinares
- Administração da disciplina
- Sistemas de disciplina positiva
- Entrevistas de desligamento
- Resumo
- Questões para revisão
- Notas

Objetivos
Ao concluir este capítulo, você deverá estar apto a:
1. Definir disciplina em seu sentido mais amplo, conforme aplicado ao papel do *chef*.
2. Descrever os parâmetros disciplinares em que o *chef* opera em relação aos sindicatos e à igualdade de oportunidades no trabalho.
3. Descrever as etapas da abordagem disciplinar progressiva.
4. Enunciar as diretrizes para a administração justa e equitativa da disciplina.
5. Fazer a distinção entre as abordagens positivas e negativas à disciplina.
6. Definir as estratégias e a lógica para a condução de entrevistas de desligamento.

Estudo de caso: Stone Lion Hotel and Conference Center

Bruce Connors ingressou na equipe gerencial do Stone Lion Hotel and Conference Center há 3 meses como *chef* executivo. Jesse Atwood é o *sous chef* (subchefe). Jesse trabalha no Stone Lion há 6 anos, onde começou como lavador de pratos. O *chef* Connors acredita na filosofia de conceder autonomia à sua equipe. Ele acredita na delegação de atribuições e autoridade. Connors não acredita no microgerenciamento de sua equipe a partir do momento em que lhe delega responsabilidades. Uma de suas primeiras ações como *chef* executivo foi delegar ao *sous chef* Jesse a autoridade de contratar e demitir funcionários. A sua concepção era de que Jesse tinha mais conhecimento do desempenho da equipe e era capaz de fazer julgamentos mais ponderados nessa área.

Hoje, o diretor de recursos humanos do Stone Lion informou a Connors que o número de demissões e novas contratações na cozinha vem aumentando regularmente nos últimos 2 meses. Além disso, um dos funcionários recentemente demitido ingressou junto ao *Labor Board**

---
* N.R.C.: Conselho do Trabalho, em que podem ser tratadas as disputas trabalhistas.

com uma reclamação trabalhista por demissão sem justa causa. Enquanto se preparava para responder à acusação, o diretor de recursos humanos se reuniu com Jesse. Ele perguntou a Jesse por que ele havia demitido o funcionário em questão. Jesse declarou: "o trabalho do cara era malfeito e ele era lento". O diretor pediu para ver a documentação sobre o desempenho do funcionário, e Jesse justificou: "o camarada não passou tempo suficiente na nova função para que fosse documentada qualquer coisa. Eu precisava me livrar dele, e me livrei".

O diretor informou ao *chef* Connors que o funcionário passara três anos no Stone Lion com um histórico de baixo desempenho. O funcionário havia sido colocado na nova função pelo *sous chef* duas semanas antes de ser demitido. O diretor declarou que o Stone Lion obviamente não poderia defender a demissão. Ou o ex-funcionário seria readmitido ou seria negociado um acordo monetário para evitar "repercussões". O diretor indicou também que, depois de falar com o *sous chef* ficou claro que aquela não era a única ocorrência de demissão indevida. O *chef* Connors garantiu ao diretor de recursos humanos que se reuniria imediatamente com Jesse para "colocar as coisas em ordem".

Com base no que você aprendeu nos capítulos anteriores e no conteúdo deste capítulo, responda às seguintes perguntas:

- Qual a razão geral para a situação ocorrida no Stone Lion Hotel and Conference Center?
- Quais as causas básicas da situação ocorrida no Stone Lion Hotel and Conference Center?
- Qual o papel da liderança e da supervisão/gerência na situação ocorrida no Stone Lion Hotel and Conference Center?
- Que providências específicas poderiam ter sido tomadas para evitar a situação ocorrida no Stone Lion Hotel and Conference Center?
- O que, especificamente, pode ser feito para evitar que a situação ocorrida no Stone Lion Hotel and Conference Center se repita?

Introdução

Ocasionalmente, um membro da equipe faz algo que requer ação disciplinar da parte do *chef*. Pode ser uma questão de desempenho funcional; faltas demais; violação explícita de uma ordem, norma ou procedimento; ou algum ato ilegal, como furto, briga, prática de jogo de azar ou envolvimento com drogas ilegais.

As palavras *disciplina* e *discípulo* compartilham a mesma raiz, que significa "moldar" ou "ensinar". A verdadeira **disciplina** deve ensinar uma ação correta. Entretanto, muitos *chefs* veem a disciplina meramente como uma punição ou repreensão a um membro da equipe por um erro cometido. A palavra disciplina significa literalmente "seguidor". Portanto, a boa disciplina é baseada na liderança, que inclui a capacidade de dirigir, orientar, corrigir e corroborar as ações dos outros. A disciplina é uma força interior que se desenvolve dentro de cada membro da equipe e o leva a querer seguir altos padrões na vida e no ambiente de trabalho. A disciplina eficaz não significa apenas repreender ou impor penalidades. A verdadeira disciplina envolve todo um programa que ensina e orienta os indivíduos a serem membros de equipe fiéis, motivados e responsáveis.

Em um sentido mais amplo, a disciplina diz respeito ao processo de socialização. Os membros da equipe recebem os valores e normas de qualidade necessários à sobrevivência e crescimento da empresa de serviços de alimentação. Esse processo se consuma quando o membro da equipe passa a aceitar esses valores e normas como legítimos. Dentro da equipe de cozinha as normas servem a um propósito, e cada membro se beneficia obedecendo-as.

A aplicação da disciplina acabou sendo dividida em duas áreas distintas. Por um lado, existe uma noção tradicional de disciplina como punição, e por outro, uma abordagem positiva à disciplina. A **disciplina positiva** consiste em explorar outras formas de cumprimento das normas. É uma questão de inverter o conceito de disciplina como punição apenas e enfatizar o desenvolvimento, incentivando a responsabilidade e o comportamento autodirigido. Trata-se de uma extensão do processo de treinamento e orientação.

O papel do *chef*

Nenhum *chef* aprecia o ato de disciplinar um membro da equipe, mas isso é uma parte inevitável da função. A cozinha pode estar funcionando muito bem, com cada membro desempenhando bem a sua função. Até que um membro da equipe age de forma descuidada, ocorre um acidente e o *chef* precisa tomar uma medida corretiva. Uma boa capacidade de liderança minimiza a necessidade de ser punitivo. Se os membros da equipe respeitam o *chef*, provavelmente existe um bom ambiente de equipe e fica mais fácil driblar os problemas. Os membros da equipe de cozinha que perceberem que o *chef* se interessa pelo bem-estar deles não se mostrarão indisciplinados.

Em geral, os membros da equipe aceitam as normas e instruções como uma condição de emprego e não visam a violar as regras. Esses mesmos membros da equipe observarão como o *chef* reage aos membros que saem da linha. Cada um tem interesse em receber um tratamento justo. O moral da equipe cai quando seus integrantes observam alguns escaparem impunes à violação das regras ou testemunham uma disciplina indevidamente severa.

Antes que quaisquer ações disciplinares sejam contempladas, as regras básicas de desempenho e conduta devem ser claramente comunicadas à equipe. Essas políticas e procedimentos fazem parte dos programas de orientação e treinamento. Entretanto, não é inteligente pressupor que elas tenham sido lidas e compreendidas pelo simples fato de estarem incluídas. Algumas regras precisam ser constantemente reiteradas, entre as quais estão aquelas que dizem respeito a questões de segurança e higiene e devem ser constantemente policiadas. Os membros da equipe precisam saber desde o início as penalidades aplicáveis em caso de qualquer infração às regras nessa área. Essas informações não devem ser transmitidas em forma de ameaças ou advertências. As normas devem ser expressas de maneira clara e sucinta: "Conhecer as consequências é uma segurança: as pessoas sabem a posição do chefe e o que acontecerá se elas ultrapassarem os limites."[1] As razões para uma determinada norma devem sempre ser explicadas. A aceitação de uma norma é maior quando os membros da equipe entendem a razão da sua existência. Normas e procedimentos devem sempre ser transmitidos por escrito, e a linguagem usada deve ser clara e inequívoca. Caso a observância de uma norma seja negligenciada, a norma deve ser reiterada juntamente com as consequências de sua violação antes que seja iniciada qualquer ação disciplinar. Embora todas as regras e as respectivas consequências por sua violação devam ser comunicadas antecipadamente ao indivíduo, é sempre de se esperar algum tipo de conduta em geral tida como inaceitável.

Abordagens disciplinares

A disciplina deve não apenas ser justa e consistente, mas também estar em conformidade com os requisitos legais. Apesar das leis de proteção ao trabalhador, a Equal Employment Opportunity Commission – EEOC (Comissão para a Igualdade de Oportunidades no Trabalho) reporta que um alto percentual de todas as reclamações apresentadas é motivado por demissões discriminatórias.[2]

Os *chefs* que atuam em um ambiente sindicalizado devem ter cuidado redobrado ao disciplinar os membros de sua equipe. Os contratos de trabalho apresentam regras e procedimentos que devem ser seguidos, e impõem penalidades à empresa e aos trabalhadores em caso de descumprimento das normas previstas. Até mesmo pequenos desvios dos procedimentos previstos no contrato de trabalho podem anular uma ação disciplinar que de outra forma se justificaria. Esses contratos normalmente preveem a submissão da medida a análise imparcial ou processo de arbitragem. Além disso, nos estabelecimentos sindicalizados, os empregados geralmente têm mais consciência de seus direitos, o que pode levar alguns deles a contestarem as decisões disciplinares do *chef*. Isso não significa que não seja possível nenhuma forma de disciplina pelas normas sindicais previstas nos contratos; ao contrário, pode ser mais fácil. A natureza do acordo coletivo de trabalho exige que tanto o sindicato como a empresa sejam rigorosos e específicos no que diz respeito a normas e procedimentos.

Disciplina e a regra do forno quente

Um forno quente irradiando calor é um *alerta* de que não se deve tocá-lo. Assim como aqueles que violam uma regra, os membros da equipe que ignoram a advertência e tocam no forno quente certamente acabam se queimando. Da mesma forma, o forno quente queima imediatamente toda pessoa que o toque. Portanto, as políticas disciplinares devem ser administradas pronta e imparcialmente. Os membros da equipe devem ser disciplinados pelo que fizeram, não por quem eles são. A Figura 15.1 mostra os quatro princípios da regra do forno quente.

Em geral, a disciplina é imposta de maneira progressiva. Por definição, **disciplina progressiva** é a aplicação gradativa das medidas corretivas. Esse procedimento deve motivar os membros da equipe a tomarem voluntariamente a ação corretiva em caso de desvio de conduta. Essa abordagem progressiva tem por objetivo cortar o mal pela raiz, utilizando apenas o nível de ação corretiva suficiente para remediar o problema. A sequência e a severidade da ação disciplinar variam de acordo com o tipo de infração e as circunstâncias que cercam a má conduta. Veja a seguir uma sequência típica de disciplina progressiva:

Passo 1 – Repreensão verbal: quando um membro da equipe faz qualquer alteração imediata na maneira como algo é feito ou infringe uma regra de menor importância, uma repreensão verbal pode ser a medida adequada. Em geral, essas reprimendas devem ser feitas em particular, longe dos demais membros da equipe. A regra é "disciplinar em particular e elogiar em público". O *chef* deve ser claro e específico em relação ao que deve ser descontinuado (ou iniciado). Lembre-se de que a maioria das pessoas teme mais o constrangimento público do que a ação disciplinar propriamente dita. Ao repreender, seja firme e justo. Não discuta ou debata questões secundárias, mas trate as pessoas com respeito. Às vezes, no en-

Figura 15.1
A regra do forno quente.

> Os princípios da regra do forno quente são:
> - Uma experiência desagradável
> - Ação imediata
> - Punição compatível
> - Imparcialidade

tanto, é necessário repreender instantaneamente sem levar em consideração a sensibilidade do membro da equipe como indivíduo. Isso diz respeito a desvio de conduta no crítico âmbito da higiene e segurança alimentar. Em virtude dos perigosos riscos para a saúde pública, o *chef* deve reagir imediatamente. Quando isso acontece, é melhor suavizar ao máximo a repreensão. O importante é impedir que o membro da equipe insista na ação prejudicial. A exemplo do que acontece com todos os elementos da disciplina, as ações que requeiram qualquer tipo de reprimenda devem sempre ser documentadas. É feito um registro da repreensão verbal e colocado no arquivo da pessoa, no departamento de recursos humanos, acompanhado de uma observação de que não se trata de uma "repreensão escrita".

Passo 2 – Repreensão escrita: no caso da segunda infração, o membro da equipe recebe uma repreensão por escrito. Normalmente, é informado ao membro da equipe que a sua conduta infringe as normas ou procedimentos e que futuras violações resultarão em suspensão ou perda salarial. A reprimenda escrita deve ser assinada pelo *chef* e pelo membro da equipe, cuja assinatura indica que o funcionário reconhece ter visto a notificação, não que ele concorda com a repreensão. Normalmente, o membro da equipe tem o direito de colocar uma resposta escrita à repreensão no arquivo do departamento de recursos humanos. Cópias dessa repreensão são entregues também ao representante sindical, se for o caso. Se o membro da equipe estiver em período de experiência, a carta geralmente indica que o desempenho precisa melhorar. Durante o período de experiência, tudo deve ser feito por escrito para que haja um registro formal em caso de rescisão contratual, se não ocorrer a melhoria necessária.

Passo 3 – Suspensão: as violações às regras e os pequenos atos ilegais costumam ser tratados com uma dispensa temporária ou suspensão. Essa suspensão é sem vencimentos e compatível com a gravidade da infração. Os detalhes são apresentados por escrito e tratados da mesma maneira que a repreensão escrita. Essa comunicação escrita indica também que as futuras violações ensejarão a demissão do funcionário.

Passo 4 – Rescisão: se, após a terceira infração, o indivíduo parecer ter poucas chances de alcançar um nível aceitável de desempenho, a rescisão pode ser o melhor curso de ação. Presume-se que o membro da equipe tenha tido todas as oportunidades de se enquadrar no regulamento. É nessa ocasião que a documentação de cada etapa anterior é fundamental.

Algumas infrações são tão graves que a dispensa é permitida logo na primeira ocorrência. Os casos de demissão sumária são raros. Normalmente são aqueles que envolvem atos ilícitos ou desvio de conduta grave que ameace a segurança de outras pessoas ou a empresa. Os membros da equipe devem ter uma oportunidade de melhorar, e as razões específicas para a dispensa devem ser documentadas. Essa categoria inclui também os pedidos de demissão voluntária. Quando parecer que a empresa de serviços de alimentação não está atendendo aos interesses de um membro da equipe, talvez convenha solicitar ao funcionário que vá procurar emprego em outro lugar. "A decisão de dispensar um empregado deve ser baseada na qualidade e na quantidade de provas, não em fofocas, preconceitos pessoais, especulações ou rumores."[3] A Figura 15.2 mostra algumas dessas infrações graves que quase sempre resultam em demissão. A Figura 15.3 mostra algumas das violações que exigem disciplina progressiva.

Administração da disciplina

A disciplina deve ser administrada o mais breve possível depois que a infração ocorrer ou for observada. Para ser eficaz, a disciplina deve ser aplicada imediata-

Figura 15.2
Principais violações resultantes em demissão sumária.

- Portar, beber ou fumar intoxicantes ou narcóticos ou estar sob a influência deles nas dependências do estabelecimento de serviços de alimentação.
- Existência de declarações falsas ou falsidade ideológica no preenchimento dos formulários de solicitação de emprego.
- Dormir no emprego.
- Furto de objetos pessoais ou da empresa.
- Brigas dentro da empresa.
- Questões que ameacem o bem-estar dos membros da equipe ou dos clientes.
- Descortesia com os clientes.
- Negligência grave em relação às normas de higiene/segurança.
- Absenteísmo excessivo sem aviso prévio.
- Assédio sexual.
- Recusa em seguir diretivas razoáveis do *chef* relacionadas ao desempenho da função.

(Estas violações são básicas e não têm caráter abrangente nem cobrem toda situação que possa surgir.)

Figura 15.3
Violações resultantes em disciplina progressiva.

- Atrasos.
- Ausentar-se do trabalho por um dia sem comunicar o supervisor.
- Sair da cozinha sem permissão.
- Uso de linguagem abusiva.
- Não cumprimento dos padrões de qualidade estabelecidos.
- Conduta indisciplinada durante o horário de trabalho.
- Injúria racial.
- Conduta obscena ou imoral.

(Estas violações são básicas e não têm caráter abrangente nem cobrem toda situação que possa surgir.)

mente sem envolver decisões emocionais ou irracionais. A anotação das infrações na ficha de um membro da equipe não constitui advertência antecipada, nem é suficiente para apoiar a ação disciplinar. O membro da equipe deve ser avisado da infração para que a notificação seja considerada uma advertência. Observar que o membro da equipe foi advertido da infração e fazê-lo assinar um formulário reconhecendo a advertência são boas práticas. A falta de advertência a um membro da equipe sobre as consequências da constante violação das regras é uma das razões quase sempre citadas para a anulação de uma ação disciplinar.

O *chef* deve reconhecer que cada ato disciplinar é um ato diferente e que cada membro da equipe deve ser tratado de uma forma diferente. Quanto melhor o *chef* conhecer todos os membros da equipe e a maneira como eles reagem, melhor ele lidará com as ações disciplinares. Às vezes, são vivenciadas reações negativas. Por exemplo, em vez de ser motivado a melhorar o seu desempenho, o membro da equipe pode se sentir motivado a reagir com retaliação ou "vingança". As seguintes diretrizes ajudarão a garantir uma reação positiva.

CONVERSA COM O CHEF
O uso da linguagem correta

Trabalhar como *chef* executivo em um hotel altamente sindicalizado requer criteriosas estratégias disciplinares, entre elas conhecimento de todos os elementos do acordo coletivo de trabalho e o uso da linguagem adequada no processo disciplinar. Aprendi uma importante lição sobre esse assunto ao demitir um lavador de pratos.

Após um banquete tarde da noite, fui chamado à área de lavagem de panelas na cozinha. Lá, encontrei "Joe", um lavador de pratos que estava empregado no período noturno. A sua função era lavar e higienizar as panelas, caçarolas e utensílios de cozinha e preparar a cozinha para o *chef* responsável pelo café da manhã. Ao me deparar com Joe, ele estava cambaleando pela área de armazenamento de louças, encharcado. (Ele havia caído na imensa pia de panelas e sido socorrido pelo gerente, que me chamou.) Joe exalava um forte cheiro de álcool. Eu lhe perguntei o que havia acontecido. Como ele teria caído dentro da pia? Ele não foi nada coerente em sua resposta, revirava os olhos, e mal conseguia manter-se de pé. Obviamente, o funcionário não tinha nenhuma condição de trabalhar. Eu lhe disse que o melhor que ele tinha a fazer era ir para casa e voltar para falar comigo no dia seguinte. Quando Joe chegou no dia seguinte, eu lhe informei que estava recomendando a sua dispensa. Senti-me satisfeito com a minha decisão. Joe havia esgotado todas as etapas disciplinares anteriores e já havia sido advertido tanto verbalmente como por escrito, com cada uma das advertências devidamente documentada.

Entretanto, eu não esperava o que estava por vir. Uma semana depois, fui chamado à sala do gerente geral. Lá, eu encontrei não apenas o gerente, mas também Joe e um representante de seu sindicato. Após a discussão preliminar para definir a sequência dos acontecimentos que haviam levado à ação disciplinar, o representante sindical me perguntou por que eu havia demitido Joe. A essa altura, eu já estava me sentindo um tanto incomodado pelo que eu considerava ser pura perda de tempo, rever o que eu via como uma rescisão contratual clara e evidente. Eu respondi: "porque Joe estava bêbado no serviço".

O representante sindical se virou para mim e me perguntou o que me habilitava a fazer tal julgamento, se, por acaso, eu era médico? Totalmente pego de surpresa, olhei para ele e disse: "você sabe o que me habilita!".

O resultado dessa reunião foi que Joe teve que ser readmitido com salário integral porque eu o havia acusado de estar "embriagado". O que eu deveria ter dito era: "o seu estado levaria qualquer pessoa razoável a crer que ele estava sob a influência de álcool". A desculpa de Joe para o sindicato foi de que, naquela noite especificamente, ele havia tomado um medicamento para uma infecção no ouvido, o que lhe fez parecer estar sob a influência de álcool.

Seis semanas depois, Joe foi flagrado em condição semelhante no trabalho. Dessa vez, eu tratei de me fazer acompanhar de um colega que testemunhou a situação. Joe foi demitido, mas, nessa ocasião, eu usei a linguagem correta.

– Noel C. Cullen
Ed.D. (Doctor of Education), CMC (Certified Master Chef),
AAC (American Academy of Chefs)

Disciplina e infração

A disciplina deve ser aplicada na proporção da infração. Uma infração banal das regras não exige uma ação disciplinar severa ou insensata. Os antecedentes do membro da equipe devem ser levados em consideração. Para determinar a pertinência da ação disciplinar, os seguintes aspectos devem ser seriamente considerados:

- As circunstâncias em torno do incidente.
- A gravidade do incidente.
- Os antecedentes do membro da equipe.
- A ação disciplinar aplicada em situações semelhantes.
- As regras e políticas disciplinares existentes.
- As disposições do contrato de trabalho (se for o caso).

O *chef* deve tomar as providências cabíveis e manter a calma para aplicar efetivamente a medida disciplinar compatível com a infração.

Conheça os fatos: investigue minuciosamente. Determine quem estava envolvido no incidente, o que aconteceu, onde aconteceu e qual o envolvimento do membro da equipe.

Entreviste: discuta o problema disciplinar reservadamente com o membro da equipe. Proceda da maneira mais informal possível, a fim de permitir que a discussão prossiga com tranquilidade.

Ouça: primeiro, o *chef* deve pedir ao membro da equipe que lhe conte a sua versão da história. Faça perguntas para obter mais detalhes; procure não interromper até que a pessoa tenha terminado. Ouça com uma mente aberta. Não prejulgue a situação.

Mantenha a calma: controle os sentimentos e emoções. Não discuta. Não use qualquer tipo de linguagem ofensiva. O *chef* pode vencer a argumentação, mas perder a fidelidade e contribuição de um importante membro de equipe.

Evite armadilhas: não crie situações para "pegar" um membro da equipe. Não se envolva a menos que algo esteja errado.

Seja firme, mas justo: firmeza não sugere insensibilidade. Ser firme, mas justo subentende explicar ao membro da equipe por que o comportamento em questão é inaceitável. Não humilhe o membro da equipe em hipótese alguma.

Documente: anote o que aconteceu e a respectiva medida tomada. É importante registrar a ação disciplinar para demonstrar mais tarde que o incidente foi resolvido de forma justa e equitativa.

Informe as pessoas: não deixe de informar ao membro da equipe o curso de ação pretendido. Lembre-se de que o *chef* não tem a palavra final quando se trata de disciplina. A empresa de serviços de alimentação e o sindicato (se for o caso) devem ser informados. As questões disciplinares graves são importantes demais para serem decididas por uma única pessoa.

É sempre uma boa ideia o *chef* discutir as ações disciplinares pretendidas com outros membros da gerência do estabelecimento ou com os membros do departamento de recursos humanos. Essas são as pessoas que devem apoiar as ações do *chef*. É inteligente e prudente também discutir a ação disciplinar pretendida com um colega confiável. Isso ajuda a estabelecer uma melhor perspectiva para a ação.

Rescisão contratual de um membro da equipe

Antes de ser tomada uma decisão favorável à rescisão do contrato de trabalho de um membro da equipe, as seguintes perguntas devem ser feitas:

- O membro da equipe foi advertido das possíveis consequências disciplinares de suas ações?
- Os requisitos de trabalho exigidos do indivíduo eram razoáveis em relação à conduta cautelosa, metódica e eficiente da empresa de serviços de alimentação?
- Foram empenhados todos os esforços razoáveis no sentido de determinar os fatos de forma plena e justa?
- O membro da equipe teve ampla oportunidade de melhorar?
- Foram consideradas todas as outras opções de ação disciplinar?
- O membro da equipe teve direito ao "devido processo" e a ser ouvido de forma justa?
- Existem circunstâncias inusitadas ou atenuantes em torno do caso?
- Essa ação é discriminatória?

Para a maioria dos gerentes, demitir um membro da equipe pode ser uma experiência desagradável que geralmente lhes dá a sensação de ter falhado com a pessoa de alguma forma. A melhor maneira de ver a rescisão de um membro da equipe é considerando-a um ato de "descontratação". Independentemente das razões para a demissão, o ato deve ser acompanhado de consideração pelo indivíduo. Devem ser envidados todos os esforços para aliviar o trauma que uma demissão pode criar. A Figura 15.4 mostra diretrizes que podem ajudar a reduzir o trauma associado com a demissão. Ser demitido pode ser um terrível golpe para um membro de equipe. É importante permitir que o membro da equipe saia com sua autoestima intacta.

Sistemas de disciplina positiva

Um dos sistemas de ação disciplinar é a disciplina positiva, ou disciplina sem punição, uma ideia originalmente desenvolvida por John Huberman, um psicólogo canadense. As disciplinas punitivas e positivas diferem tanto em atitude como em procedimento.[4] Na maioria das vezes, as pessoas não têm consciência de que estão fazendo algo que não deveriam. Apesar do bom treinamento de indução e orientação e das regras e procedimentos claramente divulgados ou contidos nos manuais do funcionário, ainda existem coisas que os membros da equipe não sabem. Eles podem ver um membro da equipe fazendo algo e achar que também podem fazê-lo. Uma abordagem positiva à disciplina, portanto, é um sistema de educação contínua. A disciplina aplicada de forma positiva é utilizada para ensinar e moldar. Os membros da equipe veem que é para o bem-estar deles. A disciplina positiva lhes mostra que a obediência às regras e normas de segurança ou higiene é algo benéfico tanto para eles como para a empresa.

O que é, então, "disciplina positiva"? A filosofia existente por trás da disciplina positiva é de que a maioria das pessoas vai trabalhar com o desejo de fazer um bom trabalho. Elas gostam de ser tratadas como adultos. Elas querem aprender, absorver responsabilidades, poder ser autodirigidas e ser capazes de se autodisciplinar. A dinâmica da disciplina positiva é um esforço de equipe em que os membros da equipe e o *chef* participam conjuntamente do processo de discussão e solução de problemas para resolver incidentes relacionados a infrações das normas.

A disciplina positiva tem por objetivo a pronta correção do desvio de conduta do membro de equipe. Embora aparentemente semelhante à disciplina progressiva, a disciplina positiva enfatiza os lembretes aos membros da equipe, não as reprimendas.

Etapas do processo de disciplina positiva

Etapa 1: trata-se de um lembrete verbal. Em uma conversa reservada com o *chef*, o membro da equipe é incentivado a explicar a razão para o desvio de condu-

---

- A conversa deve ser reservada, breve e em tom profissional.
- Seja diplomático, sincero e objetivo.
- Forneça quaisquer informações sobre indenização rescisória ou outros benefícios.
- Revele o prazo que o funcionário tem para deixar a empresa.
- Evite quaisquer diferenças de personalidade entre o *chef* executivo e o membro da equipe.

Figura 15.4
Redução do trauma associado à demissão.

ta. De forma amistosa, as normas e os procedimentos são reafirmados juntamente com as razões para a sua existência. O *chef* se abstém de repreender ou ameaçar o membro da equipe com uma ação disciplinar mais severa. Essa reunião pode ser documentada, mas não é feita nenhuma anotação na ficha do funcionário, a não ser em caso de reincidência da infração. Durante essa reunião, o membro da equipe concorda em não repetir a má conduta.

Etapa 2: caso não seja observada nenhuma melhoria após a etapa 1, é feita uma segunda reunião com o funcionário infrator. Durante essa reunião reservada, o *chef* assume o papel de conselheiro. Nessa fase, no entanto, o membro da equipe recebe um lembrete, por escrito, sintetizando a conversa e o acordo final. Tanto o membro da equipe como o *chef* o assinam.

Etapa 3: quando as etapas 1 e 2 não produzem os resultados desejados, é concedida ao membro da equipe uma licença remunerada de "decisão". Essa licença tem por finalidade permitir que o funcionário infrator tenha tempo para decidir se continua fazendo parte da equipe, se retorna e cumpre as regras e condições estabelecidas, ou se deixa a empresa. Caso decida retornar, o membro da equipe deve concordar em seguir as normas da empresa e com a determinação de que futuras infrações serão seguidas de rescisão contratual. A empresa paga essa licença para demonstrar o seu desejo em reter o funcionário. O pagamento da licença elimina quaisquer efeitos negativos que a suspensão sem vencimentos produz nas pessoas.

Etapa 4: caso não ocorram as melhorias acordadas, o membro da equipe terá infringido o acordo. Nesse caso, existe uma clara razão para a rescisão do contrato de trabalho.

A disciplina positiva funciona. As empresas que a utilizam afirmam ter obtido êxito:[5]

> Muitas pessoas que utilizam o sistema reportam que em cerca de 75% das vezes os funcionários decidem retornar e cumprir as normas. Eles podem não manter o seu nível de produção indefinidamente, mas é preferível três meses, ou até mesmo três semanas, de comportamento produtivo a ter que procurar e treinar um novo funcionário. E é infinitamente melhor do que acabar provocando um comportamento hostil no funcionário após uma dispensa temporária sem vencimentos.

Entrevistas de desligamento

Os membros da equipe que deixam voluntariamente a empresa quase sempre fornecem *feedback* sobre a sua experiência na empresa que podem ser úteis para evitar a rotatividade de funcionários. As entrevistas de desligamento permitem que os *chefs* compilem dados sobre o ambiente de trabalho na cozinha e determinem a eficácia dos programas de treinamento de indução e orientação. O mecanismo é utilizado para identificar as razões básicas pelas quais as pessoas deixam a empresa.[6]

Os dados das entrevistas de desligamento podem ajudar a determinar se existe uma tendência às saídas voluntárias. A fim de reunir os dados mais precisos possíveis sobre os funcionários demissionários, a entrevista deve preferencialmente ser conduzida por um supervisor que não o *chef* executivo. Outra opção é transferir todo o procedimento para o departamento de recursos humanos. Algumas das perguntas adequadas para esse tipo de entrevista são:

- "Do que você mais gostou ao ter trabalhado aqui? E do que você menos gostou?"
- "Se você atuasse como um consultor da nossa empresa, que mudanças/melhorias você recomendaria?"
- "Qual a sensação de trabalhar com o *chef* John Doe?" Se a resposta for vaga ou inconsistente "partindo do princípio de que ninguém é perfeito", o *chef* pode perguntar: "De que maneira o *chef* John Doe poderia ter sido um melhor supervisor em sua opinião?"
- "Onde você irá trabalhar?" Essa pergunta é uma tentativa de coletar informações sobre os concorrentes e descobrir se os recrutadores profissionais estão "caçando" funcionários da cozinha.

Para obter o máximo possível de informações a partir da entrevista, o entrevistador precisa sondar detalhes específicos de cada resposta. Nenhum membro da equipe deve deixar a empresa de serviços de alimentação sem ser entrevistado. Os membros da equipe que saem voluntariamente têm de ser substituídos. Trata-se de um processo dispendioso não apenas em termos monetários e de tempo, mas também no que tange ao moral da equipe.

Resumo

A disciplina não deve ser interpretada apenas como punição. É uma questão também de moldar e ensinar os membros da equipe a serem funcionários fiéis, motivados e responsáveis.

A disciplina é uma força interior que se desenvolve dentro dos membros da equipe e os leva a quererem seguir altos padrões na vida e no ambiente de trabalho. Disciplina eficaz não implica apenas repreender ou impor penalidades. A disciplina é dividida em duas áreas distintas: a disciplina como punição e o sistema de disciplina positiva. A capacidade de liderança do *chef* pode minimizar a necessidade da punição.

Os *chefs* devem garantir que cada membro da equipe de cozinha tenha o devido entendimento das políticas e procedimentos da empresa. As ações disciplinares devem estar em conformidade com a legislação que proíbe práticas discriminatórias. Os *chefs* devem conhecer e compreender todos os procedimentos e acordos sindicais em relação ao contrato de trabalho, no que diz respeito à disciplina do funcionário.

A disciplina deve ser administrada de forma coerente, justa e equitativa. A disciplina progressiva envolve as etapas da repreensão verbal, da repreensão escrita, da suspensão e da rescisão contratual. A administração da disciplina exige que o *chef* executivo reúna os fatos, registre o "devido processo" em relação ao infrator, e conheça as etapas de tramitação que antecedem a rescisão.

Os sistemas de disciplina positiva exigem que o *chef* aja de maneira a investir no membro da equipe, transferindo a responsabilidade para o indivíduo. A sua filosofia é de que as pessoas, em sua maioria, são autodisciplinadas, e de que, com o devido aconselhamento e orientação, os membros da equipe que infringem as regras podem se tornar produtivos. Um elemento importante do processo é a terceira etapa, que oferece aos membros de equipe infratores um período de licença remunerada para decidir o seu futuro na empresa, atribuindo-lhes, deste modo, a responsabilidade das etapas seguintes.

As entrevistas de desligamento com os membros da equipe que deixam voluntariamente a empresa fornecem à empresa informações que podem ajudar a definir o perfil da cozinha como local de trabalho e do *chef* como supervisor.

Questões para revisão

1. Defina os seguintes termos-chave contidos no capítulo:
a. Disciplina
b. Disciplina positiva
c. Disciplina progressiva

2. Por que a verdadeira disciplina não se limita apenas a punir ou repreender?

3. Quais as duas áreas distintas de aplicação da disciplina?

4. Qual o efeito da aplicação seletiva da disciplina sobre o moral da equipe de cozinha?

5. Quais as normas da cozinha que requerem constante reiteração?

6. Por que os pequenos desvios dos procedimentos previstos no contrato de trabalho invalidam ações disciplinares justificáveis?

7. O que significa a regra do forno quente no âmbito da disciplina?

8. Quais as etapas da disciplina progressiva?

9. Quais as cinco principais violações das normas que geralmente exigem a demissão do funcionário?

10. Quais as consequências da falta de advertência a um membro da equipe que viola constantemente as normas?

11. Quais as diretrizes para a administração da disciplina de forma justa e equitativa?

12. Quais as diferenças fundamentais entre disciplina positiva e negativa?

13. De que maneira o *chef* e a empresa podem se beneficiar das entrevistas de desligamento?

Notas

1. Jack E. Miller, Mary Porter, and Karen E. Drummond, *Supervision in the Hospitality Industry*, 2.ed. (New York: John Wiley, 1992), 257.

2. E. R. Worthington and Anita E. Worthington, *People Investment* (Grant's Pass, OR: Oasis Press, 1993), 56.

3. Vincent H. Eade, *Human Resources Management in the Hospitality Industry* (Scottsdale, AZ: Garsuch Sciarisbrick Pub., 1993), 204.

4. George L. Frunzi and Jack Halloran, *Supervision: The Art of Management*, 3.ed. (Englewood Cliffs, NJ: Prentice-Hall, 1991), 380.

5. Jack E. Miller, Mary Porter, and Karen E. Drummond, *Supervision in the Hospitality Industry*, 2.ed. (New York: John Wiley, 1992), 259.

6. Barbara A. Pope, *Workforce Management* (Chicago, IL: Business One Review, 1992), 89.

Parte IV   O mundo da liderança

Capítulo 16
Liderança

Capítulo 17
Comunicação

Capítulo 18
Gestão do tempo

Capítulo 19
Solução de problemas e processo de tomada de decisões

16 Liderança

Tópicos
- Introdução
- Desenvolvimento da liderança
- Teorias dos traços característicos
- Teorias comportamentais
- Estilos de liderança
- A natureza da liderança em gastronomia
- Construção da autoconfiança do líder
- Desenvolvimento da liderança em gastronomia
- Humor como ferramenta de liderança
- Considerações finais
- Resumo
- Questões para revisão
- Notas

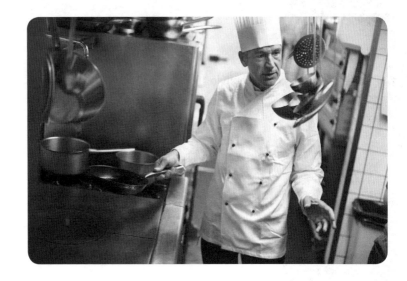

Objetivos

Ao concluir este capítulo, você deverá estar apto a:
1. Fazer a distinção entre supervisão, gerência e liderança.
2. Descrever os elementos do comportamento diretivo e do comportamento de apoio.
3. Descrever as qualidades de comportamento desejáveis em liderança.
4. Explicar as funções de direção, orientação, apoio e delegação em relação à liderança situacional.
5. Descrever as ações que contribuem para a autoconfiança do líder.
6. Aplicar procedimentos específicos da liderança em gastronomia.

Estudo de caso: Crown Hotel

O *chef* Mark Macklin, depois de 36 anos como *chef* executivo do Crown Hotel, aposentou-se. Carinhosamente conhecido como *chef* Mac, o *chef* Macklin era muito estimado pela equipe do hotel. Ele contratou os 35 *chefs* e cozinheiros e os 29 membros de apoio da equipe de cozinha do Crown Hotel, muitos dos quais estão no hotel há mais de vinte anos. É de conhecimento geral entre os funcionários que a decisão do *chef* Mac de se aposentar foi incentivada pelos proprietários do hotel.

O *chef* escolhido para substituir o Mac como *chef* executivo foi Wayne Bryson. Aos 26 anos, Bryson é o *chef* mais jovem até hoje a receber a prestigiosa certificação de "Master *Chef*". Agraciado com várias medalhas de ouro em competições estaduais, nacionais e internacionais, ele já foi, inclusive, citado nos círculos gastronômicos como o possível futuro gerente da *American Culinary Olympic Team.** O *chef* Bryson foi *sous chef* (subchefe) executivo do renomado Windsor Hotel durante 3 anos antes de assumir o posto de *chef* executivo no Crown Hotel.

Os proprietários do Crown Hotel divulgaram amplamente que a equipe de cozinha "do Crown" será liderada pelo *chef* Bryson. Os proprietários disseram aos jornais que "o *chef* Bryson é um tremendo acréscimo à família Crown. Um acréscimo que, como prevemos, elevará o Crown a novos níveis de excelência gastronômica". Corre no hotel o boato de que os proprietários instruíram o novo *chef* a trazer a comida do Crown para o século XXI.

O *chef* Bryson está no Crown há 3 meses. Ele se reúne pelo menos uma vez por semana com a equipe gerencial da cozinha para apresentar novas iniciativas a serem implementadas. Por meio de memorando, ele comunica regularmente as iniciativas aos demais funcionários da cozinha e o papel de cada um nestas iniciativas. Bryson elaborou novos cardápios, bem como todas as receitas e outras informações de apoio aos cardápios para todos os setores do hotel. A elaboração das receitas para os cardápios exigiu que o *chef* Bryson passasse muito tempo na pequena cozinha de *catering* e banquetes, trabalhando com a pequena equipe de cozinheiros que ele trouxe consigo do Windsor. Ele passou boa parte do tempo também trabalhando com os funcionários administrativos, o consultor em tecnologia e o *designer* gráfico para finalizar os cardápios e o material de suporte. Bryson apresentou o novo cardápio e as novas receitas à gerência duas semanas antes do lançamento dos novos cardápios, com instruções para que as equipes fossem treinadas.

Os novos cardápios estão vigorando há um mês com resultados extremamente insatisfatórios. Os custos dos alimentos e da mão de obra subiram, as reclamações dos clientes aumentaram e o absenteísmo está no auge. O número de frequentadores externos (não hóspedes) dos restaurantes do hotel sofreu uma queda de 10%. O restaurante formal do hotel, o único restaurante duas estrelas na cidade, deverá passar por uma avaliação dentro de dois meses, e atualmente existe uma grande possibilidade de que seja rebaixado para uma estrela. Os proprietários do Crown previam que ele passaria a ser o único restaurante *três estrelas* da cidade com o *chef* Bryson na equipe.

Com base no que você aprendeu nos capítulos anteriores e no conteúdo deste capítulo, responda às seguintes perguntas:

- Qual a razão geral para os desafios ocorridos no departamento de serviços de alimentação do Crown?
- Quais as causas básicas dos desafios ocorridos no departamento de serviços de alimentação do Crown?
- Qual o papel da liderança e da supervisão/gerência no declínio do departamento de serviços de alimentação do Crown?
- Que providências específicas poderiam ter sido tomadas para evitar a situação ocorrida no departamento de serviços de alimentação do Crown?
- O que, especificamente, pode ser feito para superar os desafios e impulsionar o departamento de serviços de alimentação do Crown em uma direção positiva?

---

* N.R.C.: Como nas modalidades esportivas, vários países possuem equipes nacionais de *chefs* profissionais e amadores, que disputam campeonatos mundiais. Existem diversas competições destinadas a avaliar as habilidades e técnicas culinárias de *chefs* de todo o mundo. Embora o Bocuse d´Or, criado pelo *chef* francês Paul Bocuse em 1987 e realizado a cada 2 anos, seja um dos mais prestigiados concursos gastronômicos do mundo e mais conhecido pelos brasileiros, a maior e mais antiga competição, conhecida como Olimpíada Culinária, é realizada durante a *Internationale Kochkunst Ausstellung* – IKA (Exposição Internacional de Arte Culinária). Realizado na Alemanha a cada 4 anos, desde 1900 (exceto no período da 2ª Guerra Mundial), esta olimpíada reuniu, em 2012 (23ª edição), equipes de *chefs* de 54 países, competindo por medalhas em diversas modalidades culinárias.

Introdução

Em geral, autoridade, supervisão, gerência e liderança são elementos inter-relacionados, mas não são sinônimos. Considere cuidadosamente as seguintes definições:

- **Autoridade** é o direito e o poder de comandar.
- **Supervisão** pode ser uma função limitada apenas à responsabilidade de supervisionar. Observar para se certificar de que o trabalho está sendo realizado corretamente e dentro do cronograma.
- **Gerência** é tanto o ato de controlar algo, como uma empresa, por exemplo, quanto o grupo investido de autoridade para controlar algo.
- **Liderança** significa influenciar, orientar e liderar as pessoas para que elas sigam um curso de ação ou linha de pensamento.

A autoridade – o direito e o poder de comandar –, tanto na empresa como na cozinha, está relacionada a diversos cargos. Simplesmente, cabe à posição de *chef* o direito e o poder de comandar a equipe de cozinha. O nível ou o escopo de autoridade de um cargo está ligado à hierarquia dos cargos dentro do estabelecimento. Em geral, os cargos e, consequentemente, a autoridade podem ser vistos como uma pirâmide. A autoridade mais alta e mais ampla ocupa o topo da pirâmide e reside em poucos cargos, como mostra a Figura 16.1. O *chef* geralmente está no topo, ou próximo ao topo, da pirâmide.

A autoridade é auferida de duas maneiras:

- A autoridade faz parte do cargo.
- Delegação de autoridade: atividades específicas realizadas na cozinha requerem um *chef* com a função de gerente, que geralmente é o *chef* mais qualificado ou experiente. A qualificação ou a experiência costuma ser um fator preponderante na promoção ao cargo de *chef*.

A **autoridade do cargo** existe em função do cargo, não do indivíduo. O *chef* usa a autoridade do cargo para gerenciar a cozinha. O poder da autoridade ine-

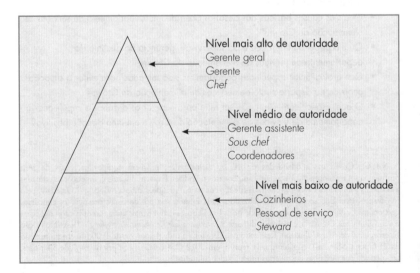

Figura 16.1
Hierarquia de cargos e níveis de autoridade.

VOCÊ SABIA?

O gerente que existe no *chef* e o *chef* que existe no gerente

O setor de serviços de alimentação está em constante crescimento e mutação, um fato observado especialmente na última década, quando os programas de culinária na TV se tornaram cada vez mais apreciados, tanto como fonte de entretenimento como de educação. Os *chefs* são mais do que meros criadores de obras de arte na tela de louça; eles são os astros sensoriais do *rock* do paladar, os mestres do setor!

O que é preciso, então, para ser *chef* nesse setor em franco desenvolvimento? No passado, os gerentes administrativos não tinham acesso à cozinha. Os *chefs* comandavam a cozinha com outras regras – as regras deles. O *chef* não considerava de sua alçada o restante das operações, desde que os garçons estivessem lá à disposição para servir a comida quando estivesse quente, empilhassem seus pratos corretamente e fossem atentos. As criações reinavam absolutas, os fornecedores eram os adversários e os clientes – bem, dependendo do *chef* – não eram reis, mas inconscientes e problemáticos. Essa época se foi.

Os *chefs* profissionais de hoje, em muitos aspectos, são mais abalizados do que qualquer outro membro da equipe gerencial. E têm que ser, uma vez que eles são os responsáveis pelos maiores custos: mão de obra e alimentos. Assim como o comandante da "locomotiva" ou o condutor do trem, os *chefs* são aqueles que são capazes de levar ao sucesso ou à bancarrota. A sequência do serviço; as combinações entre os pratos e as bebidas de acompanhamento; a seleção dos utensílios de serviço, a trama da apresentação dos pratos; e as descrições das criações – todos estes aspectos e muitos outros são fundamentais para os *chefs* e suas metas em termos de mistura de cardápios almejada, controle de funcionários e custos dos alimentos.

E então, a arte de criar aquele prato incrível pelo qual os clientes imploram se perdeu? Os líderes, os *chefs* que inspiram por meio da inspiração e da intimidação, desapareceram? O tipo de *chef* que sabe tudo e deixa os clientes se perguntando: "Como eles conseguiram fazer isso?", não existe mais? A resposta para essas perguntas é um sonoro sim e não. O que é certo é que conhecimento é poder, e conhecimento é o que não falta por aí. A oferta de educação culinária explodiu nas últimas décadas. Os conhecimentos culinários e as técnicas dos *chefs* devem ser sólidos porque os clientes não se deixam impressionar com facilidade pelos pratos, métodos ou truques do setor. Os clientes também estão buscando construir seus conhecimentos sobre culinária por livros e programas de TV sobre o assunto. Eles próprios estão se tornando grandes *chefs* caseiros.

A comida por si só não basta no mercado de hoje. O "novo" *chef* deve ser capaz de fazer mais do que um bom molho *beurre blanc*. O *chef* moderno deve ser um gerente profissional especializado em culinária. A busca por mais conhecimentos deve correr nas veias do *chef* como as de um médico que estuda medicina. Essa busca pelo conhecimento deve ser a "coinspiração" do *chef*, por assim dizer, para preparar e criar pratos saborosos. A paixão por conhecimento e a paixão por comida são os dois fatores de motivação para o *chef* de hoje.

Os computadores e a tecnologia são os melhores amigos do *chef*. O *chef* profissional de hoje utiliza a tecnologia como uma ferramenta para gerenciar a cozinha. Calcular o custo das receitas, estudar as misturas de cardápios, guias de pedidos, programas de treinamento, listas de verificação de produtos – todos estes processos e muitos mais – são gerenciados com o auxílio da tecnologia.

Embora desejando maior quantidade, melhor qualidade e mais rapidez, os membros da Geração X provavelmente não estão dispostos, como os integrantes das gerações anteriores, a estudar de 3 a 5 anos sob o comando de um *chef* para adquirir experiência. As práticas de treinamento, os métodos de avaliação e as habilidades de gestão, liderança e inspiração precisam ser inteligentes. Os membros da equipe são perspicazes e desejam mais explicação, o que significa que os professores precisam estar no controle da situação. Os assuntos relacionados aos membros da equipe costumavam ser resolvidos pelo departamento de recursos humanos, mas, para não deixar o estabelecimento em maus lençóis, o *chef* precisa ser muito bem versado nas leis, normas e práticas de trabalho do setor; as barreiras entre as áreas administrativa e operacional estão desaparecendo.

Os clientes do restaurante esperam mais. A comida está sendo avaliada de forma crítica por consumidores muito mais esclarecidos. Eles estão cientes das intoxicações alimentares, da diferença entre seleção e escolha, dos legumes e produtos orgânicos. Eles questionam os métodos, as temperaturas e a combinação entre os pratos e as bebidas adequadas para acompanhá-los. O *chef* de hoje tem que ter um nível de conhecimento das tendências alimentares e nutricionais equivalente ou superior ao dos clientes.

Os fornecedores não devem ser vistos como vendedores insistentes, mas como aliados em busca da confecção de pratos de ótima qualidade e lucrativos. Os produtos e serviços que eles fornecem ao *chef* oferecem uma estrutura de apoio capaz de melhorar o custo dos alimentos e ajudar a controlar os custos de mão de obra. Os prazos de entrega, os tamanhos das embalagens dos produtos e a disponibilidade de produtos podem manter o estabelecimento à frente da curva e contribuir para o sucesso do *chef* e de sua operação.

O setor está aquecido e sendo desenvolvido por aqueles que veem o futuro do *chef* profissional. O gerente está no *chef*, e o *chef* é um gerente que utiliza as habilidades, os talentos, as informações, enfim, todos os recursos disponíveis.

– Guy Fieri
Food Network Star

rente ao cargo de *chef* oferece os meios necessários para controlar e dirigir a equipe de cozinha. A maneira como a autoridade é usada determina o ambiente de trabalho para a equipe e, em última análise, o seu sucesso ou fracasso. Se a autoridade do *chef* existir apenas por força do título, provavelmente haverá falta de compromisso por parte da equipe, baixo moral, baixa produtividade e alta rotatividade entre a força de trabalho da cozinha.

A liderança não reside em um cargo; ela está enraizada no indivíduo e o seu poder é concedido pelo grupo. A liderança não é domínio exclusivo daqueles que exercem cargos de autoridade. Um líder é investido de poder pelos indivíduos que

---

CONVERSA COM O CHEF
A liderança é um privilégio

Como uma boa receita, muitos são os ingredientes que fazem um bom líder, e como uma boa receita, é preciso componentes de qualidade, o tempero certo e preparo para criar um prato digno de ser chamado de delicioso. Liderar é difícil, mas é tão gratificante! Como cozinheira profissional, vivenciei os altos e baixos do processo de desenvolvimento do meu próprio estilo de liderança. Quando eventualmente me sinto sufocada com minhas responsabilidades pessoais e profissionais, procuro colocar as coisas em perspectiva, pensando nas questões como faço para preparar uma boa receita: optando pela qualidade e me empenhando sempre no sentido de amadurecer e adquirir experiência.

E a conclusão a que se chega é a seguinte: a liderança é um privilégio. As pessoas depositam sua fé, esperança e confiança em você como indivíduo capaz de demonstrar competência, tanto do ponto de vista técnico como conceitual. Como líder, você tem a responsabilidade dedicada de proporcionar o clima certo em que os objetivos da empresa – bem como os daqueles que você lidera – possam ser alcançados. É um enorme desafio e, muito mais do que isso, o mais extraordinário ato de malabarismo!

Em outubro de 2000, fui desafiada com a oportunidade de atuar como capitã da equipe de gastronomia olímpica norte-americana. Minha incumbência era coordenar uma equipe de *chefs* tão de perto que éramos capazes de prever as necessidades uns dos outros, aprimorar nossas habilidades e alcançar o objetivo de conquistar uma medalha de ouro nas Olimpíadas Gastronômicas de 2000 realizadas em Erfurt, na Alemanha. Não apenas fomos agraciados com uma das cinco medalhas de ouro em nossa categoria, como ficamos em terceiro lugar no campeonato geral disputado por 44 equipes do mundo inteiro. Foi um dos maiores acontecimentos de minha carreira profissional. Mas como diz o ditado, o importante não é o destino, mas a viagem. Não foi um caminho fácil, visto que certamente tivemos nossos obstáculos. Vivenciamos rompantes de

emoções e enfrentamos desafios logísticos, como trabalhar em um país estrangeiro, embarcar para o exterior os ingredientes para o preparo dos pratos e rezar para que eles passassem pela alfândega! Passamos noites insones, demos boas risadas e tivemos momentos de frustração. Como líder desse grupo, eu tinha o dever de proporcionar o clima que serviria como plataforma para alcançarmos nossos objetivos individuais e de equipe. Quando as autoridades colocaram aquela medalha de ouro em meu pescoço e nós tiramos a foto de nossa equipe, foi um momento de grande realização. Como responsável pela equipe, mesmo que não tivéssemos vencido, posso dizer com toda a segurança que triunfamos porque estávamos preparados.

Como líder, você precisa estar preparado. É uma questão de deixar que as filosofias que praticamos na cozinha como *chefs* permeiem outros setores de nossas vidas. O *mise en place* não se aplica apenas ao ambiente da cozinha. É importante manter o nosso *mise en place* profissional e pessoal igualmente organizado, para que possamos lograr êxito como líderes! Considero primordial optar por dar um bom exemplo e demonstrar a devida autoconfiança. Praticamente qualquer pessoa é capaz de gerenciar um sistema se for treinada, mas é preciso um indivíduo extraordinário, que se revele como um bom exemplo digno de ser seguido e que se projete como um líder dedicado enquanto administra o que acontece no ambiente. Precisamos desesperadamente de melhores líderes nessa área. Existem muitos gerentes medíocres por aí; todos nós já trabalhamos com eles e tivemos que tolerá-los. Fazer uma escolha consciente de ser um exemplo, promover as pessoas por meio de uma gestão competente e nos projetar como os líderes excepcionais que podemos ser é um desafio. *Mise en place* – cerque-se dele porque ele é a base para o sucesso.

– Jill K. Bosich
CEC (Certified Executive Chef), CCE (Certified Culinary Educator)
(Regional Team Captain, Team USA 2007),
Chef instrutor, Orange Coast College,
Costa Mesa, CA

ele lidera. As pessoas seguem um líder por diversas razões, como convicções, sua crença na visão do líder, respeito pelo líder e a crença de que, por meio da liderança, suas metas serão alcançadas. Não pode haver líder se não houver seguidores. Os líderes existem em todos os níveis de uma empresa, e a apreciação deste fato aumenta a capacidade do *chef* de gerenciar a equipe de cozinha.

A liderança na cozinha não depende dos incentivos dos membros da equipe ou de condições de trabalho favoráveis. A capacidade do *chef* de motivar as pessoas a produzirem independe desses fatores. Os líderes são *feitos*, não são natos. A liderança pode ser aprendida da mesma maneira como os *chefs* aprendem as habilidades culinárias. O mito associa liderança a posição superior, pressupondo que, quando a pessoa está no topo, ela automaticamente é líder. Mas a liderança não é um lugar, é um processo. Ela envolve habilidades e competências úteis, quer a pessoa trabalhe em uma sala executiva ou na cozinha.[1] Aquele que influencia as pessoas apenas a seguirem é um líder com limitações; o que as influencia para liderar é um líder sem limitações.[2]

O *chef* pode ter a autoridade do cargo e gerenciar a cozinha sem ser um líder. A soma da liderança à mistura de autoridade e gerência pode gerar um novo nível de poder. Esse poder vai além daquele de dirigir e controlar, passando a envolver também as tarefas de influenciar, orientar e liderar a equipe. A liderança transfere o *chef* do posto de autoridade a líder da equipe. A liderança consiste essencialmente em realizar as coisas por meio das pessoas. A liderança na cozinha confere ao *chef* o privilégio e a responsabilidade de dirigir as ações de sua equipe para a realização dos objetivos da empresa. Como líder da equipe, o *chef* pode conduzir a equipe a um nível mais elevado de cooperação e trabalho em equipe. O *chef* bem-sucedido utiliza efetivamente a autoridade inerente ao cargo e conquista o poder proveniente da liderança.

Desenvolvimento da liderança

Os líderes desempenham um papel crucial na qualidade. Eles têm que ser agentes de melhoria fundamentais. Eles trabalham no sentido de criar um ambiente do qual a equipe de cozinha possa se orgulhar. Seus esforços são direcionados de modo a permitir que todos os membros da equipe de cozinha desempenhem suas tarefas da melhor forma possível. Os líderes assumem riscos baseados na experiência própria de que os erros representam oportunidades, não insucessos. Eles têm a capacidade de se livrar dos conceitos que bloqueiam as novas ideias de aprendizado. Os líderes contrabalançam inação com ação e correção com elogio. Os líderes competentes são suficientemente qualificados para fazer bons julgamentos e realizar as coisas. O Presidente Eisenhower resumiu liderança da seguinte maneira: "a única qualidade que pode ser desenvolvida por meio de laboriosa reflexão e prática é a liderança dos homens".[3]

Bennus e Nanus observaram os seguintes mitos:[4]

Mito 1: "a liderança é uma habilidade rara". Não poderia haver maior inverdade. Embora os grandes líderes possam ser tão raros quanto os grandes corredores, os grandes atores ou os grandes pintores, todo mundo tem potencial para a liderança. A verdade é que as oportunidades de liderança são muitas e estão ao alcance da maioria das pessoas.

Mito 2: "os líderes são natos, não são feitos". As biografias dos grandes líderes às vezes dão a entender que esses indivíduos vieram ao mundo com um extraordinário dom genético, que, de alguma forma, o futuro papel de liderança dessas pessoas estava predeterminado. Não acredite nisso. Quaisquer dons naturais que possamos trazer para o papel de líder podem ser aprimorados.

Mito 3: "os líderes são carismáticos". Alguns são, mas a maioria, não. O carisma é resultante de uma liderança eficaz, não o contrário.

Mito 4: "a liderança só existe na cúpula de uma empresa". Na realidade, quanto maior a empresa, é provável que maior seja o número de funções de liderança.

Mito 5: "o líder controla, dirige, sonda e manipula". Este talvez seja o mito mais injurioso de todos. Liderança tem mais a ver com delegação de poder do que com exercício de poder. Os líderes são capazes de traduzir intenções em realidade, alinhando as energias da empresa por trás de um objetivo atraente. Eliminados esses mitos, a questão passa a ser não como se tornar um líder, mas como melhorar a sua eficácia em liderança.

Características que são elementos básicos da liderança podem ser ensinadas. Quando o desejo de ser um bom líder está presente no *chef*, nada consegue deter o processo. Noventa por cento das características de liderança podem ser ensinados por meio do desenvolvimento. Os 10% provenientes de dom natural somente serão bem-sucedidos mediante desenvolvimento e crescimento da liderança. Como John Maxwell afirma em seu livro *The 21 Irrefutable Laws of Leadership*, "a liderança se desenvolve diariamente, não em um dia".[5]

Os termos gerência e liderança em geral são usados de forma intercambiável. Eles podem ser sinônimos, mas normalmente significam coisas diferentes. No passado, termos como "gestão de pessoas" eram usados para indicar controle autoritário. Essa filosofia de gestão de pessoas provou ser uma bobagem. Como H. Ross Perot afirma, "As pessoas não podem ser gerenciadas. Estoques podem ser gerenciados, mas pessoas devem ser lideradas."[6] O trecho extraído do *Wall Street Journal* mostrado na Figura 16.2 tenta demonstrar a diferença entre gerência e liderança:

De acordo com Patrick L. O'Malley, presidente emérito do conselho de administração da Canteen Company, liderança no setor de serviços de alimentação significa o seguinte:[7]

Executar a tarefa em questão com a energia necessária e fazendo uso eficiente de todos os seus recursos. Significa colocar as pessoas certas no lugar certo para o trabalho que elas se comprometerão a realizar. Significa motivar os seus colegas e funcionários, dirigi-los com destreza, oferecer o treinamento adequado, compreendê-los e comunicar-se com eles.

Figura 16.2
Vamos nos livrar da gerência.

> As pessoas não querem ser gerenciadas.
> Elas querem ser lideradas.
> Quem já ouviu falar de gestor mundial?
> De líder mundial, sim.
> Líder educacional.
> Líder político.
> Líder de escoteiros.
> Líder comunitário.
> Líder empresarial.
> Eles lideram.
> Eles não gerenciam.
> Se você quiser gerenciar alguém, gerencie a si mesmo.
> Faça isso bem e você estará pronto para deixar de gerenciar e começar a liderar.

VOCÊ SABIA?
Colegas de trabalho

A minha empresa, Lawry's Restaurants, Inc., é uma "instituição" com quase 92 anos de existência. Uso o termo "instituição" porque, sob muitos aspectos, foi isso que nos tornamos.

A Lawry's Restaurants foi fundada por meu pai e um tio por parte de mãe, e até hoje pertence e é operada por essas duas famílias, os Franks e os Van de Kamps. A empresa começou em 1915 como uma minúscula loja de batatas fritas no centro de Los Angeles, transformando-se ao longo de 2 anos em uma bem-sucedida rede de padarias (a Van de Kamp's), e, mais tarde, em uma fábrica de produtos alimentícios (a Lawry's Foods) e no grupo de restaurantes que ainda controlamos.

Poucas empresas familiares administradas por três gerações conseguiram sobreviver e prosperar. Em nosso caso, houve várias boas razões para essa façanha. Primeiro, nós tínhamos uma saída empresarial que levou ao desenvolvimento de duas marcas famosas; segundo, nós estávamos no lugar certo (sul da Califórnia) e no momento certo. Porém, a razão mais importante foi, sem comparação, a cultura empresarial geradora do constante entusiasmo e da fidelidade de nossos funcionários. É o que chamamos de nossa cultura de colegas de trabalho.

Essa cultura vem desde o início e foi construída com base em um conjunto de princípios empresariais e éticos personificados pelos fundadores da empresa e nos quais eles acreditavam. Meu pai nunca reconheceu que um "funcionário" trabalhava para ele. Ao contrário, eles eram colegas de trabalho – começando por ele e incluindo todas as outras pessoas constantes na folha de pagamento. A chave para essa cultura é que os nossos colegas de trabalho sempre se consideraram uma parte importante de um empreendimento importante, independentemente do cargo ocupado. Sem essa crença, nosso trabalho estaria fadado ao fracasso e não teria sentido.

É notável que tenhamos conseguido incutir nos colegas de trabalho esse sentido de orgulho de tipos de atividade muito diferentes, em muitas localidades geográficas, ao longo de nove décadas. Isso foi possível, em parte, porque os proprietários e executivos da empresa vivenciaram, acreditaram, pregaram e promoveram a experiência. Os colegas de trabalho seguem o mesmo caminho e passam a ser embaixadores e promotores para os recém-empregados, bem como para os demais patrocinadores da empresa que eles conhecem, como clientes, fornecedores e o público em geral. Isso gera um sentido de que existe algo de peculiar e importante em fazer parte da empresa. O "espírito" de colega de trabalho leva a um sentimento de orgulho e fidelidade, bem como a uma atitude de equipe, todos baseados neste espírito. Se os recém-chegados não o "captarem" em um prazo razoável, eles não se enquadram e acabam deixando a empresa.

Há cerca de 25 anos, coloquei no papel os princípios tácitos. Chamados *Código de Princípios Empresariais e Éticos da Lawry's*, uma cópia é entregue a cada novo colega de trabalho que ingressa na empresa, e placas contendo o Código são afixadas de forma destacada em todos os lugares em que conduzimos nossa atividade. Queremos que nossos clientes, bem como nossos colegas de trabalho, estejam cientes dos princípios que defendemos. E, muitas vezes, a pergunta é: "Estamos seguindo o nosso código de ética se fizermos ou dissermos tal coisa?". Isso, na verdade, obriga a uma disciplina de fazer a coisa certa.

Um aspecto positivo muito importante de nossa cultura empresarial, que perdura nos dias de hoje, é a rotatividade de funcionários muito mais baixa do que aquela verificada entre a maioria das redes de restaurantes concorrentes e, na verdade, das empresas em geral. Esse fenômeno tem sido uma constante durante o longo período de propriedade familiar, com todos os colegas de trabalhado somando de cinco a dez anos de serviço em média, o que se verifica nos tipos de empresa em que um grande segmento da folha de pagamento corresponde a categorias de baixa faixa salarial. Vinte e cinco, trinta, quarenta e até cinquenta anos de serviço não são situações incomuns. Concedemos vários prêmios por longo tempo de serviço a cada ano e patrocinamos um almoço anual no Heritage Club para aqueles que prestaram quinze anos ou mais de serviços à empresa. É um evento muito esperado e apreciado.

Essa fidelidade obviamente é muito evidente nas cozinhas de nossa empresa. Nossos *chefs* executivos e seus *sous chefs*, em sua maioria, trabalham para nós há anos, e muitos começaram pelas funções menos graduadas. Eles têm orgulho de fazer parte da equipe, e nós sentimos mais orgulho deles ainda. Essas são as pessoas que, juntamente com os seus colegas de trabalho, fazem a empresa prosperar, e embora nós da "ala executiva" possamos indicar o caminho, são os nossos colegas de trabalho que merecem o crédito.

– Richard N. Frank
Presidente, Lawry's Restaurants, Inc.
Pasadena, CA

Para liderar com destreza a equipe de cozinha, os *chefs* precisam dominar as habilidades de liderança e ter paixão pelo sucesso. Eles devem indicar o caminho e liderar pelo exemplo. Eles têm que ter uma ideia clara do que querem fazer e a força de propósito necessária para persistir diante dos contratempos, e até mesmo dos fracassos. Eles sabem a direção que estão seguindo e por quê.

Calvin Coolidge ressaltou astutamente que a persistência em qualquer esforço equivale ao sucesso, como mostra a Figura 16.3. O desenvolvimento das habilidades de liderança requer muita persistência.

O estilo de liderança é algo que cada *chef* desenvolve de modo individual. O estilo é baseado essencialmente em dois tipos de comportamento, conhecidos como comportamento diretivo e comportamento de apoio.[8] O comportamento diretivo é um comportamento autoritário que se concentra no controle, na estrutura e em uma supervisão rigorosa. O estilo de comportamento de liderança de apoio adotado pelo *chef* subentende capacitação, orientação, facilitação e elogio. A sólida liderança do *chef* se estabelece pela combinação desses elementos. O verdadeiro líder é uma pessoa que as outras querem seguir porque respeitam e confiam neste indivíduo.

O desenvolvimento da liderança é primeiro um processo de autodesenvolvimento, facilitado pela educação, pelo treinamento, pela tutoria e pela experiência. O sucesso para o *chef* como gerente não depende apenas da fonte de autoridade ou de um título que lhe é imposto. Quanto melhores as habilidades de liderança do *chef*, maior o nível de satisfação e produtividade alcançado pela equipe de cozinha. A Figura 16.4 mostra esse conjunto de qualidades e habilidades de liderança na cozinha.

Esses elementos de liderança são necessários para que os membros da equipe possam confiar no *chef* como gerente e saber que existe direção e propósito para o que eles fazem. Confiar na liderança do *chef* é fundamental para a existência de um ambiente produtivo entre a equipe de cozinha. A liderança inclui uma comunicação aberta e sincera e ajuda a promover a fidelidade e o compromisso da equipe.[9]

Figura 16.3
A persistência – Calvin Coolidge.

> Nada no mundo se compara à persistência.
> Nem o talento; não há nada mais comum do que homens malsucedidos e com grande talento.
> Nem a genialidade; a existência de gênios não recompensados é quase um provérbio.
> Nem a educação; o mundo está cheio de delinquentes letrados.
> A persistência e a determinação por si sós são onipotentes.
> O lema "vamos em frente" já resolveu e sempre resolverá os problemas da raça humana.

Figura 16.4
Capacidade e habilidades de liderança na cozinha.

- Criatividade.
- Confiança em sua própria capacidade.
- Boas habilidades de comunicação.
- Capacidade de tomar decisões.
- Confiança na capacidade de trabalho da equipe de cozinha.
- Desejo de desenvolver as habilidades dos outros.
- Nível de conforto ao dar instruções.
- Capacidade de motivar as pessoas.
- Capacidade de assumir riscos comedidos.

Teorias dos traços característicos

A **abordagem dos traços característicos** à liderança é baseada em pesquisas anteriores que pareciam pressupor que um bom líder é nato, e não feito. A justificativa era que, se fosse possível sintetizar um perfil completo das características (traços característicos) de um líder bem-sucedido, seria relativamente fácil detectar os indivíduos que deveriam (e não deveriam) ser colocados em cargos de liderança. Isso era conhecido como a **teoria do "Grande Homem"**.[10] A teoria acabou sendo abandonada no decorrer dos anos porque uma avaliação desses estudos sobre traços característicos se revelou inconclusiva. Mais de 80 anos de estudo não conseguiram produzir um único traço característico de personalidade ou conjunto de qualidades que possa ser utilizado consistentemente para distinguir quem é líder e quem não o é. *Chefs* de perfis, origens étnicas, sexos e personalidades diferentes já foram líderes eficazes. Eles precisaram apenas do desejo de liderar. Entretanto, estudos já mostraram também que existem algumas características pessoais que distinguem os líderes eficazes dos líderes ineficazes.

As pesquisas mostram também que existem duas **dimensões de liderança** distintas: (1) centrada no funcionário e (2) centrada na produção. Portanto, as características pessoais e o comportamento de um líder por si sós não são garantia de uma liderança eficaz. A percepção da equipe de cozinha, a natureza das tarefas, o relacionamento com os membros da equipe e o clima organizacional na cozinha devem convergir para proporcionar uma liderança eficaz na supervisão.

Teorias comportamentais

As **teorias comportamentais** tinham por objetivo o estudo dos líderes, supervisores e grupos de trabalho, não apenas das características dos líderes bem-sucedidos. No passado, era enfatizado o estudo dos comportamentos que permitiam uma interação eficaz entre os integrantes do grupo de trabalho. Estudos demonstraram que duas características, identificadas de forma independente uma da outra, constituíam importantes elementos do comportamento de supervisão.[11] Os elementos da **consideração** incluem comportamentos indicadores de confiança mútua, respeito e uma certa cordialidade e conexão entre o supervisor e o grupo. A **estrutura** inclui o comportamento em que os supervisores organizam e definem as atividades do grupo e suas relações com o grupo.

Em seu livro, *The Leadership Challenge*, Kouzes e Posner relataram de forma semelhante que entre os comportamentos que os seguidores esperam de seus líderes estão a sinceridade, a competência, a visão e a inspiração.[12] Um estudo de Cichy, Sciarini e Patton descobriu catorze comportamentos e qualidades de liderança desejáveis,[13] mostrados na Figura 16.5.

Denis Kinlaw, em estudos descritos em *Coaching for Commitment*, revelou comportamentos similares de líderes de alto gabarito, que ele sintetiza em seis conjuntos de práticas comuns:[14]

1. *Criação de uma visão.* Os líderes de alto nível criam expectativas em relação a uma realização significativa e duradoura. Eles conferem significado ao trabalho associando até mesmo tarefas triviais a metas valiosas.
2. *Estímulo para que as pessoas adquiram novas competências.* Os líderes de alto nível estimulam as pessoas a ampliarem seus horizontes e desejos. Eles compartilham livremente suas próprias qualificações e permitem que as pessoas tenham contato com novos recursos.

Figura 16.5
Comportamentos e qualidades de liderança desejáveis.

- Transmitir uma mensagem ou visão instigante.
- Possuir um sólido sistema de valores ou crenças pessoais.
- Reconhecer que a capacidade de adaptação é uma necessidade.
- Concretizar os resultados desejados.
- Incentivar e recompensar a assunção de riscos.
- Ouvir tanto quanto, se não mais, do que falar.
- Fornecer as informações, os recursos e o apoio adequados para conceder autonomia aos funcionários.
- Ser inquisitivo.
- Enfatizar constantemente a qualidade.
- Conhecer as virtudes pessoais e cultivá-las.
- Valorizar o aprendizado.
- Manter os resultados precisamente desejados.
- Raramente mudar de ideia.
- Possuir sólidos valores familiares.

3. ***Ajuda para que as pessoas vençam obstáculos.*** Os líderes de alto nível ajudam as pessoas a superar obstáculos. Eles ajudam os outros a encontrar coragem e força para perseverar até mesmo diante das maiores dificuldades.
4. ***Ajuda para que as pessoas superem os insucessos.*** Os líderes de alto nível ajudam as pessoas a lidar com o fracasso e a decepção. Eles não perdem tempo de oferecer novas oportunidades àqueles que fracassam.
5. ***Liderança pelo exemplo.*** Os líderes de alto nível são modelos de integridade e esforço. Eles criam as mais altas expectativas para si e para os outros.
6. ***Inclusão dos outros no seu sucesso.*** Os líderes de alto nível não perdem tempo em compartilhar os holofotes com os outros. As pessoas associadas aos líderes de alto nível se sentem tão bem-sucedidas quanto os próprios líderes.

Estilos de liderança

A ênfase do estudo da liderança passou da abordagem comportamental e dos traços característicos à abordagem situacional. Essa moderna **abordagem situacional** em relação à liderança é baseada no pressuposto de que cada situação de liderança bem-sucedida é diferente e exige uma combinação única de líderes, seguidores e situações de liderança. De acordo com Blanchard, Zigarmi e Zigarmi, os quatro estilos básicos de liderança situacional são:[15]

Estilo 1: Direção. O líder fornece instruções específicas e supervisiona de perto a realização das tarefas.

Estilo 2: Orientação. O líder continua a dirigir e supervisionar de perto a realização da tarefa, mas também explica as decisões, solicita sugestões e apoia o progresso.

Estilo 3: Apoio. O líder facilita e apoia os esforços dos subordinados no que tange à realização das tarefas e compartilha com eles a responsabilidade pelo processo decisório.

Estilo 4: Delegação. O líder transfere para os subordinados a responsabilidade pelo processo decisório e pela solução de problemas.

Esses estilos de liderança foram resumidos também como "cada louco com a sua mania". Não existe um estilo melhor ou mais adequado a todas as situações. Um estilo de liderança geralmente descrito como formado pelos três F (na sigla em inglês para *firm, fair, and friendly*) – firme, justo e amistoso – é uma combinação de muitos elementos, mas, às vezes, esse estilo não funciona. Os três F pressupõem existir uma equipe de cozinha homogênea que reagirá prontamente, apresentando um desempenho favorável em resposta a esse estilo de liderança do *chef*.

Como líder situacional, o *chef* precisará analisar a equipe. No grupo, haverá indivíduos altamente compromissados com a equipe e suas metas, mas sem a gama de habilidades necessária. Nessa situação, o *chef* utiliza um conjunto de instruções para dirigir o membro de equipe – um estilo diretivo. Outros membros da equipe poderão ter competência em alguma habilidade culinária, mas pouco compromisso com a visão e as metas da equipe. Nesse caso, um estilo de orientação e correção seria adequado ao membro de equipe. Um membro de equipe eventualmente compromissado e dotado de muitas habilidades exigirá um estilo de liderança de apoio. Esse membro da equipe é capaz de trabalhar sozinho com pouca direção, embora os membros de equipe com habilidades bem desenvolvidas e um alto nível de compromisso com a equipe exijam que as tarefas lhes sejam delegadas para que eles se sintam realizados.

A capacidade de liderança está inextricavelmente ligada à motivação. Como observamos anteriormente, o que motiva uma pessoa pode não motivar outra. A motivação provém de dentro da pessoa. O estilo de liderança oferece a base para um ambiente motivacional.

CONVERSA COM O *CHEF*
O axioma da liderança

Quando eu estava na universidade, havia um grupo nosso que se reunia no porão do alojamento estudantil nas manhãs de sábado para assistir a filmes antigos na TV quando não estávamos trabalhando ou estudando. Em uma dessas vezes, o filme era sobre o jovem Thomas Edison, estrelado por Mickey Rooney no papel do jovem inventor. A certa altura do filme, a mãe do jovem Thomas Edison está extremamente doente e correndo risco de morte se o médico não a operar. O médico, no entanto, não tem como operar porque isso se passa antes de Thomas inventar a luz elétrica e não havia luminosidade suficiente para o médico realizar a cirurgia. O jovem Thomas, então, coloca vários candeeiros alimentados a querosene diante de um espelho grande que havia de um lado da sala, direcionando o espelho para outro localizado do lado oposto da sala, refletindo, assim, a luz dos candeeiros de um espelho para o outro. (Mais tarde, aprendi que esse procedimento se chama refração.) O resultado foi uma luz muito mais forte do que a luz do candeeiro não refletida entre os espelhos. Durante anos, guardei comigo esse conceito da maior intensidade da luz refratada, que passou a ser a base para o meu próprio axioma pessoal da liderança.

Muitas oportunidades surgem quando um indivíduo em posição de autoridade permite que aqueles que trabalham com ele demonstrem suas qualificações, habilidades e conhecimentos. O líder que não só permite, mas incentiva os colegas de trabalho, companheiros de equipe e subordinados a desenvolver e demonstrar suas competências e, quando possível, ser captados pela luz dos holofotes e progredir, verá que a luz refletida nele pelo sucesso desses indivíduos é muito mais intensa do que aquela emitida pelos próprios refletores.

O meu axioma da liderança:

Ofereça oportunidades de crescimento, desenvolvimento e progresso às pessoas. Sirva de modelo e proporcione uma liderança compatível com os interesses de seus liderados. Concentre-se em promover as pessoas, e a sua promoção virá como consequência.

– Jerald W. Chesser
Ed.D. (Doctor of Education), CEC (Certified Executive Chef), CCE (Certified Culinary Educator), FMP (Food Management Professional), AAC (American Academy of Chefs), Professor, The Collins College of Hospitality Management, California State Polytechnic University Pomona, Pomona, CA

Em um extremo do estilo de liderança, está o autoritarismo severo, o *chef* distante que governa a cozinha com mão de ferro. A vantagem desse estilo é o bom controle e a disciplina sobre a equipe. As desvantagens são o ressentimento, a falta de cooperação e a má comunicação com os subordinados. Esses certamente não são os ingredientes de um estilo de liderança baseado na orientação em um ambiente de qualidade.

O outro extremo é o *chef* que tenta ser democrático para ser aceito pelos outros membros da equipe como um completo igual. O estilo democrático promove um bom ambiente, uma boa comunicação e a cooperação. Entretanto, as desvantagens podem superar as vantagens porque o democrata não é levado a sério, não tem nenhuma autoridade e acabará perdendo o controle da equipe. O estilo ideal de liderança é aquele situado entre esses dois extremos.

O *chef* autoritário e ditador de outrora não tem mais lugar no complexo mundo moderno da gastronomia. Os membros da equipe de cozinha precisam ser liderados, não controlados ou gerenciados. O melhor estilo de liderança na cozinha é aquele que funciona para o *chef* e é baseado na composição da equipe, nas características pessoais do *chef* e nas diferentes situações cotidianas enfrentadas pelo *chef*. A liderança situacional oferece ao *chef* uma abordagem flexível a cada situação que surge.

A natureza da liderança em gastronomia

Poucos conceitos são tão difíceis de analisar quanto a liderança. Por que algumas pessoas parecem fazer sucesso sem esforço, enquanto outras fracassam totalmente? No mundo da gastronomia, existem enormes oportunidades para a liderança. Como Jerry Hill, ex-presidente do conselho de administração da Michigan Restaurant Association, observou:[16]

> Se o seu interesse é desenvolver habilidades de liderança e assumir responsabilidades de liderança, dificilmente você encontrará outro ramo de atividade que ofereça mais oportunidades do que o setor de serviços de alimentação. Não apenas existem muitos cargos de liderança disponíveis, como esses cargos provavelmente são verdadeiras funções de liderança. Felizmente, temos abundância de líderes em gastronomia para que suas características sejam analisada.

Mas qual é a natureza da liderança? Um bom ponto de partida são os princípios da liderança relacionados no manual de liderança do Exército dos Estados Unidos. Os dez princípios que se seguem foram adaptados a partir desse manual e podem ser aplicados à liderança em gastronomia:[17]

1. *Conheça-se e procure se aperfeiçoar.* Identifique os seus pontos fortes e fracos. Estabeleça metas para cada ponto fraco ou melhoria desejada. Elabore planos para alcançar as metas estabelecidas. Avalie o seu progresso em relação às metas.
2. *Seja técnica ou judiciosamente proficiente.* Conheça todos os aspectos do seu ofício. Seja capaz de transmitir esse conhecimento aos seus companheiros da equipe de cozinha.
3. *Busque e assuma responsabilidade pelas suas ações.* Quando vir um problema, tome a iniciativa de resolvê-lo; não espere que os outros lhe digam o que fazer, nem diga "não é o meu trabalho". Ao errar, admita os seus erros, aceite as críticas e corrija prontamente o problema.
4. *Tome decisões sensatas e oportunas.* Utilize os métodos de solução de problemas, tomada de decisões e planejamento para avaliar rapidamente a situação e tomar a decisão mais adequada. A indecisão gera confusão e falta de autoconfiança.

5. **Dê o exemplo.** Como modelo, essa é a habilidade de liderança mais importante de um *chef*. Você não deve pedir aos seus companheiros de equipe que façam nada que você não faria. Como líder, você deve conquistar o respeito da equipe, não exigi-lo.
6. **Conheça seus subordinados e zele pelo bem-estar deles.** Reserve tempo para conhecer sua equipe, ouvindo-a. Saiba o que é preciso para motivar cada membro individualmente. É importante reconhecer a necessidade da equipe de ser necessária. Cuidando bem da sua equipe de cozinha, ela cuidará bem de você.
7. **Mantenha os seus subordinados informados.** Não se limite apenas a dar ordens; explique a lógica da solicitação. As pessoas informadas se consideram parte do esforço de equipe. A sua equipe de cozinha não pode crescer e ter um bom desempenho se você a mantiver às cegas.
8. **Desenvolva um senso de responsabilidade em seus subordinados.** A delegação de responsabilidades melhorará o desenvolvimento da equipe, refletindo a sua confiança nela e levando-a a buscar novas responsabilidades. Reconhecendo as realizações da equipe, você incentiva as suas iniciativas.
9. **Garanta o entendimento, a supervisão e a execução da tarefa.** As ordens e diretivas devem ser claramente entendidas e todos os membros da equipe devem saber o que se espera deles. A linha divisória entre supervisão insuficiente e excesso de supervisão é tênue. Dar a ordem representa 10% do processo; os outros 90% consistem em garantir o seu cumprimento.
10. **Treine o seu pessoal como uma equipe.** O trabalho em equipe ocorre quando todos os membros da equipe são proficientes em suas tarefas individuais, respeitando-se mutuamente e confiando uns nos outros. Uma equipe deve ter o seu espírito próprio e confiança na sua capacidade de alcançar os objetivos, tanto em termos de culinária como de satisfação do cliente. A coesão edifica a autoconfiança e o moral.

Esses elementos fundamentais da liderança são de consenso geral. Cada um tem seus méritos e todos são mutuamente complementares. A liderança de pessoas, ao contrário da "gestão de coisas", tem uma ligação com o coração. Quando os *chefs* recorrem exclusivamente à lógica, eles não apenas correm o risco de tratar os membros de suas equipes como máquinas, como também, na maioria das vezes, são incapazes de motivar e inspirar. Além de demonstrar sensibilidade pelas necessidades emocionais da equipe, o *chef* deve incentivá-la e recompensá-la por assumir riscos para alcançar as metas da empresa. Em gastronomia, a liderança é demonstrada pelo *chef* que:

- É capaz de sacrificar a glória pessoal pelo bem da equipe, tem força de propósito para alcançar as metas estabelecidas, não se deixa desestimular com facilidade e não cede, mas se adapta.
- Entende que vencer as dificuldades é uma experiência que desenvolve a coragem, é capaz de lidar com a adversidade, superar os erros e consegue alcançar qualquer objetivo pelo qual esteja disposto a pagar o preço.
- Não permite que as fraquezas dos membros da equipe prevaleçam sobre suas virtudes e está sempre disposto a estabelecer metas realistas para cada membro da equipe com base nas habilidades de cada um.
- Adota um estilo aberto e acredita em uma relação mutuamente benéfica com a equipe e usa a diplomacia baseada no respeito, na confiança e na cortesia em relação à equipe.

- Possui uma visão clara das possibilidades do potencial da equipe e inspira seus membros por meio da motivação, visando a objetivos ambiciosos e buscando algo que faça a diferença, em vez de seguir o cômodo caminho da mediocridade.
- Tem resistência, altos níveis de energia, tenacidade e uma atitude positiva; ajuda a equipe a alcançar as metas e objetivos da empresa, comunica-se abertamente com a equipe, compartilha a assunção de riscos e lidera pelo exemplo.
- Tem senso de humor, evita publicidade que possa enaltecê-lo em detrimento da equipe ou da empresa, e aceita o fracasso em algumas coisas para se destacar em outras mais importantes.
- Vê os problemas como oportunidades, é tolerante e nunca confunde poder com liderança.
- Dedica-se ao treinamento adequado da equipe, adota um estilo de orientação e correção, e entende que o treinamento da equipe é o ingrediente vital para a supervisão e a liderança de qualidade.

Construção da autoconfiança do líder

Autoconfiança é uma questão de estilo. Os *chefs* devem ser incisivos, não dominadores. A autoconfiança na função de liderança pode se desenvolver em quatro etapas de ação. Todas têm relação com um fato – a autoconfiança – que aumenta à medida que as tarefas de liderança são realizadas com sucesso. Em seu livro, *The Art of the Leader*, William Cohen sugere as seguintes etapas de ação para aumentar a autoconfiança quando se trata de liderança:[18]

- Seja um líder que busca situações e se ofereça para ser líder sempre que puder.
- Seja um professor generoso e ajude os outros. Os outros recorrerão a você em busca da sua liderança. Trate sempre os seus liderados com respeito.
- Desenvolva os seus conhecimentos. O conhecimento é uma fonte de poder de liderança.
- Use uma energia mental positiva. As simulações mentais são ensaios para o sucesso. Elas são interpretadas pela mente como experiências reais, razão pela qual reforçarão a autoconfiança em relação à liderança exatamente como as experiências reais.

A equipe de cozinha seguirá prontamente um *chef* que demonstre autoconfiança. Além de demonstrar o direito à autoridade, a autoconfiança faz com que os membros da equipe se sintam à vontade por haver direção e propósito no que eles fazem.

A maneira como o *chef* se veste também faz parte do desenvolvimento da autoconfiança da liderança. O traje profissional e a aparência pessoal do *chef* devem sempre ser excelentes. Isso obviamente inclui um uniforme branco, limpo e bem arrumado com sapatos seguros e bem engraxados. A aparência pessoal deve ser imaculada e refletir os mais altos padrões. O *chef* é o modelo. As práticas profissionais e os altos padrões pessoais na cozinha distinguem o *chef* como um líder. Isso tudo envolve a prática de um código de ética profissional das artes culinárias. Os grandes líderes, em todas as épocas, sempre entenderam que sua responsabilidade primordial era com a sua própria disciplina e crescimento pessoal. Se os *chefs* não forem capazes de liderar a si próprios e gerenciar suas próprias vidas, eles certamente não serão capazes de liderar os outros. Os líderes nunca conseguem levar os outros mais longe do que eles chegaram. Dwight Eisenhower certa vez disse: "Para ser líder, um homem precisa ter seguidores, precisa merecer a confiança deles; portanto, a qualidade suprema para um líder é inquestionavelmente a integridade."[19] O treinamento e a experiência desenvolvem uma segurança pessoal que permite aos *chefs* enfrentar os desafios da liderança. Aqueles que demonstram falta de autoconfiança em sua capacidade de realizar tarefas de liderança dão sinais para a equipe de que essas atribuições extrapolam suas esferas de competência. Consequentemente, esses indivíduos acabam se tornando líderes fracos.

William Cohen afirmou: "a primeira maneira de você desenvolver a autoconfiança enquanto desenvolve as suas habilidades de liderança é se tornando um líder sem coroa".[20] Cada *chef* tem muitas oportunidades de se tornar líder. Na cozinha, pode haver membros da equipe que precisem de ajuda. Aproveitar a oportunidade para liderar pode ajudar essas pessoas a desenvolverem a autoconfiança do *chef* como líder. Esperar que a gerência forneça instruções sobre a formação de equipes, no entanto, pode atrofiar o potencial de liderança de um *chef*. Um *chef* que pense de forma proativa não espera receber instruções da cúpula. Ao contrário, ele assume imediatamente a responsabilidade e conduz o restante da equipe a níveis mais elevados no âmbito da gastronomia.

De acordo com Bennus e Nanus, "ser gerente subentende fazer as coisas corretamente; ser líder, fazer as coisas certas".[21] É desnecessário, portanto, ter um título oficial para ser líder. O desenvolvimento da liderança é, acima de tudo, um processo de autodesenvolvimento.

Desenvolvimento da liderança em gastronomia

O que significa liderança em gastronomia? Significa conquistar medalhas de ouro em feiras gastronômicas? Ser um *chef* aclamado que aparece em programas de TV ou ser altamente cotado por alguma agência de classificação? Ser um *chef* executivo em um hotel ou restaurante de grande porte e prestígio? Bem, a resposta é que poderia significar tudo isso, mas não necessariamente. A melhor classificação que você pode ter, como líder em gastronomia, é atribuída pelos clientes que retornam ao seu restaurante e por uma equipe de cozinha fiel que segue o *chef* líder e se preocupa com o sucesso da empresa de serviços de alimentação. A liderança em gastronomia é uma questão de altos padrões de práticas culinárias que satisfaçam os clientes do restaurante e pelas quais a equipe de cozinha seja motivada e treinada. Lembre-se de que qualidade é qualidade, independentemente do porte ou do tipo de restaurante.

Existem várias áreas em que a liderança na cozinha pode ser desenvolvida. Veja a seguir algumas sugestões que funcionam e ajudarão a desenvolver um ótimo clima de equipe, contribuindo imensamente para a liderança em gastronomia.

- Desenvolva uma filosofia e um estilo gastronômico específicos. Envolva cada membro da equipe nesse processo. Organize sessões de degustação/crítica gastronômica. Busque a participação de seus clientes e dos funcionários do salão nessas sessões. Formule os pratos do cardápio com base nos resultados dessas críticas. Apresente ousadamente filosofias culinárias inovadoras. Faça-se conhecer por um determinado estilo de comida.
- Instrua-se. Faça cursos de desenvolvimento. Associe-se a uma organização profissional de *chefs*. Busque uma certificação na sua

profissão. Leia revistas especializadas sobre o assunto. Estude as últimas tendências culinárias. Forme redes de contato com outros *chefs*.

- Incentive a participação da equipe em feiras gastronômicas. Esse é um excelente método para elevar o moral e formar o *esprit de corps* da equipe. Treine sua equipe. Invista continuamente em treinamento. O treinamento de uma equipe de cozinha é uma tarefa sem fim.
- Designe dias durante a semana para que cada membro da equipe acrescente ao cardápio um prato com a sua assinatura.
- Forneça à equipe uniformes distintivos.
- Insista nos mais elevados padrões gastronômicos. Em todos os níveis, invista a equipe de autoridade e responsabilidade para solucionar problemas e preparar pratos excepcionais para o cardápio.
- Forme parcerias com os seus fornecedores. Defina as especificações da qualidade com eles.
- Procure maneiras de desenvolver constantemente a sua equipe. Inscreva-a em cursos de desenvolvimento. Providencie sua participação em seminários e conferências de *chefs*.
- Envolva a equipe de apoio em todas as filosofias do *chef* e da arte culinária.
- Mantenha escrupulosos padrões de higiene pessoal. Insista nos altos padrões de segurança e higiene na área da cozinha.
- Demonstre interesse pelo bem-estar da equipe de cozinha. Trate os membros da equipe com respeito, e confie na capacidade deles de realizar as tarefas que lhes são designadas. Seja acessível e solidário na cozinha.
- Visite o salão. Conheça seus clientes. Incentive o *feedback* deles. Forme um sólido relacionamento com os funcionários do salão. Eles são vitais para o sucesso da cozinha.
- Reconheça que o *empowerment* não substitui a liderança, nem reduz a autoridade. Quanto mais autonomia a equipe de cozinha tiver, maior a necessidade de líderes na cozinha capazes de estabelecer metas e definir uma visão. O paradoxo do *empowerment* é que, para adquirir poder, você precisa abrir mão de parte dele.
- Implemente a solução por meio da equipe de cozinha. Solucionar um problema na cozinha não adianta muito, a não ser que você seja capaz de fazer isso.
- Comemore a sua equipe de cozinha e seu sucesso, inclusive suas promoções, prêmios, aniversários, casamentos, reuniões, aniversários de casamento e feriados, juntamente com o aniversário da empresa, o lançamento de novos cardápios e a articulação da visão da empresa de serviços de alimentação. As comemorações na cozinha são capazes de edificar a autoestima individual. Cada membro da equipe se sentirá importante e investido de autoridade. Além disso, a comemoração melhora a comunicação, promove o trabalho em equipe e faz com que os membros da equipe se sintam unidos. A comemoração torna o trabalho divertido e cria uma perspectiva positiva.

Desenvolver a liderança em gastronomia é uma questão de incentivar a equipe de cozinha a alcançar o sucesso. Incentivar é inspirar as pessoas com coragem e espírito. O incentivo ajuda os membros da equipe de cozinha a mudarem comportamentos e atitudes, desenvolvendo em cada indivíduo a autoconfiança e sentimentos positivos em relação às suas próprias competências. O incentivo deve ser dado em momentos de estresse, particularmente quando o fracasso é iminente. E deve ser dado de forma igualitária e justa a todos os membros da equipe, enfatizando as virtudes de cada um, não os defeitos. O incentivo proporciona à equipe de cozinha uma sensação de acolhimento, transmite uma imagem pessoal positiva e incentiva atitudes positivas em relação ao *chef*.

Quando a equipe é colocada em primeiro lugar, o resultado é uma produtividade máxima na cozinha e qualidade total em termos de práticas culinárias e satisfação do cliente. Os lucros para a empresa virão por consequência.

Humor como ferramenta de liderança

"Deixe-os sempre com um sorriso no rosto." Essa velha frase é um dos melhores guias do *chef* líder. Uma equipe de cozinha altamente negativa em termos emocionais inibe o desenvolvimento de um ambiente da "Regra de Ouro" na cozinha. Como vimos em um capítulo anterior, "Em um *ambiente da Regra de Ouro*, os membros da equipe não fazem as coisas por temor ou obrigação, mas porque almejam o sucesso para todos, inclusive para eles próprios e para o estabelecimento." Um ambiente adepto da Regra de Ouro prospera com base na positividade. **Positividade** é o estado de ser emocionalmente positivo. Não existe melhor veículo para alcançar a positividade na cozinha do que o humor. A diversão alivia a tensão e melhora a concentração, neutraliza o tédio e reduz a possibilidade de conflitos na cozinha. O resultado? Uma equipe de cozinha cujos membros curtem e apoiam uns aos outros é mais produtiva.

Aqui vale um esclarecimento. O humor inadequado, como piadas feitas à custa dos outros ou de modo a menosprezar as pessoas, não contribui para um ambiente positivo, além, principalmente, de ser errado e nunca dever ser tolerado. Além disso, o humor que desvia a equipe de seu foco e de seus objetivos é destrutivo, não construtivo. O humor de que estamos falando aqui é engraçado para todos e promove um ambiente positivo.

Embora o humor ocorra com mais facilidade a algumas pessoas do que a outras, todos nós temos a capacidade de introduzir o humor na mistura. Lembre-se, no entanto, de que o humor funciona melhor quando é natural, e não forçado. O humor é uma poderosa ferramenta para aumentar a autoconfiança e construir a empatia. O humor é capaz de promover atitudes positivas dentro da equipe, tornando mais fácil ouvir o *feedback* e as novas informações transmitidas. O humor também desvia das preocupações; alivia o estresse, a ansiedade, a depressão e o sofrimento; aumenta a criatividade; e oferece perspectiva e equilíbrio. Pode ajudar a expressar a verdade quando esta é temida e reprimida. O uso do humor diminui os problemas disciplinares e a pressão para que os membros da equipe sejam perfeitos, além de melhorar a capacidade de ouvir e a retenção de funcionários e de criar um nível de conforto na cozinha. Os estudos revelam que a probabilidade de atrasos ou absenteísmo é menor entre os funcionários que se divertem no trabalho.[22] A Figura 16.6 oferece algumas sugestões favoráveis ao uso do humor na cozinha. Como membro de equipe, e, em última instância, como *chef*, trabalhe no cultivo de um senso de humor e utilize-o para motivar e criar um ambiente de trabalho positivo.

Considerações finais

Não existe o melhor estilo de liderança. O melhor padrão de liderança é aquele que funciona melhor para *você*. Qualidades e características pessoais excelentes ajudam o indivíduo a ser um bom líder. Entretanto, os conjuntos de habilidades de liderança são aprendidos, não é algo inato. A equipe é o maior recurso da empresa de serviços de alimentação. A forma como a equipe é liderada é o principal fator determinante do sucesso ou do fracasso de um restaurante.

Figura 16.6
Sugestões para o emprego do humor na cozinha.

- Manter um arquivo de piadas.
- Incluir o humor adequado nas reuniões da sua equipe.
- Moldar o seu humor ao gosto e às preferências da equipe de cozinha.
- Procurar situações de humor naquelas pequenas interrupções que ocorrem durante as reuniões ou durante o período de serviço.
- Ser breve no seu humor.
- Reconhecer quando o humor não é adequado.
- Não fazer piadas sobre o sexo, a etnia e as características físicas ou pessoais das pessoas.

Um princípio de liderança muito antigo afirma que você precisa estar disposto a fazer tudo o que pede que seus liderados façam. Portanto, o exemplo pessoal é muito importante. A maioria das pessoas não gosta de seguir líderes que não conseguem se decidir e têm dificuldade para tomar decisões. Portanto, seja um líder decisivo. O líder dita o tom. Um componente importante desse tom é o ego do líder. Se o líder der um exemplo positivo – um exemplo de serviço, dedicação, apoio e interesse –, os demais membros da equipe lutarão pelo mesmo objetivo. O papel de líder é um serviço. Cabe-lhe criar estruturas que permitam a cada membro da equipe alcançar o resultado de qualidade desejado. Os bons *chefs* líderes criam ativamente estruturas e símbolos que servem para lembrar aos membros da equipe que eles se preocupam com o lado humano da operação culinária. Algumas das ações de apoio a esse esforço são:

- Reuniões sociais periódicas.
- Reconhecimento das realizações individuais e da equipe, garantindo que todos na empresa (não apenas na cozinha) saibam o que a equipe de cozinha faz.
- Criação de um lema interno da equipe de cozinha.
- Incentivo a uma competitividade moderada entre os membros da equipe e entre grupos de setores.
- Afixação das fotos dos diversos integrantes da equipe em local visível, revezando-as.

Embora possam parecer frívolas, essas ações são importantes na medida em que ajudam a manter um ambiente humanizado na cozinha.

Existem apenas duas maneiras de conseguir que os outros façam o que você quer: obrigando-os a fazê-lo, ou persuadindo-os. A persuasão requer entendimento do que estimula e motiva as pessoas, ou seja, exige conhecimento da natureza humana. Os grandes líderes possuem esse conhecimento. Max DePree resume o que ele considera os traços característicos e comportamentos que as pessoas mais repudiam nos líderes:[23]

- Superficialidade.
- Falta de dignidade.
- Injustiça, o defeito que impede a equidade.
- Arrogância.
- Traição dos princípios da qualidade.
- Uso excessivo de jargões, o que confunde em vez de esclarecer.
- Ver os clientes como interrupções.
- Observar os resultados financeiros sem observar o comportamento.

CONVERSA COM O CHEF
A liderança do *chef*

Durante os 30 anos de minha carreira, vivenciei muitas formas de liderança, desde a muito simples e básica, no início, até a mais complexa e brilhante, mais tarde. Tive o privilégio de aprender com alguns dos melhores, não apenas em um ambiente de trabalho, mas também durante as práticas culinárias em equipe e as atividades da associação de classe. Enquanto desenvolvia o meu próprio estilo, tive a oportunidade de ouvir bons conselhos e vivenciar algumas formas de liderança menos desejáveis. Por alguma razão, parece mais fácil recordar os horrores do que as situações positivas. Isso pode ter como razão o fato de que os bons líderes raramente recorrem a extremos para conseguir as coisas.

Durante o período em que iniciei meu aprendizado, quando ainda muito jovem – aos 15 anos de idade, na realidade – presenciava uma transformação de poder sobre a qual achei interessante refletir mais tarde. Em virtude de minha pouca idade, meu pai relutava em renunciar ao controle que exercia sobre mim. Essa atitude era aparente em seu interesse superprotecionista pelo que eu estava fazendo. Eu passava a maior parte do dia trabalhando em dois turnos. Eu começava às 8h e retornava para casa às 22h, com um intervalo de 3 horas na parte da tarde. Meu pai queria que eu estivesse em casa para trabalhar durante o meu intervalo. Meu *chef*, por outro lado, queria que usássemos esse tempo para estudar e descansar porque a carga de trabalho da escola era pesada e nós cumpríamos uma jornada semanal de 6 dias. Eu não ia bem na escola, e meu *chef* percebeu que precisava intervir. Ele sugeriu ao meu pai que eu deveria ficar com outros aprendizes na sala no trabalho e ir para casa somente em meu dia de folga. Relutante, meu pai acabou concordando. Meu *chef* passou algum tempo estudando comigo e eu dei uma notável "virada" na escola.

Graças ao interesse do meu *chef* por mim, adquiri mais confiança em meu trabalho. Logo eu o estava ajudando em seu trabalho nas feiras, e no meu último ano, em 1960, ele me levou para a IKA (Olimpíadas Gastronômicas), em Frankfurt, proporcionando-me o meu primeiro contato com esta magnífica feira. O estilo de liderança do meu *chef* não era muito lapidado. Era o que se poderia descrever como um estilo tosco e mordaz. Ele dizia: "Deixe-os pegar no pesado durante um ano que, se eles continuarem aqui, eu talvez consiga lembrar o nome deles.". Se você conseguisse, no entanto, as coisas melhoravam no terceiro ano. A cozinha era dirigida pelos aprendizes às segundas-feiras, dois de cada ano, quando o *chef* e os cozinheiros estavam de folga. Essa era a nossa vez de praticar a liderança no exercício da função. Como tínhamos um cardápio diário, os aprendizes do terceiro ano o elaboravam e dirigiam a cozinha. Refletindo hoje, eu observava que, toda segunda-feira, a equipe me escolhia para ser o *chef*. Isso acontecia porque eu estava sempre disposto a fazer as pesquisas necessárias para a elaboração do cardápio, efetuar o pedido dos pratos, confeccionar os gráficos de produção e, o mais importante, assumir a responsabilidade se algo desse errado. Não havia muitos erros nas minhas segundas-feiras porque eu tratava de planejar tudo muito bem.

– Klaus Friedenreich
CMC (Certified Master Chef), AAC (American Academy of Chefs),
Chef instrutor,
Le Cordon Bleu College,
Orlando, FL

- Nunca agradecer às pessoas.
- Não permitir que os membros da equipe deem o melhor de si.
- Dependência das políticas e da hierarquia, em detrimento da confiança e da competência.

Muitos líderes observam que a maneira mais eficiente de obter um bom desempenho dos outros é tratando-os como heróis. Dar crédito público a alguém que o mereça é uma excelente técnica de liderança. Os líderes bem-sucedidos geralmente dizem que, se você confia na capacidade das pessoas de fazerem um bom trabalho, elas o fazem. Se, por outro lado, você acredita no fracasso da sua equipe, ela acaba fracassando. Os bons líderes aprendem a falar e agir como vencedores. A competência estimula a equipe. Ela busca orientação e direção em você. Quando os membros da equipe se entusiasmam com o seu trabalho, toda a energia da equipe é canalizada para as tarefas. A melhor maneira de o *chef* gerar entusiasmo é demonstrando entusiasmo. É um sentimento contagiante. Os bons líderes não conseguem fazer isso sozinhos. Eles precisam delegar. Faça a equipe causar uma boa impressão, e ela fará com que o *chef* também cause uma boa impressão.

Resumo

A liderança na cozinha confere ao *chef* o privilégio e a responsabilidade de dirigir as ações da equipe para alcançar as metas e objetivos da empresa.

A liderança pode ser aprendida da mesma maneira como os *chefs* aprendem as habilidades culinárias. O desenvolvimento da liderança é um processo de autodesenvolvimento facilitado pela instrução, treinamento, tutoria e experiência, e que depende da capacidade do *chef* para liderar as pessoas, de tal modo que os membros da equipe queiram segui-lo.

A abordagem dos traços característicos à liderança era baseada em pesquisas iniciais que pressupunham que os bons líderes eram natos, não feitos. As teorias comportamentais são voltadas para o estudo dos grupos de trabalho, líderes e supervisores, não das características dos líderes bem-sucedidos.

A liderança situacional é baseada no princípio de que situações diferentes exigem estilos de liderança diferentes. Os quatro estilos básicos de liderança situacional são a direção, o apoio, a orientação e a delegação.

Em gastronomia, liderança subentende tanto respeito e valorização dos membros da equipe como excelentes criações gastronômicas.

O humor é uma valiosa ferramenta de liderança. Ria com a sua equipe de cozinha, não dela.

Questões para revisão

1. Defina os seguintes termos-chave contidos no capítulo:
a. Autoridade
b. Supervisão
c. Gerência
d. Liderança
e. Autoridade do cargo
f. Abordagem dos traços característicos
g. Teoria do "Grande Homem"
h. Dimensões de liderança
i. Teorias comportamentais
j. Consideração
k. Estrutura
l. Abordagem situacional
m. Positividade

2. De que maneira a liderança difere da supervisão?

3. Quais os fatores mais significativos que afetam os estilos de liderança dos *chefs*?

4. Quais as diferenças entre os estilos de liderança autocrático e democrático?

5. Existe um estilo de liderança que possa ser considerado o melhor? Explique.

6. Quais as situações adequadas para os quatro estilos de liderança situacional?

7. Quais são alguns dos mitos associados à liderança?

8. Quais as diferenças essenciais entre comportamento de liderança "diretivo" e "de apoio"? Quanto e por que eles são usados?

9. A teoria do "Grande Homem" se apoiava na descrição de um determinado conjunto de características. Acreditava-se ser mais fácil identificar os líderes quando esses traços característicos eram sintetizados. Você concorda com essa teoria? Justifique a sua resposta.

10. Quais são as oito características dos *chefs* líderes?

11. O paradoxo do *empowerment* afirma que, para adquirir poder, você precisa abrir mão de parte dele. De que maneira isso afeta o *chef* como líder?

12. Quais os benefícios de se usar o humor como ferramenta de liderança?

Notas

1. Peggy Anderson, ed., *Great Quotes from Great Leaders* (Lombard, IL: 1989), 53.

2. James M. Kouzes and Barry Z. Posner, *Credibility: How Leaders Gain and Lose It, Why People Demand It* (San Francisco: Jossey-Bass, 1993).

3. John C. Maxwell, *Developing the Leader Within You* (Nashville, TN: Nelson, 1993), 103.

4. Warren Bennus and Burt Nanus, *Leaders: The Strategies for Taking Charge* (New York: Harper-Collins, 1985), 222.

5. John C. Maxwell, *The 21 Irrefutable Laws of Leadership* (Nashville, TN, Thomas Nelson Publishers, 1998), 21.

6. James M. Kouzes and Barry Z. Posner, *The Leadership Challenge* (San Francisco: Jossey-Bass, 1988), xv.

7. Patrick L. O'Malley, "Make Excellence a Habit," *Lessons in Leadership* (New York: Van Nostrand Reinhold, 1991), 40.

8. Kenneth Blanchard, Patricia Zigarmi, and Drea Zigarmi, *Leadership and the One Minute Manager* (New York: Morrow & Co., 1985), 31.

9. *Sky Magazine,* Delta Airlines, July 1993.

10. Warren Bennus and Burt Nanus, *Leaders: The Strategies for Taking Charge* (New York: Harper-Collins, 1985), 5.

11. Arthur Sherman, George Bohlander, and Herbert Crudden, *Managing Human Resources,* 8.ed. (Cincinnati, OH: South-Western, 1988), 355.

12. James M. Kouzes and Barry Z. Posner, *The Leadership Challenge* (San Francisco: Jossey-Bass, 1988), 16.

13. Ronald Cichy, Martin P. Sciarini, and Mark E.Patton, "Food-Service Leadership: Could Attila Run a Restaurant," *The Cornell Hotel and Restaurant Administration Quarterly,* fevereiro de 1992.

14. Denis C. Kinlaw, *Coaching for Commitment* (San Diego, CA: Pfeiffer, 1993), 122.

15. Kenneth Blanchard, Patricia Zigarmi, and Drea Zigarmi, *Leadership and the One Minute Manager* (New York: Morrow & Co., 1985).

16. Jerry L. Hill, "Steer Clear of the Minefields," *Lessons in Leadership* (New York: Van Nostrand Reinhold, 1991), 135.

17. *Sky Magazine,* Delta Airlines, July 1993, 24–28.

18. William A. Cohen, *The Art of the Leader* (Englewood Cliffs, NJ: Prentice-Hall, 1990), 97.

19. Peggy Anderson, ed., *Great Quotes From Great Leaders* (Lombard, IL: Great Quotations, 1989), p. 52.

20. William A. Cohen, *The Art of the Leader* (Englewood Cliffs, NJ: Prentice-Hall, 1990), 85.

21. Warren Bennus and Burt Nanus, *Leaders: The Strategies for Taking Charge* (New York: Harper-Collins, 1985), 23.

22. Joseph L. Picogna, *Total Quality Leadership: A Training Approach* (Morrisville, PA: International Information Associates Inc., 1993), 348.

23. Max DePree, *Leadership Is an Art* (New York: Dell, 1989), 138.

17 Comunicação

Tópicos
- Introdução
- Elementos da comunicação
- Barreiras à comunicação
- Comunicação não verbal
- Escutar
- Fornecimento de instruções
- Condução de uma reunião
- Comunicação escrita
- Comunicação por meio de boatos
- Considerações finais
- Resumo
- Questões para revisão
- Notas

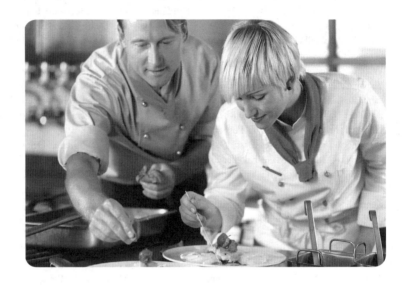

Objetivos

Ao concluir este capítulo, você deverá estar apto a:
1. Descrever os elementos de uma comunicação eficaz.
2. Identificar as barreiras a uma boa comunicação.
3. Descrever aspectos da comunicação não verbal.
4. Definir os elementos da capacidade de saber escutar e descrever formas de melhorar essa capacidade.
5. Descrever os passos para a condução e gestão de reuniões com a equipe de cozinha.
6. Identificar os métodos de transmissão de instruções aos membros da equipe de cozinha, de modo a garantir a execução satisfatória e oportuna das tarefas em questão.
7. Manter uma comunicação escrita eficaz.
8. Identificar os aspectos positivos e negativos da comunicação por meio de boatos.

Estudo de caso: La Maison Blanc

O *chef* Herve é o *chef* executivo do La Maison Blanc, um dos melhores restaurantes e principal *buffet* da cidade. Há duas semanas trabalhando no La Maison Blanc, Herve está extremamente frustrado por não entender por que a comida para o evento que se realizaria no salão de festas do segundo andar não estava pronta. O evento estava previsto para começar às 17h e já eram 16h30. Além disso, o preparo ou a apresentação – ou, em muitos casos, ambos – da comida que estava pronta não eram adequados.

A tarefa fora designada ao *sous chef* (subchefe) Heinz, que está no La Maison Blanc há 3 anos e deveria saber conduzir um evento dessa natureza e porte. O *chef* Herve discu-

Capítulo 17 | Comunicação **263**

tira o evento com Heinz durante quase uma hora no dia anterior, para garantir que tudo saísse de modo apropriado. Ele se recordava claramente da reunião.

Na ocasião, Herve leu a ordem do dia para Heinz, o que levou mais tempo do que o previsto porque o *chef* teve que atender ao telefone várias vezes. Em seguida, ele perguntou se Heinz tinha alguma dúvida. Heinz fez algumas perguntas, que Herve respondeu rapidamente entre uma ligação telefônica e outra. O *chef* se lembra também de que não terminou de responder à última pergunta de Heinz porque o telefone tocou, ao que o *sous chef* pediu licença e voltou para a cozinha.

O *chef* Herve não entende por que Heinz não seguiu suas instruções. Ele considerava Heinz um funcionário muito consciencioso e um cozinheiro qualificado. Heinz era conhecido pelo orgulho que sentia de sua equipe de cozinheiros e seu trabalho. Quando o *chef* Herve perguntou a Heinz por que a comida não estava pronta, Heinz disse que o evento só começava às 19h, o horário normal para um evento desse tipo começar. Quando perguntado por que a comida não havia sido preparada e apresentada como deveria, o *sous chef* disse que ele e sua equipe haviam feito o melhor que podiam com as informações que lhes haviam sido passadas.

O *chef* Herve instruiu Heinz a concluir imediatamente o preparo dos pratos e cuidar dos convidados. Ele disse ao *sous chef* também que eles conversariam sobre a falha dele no dia seguinte, quando o tempo permitisse. Heinz respondeu que estaria à disposição quando o *chef* tivesse tempo.

Com base no que você aprendeu nos capítulos anteriores e no conteúdo deste capítulo, responda às seguintes perguntas.

- Qual a razão geral para os desafios ocorridos no La Maison Blanc?
- Quais as causas básicas dos desafios ocorridos no La Maison Blanc?
- Qual o papel da supervisão/gerência no declínio do La Maison Blanc?
- Que providências específicas poderiam ter sido tomadas para evitar a situação ocorrida no La Maison Blanc?
- Que medidas específicas podem ser tomadas para vencer os desafios e impulsionar o La Maison Blanc em uma direção positiva?

Introdução

Um *chef* usa a comunicação para coletar, processar e transmitir informações essenciais ao bem-estar da empresa. Como essa comunicação flui em muitas direções, as necessidades de colegas, superiores e companheiros de equipe precisam receber cuidadosa atenção. A comunicação é um elemento crucial do processo de supervisão, gestão e liderança. Os *chefs* geralmente encontram problemas por não conseguirem se comunicar com eficácia. Um *chef* passa 85% do tempo envolvido em algum tipo de comunicação, principalmente falando e escutando os outros.[1]

A **comunicação** envolve um transmissor, um receptor e a transferência das informações de uma fonte a um destino. Um processo eficaz de supervisão, gestão e liderança – delegação, orientação, formação de equipes e transferência de informações – depende do conhecimento de todos os elementos da comunicação. É a mais onerosa das habilidades e aquela que o *chef* precisa usar com mais frequência. A comunicação é a base para o entendimento, a cooperação e a ação na cozinha. Um sistema de comunicação aberto e bem desenvolvido resultará em um padrão mais elevado de produção de alimentos de qualidade e serviço por meio de um fluxo bilateral de ideias, opiniões e decisões.

A comunicação cresce e se desenvolve em um ambiente de trabalho positivo na cozinha, no qual sejam adotados os elementos da confiança e da compreensão. A finalidade da comunicação em uma empresa de serviços de alimentação, e especificamente na cozinha, é garantir que todos entendam a visão, as metas, os objetivos, as políticas e os procedimentos da empresa. Os membros da equipe de cozinha que estão confusos, infelizes e *desinformados* podem se sentir insatisfeitos. Comunicação é muito mais do que conversar, falar e ler. Se bem-sucedido, o transmissor dirige ou transmite, do modo como pretende, uma mensagem clara e precisamente compreendida pelo receptor. A maioria dos problemas com uma comunicação eficaz ocorre no segmento intermediário da comunicação. São os chamamos "**ruídos**" da comunicação, ou os elementos que causam mal-entendidos.

A comunicação entre o transmissor e o receptor passa por filtros de cultura, idade, sexo, educação e diferentes campos de experiências passadas, o que causa ruídos no entendimento das mensagens.[2] Isso quase sempre leva a percepções, interpretações e avaliações errôneas. Portanto, é preciso reconhecer essas diferenças e desenvolver um estilo de comunicação que ajude cada indivíduo a entender. As palavras e gestos geralmente significam coisas diferentes para pessoas diferentes. Compreender essas diferenças é uma habilidade importante para um *chef*.

A comunicação deve fluir em várias direções – verticalmente, dos supervisores para a alta gerência e da cúpula para os subordinados, e horizontalmente, para os membros da equipe. Uma comunicação ascendente eficaz pode ajudar os membros da equipe a contribuírem para a empresa e ser uma oportunidade para o *chef* conhecer e entender melhor cada membro da equipe. Quanto maior o número de vias criadas para facilitar a comunicação na cozinha, melhor o ambiente de trabalho.

O *chef* deve ser um exemplo de receptividade e sinceridade. Quanto maior a quantidade de *feedbacks* e ideias fornecida à equipe de cozinha, mais à vontade os membros da equipe se sentirão para compartilhar suas ideias e sentimentos. Para incentivar uma comunicação aberta, o *chef* deve recompensar – não punir – manifestações claras de sentimentos, opiniões ou problemas. A abertura deve ser recompensada demonstrando-se apreciação pelos membros da equipe que compartilham mensagens negativas ou sensíveis.

Alguns *chefs* podem se sentir ameaçados pelas ideias de pessoas criativas na cozinha. Mas não precisa ser assim. Em alguns casos, os supervisores podem menosprezar os funcionários, causando revolta e mágoa. A orientação eficaz só pode ser uma realidade quando as mensagens são compreendidas conforme pretendido. As más interpretações podem causar muitos problemas na cozinha, entre os membros da equipe e entre os diferentes setores. Por exemplo, se houver qualquer mal-entendido em relação ao pedido do prato de um cliente, isso não apenas gerará um custo em termos de desperdício de comida e tempo, mas também contribuirá para a insatisfação do cliente, além de atrasos e comportamento arredio por parte do garçom.

Como os funcionários do setor de serviços de alimentação às vezes não falam a língua local, é importante entender as barreiras de comunicação decorrentes das diferenças de atitudes, valores e crenças culturais. Em alguns grupos culturais, as pessoas dizem "sim" quando, na verdade, não querem dizer "sim".[3] Além da dificuldade em entender o idioma, os trabalhadores de outra cultura podem ter dificuldade para interpretar a linguagem corporal. Esses sinais podem ter diferentes significados para diferentes grupos e, consequentemente, causar problemas de comunicação. Uma boa comunicação na cozinha é essencial para a implementação bem-sucedida de metas e objetivos, além de garantir um ambiente de trabalho seguro. A comunicação consiste em muitas partes e possui diferentes elementos, sobre os quais falaremos nas próximas seções.

Elementos da comunicação

As atividades de comunicação de um *chef* envolvem a comunicação interpessoal. Para ser completo, o processo de comunicação interpessoal deve conter os três elementos básicos mostrados na Figura 17.1.

A **fonte/transmissor** é a pessoa que origina e codifica a mensagem que deseja compartilhar com outros funcionários na empresa. A codificação é o processo de colocar as informações em uma forma que possa ser recebida, decodificada e compreendida pelas pessoas. O uso de cardápios para transmitir ideias e pensamentos é uma forma de codificação.

No **sinal/mensagem**, a informação que a fonte (transmissor) pretende compartilhar é uma mensagem. A mensagem transmitida de um membro da equipe a outro é chamada sinal.

O **destino/receptor** é a pessoa que recebe a mensagem e com a qual o transmissor está tentando compartilhar informações. O membro da equipe recebe essas informações e decodifica ou interpreta a mensagem para determinar o seu significado. A comunicação, portanto, é uma transação interpretativa entre os indivíduos. O transmissor da mensagem a codifica de acordo com o seu conhecimento (campo de experiência), e o receptor a decodifica de acordo com o seu campo de experiência.

O importante para o entendimento efetivo, claro e preciso das informações na cozinha é a habilidade do *chef* para codificar as mensagens, de modo que elas tenham os mesmos significados para aqueles que a recebem. Os membros da equipe acumulam experiências diversas. Cada um interpretará a mensagem de uma maneira diferente, com base no seu próprio passado (campo de experiência).

Em geral, o jargão (termos técnicos de culinária) é usado para descrever habilidades e princípios gastronômicos. Pressupor que cada indivíduo tem um claro entendimento desses termos pode causar frequentes lacunas de comunicação. Não se deve supor que as informações foram transmitidas e interpretadas da forma pretendida, conforme demonstrado na Figura 17.2.

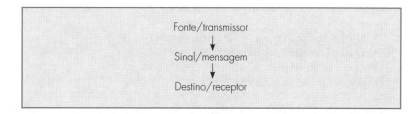

Figura 17.1
Elementos básicos do processo de comunicação interpessoal.

Figura 17.2
O que deu errado?

Esta é a história de quatro pessoas: Todo Mundo, Alguém, Qualquer Um e Ninguém.
Havia uma tarefa importante a ser executada, e Todo Mundo tinha certeza de que Alguém a executaria.
Qualquer Um poderia tê-la feito, mas Ninguém o fez.
Alguém se aborreceu, porque a tarefa era de Todo Mundo.
Todo Mundo achava que Alguém a executaria.
No fim, Todo Mundo culpou Alguém, quando Ninguém fez o que Qualquer Um poderia ter feito.

—Anônimo

Pressupor que cada membro da equipe compreendeu o que foi comunicado pode causar confusão e frustração para ambas as partes. Confirme se a mensagem foi entendida, a fim de evitar problemas operacionais. O objetivo de uma boa comunicação é garantir que tanto o transmissor como o receptor tenham em mente a mesma imagem da mensagem. Para aumentar a probabilidade de sucesso da comunicação, o transmissor (*chef*) deve codificar a mensagem de modo a garantir que o sinal seja decodificado de forma equivalente à experiência do receptor quanto à maneira como o sinal deve ser decodificado. Ou seja, a mensagem deve ser dita de forma a ser recebida com clareza e entendida da mesma maneira, tanto pelo transmissor como pelo receptor.

Barreiras à comunicação

A interpretação do que o *chef* diz é afetada diretamente pelos conhecimentos, pela experiência e pela cultura de cada membro da equipe, entre outros fatores. Os fatores e problemas que reduzem a eficácia da comunicação dentro de uma empresa de serviços de alimentação e de todo tipo de comunicação são chamados barreiras de comunicação. Uma dessas barreiras é a língua. Muitos funcionários do segmento não falam a língua local, o que pode causar muitos problemas que precisam ser superados. Ao lidar com membros da equipe, cuja língua nativa não seja o idioma local, é importante estar familiarizado não apenas com a língua, mas também com a cultura deles. Existem também outros fatores que os receptores aplicam subconscientemente às mensagens que recebem. Esses fatores subconscientes, mostrados na Figura 17.3, afetam a maneira como o membro da equipe interpreta a mensagem e avalia a sua fonte.

As barreiras a uma comunicação eficaz se tornam óbvias nos primeiros minutos de interação, quando o limiar de atenção está no auge, os olhos e ouvidos estão focados no receptor e o cérebro recebe o que vê e ouve. As pessoas tendem a se concentrar no que veem primeiro. São necessários apenas 2 a 4 minutos para se criar uma impressão positiva ou negativa.[4] O sucesso de um comunicador é medido pelas impressões criadas na cozinha. Quatro questões básicas precisam ser abordadas para vencer as barreiras de percepção:

- Qual a percepção que as pessoas têm de mim?
- Qual a impressão que eu transmito a elas?
- O que eu lhes digo?
- Até que ponto eu as ouço?

Dependendo do campo de experiência do receptor, o significado pode ser aplicado a uma parte de você que pouco tenha a ver com as suas habilidades como *chef*,

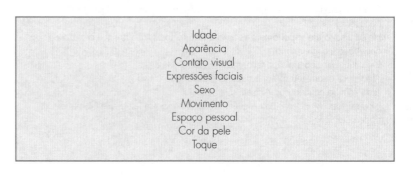

Figura 17.3
Barreiras subconscientes à comunicação.

como as mensagens não verbais transmitidas pela sua linguagem corporal, o seu ritmo de fala, o seu aperto de mão e a sua capacidade de manter o contato visual.

Diretrizes para uma comunicação eficaz

A eficácia da comunicação é de responsabilidade tanto do transmissor como do receptor. O transmissor pode manter uma comunicação mais eficaz com o receptor se observar as seguintes diretrizes:

- Mantenha a mensagem focada no seu propósito original. Isso torna a comunicação mais clara e fácil de acompanhar para todos os membros da equipe.
- Confirme se a mensagem foi entendida fazendo perguntas e solicitando *feedback*.
- Demonstre interesse e incentive a clareza da interpretação fazendo perguntas abertas que comecem com *quem, o quê, quando, onde* e *como*.
- As ideias devem ser transmitidas no momento e lugar certos. Procure abordar os membros da equipe em um momento em que o seu estado mental esteja receptivo à informação. Use sinais não verbais. Isso mostra que você está interessado no que está sendo dito.
- Melhore a autoconfiança do receptor (membro da equipe) e incentive a comunicação elogiando-o.
- Use o nome do receptor sempre que possível. Isso demonstra respeito e reconhecimento.
- Comunique pelo seu tom de voz, expressões faciais, palavras, linguagem corporal e aparência que você tem consideração pelo receptor e pela mensagem. Todos esses fatores afetam a recepção da mensagem.
- Tenha em mente uma mensagem clara antes de se comunicar. Quanto mais sistemática a forma como o *chef* analisa o problema ou a ideia a ser transmitida, mais clara ela se tornará. O planejamento é essencial para uma boa comunicação. A consideração pelas atitudes e emoções do receptor envolvido deve ser incluída no plano de comunicação.

O receptor pode ser mais eficaz fazendo o seguinte:

- Sintetizar a mensagem por meio de paráfrase ou reformulação do seu ponto essencial.
- Fazer perguntas quando não tiver certeza. Muita confusão pode ser evitada pedindo-se ao receptor que repita ou reformule a mensagem.
- Responder a pistas não verbais. Isso esclarece o significado de uma reação corporal, garantindo que os comportamentos e palavras transmitam a mesma mensagem e demonstrem entendimento.
- A sinceridade e a *insinceridade* na comunicação se tornarão aparentes se não houver uma cuidadosa reflexão sobre as ideias e opiniões recebidas. Em qualquer comunicação, deve haver *feedback* do receptor para o transmissor. O receptor deve ter a liberdade de responder plenamente.
- Procurar não apenas ser compreendido, mas também compreender.
- Ser um bom ouvinte. Quando estamos falando, geralmente não escutamos. Ouvir com atenção o sentido completo da mensagem do transmissor.
- A análise da linguagem corporal, do contato visual e da mensagem verbal ajuda a alcançar conclusões consistentes sobre as informações recebidas.

A confiança e o sucesso são construídos com base na coerência e no equilíbrio da comunicação interpessoal. A maneira como você fala revela muito da sua personalidade, atitude e nível de ansiedade. O fato de você ter consciência da maneira como fala o ajuda a corrigir e melhorar as suas habilidades de comunicação. É possível aprender a reconhecer sinais de tensão e estresse na sua voz e na voz dos outros. O que você diz é refletido pela maneira como você se expressa. O equilíbrio entre a linguagem e a mensagem transmitida é fundamental para a eliminação de barreiras. As habilidades verbais devem apoiar e contrabalançar as mensagens verbais e não verbais transmitidas.

Como a equipe de cozinha geralmente é diversificada, o consenso em relação aos significados varia. Haverá variações em relação ao que significa uma "pitada" de sal ou pimenta, um filé "grande" ou "temperado a gosto". As suposições e expectativas distorcem a comunicação pretendida. Esclareça e explique cada parte da mensagem. Obviamente, um *chef* habilidoso não se limita apenas a transmitir a mensagem. O problema é que muitas barreiras confundem o processo e impedem uma comunicação clara.

Não se deve supor que só porque o *chef* "transmitiu a mensagem" os receptores a tenham "compreendido". Um dos maiores problemas da comunicação em um ambiente de cozinha carregado de tensão são as emoções das pessoas que estão transmitindo e recebendo as mensagens. Se algo for dito com raiva, a raiva é que é transmitida, não a mensagem. Os ânimos se inflamam, é bem provável que o receptor acabe ouvindo coisas que não foram ditas e que o transmissor diga coisas que não pretendia dizer. Quando somos criticados, geralmente reagimos com emoção e nervosismo. As reações defensivas ao *feedback* sobre o desempenho funcional são comuns.

A principal barreira de comunicação entre as pessoas provém das diferenças de perfis, personalidades, crenças, educação, religião, experiências de vida e perspectiva profissional. A nossa capacidade de receber mensagens é limitada por nossa tendência a escutar apenas o que queremos ou esperamos escutar. O fato de a mente resistir ao que não espera ou não desejar entender é um fenômeno humano normal. Temos uma tendência natural a julgar ou avaliar declarações e tirar conclusões precipitadas. Avaliamos as mensagens pelos nossos parâmetros de referência, em vez de entender o ponto de vista do transmissor. Essa atitude não resulta em uma comunicação eficaz. Ao contrário, duas ideias estão sendo expressas sem que haja troca de informações. Uma mente fechada atrapalha a comunicação.

As limitações de tempo impedem a comunicação. Os *chefs* são pessoas ocupadas que tendem a dar instruções às pressas e logo passar à tarefa seguinte. O receptor pode se sentir confuso ou frustrado com essas mensagens incompletas. Além disso, os *chefs* prestam particular atenção ao problema da estereotipagem. Os estereótipos são atitudes que favorecem ou rejeitam determinados grupos sem examinar as circunstâncias ou características individuais. A necessidade de compreender diversas tarefas obriga a mente a organizar as ideias em grupos facilmente identificáveis. Outra barreira que geralmente surge na cozinha é a tendência a ver tudo em preto e branco, o que distorce a realidade e simplifica demais as situações.

Na cozinha, é usado muito jargão. Esse jargão é familiar para aqueles que exercem a profissão de *chef*, mas, normalmente, ininteligível para quem não é do ramo. Deve-se tomar cuidado ao usar termos de culinária franceses, como *mise en place, sauté, garde manger, sous chef, chinois, réchaud* e *à la carte*, bem como os nomes de diversos pratos em diferentes idiomas. O uso desses termos não apenas tende a distanciar os membros da equipe, mas também a aumentar a confusão. Como

VOCÊ SABIA?
Não é um bicho de sete cabeças

O que fazemos no segmento de restaurantes não é nenhum bicho de sete cabeças. A receita para o sucesso é básica: contratar a pessoa certa, treiná-la na função e acompanhar o seu desempenho, elogiando com frequência e corrigindo conforme necessário. Por mais incrível que possa parecer, eu já estava nesse ramo há muitos anos quando descobri essa verdade fundamental. Eu diria que as raízes do meu estilo de gestão estavam nas décadas de 1950 e 1960. Se eu não gostava do que um membro da equipe estava fazendo, eu o dispensava, sem discutir o que ele estava fazendo de errado ou tentar corrigir suas ações. Eu temia perder a oportunidade de me livrar dele se tentasse discutir a situação ou corrigir suas ações. Mas mesmo assim eu acreditava tratar-se de um esforço de equipe. Acredito que nós trabalhamos todos juntos. Portanto, os indivíduos que compõem o Grill Concepts e seus restaurantes não trabalham para mim; nós trabalhamos juntos. Entretanto, naquela época, eu demitia sumariamente: "Aqui estão as suas contas; pode ir embora porque você não trabalha mais aqui.".

Nos primórdios do The Grill on the Alley, o *chef* Fausto fazia parte da equipe. O estabelecimento funcionava no ritmo previsto com um mínimo de 200 clientes atendidos por noite, e geralmente até 300. Eu não estava satisfeito com o desempenho de Fausto e, por isso, preparei suas contas, chamei-o à minha sala e lhe disse que ele estava demitido, entregando-lhe o seu cheque. Ao fazer isso, percebi o semblante de completa surpresa estampado em seu rosto. Depois que Fausto saiu, percebi que ele não tinha a menor ideia de que não estava fazendo exatamente o que eu queria que ele fizesse. Esse era um ponto crucial para mim como gerente: perceber e reconhecer para mim mesmo que o problema não era o *chef* Fausto; o problema era a minha falta de comunicação.

A filosofia do Grill Concepts e de seus restaurantes é o acrônimo PEOPLE (pessoas, em inglês): *Pride-Excellence-Opportunity-Profit-Leadership-Enjoyment* (orgulho-excelência-oportunidade-lucro-liderança-prazer), uma filosofia que deve ser aplicada tanto em nível interno como externo e estar enraizada na cultura do Grill. Essa filosofia deve ser constantemente comunicada por meio das ações daqueles que exercem funções de liderança.

Quando eu tinha vinte e poucos anos, meu pai fechou o seu restaurante e eu fiquei desempregado com uma família para sustentar. Arranjei um emprego em uma loja de tintas. Era uma função temporária porque a loja estava fechando e encerrando suas atividades, mas que ajudou a me aguentar até que eu conseguisse outro emprego. A primeira coisa que fizemos quando eu fui trabalhar na loja de tintas foi organizar o estoque e a loja para ser vendida. Em muito pouco tempo todos estavam recorrendo a mim para saber como organizar e onde ficava o estoque. Comecei a perceber que as pessoas confiavam em mim e me ouviam.

Quando mais tarde fui trabalhar em uma empresa chamada FEDCO, o sr. George Cohn me disse que o estilo "siga-me" era um dos estilos de gestão mais eficazes. Hoje, isso é chamado de "servir de modelo". Uma das chaves para o meu sucesso foi o meu estilo "siga-me". Eu não apenas lidero ou gerencio, eu trabalho para literalmente levar todos a progredirem comigo, fazendo-os ver que esta é uma empresa fundada por alguém que lavava pratos e vivenciou reveses e perdas.

A comunicação é fundamental para o sucesso de qualquer instituição e de qualquer empresa. A contratação da pessoa certa deve ser seguida pelo treinamento. O treinamento é a comunicação das expectativas de desempenho. No processo de treinamento, os valores e a cultura também são comunicados. O treinamento deve ser seguido por uma ação positiva. O que está sendo feito corretamente deve ser elogiado, e o que não está correto deve ser reconhecido, devendo ser prestada a devida assistência para que sejam feitas as mudanças necessárias.

O objetivo do Grill Concepts é contratar, treinar e proceder de maneira que seja possível reter os funcionários. A comunicação de um caminho para uma carreira profissional é fundamental para a retenção de funcionários de alto desempenho. Particularmente, tenho orgulho do número de membros da equipe que estão no Grill há 15, 20 e 25 anos. Esses indivíduos se orgulham de seu trabalho, e este orgulho é primordial. Esses membros da equipe não produzem uma comida excepcional porque são mandados, mas porque isso lhes proporciona uma sensação de satisfação e realização, uma sensação de um trabalho bem feito.

O que fazemos no segmento de restaurantes é alimentar as pessoas. Siga-me e você executará essa tarefa básica com excelência. Proporcionamos satisfação e prazer a nossos clientes, ajudando-os a entender que nós comemos para viver, mas que isso não significa que comer não possa ser algo prazeroso.

– Bob Spivak
Fundador, Grill Concepts,
Woodland Hills, CA

muitas palavras têm várias definições, seus significados podem facilmente ser confundidos em uma conversa. Essas palavras em geral transmitem ao receptor uma mensagem completamente diferente daquela pretendida pelo transmissor. Os sinais não verbais, como o tom de voz, os gestos e a aparência, são os fatores mais importantes para determinar a maneira como uma mensagem é recebida e compreendida.

Comunicação não verbal

Em geral, os transmissores são conscientemente atentos apenas à linguagem falada. Mas as pessoas com frequência se comunicam sem usar palavras. É a chamada **comunicação não verbal** ou **linguagem corporal**. Os elementos da comunicação não verbal incluem gestos como acenos de cabeça, o uso das mãos e expressões faciais. Todos esses gestos transmitem mensagens. Sorrir ou franzir a testa transmitem emoção, assim como a entonação ou o tom de voz. O ideal é que as pistas não verbais certas acompanhem a comunicação verbal. A comunicação não verbal pode influenciar o impacto de uma mensagem mais do que a comunicação verbal isoladamente.

Os significados dos gestos e movimentos variam de uma cultura para outra. Estudiosos concordam que a comunicação não verbal é mais bem-sucedida entre pessoas com características culturais semelhantes. Quando essas características diferem, ocorrem barreiras de comunicação.[5] Gestos não verbais que não seriam considerados ofensivos em algumas culturas podem ser insultantes para membros de equipe de outras culturas. A Figura 17.4 mostra alguns gestos comuns e seus significados.

Figura 17.4
Gestos não verbais.

- Inclinar-se para a frente é um gesto positivo. A pessoa está ouvindo e deseja escutar o que está sendo dito. Sugere também aceitação e disposição para agir.
- O contato visual direto é um gesto positivo nas culturas euro-americanas. A falta de contato visual, ainda que as palavras sejam sinceras, é interpretada como falta de confiança. Entretanto, muitas sociedades orientais consideram o contato visual direto um gesto grosseiro.
- As mãos abertas podem indicar que a pessoa está concordando e ouvindo com atenção, enquanto os braços e as pernas cruzadas ou a inclinação do corpo para trás podem ser considerados gestos de defesa, resistência e rejeição.
- Os braços cruzados sobre o peito com os punhos cerrados normalmente é sinal de que a pessoa não está ouvindo, o que indica que a pessoa está nervosa, ansiosa, tensa e contendo as emoções.
- A pessoa distanciar-se de você sentada em uma cadeira pode indicar desinteresse pelo que você está dizendo.
- Inclinar-se bem para a frente, com expressão desafiadora e as mãos espalmadas sobre a mesa, indica uma pessoa de personalidade volátil, frustrada, revoltada e explosiva.
- Recuar ou esquivar-se geralmente é sinal de que a pessoa está discordando do que você diz.
- Balançar o punho cerrado é um gesto ameaçador.
- Os ombros encurvados para a frente e caídos, com os braços estendidos e as mãos sobrepostas à frente do corpo, normalmente indicam timidez.

O *chef* deve conhecer os gestos e a linguagem corporal usados, bem como os sinais transmitidos com tais gestos. A linguagem corporal não verbal fornece muitas pistas que denotam a eficácia da comunicação. Esses aspectos da comunicação não verbal são expressos por meio de expressões faciais, postura, orientação, gestos, contato visual e aparência.

Escutar

A comunicação é sempre um processo bilateral. Uma pessoa diz algo e outra ouve, ou escuta, o que foi dito. Como cada pessoa participa do processo de comunicação com diferentes leques de experiência, existe sempre uma lacuna entre a intenção de quem fala e a interpretação de quem ouve. **Escutar** é um processo complexo e seletivo de receber, focar, decifrar, aceitar e armazenar o que ouvimos. O ato de escutar não ocorre sem esses cinco processos inter-relacionados, porém distintos.[6] Ouvir é absorver o som. Escutar é algo completamente diferente. A incapacidade de saber escutar pode ser um grande problema de comunicação. Os *chefs* que escutam com atenção suas equipes enfrentam menos problemas e são mais bem-sucedidos quando se trata de uma gestão de qualidade.

Os maus hábitos de escutar podem resultar em conflitos, erros onerosos e ineficiência. Escutar de forma ativa e eficaz tem importantes benefícios na cozinha:

- O *chef* pode obter informações provenientes de fontes que ele pode ter perdido anteriormente por não ter ouvido com atenção.
- Embora o *chef* possa nem sempre concordar com os membros da equipe, pelo menos ele será visto como uma pessoa receptiva e justa.

Isso é possível se você se mostrar receptivo e escutar os problemas de trabalho dos membros da equipe sem saltar para as conclusões. Manter o contato visual, uma expressão facial interessada e uma voz calma são atitudes que refletem uma postura de ouvinte atento. Se o *chef* tiver mentalidade estreita, escutar ativamente torna-se uma tarefa impossível. Compreendendo o processo de escutar ativamente, o *chef* é capaz de detectar deficiências em suas próprias habilidades de ouvinte atento e receber melhor as mensagens. Além disso, escutar ativamente é um dos meios mais eficazes de gerar entusiasmo e sensibilidade, o que contribui para o ambiente motivacional geral na cozinha.

Modos de escutar

O **escutar crítico** envolve a análise de uma mensagem e o julgamento da mensagem com base nos fatos, na comprovação, na lógica, nas relações, nas deduções e nas tendências pessoais. Utilizamos essa forma de escutar sempre que as pessoas tentam nos persuadir a aceitar seus pontos de vista.

O **escutar discriminativo** envolve compreensão e recordação, exigindo que se escutem os detalhes e sequências para o posterior desenvolvimento de perguntas e respostas, sintetização dos pontos principais, avaliação de ideias e fornecimento de *feedback*. Essa é uma habilidade de ouvinte essencial para um *chef*.

O **escutar terapêutico** envolve o ato de escutar compreendendo os sentimentos, crenças e valores de outra pessoa. Exige *feedback* verbal e não verbal de apoio e solidariedade. É adequado quando os membros da equipe de cozinha têm problemas pessoais ou relacionados ao trabalho e querem desabafar. O *feedback* não verbal inclui gestos de solidariedade – sorriso, aceno de cabeça, menção de se aproximar do interlocutor. Esse tipo de escuta cria um clima que leva o interlocutor a "baixar a guarda" e lhe permite expressar o problema.

O **escutar apreciativo** geralmente é reservado para proporcionar descontração, satisfação ou gratificação. Visa à satisfação pessoal e pode incluir atividades como ouvir música ou apreciar o sotaque do interlocutor – o tom, o ritmo ou os regionalismos linguísticos.

O **escutar cortês** é o modo conversacional e social utilizado para manter intactas as relações interpessoais. O escutar cortês é usado principalmente para manter abertas as linhas de comunicação.

Maneiras de melhorar as habilidades de comunicação

- *Evitar distrações.* Ao se comunicar com alguém, evite distrações. Direcione e concentre a sua atenção. Não deixe sua mente se dispersar. A maioria das pessoas pensa a uma velocidade de 500 palavras por minuto; as pessoas falam à razão de 150 palavras por minuto. Mantenha-se focado no que está sendo dito, sob pena de você perder aspectos básicos da conversa.
- *Escutar as ideias principais.* Às vezes, as pessoas formulam ideias no decorrer da conversa. Essas ideias e comentários podem ser vagos. Os indivíduos podem ter dificuldade para entender o que está sendo dito, sobretudo quando envolve questões delicadas. Reformule as ideias principais da outra pessoa em suas próprias palavras e pergunte se você entendeu corretamente.
- *Fazer perguntas.* Faça perguntas durante a discussão ou conversa. Se algo não estiver claro ou parecer contradizer o seu senso pessoal de lógica, procure esclarecer. Isso incentiva o interlocutor e mostra que você está escutando e interessado no que ele diz.
- *Reprimir suas inclinações.* Todos nós temos inclinações, opiniões e preconceitos. Enquanto escutamos, geralmente permitimos que determinadas palavras, ideias ou declarações desencadeiem respostas emocionais. Dê ao interlocutor uma chance para expressar o seu ponto de vista. Podemos não gostar do que está sendo dito, mas devemos escutar.
- *Sinalizar para o transmissor os seus sentimentos em relação à comunicação.* Isso demonstra empatia e esclarece a posição do transmissor. Entretanto, evite interromper a pessoa até que ela tenha a chance de concluir a frase ou o raciocínio.
- *Oferecer toda a sua atenção.* Evite impacientar-se, contorcer-se, rabiscar, brincar com os polegares, arrumar papéis e escrever cardápios. Dê total atenção ao interlocutor. A maioria das pessoas consegue fazer bem apenas uma coisa de cada vez. Distrair-se durante a conversa transmite a ideia de indiferença pelo que a outra pessoa está dizendo. Demonstre à outra pessoa o interesse e a atenção que você gostaria de receber.
- *Ser sensível e buscar o entendimento.* Perceba a lógica existente por trás do que a outra pessoa está dizendo. Isso é importante se o que ela estiver dizendo não fizer sentido para você. Um membro da equipe de cozinha pode estar fazendo uma solicitação com base em uma informação errônea sobre a empresa. Seja sensível e procure entender por que as pessoas dizem o que dizem.
- *Responder às pistas não verbais.* Essa atitude esclarece o significado de uma reação; garante que o comportamento e as palavras transmitem a mesma mensagem e demonstra entendimento.
- *Não interromper o fluxo da conversa.* Escute todas as mensagens, não apenas as que lhe pareçam interessantes. Os maus ouvintes têm

tendência a parar de escutar. É muito comum permitirmos que distrações externas ou internas nos desviem da mensagem do interlocutor. As habilidades de ouvinte ativo são fundamentais. Raramente uma mensagem é tão enfadonha a ponto de não vermos razões para escutá-la.

- **_Escutar o ponto de vista das pessoas._** Leve em consideração as emoções e as experiências da outra pessoa. As experiências e motivações de algumas pessoas são tão diferentes das nossas que tendemos a ignorar suas percepções. Você pode aprender algo de novo.

A capacidade de saber escutar ajudará o _chef_ a ter contato com os sentimentos da equipe de cozinha. Os _chefs_ capazes de escutar ativamente demonstram respeito, sensibilidade e paciência no trato com a equipe. Além disso, os membros da equipe podem ter ideias sobre como agilizar a produção e podem sugerir novos pratos e receitas. Mas a menos que o _chef_ esteja disposto a escutar, as ideias se perdem, assim como as novas oportunidades de formar equipes. Os "Dez Mandamentos" para um bom ouvinte mostrados na Figura 17.5 oferecem sólidas sugestões para você ser um ouvinte eficaz.

Em geral, as pessoas gostam de escutar o que é condizente com seus próprios sistemas de crenças; elas normalmente resistem a ideias contrárias.[7] É preciso uma mente aberta para a pessoa ser capaz de escutar críticas. O _feedback_ como elemento de comunicação está intimamente relacionado a boas habilidades de ouvinte. Infelizmente, a maioria das pessoas não aprende habilidades de _feedback_ e, consequentemente, não está capacitada a fornecer um _feedback_ crítico competente.

Fornecimento de instruções

Fornecer instruções a outros membros da equipe na cozinha é o ponto de partida para toda tarefa. O modelo mostrado na Figura 17.6 ilustra o fluxo de

---

Figura 17.5
Dez mandamentos para ouvir bem.

1. Pare de falar! Você não consegue escutar se estiver falando.
2. Deixe o interlocutor à vontade. Ajude-o a se sentir livre para falar. É o que se chama de um ambiente permissivo.
3. Mostre ao interlocutor que você está disposto a escutar. Demonstre e aja com interesse. Não leia o seu e-mail enquanto ele fala. Ouça para entender, não o contrário.
4. Elimine as distrações. Não rabisque, tamborile com os dedos ou remexa papéis. Não ficaria mais silencioso se você fechasse a porta?
5. Estabeleça empatia com o interlocutor. Procure se colocar no lugar dele para que você possa entender o seu ponto de vista.
6. Seja paciente. Permita bastante tempo. Não interrompa o interlocutor. Não se dirija para a porta ou se afaste.
7. Contenha-se. Uma pessoa aborrecida capta o sentido errado das palavras.
8. Seja moderado nos argumentos e críticas. Isso deixa o interlocutor na defensiva. Ele pode "se retrair" ou se aborrecer. Não discuta: mesmo ganhando, você perde.
9. Faça perguntas. Isso incentiva o interlocutor e mostra que você está escutando, além de ajudar a desenvolver melhor os pontos abordados.
10. Pare de falar! Esse é o primeiro e o último mandamento, porque todos os outros dependem dele. Você não consegue escutar enquanto está falando. A natureza nos deu dois ouvidos, mas apenas uma boca, o que é uma sutil sugestão de que devemos ouvir mais do que falar.

Figura 17.6
Instruções eficazes.

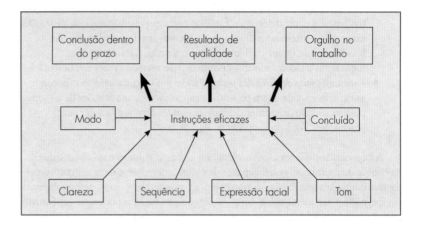

comunicação para o fornecimento de instruções eficazes. A forma usada para fornecer instruções é tão importante quanto as informações fornecidas. A clareza das instruções dadas, juntamente com o tom de voz e as expressões faciais, determinará a o grau de eficácia com que a instrução é recebida.[8]

O momento é muito importante. Procure pegar os membros da equipe quando eles estiverem dispostos a escutar. Apresente uma ideia de cada vez. Por exemplo, se você estiver treinando os membros da equipe para preparar um prato novo, desmembre o processo em suas etapas mais básicas. Apresente cada etapa separadamente e certifique-se de que cada uma foi entendida antes de prosseguir. Atenha-se ao assunto. Procure falar com clareza. Evite ambiguidades. Modere o volume e a velocidade da sua fala. Mantenha contato visual e reserve tempo para perguntas e respostas. Forneça aos membros da equipe quaisquer informações gerais de que eles possam precisar para entender totalmente as instruções. Simplifique a tarefa usando uma linguagem básica com palavras comumente usadas. Explique quaisquer termos técnicos e seja especialmente cauteloso ao explicar os termos culinários. Seja breve. Não utilize mais palavras ou tempo do que o necessário. O excesso de informações é tão prejudicial quanto a insuficiência de informações. Sem deixar óbvio demais, repita qualquer coisa que seja importante o ouvinte lembrar.

Personalize o que você estiver dizendo e apresente-o aos membros da equipe. Evite fazer generalizações ou parecer vago. O contato visual é importante na medida em que lhe permite medir as reações. Sem ele, não temos como responder uns aos outros. Demonstrar tédio ou desinteresse nas palavras ou ações transmite ao membro da equipe a impressão de que o que você está dizendo não é importante. Fale com clareza e suficientemente alto para ser ouvido. Não murmure nem fale rápido; um breve e brusco resmungo garantirá a recusa do membro da equipe em aceitar a instrução. Explique detalhadamente; não suponha que o membro da equipe sabe o que você está pensando. Certifique-se de que você está se fazendo entender. Caso os membros da equipe pareçam confusos ou não questionem as suas ideias, é bem possível que eles não tenham entendido. Incentive os membros da equipe a darem respostas ponderadas. Faça perguntas sobre o que você disse. Isso lhe permitirá confirmar se a sua mensagem foi entendida.

Um ambiente propício à comunicação aberta, à cooperação e à confiança resulta em uma equipe participativa que aceita as instruções como uma extensão natural do treinamento.[9] Uma das maneiras de fazer isso é buscar o consenso dos membros da equipe em relação a questões de mútuo interesse para gerar sugestões. Quando os membros da equipe reconhecem os benefícios da ajuda mútua e percebem que ela é esperada, eles trabalham juntos para alcançar objetivos comuns. A capacidade do *chef* para fornecer instruções à equipe de cozinha está diretamente relacionada à capacidade da equipe de realizar a carga de trabalho que lhe é designada de acordo com o padrão de qualidade total exigido.

Condução de uma reunião

A supervisão, gestão e liderança eficazes exigem que você realize reuniões regulares. O *chef* que tem habilidade para conduzir essas reuniões oferece a base para melhorias mediante a participação de toda a equipe de cozinha. Essas reuniões devem se desenvolver com base nas informações conhecidas para as desconhecidas. As reuniões podem consumir tempo. Conduzir uma reunião bem-sucedida exige qualidade no funcionamento, facilitação e gerenciamento da reunião. Veja a seguir algumas diretrizes para cada um desses aspectos da condução de uma reunião produtiva.

Funcionamento da reunião
- Inicie e termine a reunião no horário.
- Limite a reunião a um máximo de 12 pessoas sempre que possível.
- Seja informal. Deixe a equipe à vontade.
- Respeite a contribuição de cada membro da equipe. Nunca menospreze ou ignore qualquer afirmação feita; todo indivíduo tem o desejo de ser reconhecido. Na cabeça deles, o que quer que eles digam tem valor.
- Evite discussões.
- Evite discordar pessoalmente de um membro da equipe integrante do grupo. Em vez disso, solicite as opiniões dos demais participantes e expresse o seu pensamento por meio das respostas deles.
- Tenha tato ao corrigir afirmações ou opiniões.
- Evite emitir opiniões e experiências pessoais em excesso.

Facilitação da reunião
- Ajude cada pessoa na equipe a participar da discussão. Solicite aos membros da equipe que se manifestem. Qualquer pergunta que alguém faça deve ser ouvida por todo o grupo. Se a pergunta feita continuar inaudível, repita a pergunta antes de dar a resposta. Pode ser muito irritante para a equipe quando é respondida uma pergunta que a maior parte do grupo não ouviu.
- Ajude todos os membros da equipe a formular uma afirmativa ou se expressar. Se alguém estiver tendo dificuldade para se expressar ou se a afirmação não for entendida, reformule os comentários rapidamente antes que se iniciem quaisquer discussões.
- Reconheça aqueles integrantes do grupo que estejam entediados ou não estejam demonstrando interesse suficiente na reunião. Dirija-lhes perguntas solicitando a "opinião" deles. Os membros de equipe desinteressados invariavelmente passam a se interessar quando solicitados a expressar suas opiniões.
- Esteja atento para orientar e incentivar os membros da equipe nervosos ou tímidos. Evite fazer-lhes perguntas sobre fatos. Atraia-os para a discussão, pedindo-lhes opiniões, dirigindo-lhes perguntas do tipo "você concorda?" e elogiando-os quando eles responderem voluntariamente, dizendo, "é exatamente isso" ou "bem observado".

Gerenciamento da reunião

- Dirija uma pergunta a uma pessoa específica da equipe ou interrompa e resuma os pontos principais em discussão quando a reunião fugir ao seu controle. Conclua com a informação correta e passe ao tópico seguinte.
- Faça sequências rápidas de perguntas como revisão, recorrendo a indivíduos específicos para ensejar um debate se a equipe parecer desinteressada ou não estiver emitindo muitas opiniões. Faça uma observação negativa para suscitar uma resposta defensiva da equipe, ou faça perguntas que propiciem o debate (como "qual o melhor método..." ou "o que é mais prático...").
- Cumprimente a equipe antes de encerrar a reunião se a sessão tiver sido particularmente positiva.
- Desperte o interesse pela próxima reunião antes de encerrar a atual. Divulgue resumidamente os pontos principais da sessão seguinte.

As reuniões com resultados produtivos são altamente influenciadas pelo desempenho do *chef* em sua condução. Mantenha o foco da discussão e não deixe que a equipe se disperse ou fuja do assunto em pauta. Guarde as outras questões para reuniões futuras. Os objetivos de uma reunião bem-sucedida são a ação e os resultados. Sintetize a reunião e designe individualmente áreas-chave de resultados a determinados membros da equipe, com referenciais definidos de comum acordo para futuras áreas de melhoria.

Comunicação escrita

Princípios da comunicação escrita

Público. A primeira coisa a fazer é definir exatamente quem é o público-alvo da comunicação escrita. Isso ajudará você a se comunicar com esse público de forma mais inequívoca e eficaz, bem como a limitar a tarefa de transmissão da mensagem. As decisões em relação à interpretação da mensagem se tornarão mais claras. Quanto tempo o seu público tem para definir sua atitude em relação ao tópico e o redator da comunicação? O que ele já sabe? Quanto ele precisa saber? De que maneira ele utilizará as informações?

Uso da linguagem. Em geral, a simplicidade tem preferência na comunicação escrita. Evite ambiguidades, palavras longas e, acima de tudo, o jargão culinário. Simplifique o assunto para o leitor e seja breve. É melhor usar verbos de ação do que verbos passivos.

Seja sempre direto e objetivo. Isso é essencial, particularmente em se tratando de instruções escritas. As frases devem conter uma única ideia e, normalmente, 20 palavras em média. O uso correto da pontuação nas frases é importante para ressaltar determinados itens e não confundir o leitor.

Os parágrafos são usados para orientar o leitor e contêm um tema. Eles devem ter de seis a sete linhas. A primeira frase do primeiro parágrafo dita o tom da comunicação.

Palavras (ou frases) curtas são mais fáceis de ler. É mais fácil compreender palavras mais curtas, como "então" do que palavras mais longas com o mesmo significado, como "de modo que" e "consequentemente". A Figura 17.7 apresenta algumas sugestões de palavras a serem usadas.

Figura 17.7
Exemplos de escolha de palavras.

Não escreva	Escreva
encetar	começar, iniciar
aproximadamente	cerca de
demonstrar	mostrar
despachar	enviar
descontinuar	parar
empreender	tentar
viabilizar	facilitar
implementar	executar
otimizado	melhor
imprescindível	necessário
finalizar	terminar

Diretrizes gerais

No atual mundo dos negócios, entre cartas, memorandos, faxes, e-mails e mensagens de texto, para não falar no acesso a redes sociais, as pessoas podem ser esmagadas só de tentar "acompanhar" o ritmo das comunicações recebidas. Antes de enviar qualquer comunicado, pergunte-se: "O conteúdo vale a pena?". A Figura 17.8 oferece alguns padrões básicos para uma comunicação válida.

Uma comunicação de negócios eficaz deve ser bem organizada. O redator deve assegurar a organização sensata do documento respondendo às seguintes perguntas:

- Você expressou o ponto ou ideia principal na primeira frase?
- Você considerou um plano para um público que possa se mostrar revoltado, ressentido ou decepcionado com o conteúdo? (a explicação deve ser dada antes da recusa).
- Ao apresentar as más notícias, você começou com uma afirmação neutra que o seu leitor possa considerar agradável?
- Você usou elementos de transição e ligação suficientes para indicar as relações existentes?
- O material foi organizado de modo a enfatizar os pontos principais?
- Você usou uma frase-título (de orientação) para iniciar cada parágrafo do texto?
- Os seus parágrafos são suficientemente curtos para favorecer a leitura?
- O documento contém uma introdução, um corpo e uma conclusão distintos?
- Você encerrou com um tom positivo?

Figura 17.8
Comunicação válida.

- Relevante
- Informativa
- Significativa
- Digna de crédito
- Completa
- De interesse
- Claramente benéfica
- Expressa em nível adequado de conhecimento
- Clara e compreensível
- Fácil de ler

O redator deve determinar também se o estilo é agradável de ler e adequado:

- Todas as frases são claras? (permitem o entendimento na primeira leitura)
- A sua mensagem é concisa? (o máximo de informações expresso com o mínimo de palavras)
- As suas frases são fluentes? (frases com estrutura e extensão variáveis)
- O documento está escrito em linguagem simples? (termos que o público-alvo entenderá)
- A linguagem é precisa? (transmite exatamente o que você quer dizer)
- Você substituiu as abstrações e generalizações por uma linguagem concreta, específica e exata?
- O tom é imparcial e adequado para a finalidade e o público a que se destina?
- Você se concentrou nas necessidades e interesses do público-alvo? (na perspectiva deles)
- Você se dirige diretamente aos seus leitores?
- Você eliminou qualquer tipo de linguagem sexista?
- O seu tom é informal e conversacional?

Cardápio e receita

Na cozinha, muitas instruções são transmitidas à equipe por meio de cardápios escritos. A maneira como esses cardápios são escritos pelo *chef* determina a eficiência com que os membros da equipe utilizam as habilidades individuais necessárias para uma produção gastronômica de qualidade. Os cardápios "divulgados" podem ser para futuros banquetes, eventos especiais ou ofertas temporárias. Embora confeccionado basicamente para transmitir um sentido descritivo aos clientes, o cardápio pode também servir de base para um documento mais técnico e comentado, por meio do qual a equipe recebe instruções.

O cardápio comentado ampliado transmitirá não apenas todos os ingredientes essenciais para o preparo dos pratos, mas também outras informações, como tamanho das porções e diversos acompanhamentos. Um cardápio utilizado como uma forma escrita de comunicação e instrução de trabalho para os membros da equipe de cozinha deve conter o seguinte:

- Descrições completas e receitas para cada prato.
- A maneira como o prato deve ser preparado: à milanesa, escalope, etc.
- Modo de preparo: assado, refogado, salteado, etc.
- Corte da carne: paleta, lombo, filé de costela.
- Classificação por grau de qualidade do corte de carne, quando houver.
- Modo de servir: caçarola, espeto, etc.
- Explicação de termos culinários.
- Instruções sobre tempo de cozimento.
- Informações sobre guarnições.
- Número de porções a ser preparado.
- Responsáveis pela execução das tarefas.

O fornecimento de informações completas de fácil entendimento, como "onde", "quando", "o quê" e "como", permitirá que a sua equipe de cozinheiros alcance regularmente altos níveis de qualidade. Os membros da equipe terão mais condições de fazer um uso eficiente dos recursos e das habilidades dos membros da equipe para poupar tempo e simplificar suas tarefas. Uma eficaz comunicação escrita para a equipe torna conhecido o desconhecido, permitindo que os membros da equipe se planejem e integrem melhor seus conhecimentos para melhorar a eficiência e a qualidade.

Uma parte fundamental de uma comunicação eficaz em gastronomia é a receita em ficha técnica. Uma falha comum na elaboração de receitas é pressupor que aqueles que estão lendo e preparando a receita compreendem os termos culinários. Relacionamos a seguir os princípios essenciais para a elaboração de uma receita em ficha técnica clara.

- Classificação do cardápio: jantar, almoço, café da manhã, *brunch*, banquete, serviço de quarto ou refeição para viagem.
- Nome do prato.
- Rendimento, número de porções, partes.
- Equipamentos e pequenos utensílios necessários.
- Ingredientes por ordem de uso.
- Quantidade de ingredientes (considerar redução das quantidades após o cozimento).
- Instruções completas detalhadas.
- Tempos e temperaturas a serem usados, outras informações para cada fase do preparo e um esboço de quaisquer instruções especiais.
- Passagens descritivas (evite descrições extensas; use instruções simples).
- Equipamentos necessários para o serviço.
- Tempos e temperaturas de ajuste para a reconstituição de pratos prontos.
- Modelo para auxiliar na composição (*layout*) dos pratos.

Redação comercial

Além de escrever o cardápio, o *chef* está envolvido em outros tipos de redação comercial, como memorandos para os membros da equipe, superiores e outros chefes de setores; elaboração de descrições de cargo, políticas e procedimentos; comunicados e comunicação comercial com fornecedores. Antes de redigir uma comunicação, você deve fazer uma série de perguntas, como "O que estou tentando dizer?". A Figura 17.9 mostra outras perguntas que você deve fazer antes de redigir um memorando, uma carta ou qualquer outro tipo de comunicação comercial.

Memorandos. Os memorandos são frequentemente usados pelos *chefs* para transmitir informações à equipe de cozinha. Esses memorandos podem variar em extensão, embora tendam a ser notas curtas. Eles geralmente servem como registros permanentes das decisões e planos feitos durante conversas telefônicas ou reuniões. O memorando pode ser um lembrete, uma solicitação, um agradecimento ou uma reclamação, podendo também transmitir boas ou más notícias, informações ou especulações. Os memorandos podem ser enviados a um único membro da equipe ou a outras pessoas dentro da empresa de serviços de alimentação. Com essa ampla gama de propósitos e público, os memorandos variam consideravelmente em nível de formalidade.

Cartas. Assim como os memorandos, as cartas comerciais variam em extensão e nível de formalidade. Algumas são notas curtas, enquanto outras se estendem por várias páginas. As cartas permitem que os *chefs* se apresentem a pessoas de fora da empresa, razão pela qual podem servir como uma importante ferramenta de relações públicas. O formato comercial de uma carta é tão importante quanto o seu claro estilo em prosa e organização coerente. A maioria das cartas

Figura 17.9
Antes de escrever, pergunte-se.

> - Por que estou escrevendo isso? Existe uma maneira melhor de transmitir a minha mensagem?
> - O que eu quero que o leitor faça?
> - Como abordarei o assunto?
> - Quem são os meus leitores?
> - Por que eles deverão ler o que eu escrevo?
> - O que o leitor já sabe sobre o assunto?
> - De que maneira o leitor utilizará este documento?
> - O que devo incluir?
> - O que devo excluir?
> - O que devo dizer primeiro?
> - Como saber que eu já disse o suficiente?
> - Se o leitor esquecer tudo, que ponto-chave eu quero que seja lembrado?
> - Eu deveria estar escrevendo isso neste momento?
> - Eu devo enviar este documento? Já não é tarde demais?
> - Há outra pessoa transmitindo as mesmas informações? Devo verificar com essa pessoa?
> - Devo incluir prazos?
> - O meu método de transmissão é o melhor? Por exemplo, eu deveria usar e-mail, correspondência tradicional ou fax?

tem por finalidade informar, solicitar ou persuadir. Ao contrário de uma conversa telefônica ou outra forma de comunicação verbal, as cartas são registros escritos e geralmente servem como contratos. Como em toda comunicação escrita, a revisão e a reformulação são essenciais. Escreva de forma simples; use palavras concretas e frases curtas. Uniformize os parágrafos sobre um único tópico. A primeira frase deve ditar o tom e revelar a razão para a comunicação. Por fim, nunca assine uma carta enquanto não tiver certeza de que o texto está perfeito. Independentemente de quem processar a carta, assinando-a, você é responsável por sua apresentação e conteúdo.

E-mail. A forma básica de comunicação interna em um escritório ou empresa é o e-mail. O e-mail é um meio de comunicação barato e eficiente dentro da empresa. Entretanto, ele geralmente é visto como um estilo de comunicação menos formal que, consequentemente, não adere aos mesmos princípios da comunicação escrita. Essa perspectiva é falha. Embora uma "sequência" de e-mails possa gerar um diálogo real entre as partes, todos os envolvidos devem se lembrar de que se trata de uma comunicação escrita.

O e-mail pode gerar mal-entendidos. Os usuários costumam responder e-mails como se estivessem conversando pessoalmente ou por telefone com a pessoa. Mas o destinatário nem sempre interpreta o conteúdo do e-mail conforme pretendido pelo remetente porque o leitor não tem o benefício da inflexão da voz para orientá-lo a interpretar corretamente a mensagem. Lembre-se dos conceitos de remetente e destinatário discutidos anteriormente neste capítulo. Ao se comunicar por e-mail, tenha absoluta certeza de garantir não apenas que as palavras estejam corretas, mas que elas sejam interpretadas conforme pretendido quando lidas, sem o auxílio da inflexão da voz ou das pistas da comunicação não verbal.

Para garantir uma comunicação eficaz por e-mail, você deve aplicar os princípios da comunicação como o faria no caso de uma carta ou memorando. Embora a velocidade da comunicação seja um benefício do e-mail, a adesão a algumas diretrizes simples ajudará também a tornar a sua comunicação por e-mail eficaz. A Figura 17.10 mostra algumas diretrizes para a comunicação por e-mail.

Lembre-se também de que o que você põe em um e-mail é um registro escrito. Não escreva em um e-mail nada de que você possa se arrepender se esse e-mail vier a fazer parte de um documento mais tarde. A chave para uma comunicação eficaz por e-mail no ambiente de trabalho é aplicar ao seu uso os mesmos princípios aplicados aos memorandos e cartas.

Comunicação por meio de boatos

O "boato" é uma comunicação informal, e normalmente segue um padrão de relações pessoais entre os membros da equipe de cozinha. As redes de comunicação informal geralmente existem porque os membros da equipe têm o desejo de saber informações que não lhes são comunicadas formalmente. A comunicação informal, o boato, ou o elemento da fofoca, pode ser uma maneira útil de o *chef* testar uma nova ideia ou alguma mudança proposta. O boato possui algumas características distintas. Ele surge e não é controlado pelo *chef*; é amplamente utilizado para servir aos interesses pessoais daqueles nele envolvidos.

Os *chefs* devem estar cientes das possíveis vantagens e desvantagens das informações transmitidas pelos boatos. Os boatos podem ser usados para testar as reações dos membros da equipe antes que a informação oficial seja "comunicada". O *feedback* informal da equipe pode ser usado para medir o grau de aceitação ou conformidade com as novas ideias ou mudanças. É importante que as informações transmitidas por meio de boatos não prejudiquem ou assustem os membros da equipe. Os rumores de mudanças podem gerar insegurança e temores entre os membros da equipe. Informações falsas ou lesivas provenientes de boatos podem ser prejudiciais para toda a empresa. A extensão do prejuízo causado por informações imprecisas depende muito do clima de trabalho dominante na cozinha. Se o moral for baixo e a supervisão do *chef*, precária, os rumores prejudiciais podem facilmente encontrar aceitação.

Alguns rumores devem ser imediatamente descartados. Para isso, a fonte do rumor precisa ser determinada. Pergunte aos membros da equipe sobre o rumor e se ofereça para compartilhar os fatos. Os rumores surgem onde a comunicação é limitada. Fornecendo os fatos e informações adequadas em um ambiente aberto, franco e livre, os rumores podem ser invalidados e a incerteza em que eles crescem, eliminada. Não devem ser toleradas as fofocas envolvendo a vida pessoal dos membros da equipe.

Figura 17.10
Clareza do e-mail.

Diretrizes para a clareza de um e-mail
- Cuidado para não pressupor que o leitor tem o conhecimento ou a experiência necessária para compreender a mensagem.
- Lembre-se de que o leitor não pode ouvir a inflexão da sua voz ou ver a sua expressão facial. Isso pode ser extremamente importante no uso do humor ou ao responder a uma questão de cunho emocional.
- Use a ortografia e a pontuação corretas.
- Evite gírias e expressões idiomáticas.
- Releia a sua mensagem.

Considerações finais

A comunicação é um elemento vital da função do *chef*. Sem uma comunicação aberta, sincera e contínua, a qualidade diminui e pode se perder. Não é incomum, no entanto, encontrar *chefs* que acreditam ser líderes eficazes "distanciando-se" e alheando-se do restante dos funcionários da cozinha. No passado, esse tipo de *chef* era aceitável. Esse não é mais o caso. A formação de equipes, a orientação e a melhoria contínua da empresa de serviços de alimentação exigem comunicação, a qual é fundamental para a supervisão, gestão e liderança. Um bom *chef* comunicador será recompensado com uma equipe motivada, preparada para dar o melhor de si e ir além das normas. A comunicação, da qual a capacidade de escutar é um elemento tão importante, também transmite sinceridade e desenvolve a confiança entre a equipe. A comunicação é importante; é a base da gestão de qualidade. Informação é poder, e, quando transmitida à equipe, confere-lhe autonomia para se desenvolver, crescer com confiança e prestar valiosas contribuições para o crescimento e a reputação da empresa de serviços de alimentação.

Resumo

O *chef* passa 85% de sua jornada diária de trabalho envolvido em alguma forma de comunicação. A supervisão, gestão e liderança eficazes dependem da capacidade do supervisor para transmitir informações que sejam compreendidas pelo receptor conforme pretendido pelo *chef*. Uma comunicação aberta e sincera é fundamental para esse processo.

A comunicação interpessoal contém três elementos básicos: a fonte/transmissor, a mensagem e o destino/receptor. Entender esses elementos garante uma comunicação bem-sucedida. Podem existir barreiras que impeçam uma comunicação eficaz. As barreiras de comunicação entre as pessoas provêm de diferenças de perfis, personalidades e experiências de vida.

A comunicação não verbal é importante. O *chef* deve conhecer os gestos e a linguagem corporal usados. Muitas pistas podem ser captadas a partir da linguagem corporal.

Escutar é um aspecto importante da boa comunicação. Os *chefs* que ouvem com atenção as suas equipes têm menos problemas e mais sucesso para implementar uma gestão de qualidade. A precariedade das habilidades de ouvinte geralmente resulta em conflitos, erros e ineficiência. Devemos conhecer e praticar maneiras de melhorar a capacidade de saber escutar.

O fornecimento de instruções é um fator-chave para a realização da tarefa em questão. A maneira e os métodos utilizados para fornecer essas instruções são tão importantes quanto as próprias instruções fornecidas.

Gerenciar reuniões eficazes requer habilidade. As reuniões bem gerenciadas e controladas podem acrescentar importantes contribuições para a melhoria contínua e uma gestão de qualidade. Os resultados produtivos são altamente influenciados pela habilidade do *chef* para gerenciar a reunião.

A comunicação escrita por meio de e-mail, memorandos, cartas e cardápios é um método importante de transmissão de informações. A linguagem utilizada deve ser clara e não fazer uso de jargões. Os princípios da comunicação escrita devem ser aplicados a todas as formas desta modalidade de comunicação.

O "boato" também e um método de transmissão de informações. Portanto, o *chef* deve estar ciente das possíveis vantagens e desvantagens desse método informal de comunicação.

Questões para revisão

1. Defina os seguintes termos-chave contidos no capítulo:
   a. Comunicação
   b. Ruídos
   c. Fonte/transmissor
   d. Sinal/mensagem
   e. Destino/receptor
   f. Comunicação não verbal
   g. Linguagem corporal
   h. Escutar
   i. Escutar crítico
   j. Escutar discriminativo
   k. Escutar terapêutico
   l. Escutar apreciativo
   m. Escutar cortês

2. A comunicação entre o transmissor e o receptor passa por filtros de cultura, idade, sexo, educação e campos de experiência. Quais os efeitos desse processo?

3. De que maneira os campos de experiência coincidentes geralmente levam a uma comunicação eficaz?

4. Quais os elementos da comunicação não verbal? De que maneira esses elementos diferem nos diversos grupos étnicos?

5. Quais os diferentes tipos de ouvir? Dê uma breve explicação de cada um.

6. Quais as cinco maneiras pelas quais os *chefs* podem melhorar suas habilidades de ouvinte?

7. O fornecimento de instruções a outros membros da equipe é o ponto de partida para toda tarefa. Quais os cinco passos essenciais para a realização da tarefa em questão?

8. As reuniões podem consumir tempo. Que medidas podem ser tomadas para reduzir o tempo consumido pelas reuniões e aumentar a sua eficácia?

9. Que estratégias devem ser adotadas em relação à comunicação escrita?

10. Quais as diretrizes para a elaboração de e-mails que transmitam claramente a mensagem pretendida?

11. De que maneira a comunicação por meio de boatos pode ser usada para servir aos interesses dos envolvidos?

12. O que significa a frase "informação é poder" no que tange à equipe de cozinha?

Notas

1. Donna Fantetti, *Career Directions* (Providence, RI: P.A.R. Inc., 1987), 34.
Robert Heinich, Michael Molenda, and James D. Russel, *Instructional Media and the New Technologies of Instruction*, 3.ed. (New York: Macmillan, 1989), 6.

2. Anna Katherine Jernigan, *The Effective Foodservice Supervisor* (Rockville, MD: Aspen, 1989), 31.

3. Franklin B. Krohn and Zafur U. Ahmed, "Teaching International Cross-Cultural Diversity to Hospitality and Tourism Students," *Hospitality & Tourism Educator*, novembro de 1991.

4. Raymond Dumont and John M. Lannon, *Business Communications*, 2.ed. (Boston: Brown & Co., 1987), 526.

5. Bruce B. Tepper, *The New Supervisor: Skills for Success* (New York: Irwin, 1994), 48.

6. Robert B. Maddux, *Team Building: An Exercise in Leadership* (London: Crisp, 1992), 48.

7. Ibid., p. 49.

8. Adapted from Raymond A. Dumont and John M. Lannon, *Business Communications*, 2.ed. (Boston: Brown & Co., 1987).

18 Gestão do tempo

Tópicos
- Introdução
- Falsos conceitos sobre a gestão do tempo
- Estabelecimento de prioridades
- Desperdiçadores de tempo
- Habilidades de gestão do tempo
- Gestão do tempo pessoal
- Resumo
- Questões para revisão
- Notas

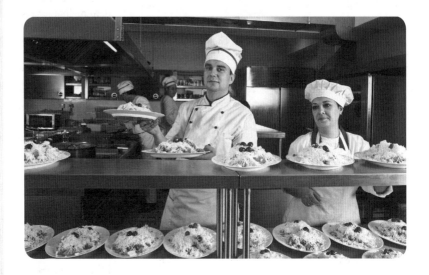

Objetivos

Ao concluir este capítulo, você deverá estar apto a:
1. Identificar questões associadas ao uso improdutivo do tempo.
2. Desenvolver um plano para o uso eficaz do tempo.
3. Reconhecer as armadilhas da procrastinação.
4. Relacionar as etapas que resultam em desperdício de tempo.
5. Fazer a distinção entre ser ocupado e ser produtivo.

Estudo de caso: Ms. Bee's Restaurant

O Ms. Bee's Restaurant tornou-se um referencial em uma cidade conhecida em todo o mundo por sua comida e hospitalidade. Como *chef* executivo, Lee Derby precisa representar o restaurante como um profissional brilhante e com conhecimento gastronômico exemplar, ao mesmo tempo em que zela para que o restaurante conserve seu *status* e lucratividade em um mercado acirradamente competitivo. O *chef* Derby está achando cada vez mais difícil equilibrar esses dois papéis. A economia em geral sofreu uma retração nos últimos 3 anos. O Ms. Bee's Restaurant ainda está conseguindo garantir a sua fatia no mercado de restaurantes da cidade, atendendo tanto o público de moradores locais como os turistas, mas o número total de clientes, especialmente de turistas, diminuiu. Além disso, os clientes que frequentam o Ms. Bee's estão gastando menos. Eles estão pedindo pratos mais baratos e menos complementos, como entradas e sobremesas.

O *chef* Derby está preocupado com a sua capacidade de "dar conta do recado". Manter os níveis de lucro do restaurante está exigindo intenso gerenciamento de todos os centros de custos e receitas. Manter a visibilidade do restaurante para os clientes locais e turistas exige que Derby atenda a diversos pedidos de entrevistas e participações em eventos como *chef* convidado. Ele está cumprindo uma jornada de trabalho mais longa toda semana e, mesmo assim, sente que está realizando menos a cada semana. O *chef* Derby sabe que tem uma excelente equipe de cozinha, mas também percebe que está tendo cada vez menos tempo para interagir com ela. Dispensando menos atenção ao preparo dos pratos e à operação da cozinha no dia a dia, ele está se sentindo cada vez mais um *chef* e supervisor ausente. Derby considera um incidente ocorrido na cozinha na noite passada a prova de que ele precisa dar mais atenção à operação da cozinha.

Ontem, sábado, o restaurante estava totalmente lotado para o jantar. Entre 18h e 21h, eles usariam todas as mesas do salão mais de uma vez. O Ms. Bee's é famoso por mudar constantemente o cardápio e os pratos de especialidades regionais. Um dos pratos mais populares do restaurante é o filé de costela *au poivre*. Às 20h, chegou um grupo grande de clientes. Eles estavam participando de uma feira de negócios que estava se realizando nos arredores da cidade e haviam feito suas reservas com dois meses de antecedência. Em se tratando de um jantar de agradecimento, o anfitrião do grupo ligou na sexta-feira para perguntar que tipo de carne estaria no cardápio na noite de sábado. Um de seus clientes, que só comia carne e gostava especificamente de filé de costela, poderia se revelar um cliente muito difícil. O anfitrião ficou extremamente satisfeito ao saber que o Ms. Bee's teria o seu filé de costela *au poivre*, um prato que ele havia pedido e gostado muito em suas visitas anteriores ao restaurante. Antes de chegar lá, então, ele falou do prato para o seu convidado e da delícia que era.

O garçom veio anotar os pedidos do grupo e logo se antecipou ao dizer que lamentava que o filé de costela *au poivre* tivesse acabado. O amante de carne do grupo começou a criar caso pelo fato de o prato estar em falta no restaurante às 20h de um sábado. Ele pediu para falar com o *chef*, mas lhe disseram que o *chef* estava ocupado. Depois de 30 minutos de um diálogo intenso e desagradável entre o cliente e vários membros das equipes de garçons e cozinha, o gerente de plantão e o *sous chef* (subchefe) resolveram a situação mandando que um membro da equipe fosse buscar um filé de costela em um restaurante vizinho. Eles disseram ao cliente que haviam encontrado um último filé de costela e o estavam preparando para ele. O incidente deixou tanto os funcionários do restaurante como todos os clientes com maus pressentimentos.

O *chef* Derby soube do incidente no domingo e ficou muito incomodado com a falha de sua equipe por não ter material suficiente à mão quando eles sabiam haver um evento de negócios na cidade. O que o incomodou também foi o fato de o gerente de plantão e o *sous chef* terem levado 30 minutos para atravessar a rua e ir buscar um filé em uma churrascaria de propriedade do irmão do dono do Ms. Bee's. O gerente geral falou com Derby sobre o incidente na segunda-feira e disse achar que o *chef* deveria ter mais controle sobre a sua equipe de cozinha, de modo a proteger a reputação do restaurante contra esse tipo de ocorrência.

O *chef* Derby resolveu que, se tivesse que trabalhar 100 horas por semana, ele colocaria as coisas nos eixos.

Com base no que você aprendeu nos capítulos anteriores e no conteúdo deste capítulo, responda às seguinte perguntas:

- Você acredita que a ação planejada pelo *chef* Derby lhe permitirá alcançar o seu objetivo e honrar seu compromisso com o Ms. Bee's Restaurant? Explique a sua resposta, incluindo o seguinte:
  - Razão geral
  - Causas básicas
  - Papel da liderança e supervisão/gerência
  - Providências específicas que poderiam ter sido tomadas para evitar os atuais desafios
  - Medidas específicas que deveriam ser tomadas no futuro

Introdução

A falta de tempo talvez seja a desculpa mais frequente usada nas cozinhas para que determinadas coisas não sejam feitas: "é uma ótima ideia, mas não temos tempo para fazer isso aqui". Quantas vezes já ouvimos *chefs* dizerem: "se ao menos tivéssemos mais tempo", ou "não temos tempo aqui para nos envolver tanto no preparo e na apresentação de pratos sofisticados"? O resultado é que as coisas que afetam a qualidade geral e a satisfação do cliente, como a adoção de práticas culinárias de qualidade e a motivação da equipe de cozinha, geralmente não são feitas por "falta de tempo". O fato é que a negligência em implementar padrões de qualidade para a elaboração e a apresentação dos pratos do cardápio é uma questão não de tempo, mas de mau planejamento e falta de execução de um bom *mise en place*. O planejamento e o *mise en place* são fundamentais para uma gestão e liderança de qualidade.

O tempo é um elemento fundamental do treinamento de todo *chef* e está enraizado em cada aspecto da elaboração, preparo e apresentação dos pratos do cardápio. A falta de tempo suficiente para implementar um serviço de alimentação de qualidade geralmente é uma consequência da seleção de receitas complexas, incompatíveis com o nível de habilidade daqueles que as preparam. A falta de uma abordagem de equipe para a elaboração dos cardápios e de prever as pressões impostas pelos períodos de pico do setor de serviços de alimentação, somada à ausência de planos de treinamento, contribui para uma sensação de falta de tempo. Portanto, a falta de tempo não é o pivô de uma prática culinária de má qualidade, mas o resultado de práticas ineficazes de supervisão, treinamento e gestão.

Gestão do tempo significa melhor organização para aproveitar ao máximo o tempo disponível. O objetivo não é abarrotar a vida de atividades, mas identificar o que você quer da vida e se planejar para consegui-lo.[1]

> Se você tivesse um banco que creditasse na sua conta US\$ 86.400 todas as manhãs, que não transportasse o saldo acumulado de um dia para o outro, que não lhe permitisse manter dinheiro na conta, e que todas as noites cancelasse qualquer valor que você não utilizasse durante o dia, o que você faria? Sacaria cada centavo, é claro!
>
> Pois bem, você tem esse banco e ele se chama *Tempo*. Toda manhã ele lhe credita 86.400 segundos. Toda noite esse saldo é descartado como perdido, qualquer que seja a parcela desse valor que você tenha deixado de investir em boas causas. Não há limite de saque a descoberto. A cada dia, uma nova conta é aberta para você; a cada noite, os registros do dia são queimados. Se você não usa os depósitos do dia, o prejuízo é seu. Não tem como voltar atrás; não há como sacar antecipadamente por conta do saldo de amanhã.
>
> Você deve viver no presente... dos depósitos do dia. Investi-los de modo a obter o máximo em saúde, felicidade e sucesso.

Ao concordar com essa mensagem, existe uma pergunta lógica que todo *chef* deveria se fazer: como estou usando o meu tempo em relação aos meus objetivos pessoais e os objetivos de minha empresa?

O *chef* que gerencia o seu tempo de trabalho de forma eficaz consegue estabelecer prioridades que lhe permitem organizar todos os elementos cruciais para operar a cozinha com qualidade. O fato é que a maioria das pessoas desperdiça tempo, mas os *chefs* produtivos desperdiçam menos. Os princípios e técnicas de gestão do tempo não são nenhum segredo. Entretanto, eles só podem funcionar se houver adesão.

VOCÊ SABIA?
O *chef* como empreendedor

Agradeço a Deus pela Food Fetish, Inc. Foi realmente a intervenção divina que ajudou a tornar a minha empresa uma realidade.

Ser empresário era algo de que eu nunca havia conscientemente cogitado, pelo menos, não a princípio. Não iniciei minha formação em gastronomia pensando que, um dia, eu iria querer ser dono de uma distribuidora. Eu me criei com a ideia e o espírito de fazer as coisas acontecerem para mim. Se for para ser, só depende de mim.

Lembro-me de dizer certa vez ao meu *chef*, durante a minha avaliação, que eu preferia ter mais tempo de folga a receber um aumento de salário. Ele não entendeu minha preferência. Para mim, o que importava era sempre o meu tempo pessoal. A liberdade de fazer o que eu quisesse e quando eu precisasse fazê-lo era mais importante do que a carga tributária adicional decorrente do aumento.

Durante anos, um grupo nosso se reuniu para sessões de *brainstorming* sobre as oportunidades de negócios que melhor explorassem os conhecimentos individuais de cada um de nós. Tínhamos grandes ideias, mas nenhuma intenção real. E acabávamos vendo as nossas ideias se tornarem a realidade dos outros.

Tive aulas complementares e participei de seminários sobre a elaboração de planos de negócios, como ser um empresário e outros tópicos correlatos. Aceitei trabalhar como professor adjunto em duas escolas de gastronomia locais e me tornei *chef* regular de um programa de culinária que ia ao ar na TV local. Essas oportunidades me proporcionaram grandes conhecimentos sobre diferentes planos de carreira. Eu não queria ser o tipo de *chef* que ficava muito tempo na cozinha, o dinossauro que não conseguia acompanhar, ou me manter naquela vantagem competitiva em constante mutação. Trabalhar em uma cozinha quente com piso de concreto durante 5 ou 6 dias da semana, de 8 a 12 horas ou mais por dia é de arrebentar qualquer um. Eu não queria passar o resto de minha carreira trabalhando nos fins de semana, durante a noite e nos feriados. Portanto, ser dono de restaurante, padaria ou empresa de *catering* não era uma opção para mim. Minha saúde e minha família já haviam sido bastante sacrificadas. Nossa filha se criou me vendo trabalhar durante os longos dias e feriados que só começavam quando eu chegava em casa. O irmão dela, 11 anos mais novo, tem uma realidade muito diferente.

Uma conversa séria com o meu representante de vendas durante um jantar regado a bom vinho mudou o meu foco e o meu rumo. Resolvemos combinar nossos conhecimentos e formar nossa própria empresa de distribuição. Concentramo-nos basicamente nas áreas de panificação e pastelaria por ser o nosso ponto forte, e havia uma carência local para esse ramo de atividade que acabou por se tornar o nosso nicho. Nos 7 meses seguintes, Charlton Douglas e eu escrevemos e reescrevemos o nosso plano de negócios, conseguimos financiamento, assinamos contrato de aluguel de um armazém e começamos a comprar os suprimentos e equipamentos necessários para começar a operar. E também deixamos nossos empregos!

Como sócio da Corporate Pastry Chef of Food Fetish, Inc., tenho a oportunidade de lançar mão de meus mais de 20 anos como cozinheiro. Ensino e treino nossos clientes sobre o uso dos produtos e os mantenho a par de nosso dinâmico estoque, já que novas ideias e técnicas estão sempre se desenvolvendo. Faço demonstrações e competições de culinária para manter minhas habilidades afiadas, bem como para adquirir conhecimentos em primeira mão sobre novos produtos e equipamentos, hoje mais prontamente acessíveis. Sinto que aprendi muitas lições valiosas e aprimorei alguns pontos fortes e fracos que eu não sabia necessariamente ter. Eu era tecnologicamente deficiente e ignorante em relação aos procedimentos necessários para administrar uma empresa. Eu nunca quis vender nada. Eu sempre fugia quando era abordado para vender utensílio. Eu não gostava, e continuo não gostando da rejeição ou da palavra "não".

É surpreendente o que você é capaz de fazer quando é preciso. Quando se trata do seu balanço final, não existe desculpa aceitável. A palavra "não" passa a ser mais uma oportunidade. Você aprende a contratar alguém treinado e capaz de ajudar ou fazer o que você não consegue fazer.

Acredito que as minhas experiências passadas como *chef* confeiteiro executivo ajudaram a moldar a minha experiência na Food Fetish. O treinamento dos funcionários, os pedidos de suprimentos e equipamentos, a elaboração de cronogramas, o manuseio e o armazenamento dos estoques, e o trato com os *chefs* e fornecedores são os mesmos, apenas em escalas diferentes. Hoje eu tenho a oportunidade de ver e conversar com os *chefs*, em vez de apenas ouvir falar da "*chef* Mary Jane" do final da rua. Os horizontes são amplos; eu não estou confinado ao meu mundo da confeitaria, desinformado e demasiadamente ocupado para ver o que está acontecendo debaixo de minhas próprias vistas.

Adoro trabalhar para a Fetish. Eu sempre fui muito trabalhador, então por que não me esforçar por algo que eu ajudei a criar e que me pertence? Em minha opinião, abrir minha empresa foi o coroamento de minhas habilidades, do meu tempo e de minha energia. Alguém poderia querer mais do que isso?

– Kimberly Brock Brown
CEPC (Certified Executive Pastry Chef), CCA (Certified Culinary Administrator), AAC (American Academy of Chefs), Kimberly Brock Brown, LLC

A gestão do tempo em nível individual não se limita apenas ao tempo dedicado a determinadas questões em termos de minutos, horas, dias ou meses. Obviamente, é inteligente e prudente monitorar a maneira como o tempo é utilizado diariamente. Isso ajuda a determinar em que ele está sendo desperdiçado. Mas o verdadeiro motivo é liberar tempo para produzir mais. O primeiro passo é examinar pressupostos defendidos em relação ao tempo e como esses pressupostos podem impedir que o tempo seja usado de forma produtiva na cozinha.

Falsos conceitos sobre a gestão do tempo

Nunca há tempo suficiente para fazer o que é importante na cozinha – errado! Há sempre tempo suficiente para fazer o que é importante, e o que pode ser adiado, deveria ser. É essa decisão que determina se o tempo está sendo usado de forma inteligente.

Alguns *chefs* usam os seguintes argumentos como desculpa para as más práticas de gestão do tempo: "As pessoas exigem demais do meu tempo.". Os outros não controlam a maneira como o *chef* usa o seu tempo. Se as pessoas têm todo esse controle sobre o tempo de um *chef*, é porque o *chef* está se deixando intimidar e não está se comportando como um líder. Aprender a dizer "não" pode ser um dos fatores mais eficazes de economia de tempo. Ao dizer "não", seja cortês; dê uma breve explicação da razão pela qual o pedido não pode ser atendido e evite discussões prolongadas sobre as razões.

As agendas cheias são usadas como motivo para o fato de as pessoas não conseguirem priorizar o seu trabalho: "para controlar o seu tempo e a sua vida, priorizar não é apenas possível, é essencial. Estabeleça prioridades e siga-as".[2] **Priorizar** consiste em determinar o que deve ser feito e em que ordem. A priorização anda de mãos dadas com a delegação. **Delegação** é o ato de dar a alguém a responsabilidade e o poder de realizar tarefas preestabelecidas. Aprendendo a delegar, você libera tempo para resolver outras questões que exigem atenção.

Outras ideias errôneas frequentemente citadas pelos *chefs* em relação à gestão do tempo são:

- "Sou ocupado demais para planejar quaisquer atividades."
- "Se ao menos houvesse mais horas no dia."
- "Não consigo dedicar esse tempo todos os dias a um único projeto."
- "Tenho tanto o que fazer que não sei por onde começar."
- "Prefiro fazer as tarefas mais simples primeiro e deixar as grandes para mais tarde, no decorrer do dia."

Estas afirmações normalmente são justificativas para a falta de autodisciplina e pouca capacidade de planejamento individual. Trabalhar mais horas todos os dias causa fadiga física e mental e consome o tempo pessoal. O sucesso é alcançado quando se aprende a trabalhar de forma mais inteligente, não com mais tempo. Quanto mais ocupado o *chef*, mais importante é que ele reserve tempo para se planejar. O planejamento é fundamental para a gestão eficaz do tempo. Sem um plano, é pouco provável que os *chefs* consigam controlar o seu dia de trabalho. Eles reagem aos acontecimentos à medida que eles surgem, em vez de organizarem suas agendas.

A **procrastinação** rouba tempo. Procrastinamos quando adiamos as tarefas, em vez de concluí-las. Às vezes, a procrastinação se manifesta como uma maneira de evitar tarefas desagradáveis ou desinteressantes. Determine-se a enfrentar essas tarefas; o progresso constante é um grande motivador. O mais enganoso de todos os pressupostos em relação ao tempo é supor que algo pode ser feito "mais tarde"; isso porque o "mais tarde" raramente chega. O tempo não pode ser alongado ou encurtado, apenas utilizado, e também não pode ser guardado e usado mais tarde. Um *chef* não pode optar por não usar o tempo. Ou você usa o momento, ou o perde para sempre.

"Nunca deixe para amanhã o que você pode fazer hoje."[3] Esse ditado conhecido foi escrito pelo Conde de Chesterfield em 1749 e é claramente um alerta contra a procrastinação. Entretanto, não é porque a tarefa pode ser realizada agora que deva necessariamente ser executada agora. Às vezes, é preciso estabelecer as prioridades.

Estabelecimento de prioridades

Obviamente, nem todas as tarefas e projetos têm a mesma importância. Os *chefs* geralmente se sentem como se estivessem sendo pressionados para atender situações ou pessoas que exercem a maior pressão. Essa situação é chamada "**apagar incêndio**". Isso faz com que os *chefs* resolvam os problemas na ordem em que eles aparecem, façam o trabalho mais fácil primeiro ou se ocupem da tarefa mais complexa primeiro, supondo que essa seja a forma mais rápida de se livrar dos problemas. Devemos evitar a todo custo lidar com as questões dessa maneira. "Pôr ordem na casa... a origem da expressão não é clara, mas o seu significado é transparente: lidando com as coisas em uma sequência lógica e ordenada, você certamente trará eficiência e resultados para os seus esforços."[4] Lidar com as questões na ordem em que elas ocorrem na cozinha é válido em algumas circunstâncias, como para agilizar os pedidos das mesas; mas, na maioria das outras situações é uma maneira contraproducente de usar o tempo: "importante não significa necessariamente urgente, assim como urgente não significa necessariamente importante".[5] O objetivo deve ser obter soluções em longo prazo, não apenas apagar incêndios. A Figura 18.1 mostra o fluxo tanto para você gerenciar o seu tempo com qualidade como para responder aos desafios com eficácia.

As tarefas devem ser analisadas de acordo com o seu grau de urgência e importância. A matriz de prioridades mostrada na Figura 18.2 pode ser usada para a execução de uma tarefa rápida.

A maneira mais simples e eficaz de priorizar o tempo é analisar como o tempo é usado em um dia e em uma semana comuns. Como o tempo é igual para todos, a pergunta-chave é: o *chef* está usando o tempo de forma eficaz? Ou ele está fazendo coisas desnecessárias? Se o *chef* estiver satisfeito com o fato de apenas o trabalho necessário estar sendo feito, o próximo passo é estabelecer prioridades. "Faça uma lista de tarefas a serem realizadas. Compare o que você quer fazer com o que você já está fazendo ou planejando fazer. O resultado será uma lista de prioridades que lhe diz o que fazer primeiro, o que fazer em seguida e o que fazer por último."[6] Convém também manter um registro de uma semana normal para ver como você realmente está empregando o seu tempo. As priorida-

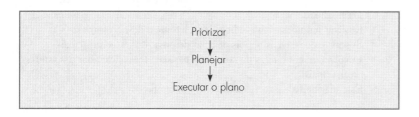

Figura 18.1
Fluxo para a gestão de qualidade e tempo de resposta aos desafios.

Figura 18.2
Matriz de prioridades.

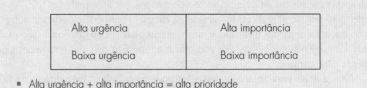

- Alta urgência + alta importância = alta prioridade
- Alta importância + baixa urgência = prioridade
- Alta urgência + baixa importância = baixa prioridade
- Baixa urgência + baixa importância = baixa prioridade

des desorganizadas são um campo comum para a procrastinação. De todos os procedimentos gerenciais, nenhum é mais relevante para a gestão do tempo do que a priorização das questões relacionadas à qualidade.

Desperdiçadores de tempo

Os **desperdiçadores de tempo** são hábitos e práticas que consomem tempo de forma improdutiva. Analise a lista de possíveis desperdiçadores de tempo e veja se algum se aplica ao seu caso.

- Dedicar tempo demais aos problemas trazidos por um membro da equipe.
- Supervisionar excessivamente a equipe de cozinha.
- Supervisionar de menos e acabar enfrentando consequentes crises.
- Priorizar tarefas menos importantes em detrimento das tarefas mais importantes.
- Iniciar um trabalho antes de analisar todo o processo.
- Abandonar as tarefas antes de concluí-las.
- Fazer coisas que podem ser delegadas a um membro da equipe.
- Fazer coisas que podem ser feitas por equipamentos modernos.
- Fazer coisas que não fazem parte do trabalho.
- Dedicar tempo demais a áreas de interesse ou competência anteriores.
- Fazer coisas improdutivas por pura força do hábito.
- Manter registros excessivos, demasiadamente complexos ou redundantes.
- Insistir em projetos provavelmente inalcançáveis.
- Dedicar muita atenção a projetos de baixo rendimento.
- Não prever as crises.
- Assumir uma variedade demasiadamente ampla de atribuições.
- Esquivar-se de atribuições desconhecidas.
- Não opor barreiras contra as interrupções.
- Permitir que as conferências e discussões se desviem do assunto em pauta.
- Permitir que as conferências e discussões prossigam depois de cumprir sua finalidade.
- Realizar reuniões, visitas e ligações telefônicas desnecessárias.
- Buscar dados triviais depois de estar de posse dos fatos principais.
- Envolver-se em tarefas ou conversas pessoais antes de cuidar das tarefas profissionais.
- Estender demais a socialização entre as tarefas.

Você desperdiça tempo? Em caso afirmativo, preste bem atenção, então, às habilidades de gestão do tempo abordadas a seguir.

Habilidades de gestão do tempo

A forma mais eficaz de um *chef* usar o seu tempo é planejando e organizando-se. A gestão do tempo tem por finalidade garantir que o *chef* tenha tempo suficiente para alcançar metas específicas em algum momento no futuro. A maioria das pessoas está familiarizada com os planejadores ou calendários pessoais. Atualmente, esses recursos estão contidos em formato eletrônico nos *smartphones*, que são dispositivos convenientes para o armazenamento de listas diárias, além de oferecerem espaço extra para o armazenamento de registros e gráficos essenciais para o planejamento, e são ferramentas simples, mas poderosas, de gestão do tempo. É importante lembrar que os calendários e planejadores pessoais só têm utilidade se forem usados. Reserve blocos de tempo para realizar o trabalho e desenvolva o hábito de gerenciar efetivamente o tempo. Entre as atividades de planejamento que podem ajudá-lo a gerenciar melhor o seu tempo estão:

- Elabore listas de tarefas diárias e semanais em ordem de prioridade. Assinale cada tarefa concluída. Isso lhe proporcionará uma sensação de realização ao fim do dia.
- Planeje com pelo menos um dia de antecedência o que precisa ser feito. Se o *chef* souber as tarefas que o aguardam amanhã, ele pode organizar hoje a lista de tarefas de amanhã. Os cronogramas funcionam como uma ferramenta disciplinadora, ajudando a fazer o que está planejado.
- Planeje antecipadamente as ligações telefônicas, a fim de garantir o cumprimento da agenda e reduzir o tempo gasto ao telefone.
- Planeje as reuniões (individuais e com toda a equipe de cozinha) com antecedência. Caso você esteja presidindo a reunião, controle a agenda e atenha-se ao assunto em pauta.
- Avalie o seu sistema de gestão do tempo várias vezes durante o dia. Dê uma olhada no cronograma quando tiver cumprido cerca de um terço do dia de trabalho e depois novamente quando tiver concluído dois terços da jornada. Os objetivos do dia foram alcançados? Em caso negativo, o que impediu que isso acontecesse? A ocorrência em questão deve ter prioridade sobre o que estava planejado?

Planejar é fundamental, mas o planejamento por si só não faz do *chef* um "gestor do tempo", em vez de um "gerenciado pelo tempo". O *chef* deve aprender a lidar com as distrações comuns porque elas fazem parte da realidade da vida. Controlar o tempo tomado por visitantes inesperados requer cortesia e bom julgamento por parte do *chef*. A limitação do número de pessoas convidadas a visitar a cozinha diminui a agitação e as distrações, tanto para o *chef* como para a equipe de cozinha. Um *chef* que precise atender alguém deve ir até a área de trabalho dessa pessoa. É muito mais difícil conseguir que as pessoas deixem a área de trabalho do *chef* que o *chef* deixar a delas.

Comunique-se com eficiência. No mundo tecnológico de hoje, a comunicação ocorre de tantas formas que ela própria pode se tornar uma barreira a uma boa comunicação. O *chef* deve dar o exemplo do uso eficiente da comunicação. Os memorandos, e-mails, conversas telefônicas, audioconferências, ligações pelo Skype ou reuniões pela internet devem ser curtos. É uma maneira de poupar o tempo que você gasta pensando, falando e escrevendo, bem como o tempo que os membros da equipe passam ouvindo, lendo e entendendo. Separar e-mails e correspondências regulares não solicitados consome tempo. Talvez o *chef* precise de alguém para fazer isso, seguindo as orientações sobre o que precisa ser visto e o que deve ser encaminhado para outros membros da equipe.

A gestão do tempo inclui também a tomada de decisões nos momentos certos. O *chef* que não toma uma decisão por não querer enfrentar decisões desagradáveis e usa de excessiva cautela prejudica o desempenho de toda a equipe. O *chef* deve também concluir uma tarefa de cada vez. As tarefas importantes precisam de muito tempo ininterrupto para serem concluídas e não podem ser realizadas entre outras atividades. Isso é desperdício de tempo. Cada vez que um projeto é reiniciado, é preciso familiarizar-se com ele novamente.

O *chef* deve delegar tarefas a outros membros da equipe. Delegar (não despejar) tarefas é uma habilidade básica de gestão do tempo. Às vezes, o *chef* não tem tempo de delegar – o inesperado acontece e ele mesmo tem que resolver o problema. Nesse caso, só existe uma alternativa, que é prever os imprevistos antes que eles aconteçam. O *chef* deve manter um cronograma flexível porque emergências acontecem e as reuniões se estendem além do tempo previsto.

Duas das habilidades de gestão do tempo mais simples, porém extremamente valiosas, que o *chef* pode exercitar é aprender a dizer "não" e organizar a área de trabalho. Em alguns casos, as demandas pelo tempo de um *chef* superam a sua capacidade de atendê-las. Assumir mais do que é possível fazer acaba comprometendo a qualidade. Dizer "não" não significa ofender alguém. Quando existe uma alternativa, as coisas podem ser resolvidas a contento de todos. As pessoas consomem grande parte do seu valioso tempo procurando as coisas? Veja a frequência com que as pessoas precisam de cada item na cozinha. A cozinha deve ser organizada de modo a facilitar a execução das tarefas normais.

CONVERSA COM O CHEF
Planeje o trabalho e siga o plano

Já foi dito que o tempo não pode ser gerenciado. Mas o que pode ser gerenciado são as atividades e a forma como "empregamos" o tempo! E todos os especialistas concordam. O gerenciamento de nossas atividades começa com um bom planejamento. Portanto, sabendo o que é importante para nós – planejando o nosso trabalho e seguindo o nosso plano –, tornamo-nos sábios *chefs* e gerentes.

Temos de arranjar tempo para realizar tarefas importantes todos os dias. Planeje a sua carga de trabalho diária com antecedência, selecione as tarefas relativamente pequenas que precisem ser executadas de imediato, depois cuide das tarefas grandes até concluí-las. De um modo geral, o planejamento é a ferramenta para a realização!

Hoje, no setor de serviços de alimentação, as exigências e os desafios são maiores do que nunca. Sobretudo nós, *chefs*, nem sempre achamos ter tempo suficiente para cumprir nossas responsabilidades com nossas empresas, nossos funcionários e nossas famílias. Essa é uma crença negativa, não uma crença positiva.

O meu dia começa com um programa de exercícios às 6h30. Em seguida, estou pronto para enfrentar o item 2 da minha lista de prioridades: fazer contato com a minha equipe para verificar do que eles precisarão no decorrer do dia. E assim, à medida que cada item da lista é resolvido, eu passo à tarefa seguinte.

Além disso, existem outros empreendimentos ou afiliações com os quais estou envolvido e, como tal, preciso equilibrar o meu tempo, procurando alcançar os melhores resultados dependendo o mínimo de esforço possível. Consequentemente, as decisões tomadas e as ações praticadas com base nessas decisões refletirão liderança e uma imagem positiva para a minha equipe.

Por meio da dedicação, do planejamento e do pensamento orientado para objetivos, acredito que qualquer *chef* consiga lograr grandes êxitos em seus esforços futuros.

– Bert Cutino
CEC (Certified Executive Chef), AAC (American Academy of Chefs), HBOT (Honorary Board of Trustees), HOF (Hall of Fame)
Sócio, The Sardine Factory,
Monterey, CA

Bruce Tepper afirma: "estar ocupado não tem nada a ver com produtividade. Maximizar a maneira como você utiliza o seu tempo significa muito mais do que isso. Subentende liberar mais tempo livre ou mais tempo para gerar novas ideias".[7] Busque uma indicação precisa do tempo efetivamente utilizado e decida o que precisa melhorar. Um aspecto importante da função de um bom *chef* é saber as tarefas que devem e as que não devem ser delegadas a outros membros da equipe. O *chef* não tem por função apenas fazer as coisas, mas também organizar e coordenar a equipe de cozinha. Eis algumas maneiras de poupar tempo:

- Utilize o tempo de espera. Enquanto estiver aguardando o horário de um compromisso, não considere esta ocasião como perda de tempo, mas um ganho de tempo. Utilize-a de forma construtiva: para relaxar, ponderar uma decisão, rever a sua lista de verificação diária ou ler um livro sobre alimentos ou um artigo em uma revista do setor de serviços de alimentação. Carregue sempre com você uma caneta e um bloco de anotações para anotar suas ideias.
- Combine atividades, como discutir assuntos correlatos durante o almoço.
- Tenha um lugar para tudo e mantenha tudo no seu devido lugar. Se algo merece ser guardado, convém você saber onde está quando precisar.
- Domine a tecnologia que irá melhorar a sua produtividade e a produtividade de sua equipe.
- Programe alguns "momentos de socialização". A gestão do tempo não deve apartar o *chef* do restante da equipe de cozinha.
- Utilize o tempo como se tivesse que comprá-lo. Antes de passar uma hora lendo um relatório ou em uma reunião, pergunte: "Eu gastaria o meu dinheiro para fazer isso?". Se o tempo for visto como um investimento financeiro e a maneira como ele é usado for monitorada, haverá menos desperdício.
- Mantenha um programa regular de exercícios físicos. O exercício pode ajudar a reduzir o estresse, além de ajudar a manter um senso de equilíbrio, disciplina, ordem e controle na vida. Um programa de exercícios faz com que você se sinta melhor, aparente estar melhor e tenha mais autoconfiança. O tempo pessoal não é um luxo ou algo a ser adiado até que possa ser encaixado na sua agenda; é um requisito necessário para que você possa manter um senso adequado de equilíbrio e controle na vida.
- Pergunte sempre: "Essa é a melhor maneira de empregar o meu tempo no momento?". A gestão do tempo visa ao relaxamento e permite mais tempo para relaxar.

Gestão do tempo pessoal

O **equilíbrio na vida** é um dos maiores desafios enfrentados pelo *chef*. Significa a necessidade de conciliar vida profissional e vida pessoal, como a família. Embora ninguém goste da ideia de ter que "reservar" tempo para a família e para si mesmo, o atribulado mundo dos negócios de hoje nos mostra que esta é a realidade. Reservar tempo não significa necessariamente que o *chef* agende um horário para receber a visita de seus filhos. Significa que o planejamento deve incluir períodos de folga. O fato de que todos precisam de tempo para recarregar suas baterias geralmente é esquecido em meio ao corre-corre.

O *chef* deve se lembrar de que ele trabalha de forma mais inteligente e produtiva quando está descansado, sem se sentir culpado por não estar no trabalho ou por não estar em casa. Vale lembrar também que o mesmo vale para todos os membros da equipe. Embora alguns membros possam estar totalmente focados no trabalho, não se pode esperar que toda a equipe também esteja. O *chef* que gerencia o tempo dos membros de sua equipe, de modo a permitir que todos colham os frutos de seu trabalho, sempre terá uma equipe fiel e altamente produtiva.

Resumo

Todo mundo pode usar melhor o seu tempo, particularmente os *chefs* muito ocupados. Veja como você está utilizando o seu tempo atualmente. Programe as tarefas necessárias e aquelas que somente o *chef* pode executar, não as tarefas de trabalho em geral. Não confunda falta de tempo para cumprir tarefas com falta de autodisciplina ou de boas habilidades de supervisão. Mantenha um equilíbrio entre a tarefa de controlar o tempo e exercer o controle sobre aqueles que o controlam. Aprenda a priorizar as tarefas e dizer "não" às demandas de baixa prioridade que possam implicar sobrecarga de trabalho. Especificamente, troque compromissos de baixa prioridade por compromissos de alta prioridade que possam surgir inesperadamente na cozinha. Aprenda a planejar o tempo. Quanto mais ocupado o *chef*, mais importante é arranjar tempo para planejar. O planejamento é fundamental para uma gestão do tempo eficaz.

Os desperdiçadores de tempo são práticas de trabalho que consomem tempo de forma improdutiva. A gestão do tempo tem por finalidade garantir que o *chef* tenha tempo suficiente para alcançar metas específicas em algum momento no futuro. Desenvolva habilidades de gestão do tempo e seja disciplinado na aplicação destas habilidades em termos de planejadores, agendas e calendários pessoais. Reserve espaço nos cronogramas para os imprevistos. Como o *chef* não tem como prever tudo o que irá acontecer, é preciso deixar uma margem de tempo a cada dia para resolver eventuais crises. Considere o tempo como um investimento. Essa é uma forma criteriosa de investir o tempo que, além de ser útil, tem a vantagem de compensar em termos de novas habilidades. A gestão do tempo não é uma questão de lidar apenas com atividades isoladas. É um processo contínuo que se estende por toda a vida, envolvendo milhares de atividades.

Questões para revisão

1. Defina os seguintes termos-chave contidos no capítulo:
   a. Gestão do tempo
   b. Priorizar
   c. Delegação
   d. Procrastinação
   e. Apagar incêndio
   f. Desperdiçadores de tempo
   g. Equilíbrio na vida

2. Por que o uso eficaz do tempo é fundamental para o sucesso da gestão da qualidade total?

3. Por que o verdadeiro objetivo da gestão do tempo é liberar tempo?

4. Quais as técnicas elementares que podem ser utilizadas para liberar tempo?

5. De que maneira o uso de um registro do tempo pode ajudar o *chef* a priorizar tarefas?

6. O que são desperdiçadores de tempo?

7. De que maneira o uso de calendários ou planejadores pessoais auxilia na gestão do tempo?

8. Qual o significado da afirmação "Ocupação não tem nada a ver com produtividade"?

9. O que é o tempo como investimento e de que maneira os *chefs* podem utilizá-lo?

Notas

1. Barrie Hobson and Mike Scally, *Time Management: Conquering the Clock* (San Diego, CA: Pfeiffer & Co., 1993), 84.

2. Thomas J. Quick, "The Art of Time Management", *Training*, janeiro de 1989, 60.

3. Robert Hochheiser, *Time Management* (New York: Barron's), 1992.

4. Marc Mancini, *Time Management* (New York: Irwin Inc., 1994), 73.

5. Alfred W. Travers, *Supervision Techniques and New Dimensions* (Englewood Cliffs, NJ: Regents/Prentice-Hall, 1993), 111.

6. Robert Hochheiser, *Time Management* (New York: Irwin Inc., 1992), 15.

7. Bruce B. Tepper, *The New Supervisor Skills for Success* (New York: Irwin Inc., 1994), 43.

19 Solução de problemas e processo de tomada de decisões

Tópicos
- Introdução
- O processo de tomada de decisões
- Problemas
- O princípio de Pareto
- Regras dos processos de solução de problemas e tomada de decisões
- Resumo
- Questões para revisão
- Notas

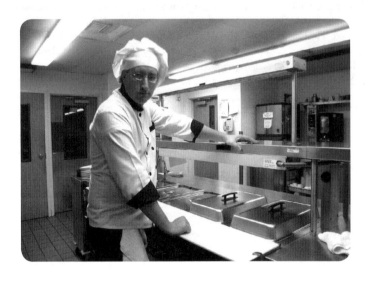

Objetivos

Ao concluir este capítulo, você deverá estar apto a:
1. Descrever os elementos básicos de um processo sensato de tomada de decisões e solução de problemas.
2. Descrever os elementos do processo de tomada de decisões.
3. Citar as razões para a reincidência dos problemas na cozinha.
4. Definir as etapas seguidas para a identificação de problemas relacionados a questões de qualidade e satisfação do cliente.
5. Utilizar as estratégias do princípio de Pareto para determinar a causa e o efeito dos problemas.
6. Descrever os elementos dos problemas abertos e fechados.

Estudo de caso: JL Beach Club

O 4 de Julho sempre foi um dia de extremo movimento no JL. O café dos madrugadores, o almoço com *buffet* servido à beira do mar e da piscina, bem como o extravagante churrasco noturno para todos os associados, combinados às festas particulares nas cabanas de praia privativas do clube, exigiam o máximo da equipe de cozinha do JL. Jed Murray, gerente geral do JL, já começava a achar que, neste ano, a equipe de cozinha não conseguiria dar conta do desafio. Faltava apenas uma semana para o grande dia, e o cardápio e o plano de contratação de pessoal ainda não haviam sido finalizados para quaisquer eventos, à exceção das festas privativas, para as quais os clientes é que determinavam os cardápios.

Jed começara a se reunir com o *chef* Loman em maio para planejar os cardápios, as necessidades de contratação de pessoal e a logística. Loman ingressou no JL em abril. Na primeira reunião, Jed discutiu com ele a importância dos eventos do 4 de Julho para os sócios do JL. O *chef* lhe garantiu que criaria cardápios adequados e planejaria a contratação de um número suficiente de funcionários para atender aos desafios do dia.

Jed e o *chef* Loman voltaram a se reunir em fins de maio para avaliar os cardápios e o plano de contratação de pessoal. Jed disse a Loman que os cardápios eram demasiadamente ambiciosos e que o seu plano de contratação de funcionários excedia em muito o que eles normalmente gastavam com funcionários. O *chef* Loman se reuniu novamente com Jed no início de junho para uma nova avaliação de seus cardápios e seu plano de contratação de pessoal revisados. Muito decepcionado com o que o *chef* lhe apresentou, Jed disse a Loman que os cardápios e o plano de contratação propostos não estavam à altura dos "padrões do JL" e determinou que o *chef* os revisasse novamente e que eles se reuniriam duas semanas antes do 4 de Julho para uma avaliação final.

O gerente e o *chef* tiveram uma nova reunião 2 semanas antes do 4 de Julho e avaliaram os cardápios e o plano de contratação. Jed ainda não achava que o cardápio e o plano estivessem aceitáveis. O *chef* Loman ressaltou que o tempo estava se esgotando rapidamente para providenciar os suprimentos e funcionários. Jed sugeriu que eles simplesmente usassem o cardápio e o plano de contratação originais que o *chef* havia apresentado em maio. O *chef* concordou, mas ressaltou que o custo seria mais alto. Jed, então, lhe disse para revisar os cardápios e o plano de contratação mais uma vez visando à redução de custos.

Jed pediu a Loman hoje, uma semana antes do 4 de Julho, para ver o cardápio e o plano revisados. Loman respondeu: "eu mostro tudo quando puder. No momento, estou providenciando funcionários, fazendo os pedidos de material e emitindo as ordens de serviço para garantir que estejamos prontos para o 4 de Julho".

Com base no que você aprendeu nos capítulos anteriores e no conteúdo deste capítulo, responda às seguintes perguntas.

- O que aconteceu no JL Beach Club?
- Qual a razão geral para a situação ocorrida no JL Beach Club?
- Quais as causas básicas para a situação ocorrida no JL Beach Club?
- Qual o papel da liderança e supervisão/gerência na situação ocorrida no JL Beach Club?
- Que providências específicas poderiam ter sido tomadas para evitar a situação ocorrida no JL Beach Club?
- O que, especificamente, pode ser feito para evitar a reincidência da situação ocorrida no JL Beach Club?

Introdução

Para ser bem-sucedido e ser um gerente mais eficaz, o *chef* deve aprender a tomar decisões sensatas e solucionar problemas. Mas falar é fácil. Existe um velho ditado de negócios que diz: "um gerente tem apenas desafios, não problemas". Existe um ditado mais recente, no entanto, que diz: "quatrocentos desafios em um dia são muitos problemas!". O potencial para desafios na cozinha é infinito. Nada é definitivo, e o *chef* enfrenta novos desafios todos os dias. A única constante são as mudanças. Os problemas podem envolver questões como satisfação do cliente, motivação da equipe de cozinha, uso do tempo, competição, questões financeiras, relações pessoais ou saúde. Esses problemas são periodicamente recorrentes e envolvem decisões para serem solucionados. A base do processo de tomada de decisões e a forma satisfatória e criativa de resolver os problemas determinam a efetividade* do *chef*.

---

* N.R.C.: A efetividade diz respeito à capacidade de ser eficiente (utilizando bem os recursos disponíveis) e eficaz (alcançando os objetivos traçados).

A solução de problemas não vem por inspiração divina (embora esta inspiração possa ser útil); é uma habilidade que pode ser aprendida. Tomar decisões faz parte da vida cotidiana. Algumas são tomadas por omissão: a decisão é postergada a ponto de alguns outros eventos eliminarem a oportunidade de um processo de tomada de decisões. Outras são tomadas com base nos sentimentos e emoções e, quase sempre, às pressas. As boas decisões, no entanto, são tomadas com base em criteriosas considerações apoiadas nos fatos e na lógica. Nada substitui um bom processo de tomada de decisões. As **decisões** são escolhas entre duas ou mais opções. Antes que uma escolha possa ser feita, a natureza exata do problema precisa ser conhecida. O *chef* precisa saber exatamente qual é o problema antes de tentar corrigir a situação.

CONVERSA COM O CHEF
Chef: pesquisador, solucionador de problemas e agente de decisão

O *chef* é um mestre na arte do preparo de alimentos. Seus conhecimentos práticos e sua experiência em criar pratos interessantes e apetitosos para os clientes demonstram a importância do *chef* no setor gastronômico. O setor oferece diversas oportunidades para um *chef* inspirado. O campo relativamente novo da "culinologia" combina culinária e ciência de alimentos em uma única, e a partir dessa combinação surgem os "*chefs* pesquisadores", uma nova geração de *chefs* altamente desejada pelo mundo corporativo. O *chef* pesquisador utiliza a ciência de alimentos e a arte do preparo de alimentos para criar produtos novos e atraentes. O seu papel é estimulante e desafiador.

Em virtude de seus conhecimentos práticos e da sua experiência em criar pratos interessantes e apetitosos para os consumidores, quando se trata de desenvolvimento de alimentos no mundo corporativo, o *chef* pesquisador tem como foco o indivíduo. O *chef* tem que pensar de forma criativa e utilizar as ciências físicas no projeto em questão. Entre essas ciências estão a química, a engenharia, a física, a microbiologia e a reologia.[1] As ciências fazem parte da profissão do *chef* pesquisador e seus conhecimentos nessas áreas o tornam um valioso ativo para a empresa. A experiência do *chef* no trabalho com produtos alimentícios, métodos de preparo dos alimentos e apresentação dos pratos é uma parte importante do desenvolvimento de produtos, um processo metódico, mas recompensador, que faz parte da área de especialidade do *chef* pesquisador. Os *chefs* bem-sucedidos são inspirados pelas tendências do mercado consumidor, que os desafiam a produzir novos produtos lucrativos e atraentes. Com o avanço de cada produto, o *chef* pesquisador tem que saber como manter a coerência entre os produtos. Para isso, ele tem que saber medir e quantificar determinados componentes dos produtos, o que o leva a abordar a situação pela perspectiva de um cientista.

O *chef* pesquisador tem que ter a mentalidade de um cientista quando está atuando em um ambiente corporativo. Isso significa que ele, às vezes, precisa sair de sua zona de conforto e trabalhar diretamente com os cientistas. O cientista de alimentos/*chef* deve se sentir à vontade ao manusear equipamentos de laboratório para analisar os produtos. Embora muitas empresas tenham técnicos para auxiliar o cientista, há vezes em que o cientista precisa operar os equipamentos para adquirir dados. Essa capacidade é importante para que o profissional possa conhecer a fonte de dados confiáveis. O cientista de alimentos precisa também ter um conhecimento funcional de estatística para entender a análise dos dados. Por meio desse aprendizado, o *chef* consegue se comunicar com os técnicos em estatística que podem orientá-lo nos processos de projeto experimental e análise de dados. Essa habilidade é importante para a apresentação de resultados. As evidências estatísticas podem revelar diferenças significativas em dados que podem servir como um subsídio importante para definir o curso dos projetos de desenvolvimento. Com resultados precisos e o auxílio da estatística, os cientistas culinários são capazes de gerar dados confiáveis que podem influenciar o produto final. A habilidade de cientista culinário é outro ponto forte do *chef* pesquisador que o torna parte integrante do sucesso da empresa.

A capacidade peculiar do *chef* pesquisador para conhecer tanto as ciências físicas como o mundo gastronômico lhe permite prestar uma importante contribuição ao desenvolvimento de produtos no mundo corporativo. A sua mentalidade artística usa os alicerces da ciência para produzir novos produtos e solucionar problemas. A capacidade do *chef* pesquisador para combinar arte e ciência o torna um recurso valioso.

– Joshua Goldman
Cientista de alimentos,
Development and Quality
Cheese and Dairy Research
Kraft Foods
Glenview, IL

Os *chefs* precisam ser decididos. Chegada a hora de agir, é preciso tomar uma atitude. As decisões não são tomadas no vácuo. Cada decisão produz um impacto na equipe e em decisões futuras.

Processo de tomada de decisões

Para evitar conclusões precipitadas, deve-se seguir um processo racional ao tomar decisões. Esse procedimento permite que o *chef* tome decisões baseado nos fatos e na lógica, não na emoção. Em qualquer decisão, existem três opções básicas:

1. Prosseguir.
2. Opor-se.
3. Não tomar nenhuma atitude (deixar que o problema se resolva sozinho).

O ponto de partida no processo é analisar a situação. Garanta que o problema real foi analisado. Desmembre o problema em pequenas partes. O modelo de seis etapas é eficaz para a solução de problemas e a tomada de decisões. As etapas do modelo são as seguintes:

1. *Objetivo:* qual o resultado desejado da decisão? Significa o resultado final desejado, e não deve incluir o método pelo qual o *chef* chega à decisão.
2. *Exame:* determine o problema por meio de uma investigação criteriosa. Essa é a parte do "porquê" da decisão. Uma vez que todas as causas potenciais do problema tenham sido localizadas, a causa real pode ser determinada.
3. *Avaliação:* reúna os fatos. Faça uma lista das possíveis soluções para o problema. Restrinja essa lista a algumas das melhores soluções. O passo inicial do processo é fazer uma lista ampla que mais tarde possa ser restringida.
4. *Definição:* quais as alternativas e outras opções? Quais as melhores alternativas? Avalie as possíveis melhores soluções. Quanto maior o número de alternativas, maior a probabilidade de a melhor opção estar entre elas.
5. *Escolha:* qual a melhor opção? O fato de fazer uma escolha não conclui o processo de tomada de decisões. Escolher subentende elaborar um plano detalhado descrevendo as ações. Isso normalmente requer a identificação dos responsáveis, as datas de início e fim, o que está em pauta, as mudanças que ocorrerão e como ocorrerão.
6. *Implementação:* qual a melhor escolha? Implemente uma solução e avalie o seu progresso. Acompanhe utilizando o plano desenvolvido na etapa 5. Monitore-o a cada etapa. A avaliação fornece ao agente de decisão as informações necessárias para julgar a qualidade da decisão.

O ponto de partida consiste no uso desse modelo de seis etapas: "em geral, o importante é definir o problema. Se o problema não for claramente definido, nem todas as boas intenções e esforços comprometidos que se seguem garantirão que você encontrará as soluções certas e, muito menos, as implementará".[1]

Problemas

O que é um problema? Um **problema** é uma situação que a pessoa julga ser negativa ou como algo que precisa ser corrigido. Um problema pode ser vivenciado de várias maneiras, mas normalmente é visto como uma deficiência, um déficit, uma falta, uma desarmonia, um enigma, um inconveniente, um incômodo ou algum tipo de dificuldade. O problema implica a inexistência de um estado de integralidade que "deveria" existir.[2]

As causas de muitos problemas na cozinha estão relacionadas à qualidade da comida servida. Somam-se a isso os problemas dos tempos de serviço e de produção. Obviamente, não existem dois estabelecimentos com o mesmo nível ou número de problemas individuais nessas duas áreas. Entretanto, quando todos esses problemas são analisados, eles quase sempre se resumem a "questões que envolvem pessoas", como nível de treinamento, atitudes ou habilidades. Em geral, problemas mais fáceis de resolver são aqueles relacionados a produtos ou equipamentos. Apesar dos melhores esforços de planejamento, problemas ocorrem porque as circunstâncias mudam ou o inesperado acontece. Alguns problemas poderiam ser previstos e evitados, enquanto outros fogem completamente ao controle do *chef*. Quando conduzidos de forma incorreta, os problemas podem contribuir para aumentar os custos e afetar o moral da equipe de cozinha.

CONVERSA COM O CHEF
À procura de Gilman

São tantos os desafios no caminho de uma empresa hoje! Muitos são pequenos, alguns, grandes; alguns com clientes, outros com funcionários. Por alguma razão desconhecida, o segmento de restaurantes parece ser um verdadeiro "bolsão" para esses desafios, dia após dia. As soluções para esses problemas geralmente surpreendem até mesmo o mais experiente dos gerentes.

Diante do grande número de reservas durante as férias, fiquei decepcionado ao saber que dois de nossos principais aprendizes haviam deixado a empresa e ido trabalhar para os nossos concorrentes. A decepção se transformou em revolta quando eu soube que eles haviam saído sem dar qualquer aviso formal. Após uma rápida avaliação da situação, iniciou-se uma busca frenética para preencher essas posições com, pelo menos, um bom cozinheiro e resolver "temporariamente" a situação para o restante da temporada. Iniciamos a tarefa de anunciar e entrevistar às pressas os esperançosos candidatos.

Eu estava em meio às negociações das condições para a compra de novas instalações para a produção de nossas sopas e molhos. Encontramos um prédio e contratamos os arquitetos para a elaboração do projeto inicial. Embora o local parecesse perfeito para as nossas necessidades, os arquitetos nos informaram que talvez fosse mais aconselhável contratar uma empresa que conhecesse a área de alimentos para cuidar do projeto. Pois bem, esse era apenas mais um desafio para a minha lista.

No retorno para o restaurante, fiquei sabendo que ainda não havíamos encontrado um substituto para os aprendizes. Ao entrar na cozinha, notei uma cara nova na pia de panelas. Antes que eu pudesse sequer dizer "bom dia", ele estendeu a mão e se apresentou.

"Gilman" me agradeceu pela oportunidade de fazer parte de nossa empresa. Vendo o entusiasmo dele com a função de lavador de panelas, eu quis saber como ele havia escolhido a nossa empresa. Ele afirmou sem pestanejar: "estou aqui pela oportunidade e iniciarei a minha carreira em qualquer função, lavador de panelas, lavador de pratos, não importa. Não desistirei, no entanto, enquanto não chegar a *chef*!". Descobri que ele provinha de uma rica descendência *cajun* e crioula e uma longa linhagem de bons cozinheiros. Mas o impacto era saber que essa experiência representava uma mudança de profissão para Gilman. Ele se formara em arquitetura pela Louisiana State University havia 5 anos. Depois de atuar em sua área em uma das empresas mais respeitadas de Baton Rouge, ele percebeu que a gastronomia era a sua verdadeira paixão. Uma rápida olhada na pia de panelas naquela manhã acabou se revelando uma oportunidade de ouro, não apenas para Gilman, mas também para a nossa empresa. Gilman percebeu que o seu sonho era ser *chef*. E, de bônus, descobrimos o nosso arquiteto residente em meio à nossa equipe. Com a formação de Gilman em arquitetura e os nossos conhecimentos nas áreas de alimentos e produção de alimentos, imagine a equipe que formamos. Nunca passarei pela pia de panelas sem parar e trocar um ou dois apertos de mãos. Quem sabe a preciosidade que existe por trás daquelas panelas sujas?

– John D. Folse
CEC (Certified Executive Chef), AAC
(American Academy of Chefs),
Chef executivo/proprietário,
Chef John Folse & Co., Donaldsonville, LA

As razões para os problemas ocorridos na cozinha geralmente estão baseadas nos seguintes fatores:

- *Os membros da equipe podem deixar de fazer determinadas coisas.* Eles podem se esquecer de informar ao *chef* que o material para o preparo dos pratos acabou ou não chegou.
- *Os membros da equipe podem fazer algumas coisas, mas não concluem o serviço.* Eles ouvem reclamações dos garçons ou dos clientes sobre os pratos, mas não tomam uma atitude no sentido de solucionar o problema.
- *Os membros da equipe podem fazer coisas erradas.* Eles se confundem durante o serviço, preparam o prato errado ou erram no ponto de cozimento dos pratos, para mais ou para menos.
- *Os membros da equipe podem fazer um trabalho malfeito.* A comida é de baixa qualidade ou existe uma indiferença em relação à qualidade da comida e/ou ao atendimento ao cliente.
- *Os membros da equipe podem estar desmotivados.* A falta de liderança na equipe afeta os níveis de motivação.

As perguntas que se seguem podem ser utilizadas para identificar alguns problemas em relação a questões de qualidade e atendimento ao cliente.

- O nível de qualidade de cada prato constante no cardápio foi definido com cada membro da equipe?
- O perfil do cliente para os pratos constantes no cardápio foi claramente identificado?
- O estabelecimento confirmou a aceitação de seu cardápio pelos clientes?
- Os clientes participaram do processo de definição do cardápio?
- Existe uma relação clara entre as expectativas dos clientes e a equipe de cozinha?
- Os níveis de satisfação do cliente são mensuráveis? Em caso negativo, eles podem ser mensuráveis?
- Todos os membros da equipe foram treinados para exercer suas funções?
- A responsabilidade da equipe foi identificada em cada etapa do processo de qualidade?
- O cardápio foi avaliado para garantir níveis de qualidade consistentes durante períodos de pico?
- Existe uma deficiência entre os níveis de qualidade "reais" e "almejados"?
- Existe uma oportunidade de alcançar níveis mais elevados do que o almejado sem nenhum acréscimo de custo?
- O nível almejado reflete as melhores práticas competitivas?
- Todos na equipe de cozinha têm como contribuir para a solução do problema?

Em uma equipe de cozinha bem desenvolvida, cada membro tem a responsabilidade de observar os problemas potenciais ou existentes e procurar formas de resolvê-los. Cada membro deve ser incentivado pelo *chef* a crescer e se desenvolver, bem como a contribuir para a solução dos problemas.

O princípio de Pareto

Existem muitos recursos de auxílio, assim como métodos e procedimentos mecânicos para a análise de problemas, desde o conhecido "mapeamento da mente" até as taxas de probabilidade matemática. Talvez o método de análise de problemas mais conhecido seja o princípio de Pareto. O uso do **princípio de Pareto** permite a coleta e a tabulação de dados, bem como o agrupamento dos problemas para que sejam determinadas as suas causas e efeitos.

Vilfredo Pareto, um economista italiano que conduziu extensas pesquisas sobre distribuição de renda, descobriu que em seu país de origem 80% da riqueza estava concentrada nas mãos de apenas 20% da população. Em pesquisas comparativas internacionais, ele determinou a mesma proporção, e acabou percebendo que havia descoberto uma lei universal: 80% de qualquer coisa são atribuídos a 20% de sua causa. Por exemplo, 80% das decisões importantes são tomadas em 20% das vezes. A regra 80-20 passou a ser conhecida como *princípio de Pareto*.

Em se tratando de solução de problemas, essa mesma condição pode ser determinada, visto que 80% do efeito normalmente podem ser atribuídos a 20% da causa. Portanto, o princípio de Pareto pode ser utilizado para mapear os 20% das causas básicas que geram 80% dos problemas e solucioná-las. Uma análise das reclamações dos clientes, por exemplo, pode identificar áreas de interesse diretamente relacionadas à maior parte das reclamações. São utilizados diagramas e gráficos para apresentar a frequência das ocorrências de reclamações, a fim de determinar onde reside a maioria dos problemas relacionados ao serviço de atendimento ao cliente. Os dados podem ser acumulados durante um determinado período a partir das fichas de comentários dos clientes. A Tabela 19.1 e a Figura 19.1 são exemplos da aplicação do princípio de Pareto.

Com base nos dados relacionados na tabela e na figura, é possível definir quais áreas estão recebendo o maior número de reclamações. De um total de 75 reclamações, 59 estão divididas entre três áreas. Isso representa 78% de todas as ocorrências. Consequentemente, podem ser tomadas medidas corretivas para reduzir quase 80%

Tabela 19.1   Reclamações em um restaurante.

Resumo de dados	Número de reclamações	Classificação	Percentual de reclamações
Comida fria	13	3	17
Serviço descortês	2		
Cozimento insuficiente	1		
Cozimento excessivo	4	4	—
Louça suja	1		
Salão frio	3		
Demora para conseguir mesa	27	1	36
Salão lotado	2		
Porções demasiadamente pequenas	1		
Decoração	1		
Serviço lento	19	2	25
Alto nível de ruído	1		
Total	75		78

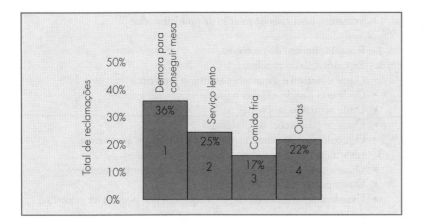

Figura 19.1
Percentual do total de reclamações.

do número total de reclamações, podendo ser determinadas soluções para as três áreas: (1) maneiras de agilizar a ocupação das mesas, (2) maneiras de agilizar o serviço e (3) maneiras de garantir que a comida seja servida quente ao cliente.

Regras dos processos de solução de problemas e tomada de decisões

A solução de problemas faz parte das atividades normais do dia a dia na cozinha ou na vida pessoal, podendo ser tanto desafiadora como frustrante. Em geral, dizem que os problemas são oportunidades para a criatividade. Por outro lado, a solução de problemas envolve tantas dificuldades que é preciso utilizar um processo sequencial. Os conhecimentos adquiridos com a experiência são valiosos, e sua importância não deve ser subestimada. O medo de fracassar também pode ser uma força poderosa no processo de tomada de decisões. Não existe decisão sem risco ou um conjunto de características pessoais que garantam a tomada de decisão correta. A maioria das pessoas toma decisões "evitando riscos". Às vezes, a tentativa de evitar riscos impede que a pessoa aplique soluções e ideias inovadoras. A Figura 19.2 mostra outros elementos que contribuem para as más decisões no processo de solução de problemas.

Qual a melhor solução ideal para um problema? A "melhor" solução ideal provavelmente não existe. Existem muitas soluções possíveis para cada problema, e algumas são melhores do que outras. A melhor solução nada mais é do que o melhor acordo diante das circunstâncias.

- Envolver-se com problemas que extrapolam a esfera de competência ou a capacidade da equipe de cozinha.
- Não envolver os demais membros da equipe na solução do problema.
- Depender apenas de soluções adotadas anteriormente.
- Não investigar adequadamente a causa do problema.
- Não buscar conselhos.
- Não deixar de lado os julgamentos para gerar soluções.
- Não adotar uma postura receptiva.
- Permitir que as pessoas pensem que o *chef* executivo tem as melhores soluções.

Figura 19.2
Elementos que levam a uma tomada de decisão ineficaz.

Os elementos essenciais da solução de problemas são:

1. Reconhecimento do problema.
2. Especificação do problema.
- O que constitui e o que *não* constitui o problema?
- Onde está e onde *não* está o problema?
- Onde ocorreu o problema?
- Quais as proporções do problema?
- O problema muda com o tempo e, neste caso, de que maneira?
3. Identificação das possíveis causas.
- Que aspectos se destacam nas respostas às perguntas anteriores?
- Que aspectos podem ser eliminados?
- Usando a experiência do *chef* e da equipe, o que poderia ter causado o problema?
4. Investigação das causas.
- A causa (ou as causas) poderia ter gerado todo o problema?
- Ela(s) está(ão) dentro da esfera de controle do *chef*?
5. Soluções alternativas.
- O que o *chef* ou a equipe de cozinha poderia fazer para eliminar ou reduzir a causa do problema?
- Quais seriam as consequências de cada ação?
- Qual a melhor solução?
6. Implementação de um plano.
- O que o *chef* deve fazer para implementar a solução?
7. Avaliação dos efeitos.
- O problema foi solucionado?
- As ações tiveram consequências imprevistas?

Problemas abertos e fechados

Problemas fechados são aqueles em que os limites e restrições são fixos. Eles normalmente têm uma única solução.

Exemplos
- "Onde deveríamos nos estabelecer?"
- "Que fornecedor deveríamos utilizar?"
- "Como lidamos com problemas contábeis?"

Problemas abertos são aqueles em que os limites e restrições podem ser questionados e podem mudar durante a solução.

Exemplos
- "Que pratos deveríamos apresentar em nosso novo cardápio?"
- "Como solucionamos os nossos problemas de qualidade?"
- "Quais as recompensas tangíveis para níveis excepcionais de desempenho?"

Problemas em potencial

O *chef* deve reconhecer e lidar também com "problemas em potencial". O *chef* que lida com as questões somente quando elas se transformam em "problemas" passa a ser um apagador de incêndios, não um solucionador de problemas. As seguintes diretrizes ajudam a lidar com possíveis problemas antes que eles se tornem problemas reais.

1. Reconheça o problema em potencial.
- O que poderia dar errado?
2. Especifique os problemas em potencial.
- O que pode dar errado?
- Onde pode dar errado?
- Quando pode acontecer?
- Que proporções o problema pode alcançar?
- Como pode acontecer?
3. Decida a ação.
- O problema pode ser evitado?
- Em caso afirmativo, que medida pode ser tomada para evitá-lo?
- Em caso negativo, que medida o *chef* pode tomar para reduzir seus efeitos se e quando ele ocorrer?
4. Planeje a ação.
- Que providências o *chef* pode tomar agora para evitar o problema e reduzir seus efeitos?
- Que providências podem ser tomadas mais tarde para reduzir os efeitos do problema e evitar sua reincidência?
5. Implemente a ação.
- Em geral, definir o problema é fundamental para o sucesso das habilidades de solução de problemas.
- Se o problema não for claramente definido, todas as demais ações e esforços perderão o efeito.

Resumo

Uma das atribuições mais importantes do *chef* é tomar decisões e solucionar problemas. As boas decisões ajudam a empresa, enquanto as más decisões a enfraquecem.

As decisões devem ser tomadas com base em criteriosas considerações apoiadas nos fatos e na lógica. As decisões são escolhas entre duas ou mais opções. O processo de tomada de decisões inclui três opções básicas:

Prosseguir.
Opor-se.
Não tomar nenhuma atitude (deixar que o problema se resolva sozinho).

A tomada de decisões segue seis etapas:

1. Estabelecimento do objetivo para a decisão.
2. Exame do problema.
3. Avaliação dos fatos.
4. Definição das alternativas.
5. Escolha da melhor opção.
6. Implementação da escolha.

As causas de muitos problemas na cozinha geralmente estão associadas à qualidade da comida, e a maioria dos problemas são questões relacionadas às "pessoas", entre as quais:

- Negligência em fazer as coisas.
- Negligência em concluir as tarefas.

- Fazer as coisas de forma errada.
- Fazer trabalho malfeito.
- Falta de motivação.

Ao tomar uma atitude proativa em relação à solução de problemas, a equipe de cozinha pode evitar muitos problemas de qualidade.

O princípio de Pareto é um método eficaz para determinar onde está o problema. O método é conhecido também como regra 80/20. O emprego desse sistema pode ajudar a descobrir onde se encontra a maioria dos problemas no programa da cozinha.

A adoção de um conjunto de ações estruturadas e sequenciais permite um procedimento mais completo de tomada de decisões e a solução de problemas. Essas ações incluem:

- Reconhecimento dos problemas.
- Especificação dos problemas.
- Identificação das possíveis causas dos problemas.
- Problemas abertos e fechados e outros possíveis problemas.

Questões para revisão

1. Definir os seguintes termos-chave contidos no capítulo:

a. Decisões
b. Problema
c. Princípio de Pareto
d. Problemas fechados
e. Problemas abertos

2. Quais as três opções básicas no processo de tomada de decisões?

3. Quais os elementos do modelo de seis etapas utilizado para a definição de problemas?

4. Por que a maioria dos problemas na cozinha gira em torno de questões relacionadas às pessoas?

5. Quais as ações adotadas para identificar problemas de qualidade e atendimento ao cliente?

6. Quais os elementos do princípio de Pareto?

7. Quais as formas de uso do princípio de Pareto para fins de identificação e solução de problemas?

8. Por que a maioria das pessoas toma decisões evitando riscos?

9. Qual a diferença entre um problema aberto e um problema fechado?

Notas

1. Richard N. Chang and P. Keith Kelly, *Step by Step Problem Solving* (Irvine, CA: Richard Chang Associates, 1993), 83.

2. Adaptado a partir de: Brian Thomas, *Total Quality Training* (London: McGraw-Hill, 1992), 121.

Apêndice A
Análise transacional

Introdução

Análise transacional é um amplo conjunto de teorias e técnicas que indivíduos e grupos podem utilizar para crescer e desenvolver todo o seu potencial. A estrutura da análise transacional é baseada na teoria da personalidade e da comunicação criada por Eric Berne, um psicoterapeuta canadense que escreveu a obra fundamental do método, *Games People Play*, em 1964.[1] Esse trabalho fértil atraiu o interesse de milhões de pessoas em todo o mundo e foi reproduzido muitas vezes. O livro é bem escrito, de fácil entendimento, e utiliza uma linguagem comum. Muitas pessoas acham que as teorias detalhadas no livro dão sentido às suas experiências; ajudam-nas a compreender seus sentimentos, pensamentos e ações; e lhes oferecem alternativas de comportamento para lidar com as dificuldades da vida pessoal e profissional.[2]

Essencialmente, a análise transacional é uma ferramenta capaz de melhorar as relações interpessoais. É um método de análise pelo qual uma pessoa consegue determinar a base a partir da qual outra pessoa está se comunicando ou interagindo. Determinada essa base, é possível então decidir a melhor maneira de responder. A análise transacional pode ser facilmente utilizada na cozinha e nas situações de trabalho do dia a dia, bem como em um ambiente de treinamento. Como *chef*, você pode utilizá-la para compreender melhor a "origem", os sentimentos e o humor de cada membro da equipe, contribuindo para uma melhor interação com a equipe e seus colegas gerentes.

Com o tempo, fica claro a partir da observação do comportamento de uma pessoa que o humor dela muda. Ou seja, os modos de falar, a linguagem corporal, os interesses e as atitudes não permanecem constantes; eles oscilam no decorrer do tempo. De acordo com a teoria transacional, existem três aspectos ou papéis dentro de cada um de nós: os estados de ego *paternal/maternal*, *adulto* e *infantil*. Esses estados determinam a forma como nos comunicamos.

Berne baseou sua teoria em três afirmações óbvias:

1. Todo mundo teve pais (ou pais substitutos, ou tutores) e internalizou, consciente ou inconscientemente, algumas das visões destes pais ou figuras paternas/maternas.
2. Todo mundo é capaz de se comportar de forma racional. Isso significa que cada um de nós pode se comportar de acordo com as realidades da situação, em vez de reagir de maneira irracional ou exclusivamente em função das emoções ou de condicionamento anterior.
3. Todo mundo, às vezes, reage às situações da maneira como reagiu a situações semelhantes no passado.

Identificação dos estados de ego

A seguinte orientação fornece a base para alguns dos aspectos físicos e verbais dos estados de ego paternal/maternal, adulto e infantil.

Tópicos

- Introdução
- Identificação dos estados de ego
- Transações cruzadas
- Jogos psicológicos
- Resumo
- Notas

Paternal/maternal

Físico: expressão severa ou austera, braços cruzados, testa franzida, dedo em riste, olhar de "horror", com os olhos vagos; tom de voz agressivo, de repreensão; gestos de preocupação e obsequiosidade, condescendente com as pessoas.

Verbal: "nunca, faça, não faça, devia, deveria, deve, se eu fosse você, a melhor coisa que você tem a fazer..., não se preocupe, eu cuido disso." Exemplos de respostas automáticas são: "desagradável, chocante, ridículo, essa não!, burrice, típico, quando eles vão aprender?, o que se pode esperar deles?". Essas palavras PODEM identificar os pais, mas o adulto também pode decidir com base na lógica que determinadas coisas são chocantes, desagradáveis, tolices etc.

Adulto

Físico: a fisionomia adulta é aberta e expressiva, demonstra interesse e ouve quando convém. A capacidade de ouvir ativamente é um dos comportamentos reconhecíveis do adulto.

Verbal: o vocabulário adulto inclui palavras como "o que, onde, por que, quando, quem, como". Outras palavras e frases são aquelas que denotam reflexão e avaliação, como: quanto, comparativo, verdadeiro, falso, eu acho, na minha opinião, provavelmente, possivelmente, é provável, aparentemente, parece.

A interação entre adultos oferece a base para que ambos os grupos se engajem produtivamente em atividades de treinamento, planejamento, tomada de decisões e organização. As transações cruzadas entre estados de ego paralelos em geral são contraproducentes. Consequentemente, o reconhecimento do estado de ego define o curso da interação e determina seu possível resultado.

Infantil

Físico: provocação, entusiasmo feliz e despreocupado, riso fácil, curiosidade, risadas, amuo, lágrimas, ataques de raiva, birra, olhar cabisbaixo, ansiedade.

Verbal: "eu desejo; eu quero; pouco me importa; grande; melhor; o melhor; olha só, isso é fantástico; o que vou fazer agora?" O tom de voz pode ser alto, enérgico, obediente, queixoso, insolente e reivindicante.

Os três estados de ego normalmente são representados como três círculos dispostos verticalmente, como mostra a Figura A.1.

A disposição desses círculos coloca o estado de ego paternal/maternal no topo, o adulto no meio e o infantil na base. Isso não significa que exista uma hierarquia. Essa é a estrutura básica da personalidade descrita por Berne e que serve de base para que o *chef*, como supervisor ou instrutor, possa determinar o estado de ego em que cada membro da equipe de cozinha está transacionando.

Figura A.1
Os três estados de ego.

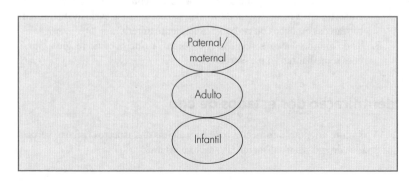

Na maioria dos casos, o adulto cria a base mais positiva para a comunicação, tratando o receptor como um adulto ou um igual. Entretanto, os estados de ego paternal/maternal e infantil também têm o seu papel: o infantil para o humor e o paternal/maternal para o comportamento diretivo.

Os seguintes exemplos mostram a relação da análise transacional com a função do *chef* como instrutor, demonstrando situações em que os três estados de ego podem se encontrar na cozinha:

- Estado de ego paternal/maternal: "Você tem que aprender esta técnica."
- Estado de ego adulto: "Você conseguiu dominar todas as outras técnicas até agora. Tenho certeza de que, com um pouco de treino, você dominará esta também."
- Estado de ego infantil: "Eu nunca vou conseguir fazer isso."

Algumas pessoas parecem estar programadas para se comunicar de determinadas maneiras. Muitas vezes é o que acontece. Os *chefs* que adotam o ego paternal/maternal automaticamente reagem como os seus pais reagiam. O modo adulto é um tanto mais difícil de ser alcançado e mantido. Os três estados de ego identificados por Berne – paternal/maternal, adulto e infantil – podem ser divididos ainda em diferentes estilos. As subdivisões do estado de ego são *pai/mãe controlador, pai/mãe protetor, filho natural* e *filho adaptado*. Esses diferentes estados de ego, às vezes, são conhecidos como o "gravador existente na sua cabeça". As pessoas funcionam pela perspectiva desses estados de ego relembrados.

Em geral, os estados de ego paternal/maternal e infantil são repetições do passado: por exemplo, no estado de ego paternal/maternal, as atitudes, valores, ideias e comportamentos são copiados dos pais, principalmente durante os primeiros oito anos de vida de uma criança. Da mesma forma, a teoria de Berne afirma que os estados de ego infantis são repetições das ideias e sentimentos da infância. O estado de ego adulto inclui a capacidade de lidar com situações no "aqui e agora" e envolve a objetividade, a lógica e a razão. A Figura A.2 mostra as principais qualidades e os possíveis problemas de cada estado de ego.

O estado de ego adulto está associado às habilidades de solução de problemas e tomada de decisões: "a aplicação do conceito dos estados de ego nos oferece um método para verificarmos o nosso comportamento e selecionarmos conscientemente a opção mais adequada ao nosso objetivo na ocasião".[3]

Principais contribuições
- Filho natural: afabilidade, criatividade.
- Filho adaptado: educação, cortesia.
- Pai/mãe protetor: proteção, cuidado.
- Pai/mãe controlador: firmeza, crítica.
- Adulto: solução de problemas, identificação de consensos.

Problemas
- Pai/mãe controlador: ser justo, achar que o método deles é o melhor.
- Pai/mãe protetor: desejo de cuidar de todos.
- Adulto: descartar analiticamente toda ideia.
- Filho natural: fazer bobagens, palhaçadas.
- Filho adaptado: não participar, esperar ser solicitado.

Figura A.2
Principais qualidades e problemas dos estados de ego.

Transações cruzadas

A comunicação é um processo bilateral no qual a análise transacional é benéfica. Consideremos o seguinte: se um membro da equipe que fala no modo adulto for tratado como um adulto, a comunicação provavelmente será bem-sucedida; e se o seu interlocutor também estiver falando no modo adulto, tanto melhor. Entretanto, os problemas de comunicação surgem quando um indivíduo fala como um adulto e o seu interlocutor lhe responde no modo infantil ou paternal/maternal. É o que se chama de transação cruzada. Um exemplo de transação não cruzada (de adulto para adulto) é:

Chef: — Amanhã o dia será agitado para a cozinha. (*adulto*)

Membro da equipe de cozinha: — Muito bem, estaremos preparados. (*adulto*)

Um exemplo de transação cruzada é:

Chef: — Amanhã o dia será agitado para a cozinha. (*adulto*)

Membro da equipe de cozinha: — Essa não! Não sei como vai ser. (*filho para o pai/mãe*)

As transações não cruzadas ocorrem quando o estado de ego abordado é aquele que responde. Por exemplo, se o pai/mãe controlador aborda o filho adaptado e a resposta é do filho adaptado, temos uma transação não cruzada. A regra para uma transação não cruzada é que a comunicação possa continuar indefinidamente. Entretanto, as transações cruzadas em geral subentendem que haverá uma interrupção na comunicação real. Isso não significa necessariamente que toda transação cruzada seja negativa e que toda transação não cruzada seja positiva. Se, por exemplo, um membro da equipe estiver gritando com o *chef* em um estado de ego de pai/mãe controlador, por causa de um erro cometido, e o *chef* estiver em um estado de filho adaptado, o *chef* poderá responder com uma transação não cruzada desculpando-se. Se o pedido de desculpa for ignorado, convém que ele interrompa a comunicação e mude para um modo de comunicação "de adulto para adulto" para solucionar o problema.

Conheça os seus estados de ego. Utilize o modo adulto para estimular uma discussão saudável nas sessões de treinamento da cozinha. Utilize o modo de pai/mãe controlador para dizer aos membros da equipe as regras relativas às sessões. Utilize o modo de pai/mãe protetor para tranquilizar os membros da equipe quanto à sua capacidade de aprender os métodos em que eles estão sendo treinados. Utilize o modo de filho natural para conferir diversão e entusiasmo às sessões de treinamento. Utilize o modo de filho adaptado para ser educado e cortês com os integrantes da equipe. Ao final de cada sessão de treinamento, avalie o que aconteceu. Selecione algumas áreas da sessão de treinamento que precisem ser trabalhadas. Analise o estado de ego transacional utilizado e veja que os outros estados de ego poderiam ter funcionado melhor. Determine os prováveis efeitos de cada estado de ego, decida qual deles oferece os melhores resultados para futuras sessões de treinamento e trate de ser mais hábil ao lidar com essas áreas na próxima vez.

Jogos psicológicos

Em *Games people play*, Eric Berne descreveu uma série de jogos psicológicos em que as pessoas se engajam. Essas interações repetitivas e insatisfatórias normalmente têm efeitos negativos.

As pessoas fazem jogos psicológicos, geralmente de forma inconsciente, e tendem a escolher como cônjuge e associados nos negócios pessoas que desempenhem o papel oposto ao delas. Isso vale também para aqueles que atuam no setor de serviços de alimentação. Embora existam muitos jogos diferentes, em cada um há três elementos básicos:

1. Uma série de transações complementares aparentemente plausíveis.
2. Uma transação posterior que está oculta na agenda.
3. Uma recompensa negativa que conclui o jogo e representa a sua real finalidade.

Os jogos tendem a ser repetitivos. As pessoas dizem as mesmas palavras da mesma maneira, apenas em ocasiões e lugares diferentes. A repetição geralmente contribui para o que costuma ser descrito como *déjà vu* ou "tenho a impressão de que já fiz isso antes".

Algumas pessoas têm os seus estados de ego favoritos, bem como o seu papel favorito, nos jogos. Os jogos podem envolver alguns ou todos os papéis dramáticos de *vítima*, *perseguidor* e *salvador* – os papéis manipulativos aprendidos na infância. Os jogos em que é representado o papel de perseguidor ou salvador servem para reforçar uma opinião negativa sobre as pessoas.

Os jogos impedem relacionamentos sinceros, íntimos e abertos entre os participantes. Entretanto, as pessoas participam deles porque eles preenchem o tempo e chamam atenção.[4]

O jogo do "sim, mas"

No jogo do "sim, mas", o *chef* apresenta o problema durante uma reunião e depois derruba todas as soluções sugeridas. Uma pessoa que faz o jogo do "sim, mas" tem por intenção manter posições como "ninguém vai me dizer o que fazer" ou "as pessoas são burras". Na infância, elas talvez tenham tido pais que tentavam lhes dar todas as respostas ou não lhes davam nenhuma resposta, por isso, elas se voltavam contra eles.

Para iniciar esse jogo, um participante apresenta um problema à guisa de pedir conselho aos demais participantes. Se atraídos, os outros participantes aconselham, "por que você não...?". O iniciador descarta todas as sugestões com um "sim, mas...," seguido das razões pelas quais o conselho não funcionará. Até que aqueles que deram o conselho "por que você não...?" acabam desistindo e silenciando. Essa é a recompensa do jogo que tem por finalidade provar a posição "ninguém tem como me dizer nada" ou "as pessoas são burras."

Nesse jogo, o estado de ego infantil "atrai" o pai/mãe protetor existente no outro participante. Embora as transações possam parecer de adulto para adulto ("Tenho um problema. Preciso que você me dê a solução."), a transação posterior é de filho para pai/mãe ("Tenho um problema. Nem tente me dar a solução. Eu não vou permitir.").

O jogo do "castigo"

No jogo do "castigo", o participante faz algo para provocar outro participante a repreendê-lo. Por exemplo, um membro da equipe afirma: "cheguei tarde ontem à noite e não preparei o *mise en place* para hoje de manhã". O *chef* responde: "sinto muito. Hoje é o último dia em que eu lhe dou uma folga". (Transação posterior: "é, você é um rebelde, e este é o seu castigo.")

Embora ela possa negar, uma pessoa que participa do jogo do "castigo" tende a atrair outras pessoas que possam representar o papel coadjuvante e estejam dispostas a aplicar o "castigo".

O jogo do "estressado"

O jogo do "estressado" tem por finalidade justificar um eventual colapso nervoso ou uma depressão. Os *chefs* que fazem o jogo do "estressado" dizem "sim" a tudo, dispõem-se a chegar cedo ao trabalho e sair tarde, assumem tarefas extras e levam trabalho para casa. Durante um tempo, eles conseguem agir como o super--homens, mas as aparências acabam por refletir esse estado de estresse. Eles não conseguem concluir as tarefas iniciadas e sua saúde física e mental se deteriora. Eles acumulam e economizam tantos sentimentos de depressão que acabam desmoronando, deprimidos demais para atuar. As variações desse jogo são "*chef* estressado", "gerente estressado", "fornecedor estressado", "garçom estressado", "supervisor estressado" e outros.

O jogo do "veja o que você me fez fazer"

Na cozinha, esse jogo ocorre quando um membro da equipe comete um erro enquanto o *chef* está por trás observando. Em vez de assumir a responsabilidade pelo erro, o funcionário se vira para *chef* e diz aborrecido: "veja o que você me fez fazer!", transferindo, assim, a culpa pelo erro para outra pessoa. Se isso começar a acontecer com frequência, o *chef* pode se sentir culpado e acabar deixando o membro da equipe sozinho. Desse modo, a finalidade do jogo – o isolamento – é alcançada. Às vezes, o participante do jogo "veja o que você me fez fazer" pode acumular sentimentos de isenção, não de revolta: "afinal, a culpa não é *minha*. A culpa por eu ter errado é *sua*. Eu estou isento".

O jogo da "estupidez"

Um exemplo do jogo da "estupidez" é quando uma secretária "acidentalmente" guarda uma carta em uma gaveta e se "esquece" de que ela está lá. Mais tarde, quando a carta é redescoberta, a secretária faz a maior confusão, reclamando: "como eu posso ter feito tamanha estupidez! Essa era a carta que você queria que estivesse em Washington, DC, no mês passado".

Outros jogos populares

Eis alguns dos temas de outros jogos facilmente reconhecidos:

Eu só estou tentando ajudar: "o meu conselho é tão bom! Por que você insiste em ir pela sua cabeça e rejeita as minhas ideias quando eu estou apenas tentando ajudar?".

Perna de pau: "é claro que você não pode esperar muito de mim, considerando essa minha desvantagem", isto é, a raça errada, o perfil errado etc.

Você está vendo como eu me esforcei: "não me culpe se as coisas derem errado. Afinal, você está vendo como eu me esforcei".

Tumulto: "eu sou mais forte que você. Seu imbecil; você nunca faz nada certo".

Agora eu te peguei: "flagrei você cometendo um erro e agora vou fazer você sofrer as consequências".

Os jogos podem ser frustrados por uma recusa a participar ou oferecer uma recompensa. Por exemplo, a recusa a oferecer conselhos ou sugestões a um participante do jogo "sim, mas" normalmente interrompe o jogo. A Figura A.3 mostra algumas das maneiras de interromper um jogo.

Por que fazemos jogos psicológicos? Uma das principais razões é que a maioria das pessoas não tem consciência do que se trata. De acordo com Julie Hay, que escreveu em *Transactional Analysis for Trainers*, dado o "aparente acúmulo de vantagens decorrentes da participação nos jogos psicológicos, temos dificuldade em interromper as sequências repetitivas, mesmo quando tomamos ciência delas".[5] Depois que as preferências de jogo dos membros da equipe são identificadas, é possível determinar de que maneira esses jogos afetam a cultura da sessão de treinamento ou as atividades na cozinha. Desse modo, então, o *chef* executivo consegue determinar como mudar o seu comportamento a fim de evitar os jogos no futuro. Thomas Quick afirma: "a análise transacional não oferece uma explicação universal para cada aspecto do comportamento humano, mas oferece algumas bases realistas. Em um espaço muito curto de tempo utilizando o modelo transacional, você conseguiria treinar os funcionários, especialmente aqueles que têm contato com o público, para lidar com os diversos tipos de comportamento que eles encontram".[6]

Resumo

A análise transacional é uma ferramenta que pode ajudar a melhorar as relações interpessoais. É um método de análise pelo qual uma pessoa é capaz de determinar a base a partir da qual outra pessoa está se comunicando ou interagindo. O entendimento da análise transacional contribui para o treinamento e a supervisão bem-sucedidos.

A análise transacional foi desenvolvida por Eric Berne, que observou que, com o tempo, torna-se claro a partir da observação do comportamento de uma pessoa que o humor do indivíduo muda. A análise transacional supõe a existência de três aspectos em toda pessoa – os estados de ego paternal/maternal, adulto e infantil – que determinam a maneira como cada uma se comunica.

Esses três estados de ego, por sua vez, podem ser subdivididos em filho natural, filho adaptado, pai/mãe protetor e pai/mãe controlador. Os estados de ego são conhecidos também como "o gravador existente na sua cabeça". Em geral, os estados de ego paternal/maternal e infantil são repetições do passado. Cada um indica um determinado conjunto de valores, atitudes, ideias e comportamentos do passado. O

- Dar uma resposta inesperada.
- Deixar de exagerar suas próprias deficiências ou qualidades.
- Deixar de exagerar as deficiências ou qualidades dos outros.
- Estruturar mais o seu tempo com atividades, socialização e diversão.
- Deixar de fazer o papel de salvador, ajudando aqueles que não precisam de ajuda.
- Deixar de fazer o papel de perseguidor, criticando aqueles que não precisam de críticas.
- Deixar de fazer o papel de vítima, agindo de forma indefesa ou dependente quando, na verdade, você é independente.

Figura A.3
Maneiras de interromper os jogos.

estado de ego adulto lida com o "aqui e agora". O conhecimento das transações cruzadas e não cruzadas dos diferentes estados de ego facilita o sucesso da comunicação, da supervisão e do treinamento.

As pessoas fazem jogos psicológicos, geralmente de forma inconsciente. Embora existam muitos jogos diferentes, cada um consiste em três elementos básicos:

1. Uma série de transações complementares aparentemente plausíveis.
2. Uma transação posterior que está oculta na agenda.
3. Uma recompensa negativa que conclui o jogo e representa a sua real finalidade.

Os *chefs* são capazes de avaliar o clima e a cultura existentes na cozinha para o treinamento identificando os diversos jogos que os membros da equipe desempenham.

Notas

1. Eric Berne, *Games People Play* (London: Grove Press/Penguin, 1968).

2. Brian Thomas, *Total Quality Training: The Quality Culture and Quality Trainer* (Berkshire, England: McGraw-Hill, 1992), 122.

3. Julie Hay, *Transactional Analysis for Trainers* (Berkshire, England: McGraw-Hill, 1992), 83.

4. Adaptado de Eric Berne, *Games People Play* (London: Grove Press/Penguin, 1968).

5. Julie Hay, *Transactional Analysis for Trainers* (Berkshire, England: McGraw-Hill, 1992), 136.

6. Thomas Quick, "Simple Is Hard, Complex Is Easy, Simplistic Is Impossible," *Training & Development Journal*, maio de 1990, 96.

Apêndice B
Glossário

Ação afirmativa Ações ou programas destinados a melhorar as oportunidades de emprego para membros de grupos protegidos, como minorias, idosos e pessoas com deficiência.

Acordo coletivo Processo de negociação e administração de um contrato sindical.

Administração científica Conceito desenvolvido por Frederick Taylor que afirma que o trabalho é realizado de forma mais eficaz quando a gerência estuda cientificamente cada função, determina os elementos básicos de cada uma, padroniza os métodos e ferramentas utilizados, seleciona os funcionários adequados para as funções específicas, permite a especialização funcional e garante o forte apoio da supervisão.

Análise de perigos e pontos críticos de controle (APPCC) Sistema de segurança para o preparo de alimentos que tem como objetivo alimentos de alto risco o seu preparo em pontos críticos, procurando maximizar o manuseio seguro dos alimentos.

Análise transacional Teorias e técnicas que podem ser utilizadas por indivíduos e grupos para determinar a base a partir da qual outra pessoa está se comunicando ou interagindo.

Andragogia Conceito de educação adulta.

Aprendiz Funcionário que cumpre um período especial de treinamento que combina educação formal com experiência profissional como preparação para o exercício de uma função qualificada.

Assédio sexual Investidas indesejáveis, solicitações de favores sexuais e outros tipos de conduta física ou verbal de natureza sexual quando a observância de quaisquer destes atos constitui uma condição de emprego, ou quando eventuais comentários ou atos de contato físico criam um ambiente de trabalho intimidante, hostil ou ofensivo.

Autoridade Direitos e poderes para tomar as decisões e medidas necessárias à realização do trabalho.

Avaliação de desempenho Avaliação sistemática do desempenho do funcionário no trabalho e do seu potencial para a empresa.

Brainstorming Geração de ideias dentro de um grupo sem levar em consideração suas desvantagens, limitações ou consequências.

Coaching Treinamento prático individual, de natureza corretiva, destinado a melhorar o desempenho.

Comunicação Processo de transmissão e recepção de informações de uma pessoa para outra ou para um grupo.

Comunicação ascendente Processo de transmissão e entendimento de informações dos níveis mais baixos para os níveis mais altos da hierarquia organizacional.

Comunicação descendente Processo de transmissão e recepção de informações dos níveis mais altos da empresa para os níveis mais baixos.

Comunicação não verbal Comunicação sem palavras, feita por meio de gestos, expressões faciais ou linguagem corporal.

Cozinheiro Pessoa que trabalha em uma cozinha preparando comida.

Decisão Escolha consciente entre alternativas.

Delegação Processo de distribuição de trabalho para outras pessoas, oferecendo-lhes os recursos e a autoridade adequados à execução da tarefa em questão.

Descrição do cargo Declaração escrita que apresenta em termos gerais as atribuições e responsabilidades de um cargo para que as pessoas possam entender o que o detentor deste cargo específico faz.

Devido processo Meio pelo qual é dada aos empregados uma chance de tratamento justo por parte do empregador. O processo inclui medidas protetoras como regras de trabalho razoáveis, chance de se defender de quaisquer acusações e análise pelos níveis mais altos de gerência.

Direitos do empregado Conceito de que os empregados devem ser tratados com dignidade por seus patrões; e, se houver violações desses direitos, os empregados devem ter recurso contra o empregador.

Disciplina Punição de funcionários por violação das regras ou dos requisitos de desempenho da empresa. É o processo de socialização dos funcionários visando à aceitação e ao cumprimento das regras e valores da empresa.

Disciplina negativa Manutenção da disciplina por meio do medo e da punição.

Disciplina positiva Fórmula de ação disciplinar sem punição que substitui os atos punitivos por lembretes e a opção de uma licença remunerada de "decisão".

Diversidade Dimensões físicas e culturais que separam e distinguem indivíduos e grupos: idade, sexo, habilidades e qualidades físicas, etnia, raça e preferência sexual.

Dramatização Forma de treinamento que tenta criar situações de aprendizado comuns e realistas (como avaliações de desempenho ou ações disciplinares) fazendo com que os funcionários representem os papéis designados.

Efeito halo Tendência a supor que porque uma pessoa faz bem uma ou algumas coisas tudo que ela faz seja bem feito.

Efeito Pigmaleão Conceito de J. Sterling Livingston de que o nível de desempenho dos subordinados é influenciado pelas expectativas e competências do supervisor.

Empatia cultural Ser sensível às diferenças e semelhanças culturais, procurando compreender a visão que as pessoas têm da vida e suas formas de pensar e viver.

Empowerment Conceder permissão aos funcionários para tomar decisões. No setor de serviços de alimentação, significa conceder autonomia para os funcionários satisfazerem o cliente.

Empregado isento Empregado que, de acordo com as disposições da Lei das Normas Justas de Trabalho (*Fair Labor Standards Act*), está isento das exigências de pagamento de horas extras; em geral, são pessoas que exercem função executiva, administrativa ou profissionais de confiança.

Empregado não isento Empregado que, de acordo com as disposições da Lei das Normas Justas de Trabalho (*Fair Labor Standards Act*), tem direito ao pagamento de hora extra pelas horas trabalhadas que excedam a jornada prevista em lei.

Empresa de serviços de alimentação Qualquer estabelecimento que prepara e serve refeições utilizando os serviços de profissionais.

Entrevista de desligamento Entrevista com um funcionário demissionário para saber as suas sinceras reações ou as suas razões para deixar a empresa, normalmente realizada no último de dia de emprego.

Entrevista de emprego Conversa intencional entre um empregador e um candidato a emprego que visa à troca de informações relevantes sobre assuntos de trabalho.

Entrevista não estruturada Forma de entrevista em que as perguntas e sua sequência são definidas de acordo com o perfil específico do candidato e suas respostas a perguntas anteriores.

Escala de avaliação Forma de avaliação de desempenho que exige que o avaliador faça uma seleção a partir de várias opções predeterminadas.

Espaço pessoal Espaço de 60 a 90 centímetros de distância de uma pessoa.

Especificação de cargo Relação escrita dos requisitos específicos para o exercício de um cargo/função.

Estudo de caso Forma de treinamento que oferece aos treinandos material que descreve determinadas situações para as quais eles devem analisar o caso e fazer recomendações.

Etnocentrismo Crença de que a sua cultura ou forma de agir é melhor.

Facilitador Nova dimensão da função de supervisão que enfatiza a capacidade do supervisor de tomar medidas adequadas, com o objetivo de facilitar a atuação dos funcionários, bem como eliminar obstáculos que atrapalhem o desempenho.

Fator de desmotivação Emoção, fator ambiental ou incidente que reduz a motivação para uma boa atuação.

Fatores de insatisfação Fatores no ambiente de trabalho que geram insatisfação, normalmente reduzindo os níveis de motivação.

Fatores de satisfação no emprego Conceito de Frederick Herzberg de que fatores como realização, reconhecimento, responsabilidade, progresso e oportunidade de crescimento no âmbito profissional proporcionam aos funcionários satisfação no emprego e, consequentemente, servem como fatores de motivação.

Fatores higiênicos Conceito de Frederick Herzberg de que os fatores relacionados ao trabalho, como condições de trabalho, relações interpessoais, políticas e procedimentos organizacionais, qualidade de supervisão e remuneração, podem provocar a insatisfação do trabalhador.

Gestão da qualidade total (*total quality management* – TQM, na sigla em inglês) Filosofia/processo empresarial e gerencial em que todos os esforços são envidados, mediante o empenho de todos, no sentido de servir os clientes por meio de melhorias contínuas e da utilização e maximização dos recursos humanos.

Gestão ou administração por objetivos (GPO ou APO) Técnica de gestão orientada para resultados que busca o envolvimento dos funcionários, o que leva o supervisor e os funcionários a estabelecerem mutuamente metas e critérios de avaliação que servirão de base para a avaliação da contribuição dessa pessoa para os objetivos gerais da empresa.

Gestão participativa Estilo de gestão que procura permitir o envolvimento significativo dos funcionários em suas funções e condições de emprego.

Hierarquia da teoria das necessidades Teoria da motivação de Abraham Maslow que identifica e dispõe em ordem de dominância os cinco níveis de necessidades humanas.

Indenização por acidente do trabalho Forma de seguro por acidente que assegura indenização monetária, tratamento médico e reabilitação vocacional, se necessário, ao trabalhador vitimado por acidente ou doença resultante das condições de trabalho.

Insubordinação Recusa de um funcionário em cumprir uma ordem direta de um supervisor.

Liderança Capacidade de influenciar as pessoas a fazerem algo voluntariamente, não porque é exigido ou por temor às consequências de não o fazerem ou pela expectativa de recompensa por fazê-lo.

Liderança autocrática Estilo de liderança caracterizado por um alto nível de preocupação com as tarefas (realização do trabalho) e um nível de preocupação relativamente baixo pelas pessoas.

Liderança de apoio Estilo de liderança caracterizado por um alto nível de preocupação com as pessoas e um nível de preocupação relativamente baixo com a realização das tarefas.

Liderança democrática Estilo de liderança caracterizado por um alto nível de preocupação, tanto com as pessoas como com a realização da tarefa.

Liderança situacional Adaptação do estilo de liderança às necessidades da situação.

Linguagem corporal Expressão de atitudes e sentimentos por meio dos movimentos e posições do corpo.

Mise en place Preparação, tudo no lugar; na cozinha, refere-se aos preparativos que antecedem o preparo dos pratos. Um conjunto de itens necessários ao preparo dos pratos do cardápio.

Modelo Pessoa que serve de exemplo para o comportamento dos outros.

Modelo MBWA (management by walking around) Técnica de gestão ativa em que o supervisor visita cada praça de trabalho, adotando uma abordagem prática de gestão e supervisão.

Moral Espírito de equipe no que tange à realização da tarefa em questão.

Motivação Estímulo ou causa de atividade intencional com o objetivo de satisfazer a necessidades ou desejos.

Movimento pelas relações humanas Crença de que o local de trabalho é um ambiente social e, como tal, mais atenção deve ser dispensada às necessidades humanas, à motivação e às relações interpessoais.

Normas de trabalho Tempo que um funcionário normalmente capacitado leva para realizar uma determinada tarefa.

Objetivo do aprendizado Meta de treinamento expressa em termos mensuráveis ou observáveis.

Orçamento Como ferramenta de planejamento, compromete recursos organizacionais com projetos, programas ou atividades, e os resultados são medidos em termos quantificáveis em períodos de tempo predeterminados. Como dispositivo de controle, compara o desempenho real com as expectativas.

Organização Grupo de indivíduos que trabalham juntos para alcançar objetivos comuns.

Organizar Prelúdio para a ação e processo de preparação física e mental, bem como captação dos recursos necessários à obtenção de resultados.

Orientação Introdução programada de novos funcionários na empresa, durante a qual eles aprendem o que é importante para a empresa, para o supervisor e para os demais funcionários.

Ouvir ativamente Incentivar o orador a continuar falando, dando respostas interessadas que demonstrem que o ouvinte entende a intenção e os sentimentos do orador.

Perguntas abertas Perguntas de entrevista que permitem uma gama de respostas.

Perguntas fechadas Perguntas de entrevista que exigem respostas específicas e normalmente restritas.

Pessoas com deficiência Pessoas que têm ou que são consideradas portadoras de uma deficiência física ou mental que limite substancialmente uma ou mais atividades de vida importantes.

Planejamento Processo pelo qual a gerência determina os resultados esperados e coordena os recursos, as pessoas e as atividades necessárias para alcançar esses objetivos.

Políticas Declarações escritas dos objetivos e intenções da alta gerência da empresa.

Preleção sobre o cargo Técnica de treinamento que consiste na transmissão de informações do supervisor para os membros da equipe. Baseada em uma palestra ilustrada.

Procedimento de queixa Procedimento criado pela gerência da empresa ou pela gerência e o sindicato para resolver de forma justa as reclamações dos empregados.

Procedimentos Declarações escritas que descrevem os detalhes do que deve ser feito e como.

Produtividade Medida da relação existente entre produção, como X peças produzidas por hora, e contribuição, como o número de horas trabalhadas para produzir os itens.

Qualidade Conceito de que o produto ou serviço atende às especificações expressas ou implícitas.

Queixas Reclamações reais ou imaginadas dos trabalhadores contra a direção da empresa ou as condições de trabalho, geralmente envolvendo as relações entre o sindicato e a gerência da empresa.

Reengenharia Reformulação dos processos de trabalho e implementação da nova versão.

Regra do forno quente Técnica disciplinar que visa a garantir um tratamento justo a todos os empregados e compara a aplicação de medidas disciplinares ao que acontece quando se toca em um forno quente.

Regras Forma de controle que descreve o código de conduta exigido pela empresa e, em muitos casos, as penalidades aplicadas em caso de violação.

Revezamento funcional Transferência periódica dos membros da equipe para diferentes funções, para fins de treinamento multifuncional e atenuação do tédio dos funcionários.

Socialização Processo pelo qual as pessoas aprendem e passam a aceitar os valores e comportamentos adequados para diversas situações.

Solução de problemas ganha-ganha (benéfica para ambos os lados) Método de solução de problemas na cozinha em que o *chef* executivo e o membro da equipe envolvido discutem o problema juntos e chegam a uma situação aceitável.

Supervisor No contexto atual, é o funcionário que exerce cargo gerencial e tem autoridade para desempenhar atribuições gerenciais como designação de tarefas, contratações, demissões, concessão de promoções e transferências, ou que pode recomendar efetivamente tais ações.

Técnica do incidente crítico Forma de avaliação de desempenho em que os supervisores observam e registram comportamentos excepcionais – positivos ou negativos – dos funcionários.

Teoria da expectativa Teoria da motivação segundo a qual os indivíduos são motivados a agir quando acreditam que suas ações produzirão os resultados desejados para si próprios.

Teoria X Conceito de Douglas McGregor de que, em geral, alguns supervisores pressupõem uma visão negativa dos funcionários, acreditando que o funcionário normalmente é preguiçoso, não gosta de trabalhar e precisa ser rigorosamente supervisionado.

Teoria Y Conceito de Douglas McGregor de que, em geral, alguns supervisores pressupõem uma visão positiva dos funcionários, acreditando que o funcionário normalmente tem boa vontade, é pessoalmente responsável e responde melhor a um mínimo de supervisão.

Treinamento Atividade planejada e organizada que procura oferecer aos funcionários as habilidades e atributos necessários para uma atuação eficaz no trabalho.

Treinamento de indução Absorção dos novos membros da equipe pela cultura e filosofia da empresa.

Treinamento prático Treinamento realizado no local de trabalho em condições normais de trabalho.

Valores Firmes convicções que definem o certo ou o errado ou indicam preferências.

Apêndice C
Bibliografia

Aguayo, Rafeal. Dr. *Deming*. New York: Carol, 1991.

Almanac of Policy Issues. http://www.policyalmanac.org/social_welfare/archive/unemployment_compensation.shtml.

Anderson, Peggy, ed. *Great Quotes from Great Leaders*. Lombard, IL: Lombard, 1989.

Barbee, Cliff, and Valerie Bott. "Customer Treatment as a Mirror of Employee Treatment," *Advanced Management Journal*, Spring 1991.

Barker, Joel Arthur. *Paradigms: The Business of Discovering the Future*. New York: HarperCollins, 1993.

Becker, Dennis, and Paula Borkum Becker. *Powerful Presentation Skills*. Boston: Mirror Press, 1994.

Belasco, James A. *Teaching the Elephant to Dance*. New York: Crown, 1990.

Bennus, Warren, and Burt Nanus. *Leaders: The Strategies for Taking Charge*. New York: HarperCollins, 1985.

Berne, Eric. *Games People Play*. London: Penguin, 1964.

Bernstein, Charles, and William P. Fisher. *Lessons in Leadership: Perspectives for Hospitality Industry Success*. New York: Van Nostrand Reinhold, 1991.

Berta, Dina. *Nation's Restaurant News – HR & Services*. "People Report: Worker Turnover Rate Continues to Climb." November 2006. http://www.peoplereport.com/newsclippings/200611_NRN_PostConferenceCoverage.pdf

Berta, Dina. "Diversity at the Top: Quick-Service Outshines Other Segments with the Highest Percentage of Women and Minorities in Management Positions: Segment Study: QSR & Diversity." Nation's Restaurant News. February 6, 2006, Vol. 40, Issue 6, 33.

Blanchard, Ken, John Carlos, and Alan Randolph. *Empowerment Takes More Than a Minute*. San Francisco: Berrett-Koehler Publishers, 1996.

Blanchard, Ken, and Michael O'Connor. *Managing By Values*: San Francisco: Berrett Koehler Publishers, 1997.

Blanchard, Kenneth, Patricia Zigarmi, and Drea Zigarmi. *Leadership and the One Minute Manager*. New York: Morrow, 1985.

Byars, Lloyd L., and Leslie W. Rue. *Human Resource Management*, 4th ed. Boston: Irwin, 1994.

Cain, Herman. *Leadership Is Common Sense*. New York: Van Nostrand Reinhold, 1996.

California Department of Industrial Relations. http://www.dir.ca.gov/sip/sip.html, 2011.

Carlzon, Jan. *Moments of Truth. Cambridge*, MA: Ballinger, Harper & Row, 1987.

Casio, Wayne F. *Applied Psychology in Human Resources Management*, 5th ed. Upper Saddle River, NJ: Prentice Hall, 1998.

Centers for Disease Control and Prevention, *Morbidity and Mortality Weekly Report: Surveillance for Foodborne Disease Outbreaks—United States, 2007*. 59(31): 973–979, http://www.cdc.gov/mmwr/preview/mmwrhtml/mm5931a1.htm?s_cid=mm5931a1_w

C.E.R.T. *Customer Relations*. Dublin, Ireland: CERT, 1990.

Cherrington, David J. *The Management of Human Resources*, 4th ed. Englewood Cliffs, NJ: Prentice Hall, 1995.

Christensen, Julia. "The Diversity Dynamics: Implications for Organizations in 2005." *Hospitality Research Journal* 17, no. 1 (1993).

Cichy, Ronald, Martin P. Sciarini, and Mark E. Patton. "Food-Service Leadership: Could Attila Run a Restaurant?" *The Cornell Hotel and Restaurant Administration Quarterly* 33, no. 1 (1992).

Clonz, Angela, and Neil H. Snyder. *The Will to Lead: Managing with Courage and Conviction in the Age of Uncertainty.* New York: Irwin, 1997.

Cohen, William A. *The Art of the Leader.* Englewood Cliffs, NJ: Prentice Hall, 1990.

Crosby, Philip. *Quality Is Free.* New York: McGraw-Hill, 1978.

Crosby, Philip. *Quality Is Free: The Art of Making Quality Certain.* New York: John Wiley, 1989.

Cullen, Noel C. "Reengineering the Executive Chef." *Chef Magazine*, October 1993.

Cullen, Noel C. "Total Quality Management for the Modern Chef." *National Culinary Review*, August 1996.

Dale, Barrie G., Cary L. Cooper, and Adrian Wilkinson, *Managing Quality & Human Resources: A Guide to Continuous Improvement.* Oxford, England: Blackwell, 1997.

Davidow, William H., and Bro Utall. *Total Customer Service: The Ultimate Weapon.* New York: Harper Perennial, 1990.

Deming, W. Edwards. *Out of Crisis. Cambridge*, MA: MIT Center for Advanced Engineering Study, 1989.

DePree, Max. *Leadership Is an Art.* New York: Dell, 1989.

Dessler, Gary. *Human Resources Management*, 7th ed. Upper Saddle River, NJ: Prentice Hall, 1997.

Drucker Foundation. *Leader of the Future.* San Francisco: Jossey-Bass, 1996.

Drummond, Karen Eich. *Human Resources Management for the Hospitality Industry.* New York: Van Nostrand Reinhold, 1990.

Drummond, Karen Eich. *The Restaurant Training Program.* New York: John Wiley, 1992.

Dumont, Raymond, and John M. Lannon. *Business Communications,* 2nd ed. Boston: Brown, 1987.

Eade, Vincent H. *Human Resources Management in the Hospitality Industry.* Scottsdale, AZ: Garsuch Sciarisbrick, 1993.

E Notes, Encyclopedia of Management, http://www.enotes.com/management-encyclopedia/theory-z, 2011.

Equal Employment Opportunity Commission. *Sexual Harassment Charges EEOC & FEPAs Combined: FY 1992–FY 2002.* http//:www.eeoc.gov/stats/harass.html.

Fernandez, John P. *Managing a Diverse Work Force: Regaining the Competitive Edge.* Lexington, MA: Heath, 1991.

Ferris, Gerald R., and M. Ronald Buckley. *Human Resources Management: Perspectives, Context, Functions, and Outcomes,* 3rd ed. Englewood Cliffs, NJ: Prentice Hall, 1995.

Fisher, Cynthia D., Lyle F. Schoenfeldt, and James B. Shaw. *Human Resources Management*, 3rd ed. Boston: Houghton Mifflin, 1996.

Francis, Dave, and Don Young. *Improving Work Groups: A Practical Manual for Team Building.* San Diego: Pfeiffer, 1993.

Frumkin, Paul. "At Your Service: Dining and Diversity: Catering to a Multicultural Clientele: As the U.S. Population Becomes Increasingly Diverse, Training Servers to be Sensitive to the Distinct Desires of Different Groups Becomes

More Important than Ever." *Nation's Restaurant News*, September 2005, Vol. 39, Issue 38, 110.

Gallos, Joan V., Jean Ramsey, and associates. *Teaching Diversity*. San Francisco: Jossey-Bass, 1997.

Gatewood, Robert D., and Hubert S. Field. *Human Resource Selection*, 4th ed. Fort Worth, TX: Dryden Press, 1998.

Go, Frank M., Mary L. Monachello, and Tom Baum. *Human Resources Management in the Hospitality Industry*. New York: John Wiley, 1996.

Goad, Tom W. *Delivering Effective Training*. San Diego: Pfeiffer, 1982.

Gomez-Mejia, Luis R., David Balkin, and Robert L. Cardy. *Managing Human Resources*, 2nd ed. Upper Saddle River, NJ: Prentice Hall, 1998.

Hammer, Michael, and James Champy. *Reengineering the Corporation: A Manifesto for Business Revolution*. New York: HarperCollins, 1993.

Hargrove, Robert. *Masterful Coaching*. San Francisco: Pfeiffer, 1995.

Harris, Thomas. *I'm OK, You're OK*. London: Pan, 1978.

Hart, Lois B. *Training Methods That Work*. London: Crisp, 1991.

Hay, Julie. *Transactional Analysis for Trainers*. Berkshire, England: McGraw-Hill, 1992.

Heneman, Herbert G., Robert L. Heneman, and Timothy A. Judge. *Staffing Organizations*, 2nd ed. Boston: Irwin, 1997.

Herzberg, Frederick. "One More Time: How Do You Motivate Employees?" *Harvard Business Review* 46, no. 1 (1968).

Herzberg, Frederick. *Work and the Nature of Man*. Cleveland: World, 1966.

Hilgert, Raymond L., and Cyril C. Ling. *Cases and Experiential Exercises in Human Resources Management*. Upper Saddle River, NJ: Prentice Hall, 1996.

Hobson, Barrie, and Mike Scally. *Time Management: Conquering the Clock*. San Diego: Pfeiffer, 1993.

Keiser, James R. *Principles and Practices of Management in the Hospitality Industry*, 2nd ed. New York: Van Nostrand Reinhold, 1989.

Kets de Vries, Manfred F. R. *Leaders, Fools and Imposters*. San Francisco: Jossey--Bass, 1993.

Kinlaw, Dennis C. *Coaching for Commitment*. San Diego: Pfeiffer, 1993.

Kleiman, Lawrence S. *Human Resources Management: A Tool for Competitive Advantage*. San Francisco: West, 1997.

Klein, Allen. *Quotations to Cheer You Up*. New York: Wings Books, 1991.

Koonce, Richard. "Redefining Diversity: It's Not Just the Right Thing to Do. It Also Makes Good Business Sense." *Training & Development*, December 2001, http//:www.findarticles.com/cf_ntrstnws/m4467/12_55/83045836/print.jhtml, 1.

Kotschevar, Lendal H. *Management by Menu*. Dubuque, IA: Brown, 1987.

Kouzes, James M., and Barry Z. Posner. *Credibility: How Leaders Gain and Lose It, Why People Demand It*. San Francisco: Jossey-Bass, 1993.

Leeds, Dorothy. *Marketing Yourself: The Ultimate Job-Seeker's Guide*. New York: HarperCollins, 1991.

Levinson, Charles. *Food and Beverage Operation Cost Control and Systems Management*. Englewood Cliffs, NJ: Prentice Hall, 1989.

Lewis, Pamela S., Stephen H. Goodman, and Patricia M. Fandt. *Management: Challenges in the 21st Century*. San Francisco: West, 1995.

Maddux, Robert B. *Team Building: An Exercise in Leadership*. Menlo Park, CA: Crisp, 1992.

Mager, Robert F. *Preparing Instructional Objectives*, 2nd ed. Belmont, CA: Fearon, 1971.

Marvin, Bill. *The Foolproof Foodservice Selection System*. New York: John Wiley, 1993.

Maslow, Abraham. *Motivation and Personality,* 2nd ed. New York: Harper & Row, 1970.

Maxwell, John C. *The 21 Irrefutable Laws of Leadership: Follow Them and People Will Follow You*. Nashville, TN: Thomas Nelson Publishers, 1998.

Maxwell, John C. *Developing the Leader Within You*. Nashville, TN: Nelson, 1993.

McGregor, Douglas. *The Human Side of Enterprise*. New York: McGraw-Hill, 1960.

McNamara, Carter. *Brief Overview of Contemporary Theories in Management,* http://www.managementhelp.org/mgmnt/cntmpory.htm, 2007.

Merriam-Webster Online. http://www.merriam-webster.com/dictionary/management, 2011.

Merritt, Edward. *Strategic Leadership: Essential Concepts*. Aventine Press, 2008.

Milkovich, George T., and John W. Boudreau. *Human Resources Management,* 8th ed. Boston: Irwin, 1997.

Milkovich, Michael E. *Improving Service Quality*. Delray Beach, FL: St. Lucie Press, 1995.

Miller, Jack E., Mary Porter, and Karen E. Drummond. *Supervision in the Hospitality Industry,* 2nd ed. New York: John Wiley, 1992.

Mondy, Wayne R., and Robert M. Noe. *Human Resource Management.* Upper Saddle River, NJ: Prentice Hall, 1996.

Morgan, William J., Jr. *Food and Beverage Management and Service*. Lansing, MI: Educational Institute of the American Hotel and Motel Association, 1981.

Morgan, William J., Jr. *Supervision and Management of Quality Food Production: Principles and Procedures,* 4th ed. Berkeley, CA: McCutchan, 1995.

Morris, Daniel, and Joel Brandon. *Re-engineering Your Business*. New York: McGraw-Hill, 1993.

National Institutes of Health, National Institute on Drug Abuse. http://www.drugabuse.gov/infofacts/workplace.html, 2011.

National Restaurant Association. *Industry at a Glance*. http//:www.restaurant.org/research/ind_glance.cfm, 2003.

National Restaurant Association. *Legal Monitor: Grocer Settles HIV-Discrimination Lawsuit with EEOC for $80,000*. http//:www.restaurant.org/legal/lm/lm2001_06.cfm, 2001.

National Restaurant Association. *Research and Insights – Facts at a Glance, 2011*. http://www.restaurant.org/research/facts/.

National Restaurant Association. *State of the Restaurant Industry Workforce: An Overview*. Chicago: National Restaurant Association, 2006. http//:www.restaurant.org/research/ind_glance.cfm.

Noe, Raymond A., John R. Hollenbeck, Barry Gerhart, and Patrick M. Wright. *Human Resources Management: Gaining a Competitive Advantage*. Boston: Irwin, 1997.

Patel, Shyam, Sr. "Just Published People Report Survey of Unit Level Employment Practices Highlights Rapid Shifts in the Workforce." January 2007. http//:www.peoplereport.com. http://www.enewsbuilder.net/peoplereport/e_article000733019.cfm?x=b8Rr58S,b520tHgk

Peters, Thomas, and Nancy Austin. *A Passion for Excellence: The Leadership Difference*. New York: Random House, 1985.

Peters, Tom. *Thriving on Chaos: Handbook for a Management Revolution*. New York: Harper & Row, 1988.

Peterson, Jim L. "Self-Esteem Is Essential to Building a Team." In *Lessons in Leadership*. New York: Van Nostrand Reinhold, 1991.

Picogna, Joseph L. *Total Quality Leadership: A Training Approach*. Morrisville, PA: International Information Associates, 1993.

Quick, Thomas J. "The Art of Time Management." *Training*, January 1989.

Restaurant Opportunities Centers United. http://www.rocunited.org/files/roc_servingwhilesick_v06%20%281%29.pdf , September 30, 2010.

Riley, Michael. *Human Resources Management*. London:Butterworth-Heinemann, 1992.

Rinke, Wolf J. *The Winning Foodservice Manager: Strategies for Doing More with Less*, 2nd ed. Rockville, MD: Achievement, 1992.

Roberts, Wess. *Leadership Secrets of Attila the Hun*. New York: Warner Books, 1987.

Roosevelt, Thomas R., Jr. *Beyond Race and Gender*. New York: AMACOM, 1991.

Ryan, Kathleen, and Daniel K. Oestreich. *Driving Fear out of the Workplace*. San Francisco: Jossey-Bass, 1991.

Schwartz, Andrew E. Delegating Authority. New York: Barron's, 1992.

Scorza, John. "Benefits Can Boost Employee Loyalty," Society for Human Resource Management, http://www.shrm.org/hrdisciplines/benefits/Articles/Pages/Benefits_Loyalty.aspx, April 1, 2011.

Scott, Cynthia D., and Dennis T. Jaffe. *Empowerment*. London: Crisp, 1991.

Sherman, Arthur, George Bohlander, and Herbert Crudden. *Managing Human Resources*, 9th ed. Cincinnati, OH: South-Western, 1997.

Shiba, Shoji, Alan Graham, and David Walden. *A New American TQM, Four Practical Revolutions in Management*. Portland, OR: Productivity Press, 1993.

Shriver, Stephen, J. *Managing Quality Services*. East Lansing, MI: The Educational Institute of the American Hotel & Motel Association, 1998.

Smith, Steve. *Build That Team*. London: Kogan Page, 1997.

Social Security Administration. http://www.ssa.gov/oact/cola/cbb.html (last reviewed December 29, 2010).

Stamatis, D. H. *Total Quality Services: Principles, Practices, and Implementation*. Delray Beach, FL: St. Lucie Press, 1996.

Sullivan, Richard. *The H.I.T. Man (Humor in Teaching)*. Edmund, OK: Central State University, 1990.

Swift, Jill A., Joel E. Ross, and Vincent K. Omachonu. *Principles of Total Quality Management*, 2nd ed. Boca Raton, FL: St. Lucie Press, 1998.

Tanke, Mary L. *Human Resources Management for the Hospitality Industry*. Albany, NY: Delmar, 1990.

Taylor, Lisa Y. "Recipe for Retention" *San Antonio Business Journal*, October 10, 2004. http://www.enewsbuilder.net/peoplereport/e_article000326611.cfm?x=b11,0,w.

Tepper, Bruce B. *The New Supervisor: Skills for Success*. New York: Irwin, 1994.

Thomas, Brain. *Total Quality Training: The Quality Culture and Quality Trainer*. Berkshire, England: McGraw-Hill, 1992.

Toler Sachs, Randi. *Productive Performance Appraisals*. New York: AMACOM, 1992.

Travers, Alfred W. *Supervision, Techniques and New Dimensions*. Englewood Cliffs, NJ: Prentice Hall, 1993.

United States Department of Labor. Employment Law Guide, http://www.dol.gov/elaws/elg/.

United States Department of Labor. http://www.ows.doleta.gov/unemploy/uifactsheet.asp (updated January 13, 2010).

United States Department of Labor, Bureau of Labor Statistics. http://www.bls.gov/news.release/ecec.nr0.htm, March 9, 2011.

United States Department of Labor, Occupational Safety and Health Administration. http://www.osha.gov/pls/oshaweb/owadisp.show_document? p_table=OSHACT&p_id=3371, 2011.

United States Department of Labor, Wage and Hour Division. http://www.dol.gov/whd/regs/compliance/fairpay/fs17a_overview.pdf (revised July, 2008).

United States Department of Labor, Wage and Hour Division. http://www.dol.gov/whd/regs/compliance/whdfs14.htm (revised July, 2009).

United States Government Printing Office. *United States Code*, http://www.gpoaccess.gov/uscode/.

U.S. Equal Employment Opportunity Commission. *Sexual Harassment Charges EEOC & FEPAs Combined: FY 1997 – FY 2006*. http://www.eeoc.gov/stats/harass.html.

Van Hoof, Hubert B., Marilyn E. McDonald, Lawrence Yu, and Gary K. Vallen. *A Host of Opportunities: An Introduction to Hospitality*. New York: Irwin, 1996.

Vroom, Victor H. *Work and Motivation*. New York: John Wiley, 1964.

Walker, John R. *Introduction to Hospitality*. Upper Saddle River, NJ: Prentice Hall, 1996.

Walton, Mary. *The Deming Management Method*. New York: Putnam, 1986.

Walton, Sally J. *Cultural Diversity in the Workplace*. New York: Irwin, 1994.

Werther, William B., and Keith Davis. *Human Resources and Personnel Management*, 5th ed. New York: McGraw-Hill, 1996.

Wilson, Robert F. *Conducting Better Job Interviews*. New York: Barron's, 1991.

Woods, John A. *Teams and Teamwork*. New York: Macmillan, 1998.

Woods, Robert H., and Judy Z. King. *Quality Leadership and Management in the Hospitality Industry*. East Lansing, MI: The Educational Institute of the American Hotel & Motel Association, 1996.

Worthington, E. R., and Anita E. Worthington. *People Investment*. Central Point, OR: Oasis Press, 1993.

Wyoming Department of Employment, Research & Planning. http://wydoe.state.wy.us/lmi/0203/a2.htm, 2003.

Índice remissivo

A

Abordagem
  dos traços característicos, liderança, 246, 248-249
  situacional, da liderança, 250-251
  totalmente sistêmica, o treinamento como uma, 71-73
Acidentes na cozinha, lesões causadas por
  com vidros/louças, 150-151
  escorregões, 150-151
  estresse, 151-153
    negativo, 151-153
    positivo, 151-152
  incêndios, 150-151
  quedas, 150-151
  queimaduras, 150-151
  seguro contra acidentes de trabalho, 47-48
Aconselhamento, 152-156
Acrônimo SMART, objetivos da equipe, 201-203
Adair Catering, estudo de caso, 25-26
Adesão, 201-203
  definição, 198-199
Administração
  científica, 163-165
  por objetivos (APO), 164-165
Adulto, estado de ego, 307-310. *Ver também* Análise transacional
Agressão, nos membros da equipe, 147-148
Alcoolismo, 152-155
Alta Linda Regional Medical Center, estudo de caso, 214-215
Amber Light Steakhouse, estudo de caso, 160-161
Ambiente da Regra de Ouro, 215-217, 256-257
Ambiente de trabalho, 143-156
  bem-estar do funcionário, 145-146
  confortável, 215
  e sucesso da entrevista de avaliação, 138-139
  físico, 145-146
  frustração, 147-148
  positivo, 145-146
  reclamações, 147-150
  satisfação no emprego, 145-148
  saúde/bem-estar, 151-156
  segurança, 145-146, 149-152
Amostras de trabalho
  como método de coleta de dados, 73-74
Análise de cargo, 26-28
Análise de necessidades, 71-74
Análise de Perigos e Pontos Críticos de Controle (APPCC), 17-18
Análise transacional, 307-313
  afirmações, 307

definição, 307
estados de ego. *Ver* Estados de ego
jogos psicológicos, 310-313
transações cruzadas, 309-311
transações não cruzadas, 310-311
Andragogia, 81
Ansiedade, nos membros da equipe, 64-65, 147-148
Aparência, e apresentação de treinamento, 122-123
Aposentadoria
  benefícios, 49-50
  planos, 40-50
Appleton Cafeteria, estudo de caso, 178-179
Aprendizado, 85. *Ver também* Treinamento
  adulto, 80-82
  fadiga e, 81-82
  feedback positivo, 80-81
  métodos de, 78-81
  nível de, 91-92
  objetivos. *Ver* Objetivos, de aprendizagem
  obstáculos ao, 81-85
  técnicas ativas de, 80-81
  técnicas passivas de, 79-80
Apresentação de treinamento, 119-132
  aparência e, 122-123
  brainstorming, 128-130
  comportamentos do grupo e, 129-132
  comunicação interpessoal, 123-125
  envolvimento da equipe, 125-130
  imagens, 124-125
  linguagem corporal e, 122-123
  nível de conforto e, 122-124
  questionamento, 127-129
Assédio, 221-224
  sexual, 221-222
Atividades de grupo, 127-128
Auditoria da produção do cargo, 26-27
Aula
  de habilidades manuais, 94-95
  informativa, 94-95
Autoanálise, 26-27
Autoconfiança, do líder, 253-256
Autoridade
  chefs executivos, 18-19
  definição, 241-242
  do cargo, 242, 244-245
Avaliação, 91-92
  das mudanças, 175-176
  de campo, do treinamento, 74-75
  de desempenho, 133-142, 200-201, 216-218
  áreas de, 135-136
  benefícios da, 135-136
  condução da, 139-140
  definição, 134

entrevistas, 135-140
  métodos de avaliação, 135-137
  objetivo da, 135-136
  remuneração, 140-142
do treinamento, 74-75, 113-117
dos membros da equipe, 135-136
formal/sistemática, do programa de treinamento de orientação, 65-68
orientação, 65-68
por incidente crítico, 135-137
processo de, 115-116
redigida, 135-137
testes de, 115-116

B

B & J's Restaurant, estudo de caso, 44-46
Benefícios, 47-52
Bocuse, Paul, 10-11
Brainstorming, 128-130
Bureau of Apprenticeship and Training (BAT), 111-112
  normas para programas de aprendizagem, 111-113
Buscador
  de informações, o *chef* executivo como, 129-130
  de opinião, o *chef* executivo como, 129-130

C

Canal de denúncia, 51-52
Canyon Bluff Resort, estudo de caso, 133-134
Cardápios, 278-279
Carême, Antoine, 7-8
Cartas, redação comercial, 279-280
"Castigo", jogo do, 311-312
Catorze princípios da qualidade de Deming, os 169-173
Centers for Disease Control and Prevention (CDCP), 17-18
Chef(s)
  adeptos da Regra de Ouro, características dos, 216-217
  como agentes de decisão, 298-299
  como empreendedores, 287-288
  como pesquisadores, 298-299
  como solucionadores de problemas, 298-299
  comportamento ameaçador/abusivo dos, 216-217
  definição, 3-4
  desafios para os, mudanças e, 175-176
  e autoridade do cargo, 243, 245
  futuros desafios, 4-5
  liderança, 252-254, 257-259
  na disciplina, papel dos, 229-230

328 Índice remissivo

tempo para praticar, 123-124
treinamento dos, tempo e, 286, 288
Chef executivo, 3-5. *Ver também* Supervisão
atribuições/funções do, 10-12
autoridade, 18-19
avaliação de desempenho do, 134
bem-sucedido, atributos do, 5-7
como agente de mudanças, 81-82
conhecimentos/habilidades do,
categorias de, 5-6
definição, 5-6
delegação por parte do, 16-17
demonstração e o, 106-107
desempenho do, 5-6
e a gestão. *Ver* Gestão
e aconselhamento, 152-156
e o código de ética profissional, 6-8
ética do, 6-7
exemplos do, 6-11
mise en place para o, 5-7
objetivos do, 11-12 , 103-104,
145-146
orientação e o, 5-6
papéis egocêntricos do, 129-130
papéis ocupacionais do, 129-130
papel formador/coadjuvante, 129-130
preparação para a entrevista de
avaliação do, 138-139
profissionalismo do, 6-7
qualificações do, 3-4
China Delight Restaurants, estudo de
caso, 100-103
Cliente de serviços de alimentação,
definição, 163-164
Código de ética profissional, 6-8
Colegas de trabalho, 247-248
Coleta de dados, métodos de, 73-74
Comissão
de segurança, 151-152
para a Igualdade de Oportunidades
no Trabalho (*Equal
Employment Opportunity
Commission* – EEOC),
33-35, 221-222
Comportamento
ameaçador/abusivo, dos *chefs*,
216-217
de apoio, 246, 248-249
diretivo, 246, 248-249
Composição da equipe, 200-201
Compreensão, 91-92
Comunicação, 262-283
barreiras à, 265-268, 270-271
boatos, por meio de, 280-283
como processo bilateral, 309-310
como responsabilidade de supervisão,
14-17, 263
confiança e a, 267-268
destinatário/receptor, 265-266
diretrizes, 266-268, 270-271
e diversidade, 220-221
e o moral, 186-188
elementos da, 263-266
entrevistas, 35-37
escrita. *Ver* Comunicação escrita
escutar. *Ver* Escutar
finalidade da, 263-265
fonte/transmissor, 265-266
imagens, 124-125
instruções, 263-265, 273-275
interpessoal, 123-125
limitações de tempo e a, 268-269

na orientação, 64-66
não verbal, 268, 270-271
papel da percepção na, 65-66
por meio de boatos, 280-283
reuniões, 274-277
ruído da, 263-265
sinal/mensagem, 265-266
válida, 277-278
Comunicação escrita, 276-281
cardápio/receita, 278-279
cartas, 279-280
diretrizes, 276-279
e-mail, 279-281
estilo de, 277-278
linguagem e, 276-277
memorandos, 279-280
princípios da, 276-277
público-alvo, 276-277
redação comercial, 279-281
Confiança
e comunicação, 267-268
e o moral, 185-188
equipes, 202-204
Confronto, 110-111
Conhecimento, 91-92
Consideração, elementos da, 249-250
Controlada pelo aprendiz, 127-128
Coordenador, o *chef* executivo como,
130-132
Crítica, respeito e, 216-220
Crown Hotel, estudo de caso, 240-242
Culinary Institute of America (CIA),
9-10
Cultura, dos membros de equipe,
179-180
Custos de substituição, 146-147
Cypress Cove Resort, estudo de caso,
119-122

D
Decisão(ões)
de contratação, 39-41
definição, 298-299
Declarações de missão, 205-206
Delegação
como responsabilidade de supervisão,
16-17
gestão do tempo, 288-289
Demissão, 231, 233
redução do trauma associado à,
234-235
sumária, violações resultantes em,
231-232
Demonstração, 76-77, 105-108. *Ver
também* Treinamento
desvantagens, 106-107
diretrizes, 106-107
erro comum, 106-108
técnicas de questionamento/reforço,
107-108
vantagens, 106-107
Descrição de cargo, 27-30
Desejos, 146-147
Desempenho
avaliação de, 135-137, 216-218
avaliação do, da equipe. *Ver* Avaliação,
de desempenho
expectativas de, 200-201
Desmotivação, definição, 186-188
Desperdiçadores de tempo, 289-292
Destinatário/receptor, como elemento da
comunicação, 265-266

Direções da comunicação, 263-265,
273-275
Diretrizes uniformes, 221-222
Disciplina, 79, 227-238
administração da, 231-235
aplicação da, 229-230
definição, 228
demissão, 231-233
e infração, 233-234
linguagem e, 231, 233
papel do *chef* na, 229-230
positiva, 229-230, 234-237
etapas, 234-237
progressiva, 230-231, 233
sequência da, 230-231, 233
violações que resultam em,
231-232
regra do forno quente e, 230-232
sistemas de, 229-232
Discriminação
assédio, 221-224
e respeito, 221-225
igualdade de oportunidades no
trabalho, 223-225
impacto desigual, 224-225
tratamento desigual, 224-225
Discussões em grupo, 75-76
Distância
em público, comunicação não verbal,
124-125
íntima, comunicação não verbal,
124-125
pessoal, comunicação não verbal,
124-125
social, comunicação não verbal,
124-125
Diversidade
comunicação e, 220-221
conflito e, 220-221
cultural, 125-127
respeito e, 219-220
treinamento e, 124-127
Documentação, das entrevistas de
avaliação, 139-140
Domínios, de aprendizado, 78-80
Dramatizações, 104-106. *Ver também*
Treinamento
definição, 75-76, 104-105
desvantagens, 76-77, 104-105
diretrizes para as, 105-106
estrutura das, 105-106
vantagens, 76-77, 104-105
Drogas, uso de, 152-155

E
E-mail, redação comercial, 279-281
Efeito
halo, 135-137
Hawthorne, 19-20
Pigmaleão, 184-185
Elogio, como recompensa no
treinamento, 112-113
Emissor de opinião, o *chef* executivo
como, 129-130
Empowerment
como responsabilidade de supervisão,
16-18
definição, 16-17, 209-210
e o moral, 185-187
equipes e, 209-213
potencial da equipe e, 125-127
resultado do, 210-213

Índice remissivo

Emprego
  análise de cargo, 26-28
  decisão de, 39-41
  descrição/especificação de cargo, 27-30
  entrevistas. *Ver* Entrevistas
  implicações legais, 28, 30-33
  recrutamento, 28, 30-31
  triagem, 31-34
Energizador, o *chef* executivo como, 130-132
Entrevistas, 33-40
  ambiente das, 35-36
  como método de coleta de dados, 73-74
  comunicação, 35-37
  de avaliação, 137-140
  de desligamento, 236-238
  definição, 33-34
  diretrizes, 35-37
  em grupo, 34-35
  estruturadas, 34-35
    documentação, 139-140
    encerramento, 138-140
    preparação para, 138-139
    sucesso das, 138-139
  finalidades das, 33-34
  não estruturadas, 34-35
  o que deve ser evitado durante as, 35-36
  perguntas, 35-40
  tipos de, 34-36
Equilíbrio na vida, 293-294
Equipamentos elétricos, e lesões causadas por acidentes na cozinha, 150-151
Equipes, 195-196
  atributos, 207-208
  avaliação de desempenho. *Ver* Avaliação, de desempenho
  composição, 200-201
  confiança, 202-204
  conhecendo as, 202-204
  de cozinha, interdependência das, 205-206
  desenvolvimento de, 197-199
  e *empowerment*, 209-213
  entendimento, 202-204
  metas/objetivos, 201-203
  obstáculos, eliminação de, 208-209
  potencial, exploração de, 125-127
  processo decisório e, 202-204
  razões para o compromisso, 198-199
  trabalho conjunto, 203-204
  transformação de grupos em, 202-203
Escala de trabalho, 51-53
  flexível, 49-52
  preleções sobre os cargos, 104-105
Escala gráfica de avaliação, 135-138
Escalas de avaliação baseadas em comportamentos (BARS), 136-139
Esclarecedor, o *chef* executivo como um, 129-132
Escoffier, Auguste, 7-10
Escutar, 271-274
  apreciativo, 271-272
  ativo, 271-272
  benefícios, 271-272
  cortês, 271-272
  crítico, 271-272
  dez mandamentos, 273-274

  discriminativo, 271-272
  habilidades de, maneiras de melhorar as, 271-273
  terapêutico, 271-272
  tipos de, 271-272
Especificação de cargo, 27-28
Esprit de corps, 28, 30-31, 186-188
Essence of Total Quality Management, The, 166-168
Estados de ego, 307-310
  paternal/maternal, 307-310 . *Ver também* Análise transacional
  qualidades/problemas dos, 309-310
Estereótipos, 268-269
Estímulo
  definição, 186-188
  e motivação, 186-190
  não verbal, 188-189
  negativo, 188-190
  "pequenas coisas com grande impacto", 188-189
  positivo, 186-189
  verbal, 188-189
Estresse, e acidentes na cozinha, 151-153
  negativo, 151-153
  positivo, 151-152
Estrutura, 249-250
Estudos de caso (método de treinamento), 76-77, 107-110. *Ver também* Treinamento
  desvantagens, 107-108
  vantagens, 107-108
Estudos de caso específicos
  Adair Catering, 25-26
  Alta Linda Regional Medical Center, 214-215
  Amber Light Steakhouse, 160-161
  Appleton Cafeteria, 178-179
  B & J's Restaurant, 44-46
  Canyon Bluff Resort, 133-134
  China Delight Restaurants, 100-103
  Crown Hotel, 240-242
  Cypress Cove Resort, 119-122
  Hamilton House Restaurant, 87-88
  JL Beach Club, 296-297
  Juniper Crest Country Club, 69-72
  La Maison Blanc, 262-263
  Ms. Bee's Restaurant, 284-285
  Rock Hill Inn, 58-60
  Southerton Country Club, 193-195
  Stone Lion Hotel and Conference Center, 227-228
  Texas Moon Restaurant, 143-146
  West Village Country Club (WVCC), 2-4
Estudos de Hawthorne, e evolução da supervisão, 19-20
Estudos de Likert, e evolução da supervisão, 19-21
Ética, e o *chef* executivo, 6-7
Exaustão, 151-152

F
Facilitadores de equipe, 201-203
Fadiga
  e acidentes na cozinha, 151-152
  e aprendizado, 81-82
Fator(es)
  de desmotivação, 188-190
  de motivação, 178-179, 182-183

  higiênicos, 182-183
  remunerável, 47
Feedback, 66-68
  de qualidade, 188-190
    características do, 190-191
  e motivação, 188-191
  negativo, diretrizes para o, 216-218
  no processo de treinamento, 115-117
  positivo, 80-81
Foco, e entrevista de avaliação, 138-139
Fonte/transmissor, como elemento da comunicação, 265-266
Formação de equipes, 193-213
  como responsabilidade de supervisão, 14-15
  empowerment e, 210-212
  grupos/equipes, 195-198
  obstáculos à, 209-210
  padrões organizacionais/operacionais da equipe, 198-203
  qualidade e, 171-172
Formação de redes de contatos, na área de recrutamento, 28, 30-31
Fornecedor(es)
  de informações, o *chef* executivo como, 129-130
  relações duradouras com, 170-171
Frustração, 147-148
Funcionários
  bem-estar dos, 145-146
  e uso de drogas, 154-155
  escala de, 51-53

G
Games People Play, 307, 310-311
Gestão, 160-176
  definição, 161, 242, 244-245
  de reuniões, 282
  do tempo, 284-294
    agendas cheias e, 288-289
  da qualidade total (TQM), 166-168
  decisões, 292-293
  definição, 286, 288
  delegação, 288-289
  fluxo para a, 288-289
  habilidades, 290-294
  ideias errôneas, 287-289
  nível individual, 286, 288
  pessoal, 293-294
  planejamento e, 290-292
  priorização, 288-289
  filosofias/conceitos de, 163-168
  supervisão *vs.*, 161
  teorias de. *Ver* Teoria(s), de gestão
Gestor adepto da teoria Y, 20-21
Grupo, 195-196
  comportamentos do, 129-132
  entrevistas em, 34-35
  facilitador de, 127-128
  transformação de um, em uma equipe, 202-203

H
Habilidades
  afetivas, 78-80
  cognitivas, 78-80
  interpessoais, 78-80
  psicomotoras, 78-80
Hamilton House Restaurant, estudo de caso, 87-88
Haute cuisine, 10-11

Índice remissivo

Hierarquia das necessidades, Maslow, 179-183
Higiene, como responsabilidade de supervisão, 17-18
Humor, como ferramenta de liderança, 256-259
sugestões para o uso do, 257-259

I

Impacto desigual, 224-225
In Search of Excellence, 164-165
Incêndios, 150-151
apagar incêndios, 12-13, 288-289
Incentivos
como estímulos positivos, 188-190
definição, 51-52
frases de, 216-219
Infantil, estado de ego, 307-310. *Ver também* Análise transacional
Infração, disciplina e, 233-234
Iniciador, o *chef* executivo como, 129-130
Instrução
de habilidades culinárias, 79-80
finalidade, 119-120
individualizada, 127-128
Interdependência das equipes de cozinha, 205-206

J

JL Beach Club, estudo de caso, 296-297
Jogo(s)
do "estressado", 311-312
psicológicos, 310-313. *Ver também* jogos específicos
maneiras de interromper os, 312-313
Juniper Crest Country Club, estudo de caso, 69-72

L

La Maison Blanc, estudo de caso, 262-263
Lacerações, lesões causadas por acidentes na cozinha, 150-151
Le Guide Culinaire, 9-10
Lei
da Discriminação Etária no Trabalho (*Age Discrimination in Employment Act*), 224-225
da Equiparação Salarial (*Equal Pay Act*) de 1963, 223-224
da Licença Médico-Familiar (*Family and Medical Leave Act*) de 1993, 224-225
das Normas Justas de Trabalho (*Fair Labor Standards Act*), 223-224
de Controle e Reforma da Imigração (*Immigration Reform and Control Act*), 225
de Reabilitação Vocacional (*Vocational Rehabilitation Act*), 224-225
dos Direitos Civis
de 1964, 221-222
Título VII da, 31, 221-225
dos Norte-americanos com Deficiência (*Americans with Disabilities Act*), 154, 224-225
Lesões causadas por acidentes na cozinha, tipos de, 150-151. *Ver também* Acidentes de cozinha, lesões causadas por

"Lições dos gansos", 196
Líder de equipe, 201-203
Liderança, 240-259
abordagem situacional à, 250-251
abordagens à, 19-20
autoconfiança, 253-256
axioma da, 251
características da, 245-246, 248-249
cargo e, 242, 244-245
centrada na produção, 249-250
centrada no funcionário, 249-250
como privilégio, 244-245
como responsabilidade de supervisão, 18-19
definição, 242, 244-245
desenvolvimento da, 244-246, 248-249
dimensões de, 249-250
e qualidade, 170-171
elementos da, 246, 248-249
em gastronomia, 251-257
estilos de, 250-252
humor como ferramenta de, 256-259
mitos da, 245-246
qualidades/habilidades de, 247-248
Linguagem
corporal, 268, 270-271
e apresentação de treinamento, 122-123
na comunicação escrita, 276-277
na disciplina, 231-233
Local de trabalho, um ótimo, 212

M

Matriz de prioridades, 289-290
MBWA (*Management by walking around*), 165-166
Medicare, 47-48
Membros de equipe
adesão, 201-203
agressão, 147-148
ansiedade, 64-65, 147-148
avaliação, 135-136
de desempenho, 200-201
baixo desempenho, 139-140
compromisso, 207-208
cultura, 179-180
e elementos das ações ameaçadoras/abusivas, 216-217
expectativas de desempenho, 200-201
feedback, 66-68
frustração, 147-148
moral. *Ver* Moral
participação, e entrevista de avaliação, 138-139
perfil cultural, 124-125
potencial, desenvolvimento de, 113-114
reclamações, 147-150
recrutamento, 28, 30-31
rescisão do contrato de trabalho, 233-235
responsabilidade, 200-201
satisfação no emprego, 145-148
valores, 179-180
Memorandos, redação comercial, 279-280
Método(s)
da mão de obra não qualificada, 113-114
de classificação, 47
de pontuação, 47-48

de treinamento de quatro fases, 92-94
de treinamento negativos, 112-114
do espectador, 112-113
"faça você mesmo", 114
KITA, 183-184
Metz, Ferdinand, 9-10
Mise en place, 5-7, 138-139
Mobilidade funcional interna, 113-114
Modelo da expectativa, 184-185
Moral, 184-188
comunicação e o, 186-188
confiança e o, 185-188
contribuição da motivação para o, 184-187
definição, 178-180, 184-185
elemento do, 185-187
elevação do, 181-182
empowerment e o, 185-188
estímulo e o, 186-190
feedback e, 188-191
teorias/filosofias. *Ver* Teoria(s), motivacionais
Motivo, 178-179
Movimento pela excelência, 164-166
Ms. Bee's Restaurant, estudo de caso, 284-285
Mudanças, 173-176
afirmações que destroem as, 175-176
avaliação das, 175-176
papel da gestão na promoção das, 169-170
resistência às, 173-174

N

National Restaurant Association, 162-163, 179-180
Necessidade(s), 146-147
da empresa, 224-225
Nível de conforto, e apresentação de treinamento, 122-124
Nouvelle cuisine, 10-11

O

Objetivos
capacitadores, 90-91
completos, 92-94
das equipes, 201-203
de aprendizagem, 87-88
componentes dos, 89-91
definição, 90-91
do *chef* executivo, 11-12
do treinamento, 73-74, 87-99
como ponto de partida para o planejamento, 94-96
definição, 92-94
hierarquia, 91-94
verbos de ação, 91-92
Observação
como método de coleta de dados, 73-74
direta, 26-27
Organização, como responsabilidade de supervisão, 13-14
Orientação, 5-6, 58-68, 110-111
acompanhamento da, 65-68
avaliação da, 65-68
como responsabilidade de supervisão, 13-15
comunicação na, 64-66
condução da, 64-66
conteúdo do *kit* de, 63
definição, 13-14, 60

Índice remissivo

duração do treinamento de, 64-65
e estabelecimentos menores, 61-62, 64
feedback sobre a, 66-68
objetivo da, 60
políticas e procedimentos contidos no manual de, 62-64
retorno sobre o investimento, 61-62
socialização, 63-65
tópicos, 62, 64

P

Paciência, 79-80
Padrões de produção, 52-53
Papel
  coadjuvante, do *chef* executivo, 129-130
  egocêntrico, do *chef* executivo, 129-130
  formador/coadjuvante, *chef* executivo, 130
  realizador, do *chef* executivo, 130
Participação, membros de equipe e entrevista de avaliação, 138-139
Passion for Excellence, 164-165
People Report, 146-147
"Pequenas coisas com grande impacto", estímulo das, 188-189
Perguntas, 127-129
  abertas, 127-128
  análise de necessidades, 73-74
  diretas, 127-128
  entrevista, 35-40
  de desligamento, 234-237
  fechadas, 127-128
  identificação de problemas, 300-303
  impacto do treinamento, 115-116
  indiretas/retóricas, 127-128
  retóricas, 127-128
  sobre o impacto do treinamento, 115-116
Persistência, 246, 248-249
Planejamento
  como responsabilidade de supervisão, 12-14
  e gestão do tempo, 290-292
  sessão de treinamento, 94-99
Plano(s)
  de ação, 139-140
  de aposentadoria contributivo, 49-50
  de aposentadoria não contributivo, 49-50
  de aula, de treinamento, 92-94, 96-99
  objetivos do, 96-98
  definição, 12-13
Poder, aquisição de, 242, 244-245
Política, definição, 6-7
Pontos de ação, 139-140
Positividade, 256-257
Possíveis líderes
  características dos, 113-114
  desenvolvimento dos, 113-114
Possíveis problemas, 304-306
Prática, 123-124
Preleções sobre os cargos, 94-95, 101-105.
    Ver também Treinamento
  condução, 101-103
  definição, 74-75, 101-103
  desvantagens, 75-76, 103-104
  dramatização, 103-104
  estrutura das, 103-105
  introdução, 103-104

resumo, 103-105
vantagens, 74-76, 103-104
Prêmios, como estímulos positivos, 188-189
Previdência Social, 47-48
  benefícios, 47-49
Princípio de Pareto, 301-303
Prioridades, estabelecimento de, 288-290
Priorização, 288-289
Problemas
  abertos, 303-304
  causas dos, 299-301
  definição, 299-300
  fechados, 303-304
  perguntas para identificação de, 300-303
  potenciais, 304-306
Processo de monitoramento, 115-117
Procrastinação, 288-289
Profecia autorrealizadora, 184-185
Profissionalismo, do *chef* executivo, 6-7
Programa(s)
  de Assistência ao Empregado (EAP), 51-52, 152-153
  de bem-estar, 154-156
  de incentivo, 51-52
Projeções de vendas, e escala de trabalho, 52-53
Proteção legal, e planos de aposentadoria, 49-50
Público-alvo, comunicação escrita, 276-277

Q

Qualidade, 169-173
  áreas de melhoria contínua, 172-173
  barreiras à motivação e, eliminação das, 171-173
  custos e, 170-171
  e formação de equipes, 171-172
  e sucesso da empresa, 71-72
  impacto do treinamento na, 71-72
  inspeção e, 169-171
  liderança e, 170-171
  líderes e, 244-245
  os catorze princípios de Deming, 169-173
  treinamento e, 172-173
Qualificação
  desejada, 27-28
  exigida, 27-28
  ocupacional de boa-fé (*bona fide occupational qualification –* BFOQ), 31-33, 223-225
Quality Control: Principles, Practice and Administration, 166-168
Quality is Free, 71-72
Questionário sobre o manual de políticas da empresa, 63

R

Reajustes salariais
  em função do custo de vida, 140-142
  por mérito, 140-142
Receitas, 278-279
Reclamações, 147-150
  definição, 147-148
  resolução de, 148-149
Reconhecimento, como recompensa no treinamento, 112-113

Recrutamento
  ativo, 28, 30-31
  de membros de equipe, 28, 30-31
  aspectos legais do, 328, 30-33
Recursos, 201
Redação comercial, 279-281
Reengenharia, 165-168
Reforço de treinamento, 112-113
Regra de Ouro, 215
Regra do forno quente, 230-232
Remuneração
  avaliação de desempenho e, 140-142
  bases de, 46-47
  classificações, 46-47
  definição, 46-47
  e benefícios, 47-52
  e programas de incentivo, 51-52
  estrutura de, 47-48
  pacote de, 47-48
  valor da função e, 47-48
Repreensão
  escrita, 230-231, 233
  verbal, 230-231
Rescisão do contrato de trabalho, 231, 233
Respeito, 214-225
  discriminação e, 221-224
  diversidade e, 219-221
  e crítica, 216-220
Retorno sobre o investimento
  em treinamento, 71-72
  orientação, 61-62
Reuniões
  condução de, 274-275
  de equipe, 75-76
  facilitação, 274-277
  gerenciamento de, 276-277
Riscos de segurança, 149-150
Rock Hill Inn, estudo de caso, 58-60

S

Salário
  remuneração 46-47
    vendas por homem/hora, 52-53
  variável, 46-47
Satisfação no emprego, 145-147
Saúde, 151-156
  aconselhamento, 152-156
  estresse, 151-153
  física, 151-152
  programas de bem-estar, 154-156
Segurança, 145-146, 149-152
  como responsabilidade de supervisão, 18-19
  métodos de promoção da, 151-152
Seguro contra acidentes de trabalho, 47-48
Sessão de treinamento
  características, 92-95
  condição de treinamento, 96-98
  disponibilidade de tempo, 95-96
  equipamentos/instalações/recursos de auxílio, 95-96
  introdução à, 122-123
  planejamento, 94-99
  primeiros cinco minutos da, 122-123
  sugestões para a condução da, 122-123
  tipo de, 94-95
Sessões curtas, 64-65

Índice remissivo

Setor de serviços de alimentação
crescimento do, 162-163
gestão e. *Ver* Gestão
qualidade no.*Ver* Qualidade
Sinal/mensagem, como elemento da
comunicação, 265-266
Síndrome da imunodeficiência adquirida
(AIDS), 154-156
Sistema do companheirismo, 113
Situação
"ganha-ganha", 149-150
"um perde e o outro ganha", 148-149
Socialização, 63-65
Solução de problemas, 299-306
elementos essenciais da, 302-304
princípio de Pareto, 301-303
regras para a, 301-306
Southerton Country Club, estudo de
caso, 193-195
Soyer, Alexis, 7-8
Stone Lion Hotel and Conference Center, estudo de caso, 227-228
Supervisão, 1-18. *Ver também Chef*
executivo
abordagens à, 19-20
comunicação e, 14-17, 263
definição, 5-6, 241-242
delegação e, 16-17
elementos da, 11-19
empowerment/titularidade e, 16-18
evolução da, 19-21
formação de equipes e, 14-15
gestão *vs.*, 161
higiene e, 17-18
liderança e, 18-19
organização e, 13-14
orientação e, 13-15
planejamento e, 12-14
segurança e, 18-19
tecnologia e, 18-19
Supervisor. *Ver Chef* executivo
Suspensão, 231, 233

T

Tecnologia, como responsabilidade de
supervisão, 18-19
Tempo/horário
desperdiçadores de, 289-292
exigências de, 200-201
poupar, 292-294
Teoria(s)
comportamentais, 249-251
da contingência, 168
da motivação e higiene, 182-184
de gestão, 163-168
administração científica, 163-165
administração por objetivos,
164-165
contemporâneas, 166-168
management by walking around,
165-166
movimento pela excelência,
164-166

reengenharia, 165-168
do caos, 167-168
do controle da qualidade total,
166-168
do "Grande Homem",
248-250
do reforço, 112-113
dos dois fatores, 182-184
de Herzberg, 182-184
dos sistemas, 166-168
motivacionais, 179-185
dos dois fatores de Herzberg,
182-184
efeito Pigmaleão, 184-185
hierarquia das necessidades,
179-183
modelo da expectativa de Victor
Vroom, 184-185
X, 183-184
Y, 183-184
Z, 183-185
Termos de culinária em francês, 268,
270-271
Texas Moon Restaurant, estudo de caso,
143-146
Thriving on Chaos, 164-165
Titularidade, como responsabilidade de
supervisão, 16-18
Tomada de decisão
e equipe, 202-204
modelo de seis etapas, 299-300
processo de, 299-300
regras para a, 301-306
Total Quality Control, 166-168
Trabalho
conjunto, 203-204
em equipe, 197-198
base, 125-127
definição, 195-196
facilitação, 201-203
melhor, 208-209
projeto organizacional,
195-196
Transações não cruzadas, 310-311
Tratamento desigual, 224-225
Treinamento
abordagem sistêmica ao, 71-75
ambiente positivo, criação de um,
81-82
análise de necessidades, 71-74
análise do tópico do, 95-96
aprendizado adulto, 80-82
aprendizagem, 78-80, 111-113
avaliação, 74-75, 113-117
como investimento, 71-73
condução, 74-75
de aprendizagem, 111-113
definição, 78-80
normas do BAT, 111-113
definição, 71-73, 101-103
do material, 73-75
demonstração, 76-77, 105-108
dramatização, 75-77, 104-106

e diversidade, 124-127
e qualidade, 172-173
estudos de caso, 76-77, 107-110
impacto na qualidade, 71-72
importância do, 75-76, 123-124
instalações, 83-84
interfuncional, 110-112
método(s)
da mão de obra não qualificada,
113-114
de aprendizagem, 78-81
de quatro fases, 92-94
do espectador, 112-113
"faça você mesmo", 113-114
negativos, 112-114
objetivo do, 71-73
obstáculos ao aprendizado, 81-85
plano de aula, 92-94, 96-99
prático (OJT), 78-80, 83-85,
109-112, 170-171
benefício do, 109-110
definição, 78-80
desvantagens do, 109-110
etapas/estrutura do, 109-112
orientação, 110-111
preleções sobre os cargos. *Ver*
Preleções sobre os cargos
preparação, 83-84
processo, 71-73
questionário do participante, 115-116
questões para avaliação do impacto
do, 115-116
reforço, 112-113
retorno sobre o investimento em,
71-72
reuniões de equipe, 75-76
sessões, 80. *Ver também* Sessão de treinamento
técnicas de instrução culinária, 79-81
tipos de, 74-80
uso de perguntas no, 128-129

V

Valor(es) da função
definição, 47
dos membros de equipe, 179-180
e remuneração, 47-48
métodos para determinar o, 47-48
Verificação de perfil, 33-34
Visão
definição, 205-206
e desenvolvimento de equipes,
205-209
Vroom, Victor, modelo da expectativa,
184-185

W

West Village Country Club (WVCC),
estudo de caso, 2-4